国家卫生和计划生育委员会"十三五"规划教材
全国高等医药教材建设研究会"十三五"规划教材

全国高等学校药学类专业第八轮规划教材

供药学类专业用

生物药剂学与药物动力学

第 5 版

U0284756

主　编　刘建平

副主编　孙　进　张　娜　蒋　晨

编　者　（以姓氏笔画为序）

刘中秋（广州中医药大学）　　　周四元（第四军医大学）

刘建平（中国药科大学）　　　　孟胜男（中国医科大学）

孙　进（沈阳药科大学）　　　　高建青（浙江大学药学院）

李晓天（郑州大学）　　　　　　斯陆勤（华中科技大学同济药学院）

张　娜（山东大学药学院）　　　蒋　晨（复旦大学药学院）

张淑秋（山西医科大学）　　　　蒋曙光（中国药科大学）

陈　钢（广东药科大学）

人民卫生出版社

图书在版编目（CIP）数据

生物药剂学与药物动力学/刘建平主编. —5 版.—北京：
人民卫生出版社,2016

ISBN 978-7-117-21922-8

Ⅰ.①生…　Ⅱ.①刘…　Ⅲ.①生物药剂学-医学院校-教材②药物代谢动力学-医学院校-教材　Ⅳ.①R945②R969.1

中国版本图书馆 CIP 数据核字(2016)第 028815 号

| 人卫社官网 | www. pmph. com | 出版物查询，在线购书 |
| 人卫医学网 | www. ipmph. com | 医学考试辅导，医学数据库服务，医学教育资源，大众健康资讯 |

生物药剂学与药物动力学
第 5 版

主　　编：刘建平

出版发行：人民卫生出版社（中继线 010-59780011）

地　　址：北京市朝阳区潘家园南里 19 号

邮　　编：100021

E - mail：pmph @ pmph. com

购书热线：010-59787592　010-59787584　010-65264830

印　　刷：人卫印务（北京）有限公司

经　　销：新华书店

开　　本：850×1168　1/16　　印张：26

字　　数：716 千字

版　　次：2000 年 6 月第 1 版　　2016 年 2 月第 5 版
　　　　　　2022 年 5 月第 5 版第 11 次印刷（总第 41 次印刷）

标准书号：ISBN 978-7-117-21922-8/R·21923

定　　价：56.00 元

打击盗版举报电话：010-59787491　E-mail：WQ @ pmph. com
（凡属印装质量问题请与本社市场营销中心联系退换）

全国高等学校药学类专业本科国家卫生和计划生育委员会规划教材是我国最权威的药学类专业教材,于1979年出版第1版,1987—2011年间进行了6次修订,并于2011年出版了第七轮规划教材。第七轮规划教材主干教材31种,全部为原卫生部"十二五"规划教材,其中29种为"十二五"普通高等教育本科国家级规划教材;配套教材21种,全部为原卫生部"十二五"规划教材。本次修订出版的第八轮规划教材中主干教材共34种,其中修订第七轮规划教材31种;新编教材3种,《药学信息检索与利用》《药学服务概论》《医药市场营销学》;配套教材29种,其中修订24种,新编5种。同时,为满足院校双语教学的需求,本轮新编双语教材2种,《药理学》《药剂学》。全国高等学校药学类专业第八轮规划教材及其配套教材均为国家卫生和计划生育委员会"十三五"规划教材、全国高等医药教材建设研究会"十三五"规划教材,具体品种详见出版说明所附书目。

该套教材曾为全国高等学校药学类专业唯一一套统编教材,后更名为规划教材,具有较高的权威性和较强的影响力,为我国高等教育培养大批的药学类专业人才发挥了重要作用。随着我国高等教育体制改革的不断深入发展,药学类专业办学规模不断扩大,办学形式、专业种类、教学方式亦呈多样化发展,我国高等药学教育进入了一个新的时期。同时,随着药学行业相关法规政策、标准等的出台,以及2015年版《中华人民共和国药典》的颁布等,高等药学教育面临着新的要求和任务。为跟上时代发展的步伐,适应新时期我国高等药学教育改革和发展的要求,培养合格的药学专门人才,进一步做好药学类专业本科教材的组织规划和质量保障工作,全国高等学校药学类专业第五届教材评审委员会围绕药学类专业第七轮教材使用情况、药学教育现状、新时期药学人才培养模式等多个主题,进行了广泛、深入的调研,并对调研结果进行了反复、细致的分析论证。根据药学类专业教材评审委员会的意见和调研、论证的结果,全国高等医药教材建设研究会、人民卫生出版社决定组织全国专家对第七轮教材进行修订,并根据教学需要组织编写了部分新教材。

药学类专业第八轮规划教材的修订编写,坚持紧紧围绕全国高等学校药学类专业本科教育和人才培养目标要求,突出药学类专业特色,对接国家执业药师资格考试,按照国家卫生和计划生育委员会等相关部门及行业用人要求,在继承和巩固前七轮教材建设工作成果的基础上,提出了"继承创新""医教协同""教考融合""理实结合""纸数同步"的编写原则,使得本轮教材更加契合当前药学类专业人才培养的目标和需求,更加适应现阶段高等学校本科药学类人才的培养模式,从而进一步提升了教材的整体质量和水平。

为满足广大师生对教学内容数字化的需求,积极探索传统媒体与新媒体融合发展的新型整体教学解决方案,本轮教材同步启动了网络增值服务和数字教材的编写工作。34 种主干教材都将在纸质教材内容的基础上,集合视频、音频、动画、图片、拓展文本等多媒介、多形态、多用途、多层次的数字素材,完成教材数字化的转型升级。

需要特别说明的是,随着教育教学改革的发展和专家队伍的发展变化,根据教材建设工作的需要,在修订编写本轮规划教材之初,全国高等医药教材建设研究会、人民卫生出版社对第四届教材评审委员会进行了改选换届,成立了第五届教材评审委员会。无论新老评审委员,都为本轮教材建设做出了重要贡献,在此向他们表示衷心的谢意!

众多学术水平一流和教学经验丰富的专家教授以高度负责的态度积极踊跃和严谨认真地参与了本套教材的编写工作,付出了诸多心血,从而使教材的质量得到不断完善和提高,在此我们对长期支持本套教材修订编写的专家和教师及同学们表示诚挚的感谢!

本轮教材出版后,各位教师、学生在使用过程中,如发现问题请反馈给我们(renweiyaoxue@163.com),以便及时更正和修订完善。

全国高等医药教材建设研究会

人民卫生出版社

2016 年 1 月

国家卫生和计划生育委员会"十三五"规划教材
全国高等学校药学类专业第八轮规划教材书目

序号	教材名称	主编	单位
1	药学导论(第4版)	毕开顺	沈阳药科大学
2	高等数学(第6版)	顾作林	河北医科大学
	高等数学学习指导与习题集(第3版)	顾作林	河北医科大学
3	医药数理统计方法(第6版)	高祖新	中国药科大学
	医药数理统计方法学习指导与习题集(第2版)	高祖新	中国药科大学
4	物理学(第7版)	武 宏	山东大学物理学院
		章新友	江西中医药大学
	物理学学习指导与习题集(第3版)	武 宏	山东大学物理学院
	物理学实验指导★★★	王晨光	哈尔滨医科大学
		武 宏	山东大学物理学院
5	物理化学(第8版)	李三鸣	沈阳药科大学
	物理化学学习指导与习题集(第4版)	李三鸣	沈阳药科大学
	物理化学实验指导(第2版)(双语)	崔黎丽	第二军医大学
6	无机化学(第7版)	张天蓝	北京大学药学院
		姜凤超	华中科技大学同济药学院
	无机化学学习指导与习题集(第4版)	姜凤超	华中科技大学同济药学院
7	分析化学(第8版)	柴逸峰	第二军医大学
		邸 欣	沈阳药科大学
	分析化学学习指导与习题集(第4版)	柴逸峰	第二军医大学
	分析化学实验指导(第4版)	邸 欣	沈阳药科大学
8	有机化学(第8版)	陆 涛	中国药科大学
	有机化学学习指导与习题集(第4版)	陆 涛	中国药科大学
9	人体解剖生理学(第7版)	周 华	四川大学华西基础医学与法医学院
		崔慧先	河北医科大学
10	微生物学与免疫学(第8版)	沈关心	华中科技大学同济医学院
		徐 威	沈阳药科大学
	微生物学与免疫学学习指导与习题集★★★	苏 昕	沈阳药科大学
		尹丙姣	华中科技大学同济医学院
11	生物化学(第8版)	姚文兵	中国药科大学
	生物化学学习指导与习题集(第2版)	杨 红	广东药科大学

续表

序号	教材名称	主编	单位
12	药理学(第8版)	朱依谆	复旦大学药学院
		殷　明	上海交通大学药学院
	药理学(双语)★★	朱依谆	复旦大学药学院
		殷　明	上海交通大学药学院
	药理学学习指导与习题集(第3版)	程能能	复旦大学药学院
13	药物分析(第8版)	杭太俊	中国药科大学
	药物分析学习指导与习题集(第2版)	于治国	沈阳药科大学
	药物分析实验指导(第2版)	范国荣	第二军医大学
14	药用植物学(第7版)	黄宝康	第二军医大学
	药用植物学实践与学习指导(第2版)	黄宝康	第二军医大学
15	生药学(第7版)	蔡少青	北京大学药学院
		秦路平	第二军医大学
	生药学学习指导与习题集★★★	姬生国	广东药科大学
	生药学实验指导(第3版)	陈随清	河南中医药大学
16	药物毒理学(第4版)	楼宜嘉	浙江大学药学院
17	临床药物治疗学(第4版)	姜远英	第二军医大学
		文爱东	第四军医大学
18	药物化学(第8版)	尤启冬	中国药科大学
	药物化学学习指导与习题集(第3版)	孙铁民	沈阳药科大学
19	药剂学(第8版)	方　亮	沈阳药科大学
	药剂学(双语)★★	毛世瑞	沈阳药科大学
	药剂学学习指导与习题集(第3版)	王东凯	沈阳药科大学
	药剂学实验指导(第4版)	杨　丽	沈阳药科大学
20	天然药物化学(第7版)	裴月湖	沈阳药科大学
		娄红祥	山东大学药学院
	天然药物化学学习指导与习题集(第4版)	裴月湖	沈阳药科大学
	天然药物化学实验指导(第4版)	裴月湖	沈阳药科大学
21	中医药学概论(第8版)	王　建	成都中医药大学
22	药事管理学(第6版)	杨世民	西安交通大学药学院
	药事管理学学习指导与习题集(第3版)	杨世民	西安交通大学药学院
23	药学分子生物学(第5版)	张景海	沈阳药科大学
	药学分子生物学学习指导与习题集★★★	宋永波	沈阳药科大学
24	生物药剂学与药物动力学(第5版)	刘建平	中国药科大学
	生物药剂学与药物动力学学习指导与习题集(第3版)	张　娜	山东大学药学院

续表

序号	教材名称	主编	单位
25	药学英语（上册、下册）（第5版）	史志祥	中国药科大学
	药学英语学习指导（第3版）	史志祥	中国药科大学
26	药物设计学（第3版）	方　浩	山东大学药学院
	药物设计学学习指导与习题集（第2版）	杨晓虹	吉林大学药学院
27	制药工程原理与设备（第3版）	王志祥	中国药科大学
28	生物制药工艺学（第2版）	夏焕章	沈阳药科大学
29	生物技术制药（第3版）	王凤山	山东大学药学院
		邹全明	第三军医大学
	生物技术制药实验指导★★★	邹全明	第三军医大学
30	临床医学概论（第2版）	于　锋	中国药科大学
		闻德亮	中国医科大学
31	波谱解析（第2版）	孔令义	中国药科大学
32	药学信息检索与利用★	何　华	中国药科大学
33	药学服务概论★	丁选胜	中国药科大学
34	医药市场营销学★	陈玉文	沈阳药科大学

注：★为第八轮新编主干教材；★★为第八轮新编双语教材；★★★为第八轮新编配套教材。

全国高等学校药学类专业第五届教材评审委员会名单

顾　　问　吴晓明　中国药科大学

　　　　　周福成　国家食品药品监督管理总局执业药师资格认证中心

主 任 委 员　毕开顺　沈阳药科大学

副主任委员　姚文兵　中国药科大学

　　　　　　郭　姣　广东药科大学

　　　　　　张志荣　四川大学华西药学院

委　　员（以姓氏笔画为序）

王凤山　山东大学药学院　　　　　　　陆　涛　中国药科大学

朱　珠　中国药学会医院药学专业委员会　周余来　吉林大学药学院

朱依谆　复旦大学药学院　　　　　　　胡　琴　南京医科大学

刘俊义　北京大学药学院　　　　　　　胡长平　中南大学药学院

孙建平　哈尔滨医科大学　　　　　　　姜远英　第二军医大学

李　高　华中科技大学同济药学院　　　夏焕章　沈阳药科大学

李晓波　上海交通大学药学院　　　　　黄　民　中山大学药学院

杨　波　浙江大学药学院　　　　　　　黄泽波　广东药科大学

杨世民　西安交通大学药学院　　　　　曹德英　河北医科大学

张振中　郑州大学药学院　　　　　　　彭代银　安徽中医药大学

张淑秋　山西医科大学　　　　　　　　董　志　重庆医科大学

《生物药剂学与药物动力学》(第5版),是在上版系统介绍生物药剂学与药物动力学基本概念、基础理论、研究方法及其应用的基础上,根据药学学科的发展要求,听取使用者的意见和建议,对其内容进行充实与更新而编写的,本教材的科学性、新颖性、实用性和可读性得到了进一步的提高。

本书分为十五章。第一章介绍生物药剂学的基本概念与理论;第二章至第六章根据药物的吸收、分布、代谢和排泄规律,阐述药物的理化性质、制剂和给药途径对药物疗效的影响,说明生物药剂学与剂型设计的关系。第七章至第十五章为药物动力学基础理论、应用以及研究进展,讨论体内药量的经时变化规律,基本概念及其在新药研发和临床实践等方面的具体应用。

本书修订工作主要体现在以下几方面:

(一)　补充与更新

根据目前药物体内过程研究的不断深入,新型药物载体和传递系统的迅速发展情况,对生物药剂学部分内容进行调整,如第二章"口服药物的吸收"中,增加了药物转运体在吸收、分布及消除过程中的特点和作用机制;在第五章"药物的代谢"中,补充了新的药物代谢研究方法及代谢在合理用药中的应用等内容。

根据最新法规及最新研究进展,在第十四章"药物动力学在新药研究中的应用"的"非临床药物动力学研究"内容中,添加药物代谢酶及其转运体研究;在"生物等效性统计分析"部分,对不同国家采用的生物等效性判定标准进行比较;在第十五章"药物动力学研究进展"中,增加"药物动力学研究的新理论、新方法与新技术"一节,介绍细胞动力学、代谢组学、毒代动力学、高通量筛选、计算机模拟技术、药物基因组学、基因转染与基因敲除等与药动学有关的新内容。

(二)　编排与调整

根据教材的定位和要求,在保证知识点的基础上,对"群体药动学""生理药动学"等侧重临床研究的内容适度精简,增加药动学的实际应用;调整拉氏变换,统计矩部分和线性药动学等章节的次序;在手性药物动力学中,删除了"手性药物分离分析方法",同时增加"影响手性药物动力学立体选择性的因素"等内容。

(三)　纠错与替换

根据调研和反馈意见,对上版教材抽象的或不明确的含义、概念和原理以及写错的公式、符号和缩写等进行修改和纠正。对统计矩、非线性药动学等章节较抽象或难懂的基本概念,进行深入浅出的描述与解释,增加实例和案例分析,增加可读性和理解性。对上版教材中的一些代表性不强、过于陈旧的实例进行替换。

剂型的概念和质量评价参考了 2015 年版《中华人民共和国药典》制剂通则的规定。附录中的符号注释和药动学参数表亦作相应调整与更新。

本书的编委多为从事生物药剂学与药物动力学教学与科研工作的中青年教授或副教授,他们的智慧、热情和协作使本书能及时完稿。

本书主要供医药院校药学类及相关专业用,也作为药师、临床医师、医药生产和科研单位技术人员的参考书。

限于时间和编者的水平,书中难免存在疏漏与错误之处,恳请读者提出宝贵意见和建议。

刘建平

2016 年 1 月

第一章 生物药剂学概述

一、生物药剂学的基本概念

生物药剂学(biopharmaceutics)是 20 世纪 60 年代迅速发展起来的药剂学新分支,简言之,"药剂学(pharmaceutics)"是关于药物配制、生产技术和合理利用等内容的综合性应用技术科学;前缀"bio"来源于希腊语的"bios",将药剂学与生命有机体(或组织)联系起来,因此生物药剂学就是关于药物制剂或剂型用于生命有机体(或组织)的科学。生物药剂学是研究药物及其剂型在体内的吸收、分布、代谢与排泄过程,阐明药物的剂型因素、机体的生物因素与药物效应三者之间相互关系的科学。研究生物药剂学的目的是正确评价药物制剂质量,设计合理的剂型、处方及制备工艺,为临床合理用药提供科学依据,使药物发挥最佳的治疗作用并确保用药的有效性和安全性。

生物药剂学着重研究各种剂型给药后药物在体内的过程和动态变化规律以及影响体内过程的因素。不同的剂型或给药途径会产生不同的体内过程(如图 1-1 所示)。

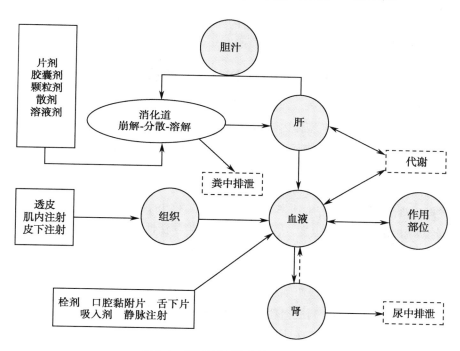

图 1-1　不同剂型给药的体内过程

药物进入体循环才能发挥全身治疗作用,多数情况下,药物必须透过生物膜才能进入体循环。吸收(absorption)是指药物从用药部位进入体循环的过程。药物从体循环向各组织、器官或体液转运的过程称为分布(distribution)。药物在吸收过程或进入体循环后,受肠道菌丛或体内酶系统的作用,结构发生转变的过程称为代谢(metabolism)或生物转化(biotransformation)。药物及其代谢物排出体外的过程称为排泄(excretion)。药物的吸收、分布和排泄过程统称为转运(transport),而分布、代谢和排泄过程称为处置(disposition),代谢与排泄过程称为消除(elimination)。

生物药剂学研究影响剂型体内过程的因素,主要是剂型因素和生物因素。剂型因素不仅指

注射剂、片剂、胶囊剂、丸剂、软膏剂和溶液剂等药剂学中的剂型概念,而是广义地包括与剂型有关的各种因素。主要包括:

1. **药物的某些化学性质**　如同一药物的不同盐、酯、络合物或衍生物,即药物的化学形式,药物的化学稳定性等。

2. **药物的某些物理性质**　如粒子大小、晶型、晶癖、溶解度、溶出速率等。

3. 药物的剂型及用药方法。

4. 制剂处方中所用辅料的种类、性质和用量。

5. 处方中药物的配伍及相互作用。

6. 制剂的工艺过程、操作条件和贮存条件等。

生物因素主要包括:

1. **种族差异**　指不同的生物种类,如小鼠、大鼠、兔、狗、猴等不同的实验动物与人的差异;以及同一种生物在不同地理区域和生活条件下形成的差异,如不同人种之间的差异。

2. **性别差异**　指动物的雄雌与人的性别差异。

3. **年龄差异**　新生儿、婴儿、青壮年与老年人的生理功能可能存在的差异。

4. **生理和病理条件的差异**　生理条件如妊娠及各种疾病引起的病理变化引起药物体内过程的差异。

5. **遗传因素**　体内参与药物代谢的各种酶的活性可能引起的个体差异等。

生物药剂学中的药物效应,是指药物作用的结果,是机体对药物作用的反映,包括治疗效果、副作用和毒性。

二、生物药剂学的研究工作及其在新药开发中的应用

(一) 生物药剂学的研究工作

生物药剂学研究药物及其剂型体内转运和动态变化过程,其研究工作主要涉及以下内容:

1. **研究药物的理化性质对药物体内转运行为的影响**　药物在体内的转运特征与药物的化学结构和物理状态有关。药物的基本结构,可以确定药效,而非基本结构,可通过化学修饰,使其具有良好的性质和特点。由于药物理化性质的限制,对一些药物来说会很大程度上阻碍其理想药效的发挥。难溶性药物的溶出速率小,往往会影响药物的吸收,药物的物理性质如粒径、晶型、晶癖等会影响溶解度或溶出速度,从而影响药物的生物活性。

研究药物的理化性质是制剂处方前工作的重要内容,而改善药物的溶出速率是生物药剂学的任务之一。通过改变药物的理化性质,可以改善药物的体内过程,提高药物的疗效。例如,灰黄霉素为难溶性药物(水中溶解度为1mg/100ml),普通片溶出度小,药效差,虽加大药量,药效仍不佳。采用微粉化减小粒径,制成微粉片(Φ 5μm),溶出度提高,药效增强;进一步采用固体分散技术,制成滴丸,血药浓度比微粉片提高一倍,而剂量减小一半。

2. **研究剂型、制剂处方和制剂工艺对药物体内过程的影响**　同一药物的不同剂型可能产生不同的药理作用,同一剂型不同制剂的疗效亦有差异。

剂型、处方和工艺的设计需要运用药剂学的基本理论和方法,而研究制剂处方和工艺对药物体内过程的影响则是生物药剂学研究的主要内容。如固体制剂的处方和工艺会影响药物的溶出速率,测定固体制剂溶出度能间接反映药物在体内的吸收情况。研究各种剂型因素对药物体外溶出速率的影响,可为合理制药提供科学依据。

3. **根据机体的生理功能设计缓控释制剂**　根据消化道各段的pH,药物在胃肠道的转运时间和消化道中的酶与细菌对药物及辅料的作用,设计胃肠道定位、定时给药系统。

例如,根据胃内容物的比重,可设计胃内漂浮制剂;为延长药物在胃肠道的滞留时间,根据胃肠黏膜的性质可设计生物黏附制剂。由于胃肠道 pH 依次增加,利用胃和小肠部位的 pH 差

笔记

异,可设计 pH 敏感型定位释药系统,如普萘洛尔控释片、酮洛芬肠溶膜控小丸等。其次,释药系统在小肠的转运时间相对稳定,一般为 3~5 小时,而且不受食物或释药系统物理性质的影响。因此,在胃排空以后,控制药物释放时间,即能控制药物在小肠释放的位置。

与胃和小肠的生理环境相比,结肠的转运时间较长,且酶的活性较低,因此结肠部位对某些药物的吸收反而增加。根据结肠部位的 pH 及结肠细菌产生的独特酶系,利用 pH 敏感的高分子材料或采用可降解高分子材料为载体能使药物在结肠定位释放。

4. 研究微粒给药系统在血液循环中的命运　微粒进入血液循环后,在到达靶部位前,可能被巨噬细胞吞噬、与血浆蛋白结合、被酶降解。对微粒表面进行修饰,可避免网状内皮系统(reticuloendothelial system,RES)的吞噬作用,如以聚乙二醇、吐温 80 或泊洛沙姆等修饰脂质体膜,形成长循环脂质体或隐形脂质体(stealth liposomes),可增加脂质体膜的柔性和表面的空间位阻,降低 RES 的吞噬作用,从而增加脂质体的稳定性,延长药物在血液中的循环时间,提高对特殊靶组织的选择性。采用某种有特殊亲和力的载体如叶酸、转铁蛋白、透明质酸、半乳糖等与微粒制剂以一定的方式结合,可以使药物定向转运至靶器官而发挥作用,改变微粒在体内的自然分布,避免巨噬细胞的摄取,达到靶向给药的目的。

5. 研究新的给药途径与给药方法　传统剂型与给药方法已经不能满足现代临床治疗的要求,黏膜给药和经皮给药等新的给药途径和方法正在迅速发展。开发新的给药途径和方法,需要研究和比较这些给药途径和方法对药物体内转运过程的影响以及转运机制。例如,鼻腔给药需要研究鼻黏膜中酶对药物的降解作用,观察药物或辅料对鼻黏膜纤毛运动的刺激性以及毒性作用。经皮给药,需要研究皮肤角质层对药物转运的影响,采用药剂学或物理化学方法增加皮肤对药物的通透性。如采用离子导入和电穿孔等技术,能改变角质层中类脂的排列,为药物渗透提供可逆的通道。

6. 研究中药制剂的溶出度和生物利用度　中药尤其是中药复方,往往具有多方面的药理效应,但其成分复杂,在质量控制中,缺乏明确的定量指标与方法。中药制剂具有中医理论组方用药的背景,不宜单纯套用一般化学药物的方法进行研究。因此,开展中药生物药剂学研究对于阐明中药成分的体内动态变化规律,改善剂型,筛选新药,控制质量,提高中药的临床治疗效果具有重要的理论和现实意义。建立适合中药制剂特点的溶出度或生物利用度评价方法,已成为生物药剂学与药物动力学研究的新课题。

7. 研究生物药剂学的试验方法　生物药剂学的体内外试验方法的建立,需要依据生物药剂学的原理和要求。如体外溶出速率测定装置的设计和测定条件的控制,应该能反映药物在胃肠道中的溶出变化。研究发现,许多药物的体外溶解与体内吸收有良好的相关性,但有些药物的相关性较差。究其原因,可能与药物吸收的复杂性有关,也可能在实验设计方面有缺陷。例如含脂肪成分的药品在胃肠道滞留时间较长,消化酶对药物的溶出起主要作用,而简单的溶出介质不足以模拟这些因素。因此,需要对溶出度的试验方法如试验装置、溶出介质以及测定条件等进行研究和改进。如依据营养学原理设计的动态胃模型(dynamic gastric model,DGM)、人体胃模拟器(human gastric simulator,HGS)可以体外模拟胃 pH 变化、酶消化、胃混合、剪切力速率和强度、胃蠕动和胃排空等,预测药物传递系统的胃部行为,提高了体外预测结果与体内药动学过程之间的相关性。此外,建立模拟体内吸收的体外模型(如 Caco-2 细胞膜型、MDCK-MDR1 细胞模型等)研究药物的小肠吸收,研究以药物的理化参数预测机体的吸收,研究可以预测人体血药水平的动物实验模型等,都属于生物药剂学研究工作中不可缺少的部分。

（二）　生物药剂学在新药开发中的应用

药物产品的体内过程和作用是其研发过程的关键因素和目标。自 20 世纪 70 年代以来,世界卫生组织和各国制药协会的新药评价指导原则中,都将药动学与药效学一样作为新药临床前和临床药理评价的主要内容。我国 1985 年颁布的《新药审批办法》中就已明确规定,新药研究

笔记

必须提供生物药剂学和药动学资料。

生物药剂学的研究工作贯穿于新药的发现、化合物的筛选、临床前有效性和安全性试验、制剂处方和工艺设计、临床有效性评价等整个药品研发过程。药品上市后,仍然需要生物药剂学和药物动力学的参与和评价。

1. 新药的合成和筛选中,需要考虑药物体内的转运和转化因素   在围绕先导化合物进行系列化合物的合成过程中,往往挑选一些可能成为候选药的代表性化合物,用少量动物进行部分生物药剂学研究,以初步判断它们的代谢性质。一个比较好的候选药应具备口服吸收良好,容易转运到药效作用部位(如中枢神经系统药物能通过血脑屏障),有适宜的药动学参数等。

在新药设计中,除了关心药物的活性、安全性和稳定性之外,还要关注药物能到达靶组织的浓度,淘汰缺乏药效,毒性较大以及吸收、分布、代谢和排泄性质不理想的候选化合物。由于代谢途径复杂的药物会使不同个体间及不同种族人群间的药效作用与毒性作用难以预测,理想的候选药应尽可能避开生成反应性代谢物的途径。根据药物在体内的代谢途径来设计前药,通过定向结构改造改变药物的体内过程,可以使其更有利于临床应用。

2. 新药安全性评价中,药动学研究可以为毒性实验设计提供依据   受多种因素的影响,毒性试验观察到的毒性反应往往不与剂量相关,而与血药浓度相关。毒性试验所用的剂量可能高于人用剂量的数十倍至近百倍,如果剂型中高浓度的药物吸收不良,进入体内的药量与剂量不成正比,就有可能造成毒性剂量评估上的误差。因此,需要将药动学数据与短期和亚慢性毒性研究的结果结合来确定慢性毒性、生殖毒性和致畸研究的适宜剂量水平。给药频度通常根据药物的生物半衰期($t_{1/2}$)进行设计,$t_{1/2}$长的药物最好参考血药浓度制订给药方案。药物的组织分布也是毒性试验要考虑的因素,例如受试药体内分布试验显示在骨髓中有蓄积,长期毒性试验就应注意观察该药对造血功能和形态学的影响。

3. 新药的制剂研究中,剂型设计的合理性需要用生物药剂学进行评价   合理的药物剂型是发挥药效的重要因素。例如常用的口服剂型,一般希望能使药物充分吸收,这可以通过血药浓度-时间曲线来衡量,其中血药浓度-时间曲线下面积(AUC)、达峰浓度(C_{max})、达峰时间(t_{max})等参数可以反映药物在胃肠道的吸收速度和吸收程度。多数血管外给药剂型可通过测定血药浓度来评价处方设计和制备工艺的合理性以及制剂质量的可靠性。

4. 新药临床前和临床试验中,需要研究动物或人体药动学行为   新药临床前研究中,必须完成动物药动学的系统研究并提供独立申报资料,以便为新药的安全性和有效性评价提供有意义的信息。新药Ⅰ期临床试验中,要进行健康人体单剂量给药的药动学研究,以推算多次给药的药动学参数。在Ⅱ、Ⅲ期临床试验中,继续开展药动学研究,主要目的是核对按单剂量药动学参数推算的多次给药方案是否合理,如达不到适宜浓度或出现蓄积现象,应调整剂量或给药间隔。

5. 新药上市后的变更需要用生物药剂学进行评估   新药经过注册并获准进行商业化生产后,仍然需要生物药剂学的参与。药品获得管理机构的批准后,其处方、生产工艺、生产场地、给药方案等发生任何变更,或者对已上市药品做改进和扩展,需要对药品进行剂型、规格、释放特性、给药方案、适应证和适应人群等变更时,必须评估变更对生物药剂学行为的影响,尤其是变更较大时,需要提供变更后人体药动学资料和其他支持性数据。

（三）   生物药剂学与相关学科的关联性

生物药剂学的迅速发展,与相关学科的介入和渗透密切相关。

药剂学是研究药物制剂的基本理论、处方设计、制备工艺等内容的综合性应用技术科学。生物药剂学作为药剂学的分支学科,与药剂学关系密切,相辅相成。药剂学中新剂型的研制,需要体内外质量的保证,制剂体内质量的考察需要借鉴生物药剂学的理论和方法,而药剂学的发展又向生物药剂学提出新的要求,因此,生物药剂学研究可以为制剂处方筛选、工艺设计及质量控制等提供科学依据,药剂学中新剂型的设计和开发又推动了生物药剂学理论与方法的完善和发展。

药物动力学作为一门新兴的学科,借助动力学的原理和数学处理的方法,研究药物体内过程的量变规律,为生物药剂学提供了理论基础和研究手段。

生物药剂学与药理学和生物化学等学科,在内容上互相补充和渗透,都是研究药物及其他生理有效物质与机体的关系,但研究的侧重点不同。药理学主要研究药物在体内的作用方式和作用机制,生物化学主要研究药物参与机体的生化过程。生物药剂学则是研究药理上已证明有效的药物,制成某种剂型并以某种途径给药后的体内吸收、分布、代谢和排泄过程,以评价制剂的体内质量。研究生物药剂学,还需要具备生理学和人体解剖学的相关基础。

三、生物药剂学的发展

生物药剂学作为一门研究药物及其剂型在体内动态变化规律的学科,在掌握药物体内过程的变化规律,评价和筛选给药系统及给药途径方面发挥着越来越重要的作用。近年来,数理、电子、生命、材料、信息等科学领域的发明和创造,极大地推动了生物药剂学的发展,同时,也给生物药剂学提出了新的研究领域和课题。

（一）研究内容和进展

1. 生物药剂学分类系统（biopharmaceutics classification system，BCS）　根据药物的体外溶解性和肠壁通透性特征将药物分类,为预测药物在胃肠道的吸收及确定限速步骤提供了科学依据,并可根据这两个特征参数预测药物在体内体外的相关性。为提高分类系统的准确性,一种生物药剂学药物处置分类系统（biopharmaceutics drug disposition classification system,BDDCS)应运而生,BDDCS中用药物代谢程度部分或完全替代BCS中的渗透性标准,弥补了BCS分类标准不易准确区分难溶性的Ⅱ类和Ⅳ类药物的缺点。此外,定量生物药剂学分类系统（quantitative biopharmaceutics classification system,QBCS)和基于渗透系数的分类系统（permeability-based classification system,PCS)也是对BCS的进一步改进。

修正的BCS分类系统,亦称发展的分类系统（developability classification system,DCS）,在预测影响体内行为的关键因素方面,意义更为显著。BCS和DCS对渗透性有相同的解释,但相比于BCS中用250ml定义的溶解性,DCS采用了500ml的体积,能更准确地代表小肠的体积。此外,在BCS Ⅱ类化合物中加入2个亚集（Ⅱa和Ⅱb）,Ⅱa类表示溶出速率限制吸收的化合物,Ⅱb类表示溶解性限制吸收的化合物,使DCS系统可以更好地预测BCS Ⅱ类化合物主要是受溶解性限制还是受溶出速率限制,将为处方设计提供进一步的依据。

2. 药物吸收的预测　药物吸收进入体循环是其发挥治疗作用的重要环节。化合物的理化性质会影响其在体液中的溶解度、对生物膜的渗透性以及与药物转运体之间的相互作用。近年来的研究发现,化合物的分子拓扑学与其吸收等过程有密切关系。因此,通过对化合物的理化性质及分子拓扑学性质进行分析也成为预测药物吸收的重要手段。

（1）The rule of five:Lipinski等提出"The rule of five"（Ro5）,认为当化合物的理化性质满足下列任意两项时,就会呈现较差的吸收性质,即:分子量>500Da、氢键供体数>5、氢键受体数>10、油水分配系数 log P>5。Veber等人建议在此基础上增加一些参数,例如动力学分子极化表面积>140Å^2,氢键供体数和受体数的总和>12,可旋转的连接键>10等,可提高该原则预测的准确性。Bradley等认为Ro5对化合物成药性的预测过于严格,使一些有药用潜力的化合物失去进一步被研究的机会,所以建议对Ro5的各项指标进行适当放宽,如:分子量≤1000Da,−2≤油水分配系数 log P≤10,氢键供体数≤6,氢键受体数≤15,动力学分子极化表面积≤250Å^2,以及可旋转的连接键≤20等。

（2）类药性的定量评估（the quantitative estimate of drug-likeness，QED）:是一种基于对已上

市口服药物的理化性质进行计算分析,从而对化合物的类药性进行定量评估的方法。通过对化合物的分子量、油水分配系数、氢键供体数、氢键受体数、动力学分子极化表面积、可旋转连接键数目、芳香环数和警示结构数 8 个重要特性进行考察,判断该化合物与已上市口服药物的特性分布是否匹配。与传统的类药性定性分析相比,该法具有简单、直观、透明、辨别力强等优点。Timothy 等在通过 QED 基准计算的 771 个药物中,筛选 199 个药物进行人体药动学试验,发现 QED 值较高的药物呈现较好的吸收和生物利用度,药物相互作用和 P-糖蛋白(P-gp)作用少,食物对其吸收的影响小。

（3）分子拓扑学预测:分子拓扑学(molecular topology)是现代计算化学、结构化学、量子化学、计算机科学、图论、拓扑学、统计学相互结合的产物,它把数学表达图的拓扑性质与化学的分子结构图对应起来,建立数学图-分子拓扑图-图的矩阵化-图的数值化-拓扑指数-拓扑指数应用的理论体系。其基本思想是寻找化学图的拓扑不变量,使一个抽象的图形转化为一个没有量纲的数,从而实现图-结构-数值-性质的同构关系。Yidong Yang 等基于对大量化合物的实验数据进行分析发现,化合物的分子拓扑学对其吸收有重要影响。以分子拓扑学的两个重要参数-分子结构分数(the fraction of the molecular framework, f_{MF})和 sp^3 杂化碳原子分数(the fraction of sp^3-hybridized carbon atoms, Fsp^3)为代表参数进行研究,发现化合物的 f_{MF} 和 Fsp^3 对其水溶性、熔点、Caco-2 渗透性及血浆蛋白结合等性质均有影响,并且该影响与化合物的粒径和亲脂性等性质无关。

3. 分子生物药剂学（molecular biopharmaceutics） 系一门从分子和细胞学水平研究剂型因素对药物疗效影响的学科。与药剂学应用物理学、化学和生物学技术研究制剂设计和制备过程不同的是,分子生物药剂学着重从分子和细胞水平解释制剂特性和体内处置过程,研究剂型因素对药物作用的影响。通过对基因转染的分子水平机制进行深入研究,在阐明微粒制剂基因转运的生物屏障的同时,也为合理设计基因转运的微粒给药系统提供合理的依据。

（1）药物的细胞内靶向与胞内动力学:药物作用的靶点通常是蛋白质、核酸、酶和受体等功能性生物分子,这些分子通常位于细胞中,因此需要研制靶向给药系统将药物转运至靶组织、靶细胞,甚至是特定的细胞器。细胞内靶向的载体应能携带药物完成以下过程:①通过配体-受体介导、抗原抗体结合、阴阳离子吸附等机制与大分子药物结合,并到达细胞膜;②以内吞、融合、扩散、磷脂交换等途径穿透细胞膜到达胞浆;③释放药物于各种细胞器。药物靶向的细胞器主要有胞浆、线粒体、细胞核和高尔基体。通过剂型设计达到药物细胞内靶向并调控药物在细胞内的动力学过程是分子生物药剂学研究的主要内容之一。

（2）药物转运体的研究:药物转运体(transporters)是控制药物处置的决定因素之一。肠细胞膜上存在多种转运体,它们在营养物质、内源化合物及药物吸收过程中有重要的作用。研究证明,二肽或三肽类药物对肽转运体的亲和力与其口服吸收率呈线性关系,也会因增加肾小管的重吸收而延缓排泄,因此可以用小分子肽转运蛋白筛选药物。多肽模拟即以多肽化学、分子生物学和结构生物学为基础,设计合成小分子肽和非肽模拟物抑制蛋白,已成为目前药物设计中的重要方法。此外介导药物吸收的有机阴离子转运多肽,多药耐药相关蛋白 1,介导药物排泄分泌的转运体 P-gp、多药耐药相关蛋白 2 和乳腺癌耐药蛋白等,对其进行研究探讨不仅能促进对药物转运机制的了解,也能为新药开发和临床用药中改善药物处置、减少药物相互作用等提供理论依据。

（3）基因给药:基因治疗(gene therapy)是指依靠人源或外源的遗传物质,纠正人类基因的结构或功能上的错乱,阻止和杀灭病变的细胞或抑制外源病原体遗传物质的复制,从而达对疾病的治疗目的。基因传递系统(gene delivery system)是基因治疗的核心技术。

载体在输送基因的过程中主要有胞外和胞内两大屏障,前者为载体进入机体到达靶细胞之前的障碍,包括降解酶系统、吞噬系统、调理化作用和胞外黏膜层等;后者包括靶细胞膜、内吞小

笔记

泡和细胞核膜等。基因输送到靶部位后,具有高水溶性、负电性质的核酸大分子首先通过同样带负电但具有脂质体双分子层结构的细胞膜,即细胞膜屏障;其次,微粒通过内吞作用进入内体或溶酶体,使复合物最大限度从内体中释放,并确保药物不被溶酶体酶降解,是基因给药成功的关键之一。此外,已释放出的 DNA 还要完成从胞浆至核孔的转运,到达核内才能实现目的基因的表达。目前,对非病毒类载体(即微粒给药系统,包括脂质体、纳米粒、微乳、聚合物胶束等)的研究内容就是针对基因转染的各种生物屏障,通过合成新的载体材料或对已有载体材料进行结构改造,以提高胞内转运和细胞核的摄取,增强组织和细胞的特异性,降低载体的毒性等,从而为临床基因治疗提供安全、高效的载体技术平台。

(4)口服前体药物设计:经典的前体药物设计往往关注母药的性质,如溶解性和亲脂性等,采用非特异性的方法,改善药物在胃肠道的溶解性或提高胃肠壁的渗透性等。分子生物药剂学的发展使得前药的设计不再局限于通过化学修饰解决母药的问题,而是充分利用药物在组织细胞转运的机制和特点,使前体药物能更精确和有效地传递药物,提高其选择性作用和临床疗效。

"前药靶向"的设计,即根据载体介导的转运机制,利用膜流入/流出的转运体、细胞内蛋白的表达和分布等性质,改善药物的肠道通透性,达到提高生物利用度的目的。如治疗流感病毒的神经氨酸酶抑制剂——扎那米韦,极性较大,口服生物利用度低(约 2%)。PepT1 是一种在小肠广泛分布的寡肽转运体,将扎那米韦的乙酰酯前药与氨基酸共价结合,制成扎那米韦的氨基酸类前体药物,可以使扎那米韦特异性地靶向到 PepT1 转运体,其摄取量提高了 3 倍,显著提高了药物在小肠上皮细胞的渗透性。

(二)新技术和新方法

1. 细胞模型和药物转运

(1)Caco-2 细胞模型的发展:Caco-2 细胞模型作为一种能快速研究药物口服特性的体外模型,已成为国内外普遍认可的体外筛选模型。与整体动物试验方法相比,Caco-2 细胞来源于人结肠癌细胞,同源性好,实验条件精确可控,重复性好,应用范围广,不仅能用于研究细胞摄取,跨膜转运过程及其转运机制,也能用于研究药物在细胞的代谢。

但 Caco-2 细胞无黏液层,且由于 Caco-2 细胞的高度紧密连接性,使测得的药物渗透性可能低于人体实际值。Caco-2 细胞与杯状细胞 HT29-MTX 共培养可以避免单纯 Caco-2 细胞无黏液层的缺点,HT29-MTX 的紧密连接相对较松,且与高表达 P-gp 的 Caco-2 细胞相比,HT29-MTX 不表达 P-gp,所以两者的共培养体系也适用于经细胞旁路途径或被 P-gp 转运的药物吸收的预测。当 Caco-2 细胞、HT29-MTX 细胞和 Raji B 细胞一起培养时,可以维持各自的功能,由此建立的 Caco-2/HT29/Raji B 细胞共培养模型,可以更精确地模拟小肠上皮特性,达到更具生理化和功能化的目的。

口服固体制剂中药物吸收一般包括溶出和肠上皮渗透两个过程,采用细胞模型评价药物吸收特征时,药物通常处于溶解状态,不能很好地反映药物的溶出过程,与实际的体内吸收过程可能存在差异。药物溶出/Caco-2 细胞组合模型可以避免这一缺陷,该组合体系主要由药物溶解室、pH 调整室和扩散池三部分组成,扩散池包含供给池、接收池和嵌在两者之间的 Caco-2 单层细胞,可以较好地反映和预测药物的吸收性质。

(2)MDCK-MDR1 细胞模型的发展:MDCK-MDR1 细胞模型是用人类的 *mdr1* 基因稳定转染 MDCK(Madin-Darby canine kidney)细胞建立的细胞系。与 Caco-2 细胞模型相比,MDCK-MDR1 细胞模型培养周期短,P-gp 在细胞单层的顶侧面分布显著,可作为药物透过血脑屏障的快速筛选模型,评价药物透过中枢神经系统的能力,同时还可作为模拟肠道吸收的辅助手段。

但 MDCK-MDR1 细胞只表达 P-gp,不能精确模拟小肠环境。小肠除了表达外排转运体之外,也表达大量的细胞色素 P450 酶的家族成员——CYP3A4,而 P-gp 和 CYP3A4 的底物经常是重合的,在降低其共同底物的吸收上有协同作用。对 P-gp 和 CYP3A4 处置药物的贡献分别考察

笔记

和研究,往往导致对其总贡献的低估。Kwatra 等构建的同时高表达 CYP3A4 和 P-gp 的 MDCK 细胞系,提供了评价这两种蛋白协同作用的体系,为正确评估小肠外排转运体和代谢酶对药物转运的综合作用提供了更为合理的方法。

(3) M 细胞模型的发展:M 细胞模型是一种共培养体系,可通过将 Caco-2 细胞与小鼠派氏淋巴结细胞(PPL)或人 Raji B 细胞进行共培养,诱导分化出形态及功能特征与 M 细胞类似的 M 样细胞来获得。与缺乏细胞异质性的 Caco-2 细胞模型相比,M 细胞模型中不仅有肠上皮细胞,也有 M 样细胞,能更好地模拟肠道内环境。此外,M 细胞还具有与肠上皮细胞不同的功能特点,能够特异性地摄取生物大分子及抗原物质,并转运至其下的固有层。因此,M 细胞模型也是考察生物大分子药物及疫苗口服吸收和转运过程的较理想模型。

2. **人工生物膜技术**　药物对细胞膜的通透性是药物能否通过生物膜转运的关键因素,药物的油水分配系数常常用于预测、解释药物在生物膜的转运行为,但不能准确反映药物与蛋白质镶嵌的双层磷脂生物膜的相互作用,因此建立人工生物膜模型、发展类生物膜结构的评价系统具有重要意义。

(1) 双层人工膜渗透分析(double artificial membrane permeation assay,DAMPA):平行人工膜渗透分析(parallel artificial membrane permeation assay,PAMPA)可以替代细胞模型用于药物的膜渗透性研究,但 PAMPA 只能模拟单层细胞膜。当化合物经跨细胞途径渗透通过细胞膜时,通常需要渗透穿过二层脂质双分子层膜,即从顶膜侧到细胞内部,再从细胞内部到基底侧,细胞内部的 pH 也会影响离子化合物从细胞内部到基底侧的渗透性。基于此,Kataoka 等构建了 DAMPA,可以模拟双层细胞膜。DAMPA 具有一个细胞隔室,隔室的两边是人工膜,由 2% 的卵磷脂和 98% 的十二烷缓冲溶液组装成,人工膜的外侧各有一个腔室分别代表顶侧和基底侧。DAMPA 可以替代 Caco-2 细胞单层膜,用于评价药物在人体的小肠渗透性,减少了细胞培养的时间和费用,提高了研究效率。

(2) 基于磷脂囊泡的渗透分析(phospholipid vesicle-based permeation assay,PVPA):为一种以磷脂囊泡的致密层作为渗透屏障的测定药物渗透性的方法。渗透屏障为卵磷脂脂质体,置于一个支撑的滤膜上,不需要使用惰性溶剂(如十六烷等),可用于药物的被动扩散研究。在原始的 PVPA 基础上,Naderkhani 等选用与肠道渗透性屏障更匹配的脂质成分,在胃肠道生理条件更为相关的 pH 6.2 中进行试验,有利于预测水溶性差的化合物的渗透性。为了进一步提高 PVPA 的生物相容性,该实验室采用生物相关介质即空腹状态的肠液(fasted state simulated intestinal fluid,FaSSIF)和进食状态的肠液(fed state simulated intestinal fluid,FeSSIF)替代缓冲溶液介质,对渗透性的估计更接近于肠道环境,使其成为药物开发中更具优势的体外渗透模型。

3. **生物和物理实验技术**　近代生物技术和物理实验技术,作为融合现代生命科学与多学科理论研究手段的高新技术,为生物药剂学的研究方法开辟了广阔的前景。

(1) 激光捕获显微切割(laser capture microdissection,LCM):是在不破坏组织结构,保存要捕获的细胞,并在其周围组织形态完整的前提下,直接从冰冻或石蜡包埋组织切片中获取目标细胞的工艺,通常用于从组织中精确地分离单一的细胞。

应用 LCM 技术可以在显微镜直视下快速、准确获取所需要的单一细胞亚群,甚至单个细胞,从而成功解决组织中细胞异质性问题。激光显微捕获切割以其快速、简单、精确、特异性强等优点,作为研究组织或细胞的特异性表达和分子机制的有力工具,不仅可以捕获组织和细胞,进行单细胞分离,甚至可以对染色体进行显微切割。应用 LCM 可以进行疾病的 DNA 分析和基因表达分析,在药物研发、肿瘤机制、诊断学等方面都有重要作用。

(2) 分子影像技术:是应用影像学手段对活体状态下的生物体进行细胞和分子水平的定性和定量研究,在分子水平上实现对生物有机体生理、病理变化的实时、无创、动态连续的成像。

该技术包括分子探针和分子成像技术两大部分。分子探针在医学分子影像过程中作为示

笔记

踪成分,与体内特异性靶点结合,通过靶向结合或酶学激活原理,及适当的扩增策略放大信号后,高分辨率的成像系统即可检测到这些信号的改变,从而间接反映分子或基因的信息。例如,将肿瘤特异性探针结合在相应的肿瘤组织靶点上,通过相应的分子成像技术可以实时观察肿瘤细胞的生长与转移。若给予相应的肿瘤治疗药物,则可以检测到药物对肿瘤的治疗作用,评价药物对肿瘤凋亡的影响。分子成像技术包括正电子发射断层显影术(positron emission tomography,PET)、单电子发射计算机控制体层扫描术(single photo emission computed tomography,SPECT)、磁共振影像技术(magnetic resonance imaging,MRI)、超声波及近年来迅速发展起来的高强聚焦超声技术等。例如,小动物利用 PET 成像技术能无创伤、动态、定量地显示正电子标记的放射性药物在活体内的分布,MRI 具有全身同步显像的技术潜力,可同时获得三维解剖结构及生理、病理、代谢、血流灌注等信息。这些融合了现代生命科学与多学科理论研究手段的高新技术,大大提高了研究结果的准确性与有效性。

(3) 微透析(microdialysis,MD)技术:是以透析原理为基础的在体取样技术。作为一种活体生物取样技术,微透析可以在不同组织、不同器官或同一器官不同部位进行取样,为揭示药物的体内过程、作用机制以及靶向性提供依据。传统的药动学研究多采用血液或组织匀浆进行,而运用微透析技术,可以在活体状态下连续观察血液和机体特定部位的游离药物浓度,进而更真实地反映药物在机体吸收、分布、代谢和排泄的过程。

目前微透析技术已经发展到三联或四联探针技术,即在麻醉动物体内可同时插入四根探针,根据实验需要监测四种不同组织或同一组织四个不同部位的药物分布和代谢动力学变化。微透析的优势在于组织损伤小,可在麻醉或清醒的生物体上长时间连续动态取样,采样量小,不破坏机体的完整性,特别适合于深部组织和重要器官的活体生化研究;透析所得的样品不含蛋白质、酶等大分子物质,不易酶解,稳定性较高,取样所得数据的可靠性高,空间分辨性强;还可作为一种有效的给药途径,避开各种屏障将药物直接输入和作用于各种靶器官和靶组织。

(刘建平)

参考文献

[1] Wickham MJS,Faulks RM,Mann J,et al. The design,operation,and application of adynamic gastric model. Dissolution Technol,2012,19(3):15-22

[2] Kong F,Singh RP. A human gastric simulator (HGS) to study food digestion in human stomach. Journal of food science,2010,75(9):E627-E635

[3] (德)Krishna Rajesh 等著. 生物药剂学在药物研发中的应用. 宁保明等译. 北京:北京大学医学出版社,2012

[4] Butler JM,Dressman JB. The developability classification system:application of biopharmaceutics concepts to formulation development. Journal of pharmaceutical sciences,2010,99(12):4940-4954

[5] Bergström CAS,Andersson SBE,Fagerberg JH,et al. Is the full potential of the biopharmaceutics classification system reached? European Journal of Pharmaceutical Sciences,2014,57:224-231

[6] Lipinski CA,Lombardo F,Dominy BW,et al. Experimental and computational approaches to estimate solubility and permeability in drug discovery and development settings. Advanced Drug Delivery Reviews,1997,23:3-25

[7] Veber DF. Factors that influence oral bioavailability:A cathepsin K inhibitor for human studies. Advances in experimental medicine and biology,2009,611:607-610

[8] Doak BC,Over B,Giordanetto F,et al. Oral druggable space beyond the rule of 5:insights from drugs and clinical candidates. Chemistry &Biology,2014,21(9):1115-1142

笔记

［9］Bickerton GR，Paolini GV，Besnard J，et al. Quantifying the chemical beauty of drugs. Nature Chemistry，2012，4（2）：90-98

［10］Ritchie TJ，Macdonald SJF. How drug-like are 'ugly' drugs：do drug-likeness metrics predict ADME behaviour in humans？ Drug discovery today，2014，19（4）：489-495

［11］Yang Y，Engkvist O，Llinás A，et al. Beyond size，ionization state，and lipophilicity：influence of molecular topology on absorption，distribution，metabolism，excretion，and toxicity for druglike compounds. Journal of medicinal chemistry，2012，55（8）：3667-3677

［12］Dahan A，Khamis M，Agbaria R，et al. Targeted prodrugs in oral drug delivery：the modern molecular biopharmaceutical approach. Expert opinion on drug delivery，2012，9（8）：1001-1013

［13］刘东，高萍. Caco-2 细胞模型评价药物口服吸收的局限性及对策. 中国药学杂志，2011，46（8）：565-568

［14］Antunes F，Andrade F，Araújo F，et al. Establishment of a triple co-culture in vitro cell models to study intestinal absorption of peptide drugs. European Journal of Pharmaceutics and Biopharmaceutics，2013，83（3）：427-435

［15］Araújo F，Sarmento B. Towards the characterization of an in vitro triple co-culture intestine cell model for permeability studies. International Journal of Pharmaceutics，2013，458（1）：128-134

［16］黎迎，朱春燕. 细胞共培养模型在口服药物吸收研究中的应用. 药学实践杂志，2015，33（4）：289-292

［17］江雪，奚泉，周建平，等. 口服药物吸收的细胞模型研究进展. 世界临床药物，2012，33（5）：292-297

［18］刘瑶，曾苏. MDCK-MDR1 细胞模型及其在药物透过研究中的应用进展. 药学学报，2008，43（6）：559-564

［19］Kwatra D，Budda B，Vadlapudi AD，et al. Transfected MDCK cell line with enhanced expression of CYP3A4 and P-glycoprotein as a model to study their role in drug transport and metabolism. Molecular pharmaceutics，2012，9（7）：1877-1886

［20］李亨芬，邹金，白如玉，等. M 细胞模型及其在生物大分子药物口服递药研究中的应用. 药学学报，2011，46（12）：1429-1435

［21］Kataoka M，Tsuneishi S，Maeda Y，et al. A new in vitro system for evaluation of passive intestinal drug absorption：Establishment of a double artificial membrane permeation assay. European Journal of Pharmaceutics and Biopharmaceutics，2014，88（3）：840-846

［22］Naderkhani E，Isaksson J，Ryzhakov A，et al. Development of a biomimetic phospholipid vesicle-based permeation assay for the estimation of intestinal drug permeability. Journal of pharmaceutical sciences，2014，103（6）：1882-1890

［23］Naderkhani E，Vasskog T，Flaten GE. Biomimetic PVPA in vitro model for estimation of the intestinal drug permeability using fasted and fed state simulated intestinal fluids. European Journal of Pharmaceutical Sciences，2015，73：64-71

［24］赵江红. 激光捕获显微切割技术的研究进展. 安徽农业科学，2011（1）：32-34

［25］夏振娜，车爱萍，王洁，等. 分子影像技术在药物研发中的应用. 中国新药杂志，2010（13）：1116-1120

［26］曹柳，辛贵忠，闻晓东，等. 微透析及其联用技术在中药研究中的应用. 中国新药杂志，2012，21（6）：605-610

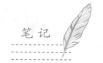
笔记

第二章 口服药物的吸收

第一节 药物的膜转运与胃肠道吸收

动物细胞的表面包围着一层极薄的膜,称为细胞膜(cell membrane),又称质膜(plasma membrane)。除质膜外,真核细胞中还有构成各种细胞器的膜,称为细胞内膜(intracellular membrane)。细胞膜和细胞内膜统称为生物膜(biological membrane,biomembrane)。

物质通过生物膜的现象称为膜转运(membrane transport)。膜转运对于药物的吸收、分布、代谢和排泄过程十分重要,是不可缺少的重要生命现象之一。药物的吸收过程就是一个膜转运的过程。药物的吸收(absorption)是指药物从给药部位进入体循环的过程。药物的吸收,虽然也与吸收部位有关,但通常由相似的屏障来控制,结构性屏障有细胞膜、细胞连接(例如,存在于上皮细胞之间的紧密连接)等。

口服药物的吸收在胃肠道黏膜的上皮细胞膜中进行。胃肠道吸收部位包括胃、小肠、大肠,其中以小肠吸收最为重要。药物可通过各种跨膜转运机制透过胃肠道上皮细胞后进入血流,随体循环系统分布到各组织器官而发挥疗效。所以,口服给药的胃肠道吸收是药物产生全身治疗作用的重要前提。了解和掌握生物膜的结构与性质、药物的跨膜转运机制、药物转运体、胃肠道的结构与功能等,对研究口服药物的吸收特征,改善药物的吸收作用,提高药物的临床疗效有重要指导意义。

一、生物膜的结构与性质

(一)生物膜的结构

生物膜是细胞的重要组分,不同的生物膜有着不同的生物功能,但在结构上有着明显的共性:形态上,生物膜呈薄片结构,厚度只有6~10nm;化学组成上,生物膜主要由膜脂(membrane lipid)和膜蛋白(membrane protein)借助非共价键结合而形成,在膜的表面含有少量糖脂和糖蛋白。膜脂主要包括磷脂、糖脂和胆固醇三种类型,胆固醇含量一般不超过膜脂的1/3,其功能是提高脂质分子层的稳定性,调节双分子层流动性,降低水溶性物质的渗透性。以重量计,蛋白质占较大的比例;而以分子数计,脂质分子要比蛋白质多100倍以上。

1935年,Danielli与Davson提出细胞膜经典模型,认为细胞膜是由脂质双分子层构成,两个脂质分子的疏水尾相连在中间形成膜的疏水区,脂质分子的亲水头朝外分布在膜的外侧形成对称的双层膜结构;膜蛋白分布在脂质双分子层的两侧,膜上有许多带电荷的小孔,水分能自由通过。膜结构中还存在特殊载体和酶促系统,能与某些物质特异性结合,进行物质转运。

1972年,Singer和Nicolson提出生物膜流动镶嵌模型(fluid mosaic model)。如图2-1所示。该模型的基本结构仍是脂质双分子层,认为流动的脂质双分子层构成细胞膜的连续主体,蛋白质分子以不同的方式和不同的深度嵌入磷脂双分子层中。该模型强调了膜的流动性(flowability)和不对称性(asymmetry),即膜的结构不是静止的而是流动的,膜结构中蛋白质和脂质的分布是不对称的。流动镶嵌模型可解释许多生物膜中所发生的现象,已被许多实验证实并被普遍接受,但该模型不能说明具有流动性的膜脂在变化过程中如何保持膜的相对完整性和稳定性。

1975年由Wallach提出晶格镶嵌模型,进一步解释了膜的流动性和完整性特征,认为其流动性是由于脂质能可逆地进行无序(液态)和有序(晶态)的相变过程。膜蛋白对脂质分子的活动

笔记

具有控制作用,认为具有流动性的脂质是呈小片的点状分布,因此脂质的流动性是局部的,并不是整个脂质双分子层都在流动,这就清楚地解释了为什么细胞膜既具有流动性又能保持其完整性和稳定性。

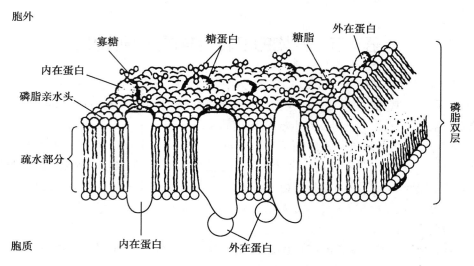

胞外

寡糖　糖蛋白　糖脂　外在蛋白

内在蛋白
磷脂亲水头

疏水部分

磷脂双层

胞质　内在蛋白　外在蛋白

图 2-1　生物膜流动镶嵌模型示意图

（二）　生物膜的性质

1. 膜的流动性　在相变温度以上时,膜脂处于流动状态,膜脂分子具有不同形式的运动,膜蛋白也处于运动状态。磷脂分子的运动方式包括:旁向扩散、旋转运动、翻转运动、摆动运动、伸缩振荡运动以及异构化运动等;膜蛋白也可发生侧向扩散运动和旋转运动。影响膜脂质流动性的因素主要包括:膜的组成、遗传因素及环境因素(如温度、pH、离子强度、药物)等。磷脂脂肪酸链不饱和键可降低膜脂分子间排列的有序性,从而增加膜的流动性,例如,卵磷脂脂肪酸链不饱和程度比鞘磷脂高,相变温度较低;磷脂脂肪酸长链可使膜的流动性降低;胆固醇对膜的流动性有调节作用,在相变温度以上,它可使磷脂的脂肪酸链末端的甲基运动减小,限制膜的流动性,在相变温度以下,则能增加脂肪酸链的运动,增强膜的流动性。

2. 膜的不对称性　细胞膜内外两侧层面的组分和功能有明显的差异,称为膜的不对称性。膜脂、膜蛋白、糖脂和糖蛋白在膜上均呈不对称分布,导致膜功能的不对称性和方向性,使物质转运有一定方向,信号的接受和传递也有一定方向。糖脂和糖蛋白只分布于细胞膜的外表面,这些成分可能是细胞表面受体(cell surface receptors)、表面抗原。膜蛋白的不对称性是指每种膜蛋白在细胞膜上都有明确的方向性,都有特定的分布区域。

根据在脂质双分子层的不同位置,膜蛋白可分为外在蛋白(peripheral proteins)和内在蛋白(integral proteins,又称镶嵌蛋白、整合蛋白)。外在蛋白为水溶性蛋白,通过较弱的非共价键结合于脂质双分子层表面,可增加膜的强度,或作为酶催化特定的反应,或参与信号分子的识别和信号转导。内在蛋白占膜蛋白总量的70%～80%,部分或全部贯穿整个脂质双分子层,其疏水部分结合于脂质双分子层的疏水尾,亲水部分暴露于膜的一侧或两侧表面,包括载体蛋白(carrier proteins)、通道蛋白(channel proteins)等。生物膜上的载体蛋白包括离子泵(ion-pumps)和转运体(transporters)等,其中,转运体能特异性识别并与药物可逆性结合,依靠蛋白分子构象变化转运药物。

3. 膜的选择透过性　细胞膜具有选择透过性,可以让水分子自由透过,选择吸收的离子和小分子也可以通过,而其他的离子、小分子和大分子则不能通过。例如,膜的脂质结构特征,使得脂溶性药物较易透过而脂溶性很小的药物难以透过;膜上特异性表达的载体蛋白是某些药物选择性透过的载体。

笔记

膜的流动性、不对称性及选择透过性与物质转运、细胞表面受体功能、细胞融合、细胞分裂等有密切的关系。

（三） 膜转运途径

药物的吸收过程就是一个膜转运的过程,转运途径可分为以下两种(药物在肠道中的吸收途径示意图见图 2-2)：

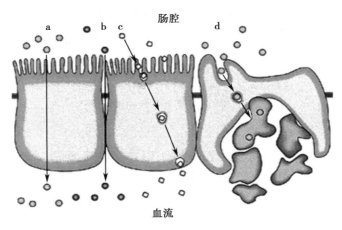

图 2-2 药物在肠道中的吸收途径示意图
a,跨细胞途径;b,细胞间途径;c,受体介导的入胞作用;d,M 细胞介导的转运

1. 跨细胞途径（transcellular pathway） 是指一些脂溶性药物借助细胞膜的脂溶性、或者特殊转运机制的药物借助膜蛋白(例如,转运体、通道蛋白、受体等)的作用、或者大分子和颗粒状物质借助特殊细胞(例如,肠道上皮中的 M 细胞)的作用等,而穿过细胞膜的转运途径。该途径是药物吸收的主要途径。

2. 细胞间途径（paracellular pathway） 又称细胞旁路途径,是指一些水溶性小分子物质通过细胞连接处微孔而进行扩散的转运途径。

二、药物转运机制

生物膜具有复杂的分子结构和生理功能,因而药物的跨膜转运机制呈多样性,可分为三大类:被动转运(passive transport,或称被动运输)、主动转运(active transport,或称主动运输)和膜动转运(membrane-mobile transport)。

药物跨膜转运机制及其特点见表 2-1,跨细胞途径涉及的药物主要跨膜转运机制示意图见图 2-3。

表 2-1 药物跨膜转运机制及其特点

转运途径	转运机制	转运形式	膜蛋白	能量	膜变形
细胞间途径	被动转运	单纯扩散（膜孔转运）	无	不需要	无
跨细胞途径	被动转运	单纯扩散（脂质途径）	无	不需要	无
		单纯扩散（通道介导）	通道蛋白	不需要	无
		促进扩散	转运体	不需要	无
	主动转运	主动转运	载体蛋白	需要	无
	膜动转运	胞饮作用	（受体）	需要	有
		吞噬作用	（受体）	需要	有

笔记

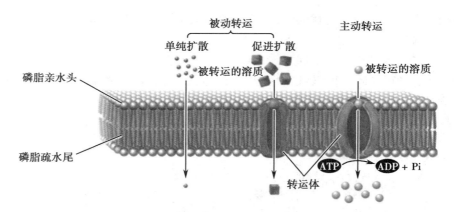

图 2-3　药物主要跨膜转运机制示意图

（一）被动转运

被动转运是指不需要消耗能量，生物膜两侧的药物由高浓度侧向低浓度侧（顺浓度梯度）转运的过程。被动转运分为单纯扩散（simple diffusion，又称被动扩散，passive diffusion）和促进扩散（facilitated diffusion，又称易化扩散）。

1. 单纯扩散　单纯扩散是指药物仅在其浓度梯度的驱动下由高浓度侧向低浓度侧跨膜转运的过程。单纯扩散途径包括跨细胞脂质途径、细胞间膜孔途径和通道介导的亲水通道途径等。

跨细胞脂质途径是单纯扩散的主要途径。药物从水相穿越细胞膜的单纯扩散可以用细胞膜性质和物理化学定律进行描述。膜本身不参与转运过程而只是充当扩散屏障。由于细胞膜为脂质双分子层，小分子脂溶性药物可溶于液态脂质膜中，因而较易扩散透过细胞膜。例如，大多数有机弱酸或有机弱碱药物在消化道内的吸收机制是单纯扩散。单纯扩散属于一级速率过程，服从 Fick's 扩散定律：

$$\frac{\mathrm{d}C}{\mathrm{d}t} = \frac{DAk}{h}(C_{\mathrm{GI}} - C) \tag{2-1}$$

式中，$\frac{\mathrm{d}C}{\mathrm{d}t}$ 为扩散速率；D 为扩散系数；A 为扩散表面积；k 为油水分配系数；h 为膜厚度；C_{GI} 为胃肠道中的药物浓度；C 为血药浓度。

当药物口服后，胃肠道中的浓度远大于血中的药物浓度，则 C 可以忽略不计；在给予某一药物于某一个体的吸收过程中，其 D、A、h、k 都为定值，可用渗透系数（permeability coefficient）P 来表达，即 $P = \frac{DAk}{h}$，则式（2-1）可简化为：

$$\frac{\mathrm{d}C}{\mathrm{d}t} = PC_{\mathrm{GI}} \tag{2-2}$$

即药物的扩散速率等于渗透系数与胃肠道药物浓度的乘积。渗透系数是药物渗透性（permeability）的参数，描述药物的膜渗透能力。对于给定药物，药物单纯扩散透过膜的转运速率与胃肠道中药物浓度呈线性关系。

膜孔转运（membrane pore transport）是指物质通过细胞间微孔按单纯扩散机制转运的过程。由于紧密连接的存在，胃和肠具有很大的跨上皮阻力，但胃肠道上皮细胞间紧密连接的完整性有很大的不同，因为在胃肠道上皮上有直径 0.4～0.8nm 的微孔，这些微孔贯穿上皮且充满水，亲水性小分子，如水、乙醇、尿素等，可通过此途径按单纯扩散的机制吸收。由于细胞间途径只占整个上皮表面积的极小部分，因此经由该途径的药物吸收非常有限。

通道介导转运（channel mediated transport）是指物质借助细胞膜上通道蛋白形成的亲水通道

按单纯扩散机制转运的过程。通道蛋白是一类内在蛋白,可形成跨膜的亲水通道,水和水溶性小分子、离子等能经单纯扩散通过,但不与被转运物质结合,不移动,不消耗能量。通道蛋白有两种形式,一种是水通道蛋白,带电荷的亲水区形成简单的水通道,水及一些水溶性小分子可通过单纯扩散从膜的一侧到达另一侧。第二种是离子通道蛋白,细胞膜上大部分的通道蛋白是这一种,它与简单的水通道不同的是,离子通道存在门开关,仅在特定刺激发生时瞬时开放,且对离子通过有高度的选择性;大部分离子通道的功能简单,选择的无机离子主要是 Na^+、K^+、Ca^{2+} 或 Cl^-,在通道门开放时离子按电化学梯度快速扩散,每个通道每秒钟能通过百万以上的离子,比载体蛋白最大转运速率高 1000 倍。

2. 促进扩散　促进扩散是指某些药物在细胞膜上转运体的帮助下,由高浓度侧向低浓度侧跨细胞膜转运的过程。有些药物虽然水溶性不好,脂溶性也较差,但也能有较好的透膜吸收,这是因为膜结构中的一些特殊转运体参与了药物转运。一般认为,促进扩散的转运机制是:细胞膜上的转运体在膜外侧与药物结合后,通过转运体的自动旋转或变构将药物转运到细胞膜内侧。

与单纯扩散相同,促进扩散也服从顺浓度梯度扩散、不消耗能量原则。促进扩散转运不同于单纯扩散的特点是:①促进扩散速率快、效率高。某些高极性药物的促进扩散转运速度更快;②促进扩散有选择性。一种转运体只能识别并转运某种结构的药物,例如,在同样的浓度梯度下,右旋葡萄糖的跨膜通量明显大于左旋葡萄糖,这就是转运体易与右旋葡萄糖结合所致;③促进扩散有饱和现象。因需要转运体参与,但转运体数量、与药物结合位点数量有限,药物浓度超过该限度时转运速率不再增加;④促进扩散有部位特异性。转运体在各个器官或者同一器官的不同部位的表达水平不同,因而其药物底物在不同部位的转运存在差异;⑤促进扩散有竞争性抑制现象。两种药物靠同一种转运体进行转运时,可相互竞争转运体结合位点,从而产生转运的相互抑制现象。

(二) 主动转运

主动转运是指需要消耗能量,生物膜两侧的药物借助载体蛋白的帮助由低浓度侧向高浓度侧(逆浓度梯度)转运的过程。与促进扩散一样,主动转运也需要生物膜上载体蛋白参与,因而促进扩散与主动转运属于载体介导转运(carrier-mediated transport)。

主动转运是人体重要的物质转运方式,转运速率可用米氏方程(Michaelis-Menten equation)描述:

$$\frac{dC}{dt}=\frac{V_m C}{K_m+C} \tag{2-3}$$

主动转运可分为 ATP 驱动泵和协同转运两种。

1. ATP 驱动泵　以 ATP 水解释放的能量为直接能源进行主动转运的载体蛋白家族称为 ATP 驱动泵(ATP-powered pumps)。这类载体蛋白也是一种 ATP 酶,能催化 ATP 水解提供能量。此类由 ATP 水解直接供能的逆浓度差转运方式称为原发性主动转运(primary active transport)。

目前研究较多的 ATP 驱动泵是离子泵(ion-pumps)和 ABC 转运体(ABC transporters,详见本书第二章第一节中"药物转运体"部分)。离子泵有多种,专一性强,不同的 ATP 酶转运不同的离子。转运 Na^+、K^+ 的称为钠钾泵,转运 Ca^{2+} 的称为钙泵。钠钾泵不仅转运 Na^+、K^+,还参与非电解质如葡萄糖、氨基酸等的主动转运。

2. 协同转运　协同转运(cotransport)是指转运体不直接利用 ATP 水解的能量,而是借助膜上相邻钠钾泵排出 Na^+ 所产生的势能贮备(Na^+电化学梯度),与 Na^+ 相伴或后继进行药物转运的主动转运方式,参与的转运体称为钠离子依赖型转运体。根据物质转运方向与离子沿浓度梯度的转移方向相同与否,协同转运又可分为同向协同(symport)与反向协同(antiport)。例如,小肠上皮细胞从肠腔中逆浓度梯度吸收葡萄糖、肾小管上皮细胞从小管液中逆浓度梯度重吸收葡萄糖属于同向协同转运;Na^+/H^+ 交换载体则属于反向协同转运,即伴随 Na^+ 进入细胞而将 H^+ 输出

笔记

细胞,以调节细胞内 pH。由于此类主动转运所需的能量间接来自于钠钾泵活动时消耗的 ATP,因此此类转运方式称为继发性主动转运(secondary active transport)。

协同转运发生时需要两个重要条件:一是浓度梯度,Na^+ 是顺浓度梯度,而葡萄糖分子是逆浓度梯度;二是载体亲和力的构象差异,即 Na^+ 和葡萄糖分子在膜外与载体的结合位点的亲和力强,当载体的构象发生改变后,这种亲和力就会变弱,从而导致两种物质进入细胞。

综上,主动转运的特点有:①逆浓度梯度转运;②需要消耗能量,能量来源是 ATP 水解;③需要载体参与,载体通常对药物结构具有特异性,一种载体只转运一种或一类底物;④转运速率及转运量与载体数量及其活性有关,当药物浓度较高时,药物转运速率慢,可达到转运饱和;⑤可发生竞争性抑制,结构类似物竞争载体结合位点,抑制药物的转运;⑥受代谢抑制剂的影响,抑制细胞代谢的物质(如 2-硝基苯酚、氟化物等)可影响主动转运过程;⑦有部位特异性,例如,小肠中参与维生素 B_2 或胆酸吸收的转运器均属于钠离子依赖型且主要分布在上端,因而其主动转运仅在小肠上端进行。

（三）　膜动转运

膜动转运是指通过细胞膜的主动变形将物质摄入细胞内或从细胞内释放到细胞外的转运过程,包括物质向内摄入的入胞作用(endocytosis,又分为胞饮和吞噬)和向外释放的出胞作用(exocytosis)。膜动转运是细胞摄取物质的一种转运形式,与生物膜的流动性特征有关。

1. **入胞作用**　物质借助与细胞膜上某些蛋白质的特殊亲和力而附着于细胞膜上,通过细胞膜的内陷形成小泡(vesicle),包裹药物的小泡逐渐与细胞膜表面断离,从而将物质摄入细胞内的转运过程称为入胞作用。转运的物质为溶解物或液体时,此过程称为胞饮(pinocytosis)。转运的物质为大分子或颗粒状物时,此过程称为吞噬(phagocytosis)。一些大分子物质或颗粒状可以通过入胞作用被吸收,如蛋白质、多肽类、脂溶性维生素、三酰甘油、内因子-维生素 B_{12} 复合物、重金属等,但对小分子药物吸收的意义不大。入胞作用有部位特异性,如蛋白质和脂肪颗粒在小肠下端的吸收较为明显。

2. **出胞作用**　与入胞作用的方向相反,某些大分子物质通过形成小泡从细胞内部移至细胞膜内表面,小泡的膜与细胞膜融合,从而将物质排出细胞外的转运过程称为出胞作用,又称胞吐作用。腺细胞分泌胰岛素的过程是典型的出胞作用,胰岛素分子被包裹在胰腺细胞的小泡内,通过与细胞膜的融合而将胰岛素释放到胰腺细胞外。细胞内不能消化的物质以及合成的分泌蛋白均通过这种途径排出细胞。

总之,药物的转运机制是一个非常复杂的过程。药物以何种机制转运吸收,与药物性质、吸收部位生理特征等密切相关。某种药物可以通过一种特定的转运机制吸收,也可以通过多种转运机制吸收。

三、药物转运体

转运体是一类镶嵌型膜蛋白,又称膜转运体(membrane transporters),能识别并转运其生理学底物(physiological substrates)或内源性底物(endogenous substrates),例如转运糖、氨基酸、寡肽、核苷酸和维生素等营养物质进出细胞,或者保护机体免受食物或环境中毒素的侵害。转运体还能识别与其生理学底物结构相似的外源性物质,其中包括药物。因此,将转运药物的转运体称为药物转运体(drug transporters)。

药物转运体在药物的吸收、分布、代谢和排泄等方面均扮演重要角色,因此决定着药物的体内命运、治疗效果与毒副作用。此外,对非靶部位和靶部位转运体的系统研究与阐明,可以为高度靶向性药物和制剂的设计提供参考。

（一）　药物转运体的转运机制

转运体既参与物质的被动转运,也参与物质的主动转运,因此根据其转运机制的不同,转运

笔记

体可分为被动转运体（passive transporters）和主动转运体（active transporters）。被动转运体，也称为易化转运体（facilitated transporters），它帮助分子顺浓度梯度穿越细胞膜，此过程不需要 ATP 提供能量。

转运体具有高度的特异性，其上有结合位点，只能与某一种物质进行暂时性、可逆地结合和分离。一个特定的转运体可能只转运一种类型的物质，甚至一种分子或离子。转运体与底物分子或离子特异性结合，然后通过自身的构象变化或移动完成物质的跨膜转运过程。转运体与底物分子的特异的结合位点可被竞争性抑制剂占据，而非竞争性抑制剂亦可与转运体在结合点之外结合，从而改变其构象、阻断转运进程。

转运体转运物质的动力学曲线具有"膜结合酶"的特征，转运速度在一定浓度时达到饱和。但转运体不是酶，它与底物分子不是共价结合，此外它不仅加快转运速度，也增大物质透过质膜的量。

转运体与通道蛋白有明显的不同。通道蛋白是跨膜亲水性通道，允许适当大小的分子或离子顺浓度梯度自由扩散通过。通道蛋白介导的物质转运可能涉及构象改变，但它只是调控通道处于"开"或"关"状态，通道蛋白以极高的转运速度转运物质，其转运速度比转运体高几个数量级。

（二）药物转运体的分类

可根据三种不同的方式对药物转运体进行分类。

1. 根据转运底物穿越细胞膜的方向的不同，药物转运体可分为内流转运体（influx transporters）与外排转运体（efflux transporters）。在细胞水平研究药物转运时通常采用这种分类方式。根据这种分类方式，将底物转运进入细胞的转运体称为内流型转运体，而将底物泵出细胞的转运体称为外排型转运体。

2. 根据基因代码（gene symbol）的不同，药物转运体可分为溶质载体转运体（solute carrier transporters，SLC transporters，SLC 转运体）与 ATP-结合盒转运体（ATP-binding cassette transporters，ABC transporters，ABC 转运体）。近年来，由于转运体家族不断扩大，为避免混淆，人类基因组织（HUGO）术语委员会确定了转运体家族的基因代码，并将转运体按照基因代码分为以上两大类。一般基因代码用斜体描述，人类转运体用大写字母描述（如 PEPT1），而啮齿类动物转运体用小写字母描述（如 Pept1），参见本书附录四。

ABC 转运体家族对底物的跨膜转运，需要 ATP 水解提供能量，因此，ABC 转运体属于原发性主动转运体（primary active transporters）。ABC 转运体上因发现有 ATP 结合域而得名。研究最多的 ABC 转运体有：多药耐药蛋白（multidrug resistance protein，MDR）、多药耐药相关蛋白（multidrug resistance-associated protein，MRP）和乳腺癌耐药蛋白（breast cancer resistance protein，BCRP）等。

与 ABC 转运体不同的是，SLC 转运体无 ATP 结合域。一些 SLC 转运体顺电化学势能梯度转运其底物，因此，这些 SLC 转运体属于易化转运体。而另一些 SLC 转运体利用离子梯度（例如钠或氢离子梯度，由原发性主动转运体产生）逆电化学梯度转运其底物，这些 SLC 转运体属于继发性主动转运体（secondary active transporters）。大多数药物转运体属于 SLC 转运体家族。典型的 SLC 转运体有：有机阳离子转运体（organic cation transporter，OCT）、有机阳离子/肉毒碱转运体（organic cation/carnitine transporter，OCTN）、有机阴离子转运体（organic anion transporter，OAT）、有机阴离子转运多肽（organic anion transporting polypeptides，OATPs）、肽转运体（peptide transporter，PEPT）、单羧酸转运体（monocarboxylate transporter，MCT）、钠/葡萄糖协同转运体（sodium/glucose cotransporter，SGLT）、葡萄糖转运体（glucose transporter，GLUT）、L 型氨基酸转运体（L-type amino acid transporter，LAT）、Na^+ 依赖浓缩型核苷转运体（Na^+-dependent concentrative nucleoside transporter，CNT）、非 Na^+ 依赖平衡型核苷转运体（Na^+-independent equilibrative nucleoside transporter，ENT)、胆酸转运体(bile acid transporter)等。

3. 根据体内药物动力学行为的不同,药物转运体可分为吸收型转运体(absorptive transporters)与分泌型转运体(secretory transporters)。根据这种分类方式,将底物转运进入全身血液循环的转运体称为吸收型转运体,而将底物从血液循环转运进入胆汁、尿液或肠道管腔的转运体称为分泌型转运体。但是,在讨论血脑屏障和胎盘上的吸收型转运体和分泌型转运体时,此定义需要作适当的修改。大脑和胎儿历来被视为人体内的两个"孤立的"隔室。在药物治疗的实践中,已经有许多方法可用于增加或减少药物渗透进入这两个隔室。通常,转运药物渗透进入大脑或胎儿的转运体也称为吸收型转运体。

这里需要说明的是,吸收型转运体并不一定意味着它将底物内流转运进入细胞,同样,分泌型转运体也并不一定是外排泵。例如,位于肾近端小管上皮基底侧膜上的 OAT1,它将药物从血液转运进入肾小管上皮细胞,因此属于典型的内流型转运体。但是,考虑到其整体作用,它将药物从血液循环消除进入尿液,因此 OAT1 也属于分泌型转运体。又如,肠道内表达的OATP-A 位于小肠上皮细胞的顶膜侧,它可以摄取口服药物(即内流)进入小肠上皮细胞,随后穿越基底侧膜进入血液循环,故 OATP-A 可被认为是吸收型转运体。因此,一个内流型转运体究竟是属于吸收型转运体还是分泌型转运体,取决于表达该转运体的组织和膜的具体位置。

(三) 药物转运体的组织分布及其极化表达

药物转运体在小肠、肝、肾、肺、脑和胎盘等许多重要处置器官与组织的上皮细胞膜上均有表达,它们在体内各脏器的分布与转运方向示意图见图2-4。人体内的药物转运体可转运一种或一类药物底物,因此在决定药物的药动学行为方面扮演重要角色,例如通过影响药物的吸收、分布、消除以及在靶部位的浓度等,从而最终决定药物的总体药理效应。

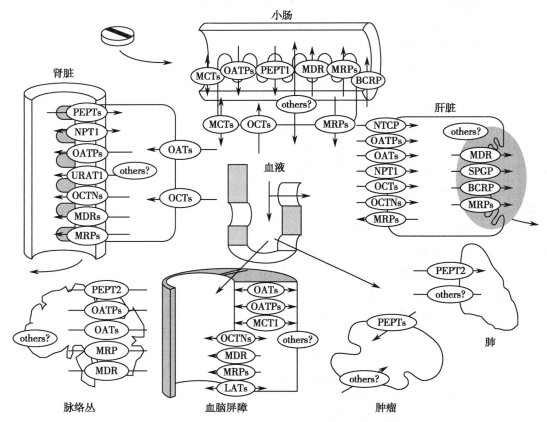

图2-4   药物转运体在人体内各脏器的分布与转运方向示意图

笔记

在上皮组织中表达的大多数药物转运体具有屏障功能,且这些部位的上皮细胞通常是极化的。在大多数情况下,药物转运体的表达被高度限制在极化细胞的某一侧(即顶侧或基底侧)。转运体的这种极化的表达对于保证药物向同一方向进行协同转运非常重要。

(四) 药物内流转运体

药物的脂溶性是影响药物通过单纯扩散机制透过细胞膜的主要因素,但是,很多脂溶性不强的药物可以通过转运体参与的转运机制透过细胞膜。这些药物包括多肽及其类似物、核苷、氨基酸、糖、单羧酸及类似物、胆酸、有机阳离子和部分有机阴离子、磷酸盐和水溶性维生素等。利用药物内流转运体提高药物的口服生物利用度,以及以这些转运体为靶点的新结构药物设计,已成为药物传递系统和新药研究的热点。

1. 核苷转运体　核苷转运体中的 ENT 主要表达在细胞基底膜上,分布广泛,底物类别丰富;CNT 主要分布于小肠组织细胞,底物的特异性较强。核苷转运体可转运天然核苷底物,如,腺苷、鸟苷、肌苷、尿苷、胞苷和胸苷,还可转运核苷类抗肿瘤药物(如,扎西他滨、氟达拉滨、阿糖胞苷、吉西他滨、氟尿嘧啶)和抗病毒药物(如,齐多夫定)药物底物。

核苷类转运体对核苷及其衍生物的吸收、分布和治疗靶向性有着重要作用,进而影响核苷类药物的毒性和耐受性。

2. 肽转运体　肽转运体主要分布于小肠、肺、肾等器官的上皮细胞,主要生理功能是摄取消化道或体液中的寡肽,在细胞内的寡肽酶的作用下降解成氨基酸对机体提供营养,或介导寡肽类和肽类似结构药物的转运。PEPT1 是目前研究最深入、应用最广泛的肽转运体之一,是低亲和力/高容量的药物转运体,它表达于小肠上皮细胞顶侧膜,在小肠近端至远端方向的表达水平逐渐增高,因此其药物底物的肠道吸收有部位依赖性。PEPT1 的底物为二肽或三肽,它对具有肽类似结构的 β-内酰胺类抗生素、血管紧张素转化酶抑制剂、肾素抑制剂和凝血酶抑制剂、氨肽酶抑制剂等药物的口服吸收产生重要的作用。PEPT1 具有立体选择性,对含有 L-氨基酸残基的肽类的亲和力高于含有 D-氨基酸残基的肽类。将药物接上 L-氨基酸残基就可能成为 PEPT1 的底物,从而提高生物利用度,如抗病毒核苷类药物阿昔洛韦、更昔洛韦、齐多夫定的 L-缬氨酸酯的前药设计均基于这个原理。

3. 葡萄糖转运体　被消化的碳水化合物的最终产物大多是通过葡萄糖转运体从小肠吸收。葡萄糖转运体分为 SGLT 和 GLUT 两类,SGLT 是钠离子依赖的继发性主动转运体,GLUT 是非钠离子依赖的促进扩散转运体。

SGLT 家族有超过 450 个成员,主要分布于小肠刷状缘膜囊泡(brush border membrane vesicles,BBMV)SGLT1 是该家族最重要的成员之一,主要位于小肠顶侧膜,在肠道中主动转运葡萄糖。SGLT 依赖钠离子电化学梯度为动力转运葡萄糖,还可转运肌醇、脯氨酸、泛酸酯、脲类及葡萄糖衍生物。GLUT 家族有 14 个成员,根据其序列的同源性和功能特点分为 3 个亚类,它们对葡萄糖的亲和力及转运容量差异很大。

葡萄糖等单糖通过 SGLT 转运入小肠细胞后,还需借助位于基侧膜的 GLUT 转运至体循环,其中,GLUT2 参与葡萄糖和果糖的转运,GLUT5 则优先转运果糖而非葡萄糖。该过程的示意图见图 2-5。

4. 其他转运体　有机阳离子转运体(即 OCT)表达于肾脏、肝脏和小肠,底物非常丰富,临床应用的药物大约有 50% 是有机阳离子药物,包括抗心律失常药物、抗组胺药物、β-受体阻断剂、骨骼肌松弛剂以及其他内源性物质(如胆碱、多巴胺和组胺等)。

有机阴离子转运多肽(OATP)是肝脏中重要的内流转运体,OATP 与肝脏代谢酶的协同作用是目前药物相互作用研究的重要领域。OATP 底物种类很多,包括四溴酚酞磺酸钠、牛黄胆酸、甘胆酸盐、雌酮硫酸盐、利福平、白三烯 C_4、奎尼丁、脑啡肽和地高辛等。

氨基酸转运体是介导氨基酸跨膜转运的膜蛋白。大多数氨基酸由于其亲水性,难以直接通

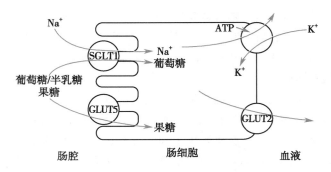

图 2-5　小肠转运体转运糖类过程的示意图

过生物膜扩散。氨基酸转运体作为氨基酸从胞外进入胞内的通道,在氨基酸营养机体细胞和神经调节过程中起着重要作用。氨基酸转运体对底物具有高度选择性,有些氨基酸类似物被认为通过氨基酸转运体吸收,如 L-多巴、甲基多巴和加巴喷丁等。

维生素转运体主要转运不同类别的水溶性维生素,这些维生素包括维生素 C、维生素 B_1、维生素 B_2、维生素 B_5、维生素 B_6、维生素 B_{12}、烟酸、叶酸、肌醇和维生素 H 等,对脂溶性维生素无效果。目前,研究较多的有两种钠离子依赖性维生素 C 转运体(sodium-dependent vitamin C transporters,SVCT),分别命名为 SVCT1 和 SVCT2,前者主要分布于小肠、肝和肾上皮组织,后者主要表达于小肠、脑、眼等器官。这两个转运体对维生素底物的立体构型选择性很高。此外,还有叶酸转运体,分布于人原淋巴细胞、胎盘、小肠、肝脏和肾脏,主要转运还原型叶酸及维生素 B_1。

胆酸转运体参与胆酸的肠肝循环,包括位于肝细胞基侧膜的钠离子依赖型牛磺胆酸共转运多肽(Na$^+$-dependent taurocholate co-transporting polypeptide,NTCP)和 ATP 依赖型胆盐外排泵(ATP-dependent bile salt excretory pump,BSEP)等。NTCP 参与很多胆盐的吸收,如牛黄胆酸、胆酸盐、甘胆酸盐、牛磺酸鹅脱氧胆酸钠、牛磺熊去氧胆酸钠以及雌酮-3-硫酸盐等。胆酸转运体也参与胆固醇类化合物(如类固醇及其共轭物)、环肽类以及其他一些药物的吸收。

（五）　药物外排转运体

除了上述内流转运体外,外排转运体(即大多属于 ABC 转运体)在药物的口服吸收及药物的临床治疗中也具有很重要的作用。ABC 转运体不仅在小肠、肝、肾、血脑屏障、胎盘等组织中分布广泛,而且在肿瘤细胞中过度表达。外排转运体对抗肿瘤药物(如多柔比星、紫杉醇、长春碱等)的外排作用会导致肿瘤细胞内药量减少,从而对肿瘤细胞杀伤作用下降,这种现象称为"多药耐药"(multidrug resistance,MDR)。ABC 转运体不仅对药物 ADME 有直接作用,而且因其底物广泛、具有饱和性、竞争性抑制或诱导,可能产生毒副作用。另外,通过抑制小肠外排转运体的作用,也可能提高某些药物的口服生物利用度。

1. **P-糖蛋白**　P-糖蛋白(P-gp)于 1976 年被发现,是多药耐药蛋白的重要成员即 MDR1。P-gp 由 1280 个氨基酸组成,由于糖化程度的差异,分子量在 130～190kDa 之间。P-gp 分子包括 N 端和 C 端两个同源片段,每个片段各自有 6 个疏水性跨膜区(transmembrane domain,TMD)和 1 个亲水性的 ATP 结合区(nucleotide binding domain,NBD)(图 2-6)。ATP 结合区在细胞内部,具有 ATP 酶的活性,通过水解 ATP 提供外排药物所需能量,1 个药物分子的外排需要消耗 2 分子的 ATP。

P-gp 广泛存在于人体各组织细胞中,如肠上皮细胞、肾小管上皮细胞、脑组织等。肠上皮细胞刷状缘膜中的 P-gp 能将药物从细胞中排入肠腔,这是一个与吸收方向相反的主动过程,其结果可导致药物透膜吸收减少,血药浓度降低。

P-gp 与其他外排转运体的最大差别之一是它的底物众多,能识别并外排转运结构、化学性质和药理学特性等方面差异很大的亲脂性药物、有机阳离子或中性化合物。例如多柔比星、柔红霉素、环孢素 A、长春新碱、紫杉醇、表鬼臼毒素、西罗莫司、维拉帕米、尼群地平、尼卡地平、非洛地平、三氟拉嗪、氯丙嗪、黄体酮、地高辛、氢化可的松、地塞米松、伊曲康唑、酮康唑、环丙沙

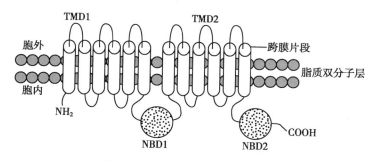

图 2-6　P-gp 的跨膜结构示意图

星、依诺沙星、诺氟沙星、β-受体抑制剂等,均是 P-gp 的底物。需要指出的是,P-gp 外排作用对不同药物吸收或生物利用度的影响程度很不相同。一些被 P-gp 外排的药物,仍然具有临床上可接受的生物利用度,如地高辛的口服生物利用度为 60%~80%。维拉帕米既是 P-gp 底物,又是典型的 P-gp 外排抑制剂,该药物的小肠吸收完全(>90%),但生物利用度仅为 30%,其原因不只是 P-gp 的外排作用,还由于维拉帕米同时也是 Ⅰ 相代谢酶细胞色素 P450(CYP)3A4 的底物,肠道 Ⅰ 相代谢酶与外排转运体协同工作而导致药物的生物利用度大幅度降低。

2. **多药耐药相关蛋白**　多药耐药相关蛋白(MRP)是另外一大类 ABC 转运体,迄今为止至少发现有 MRP 1~9,对 MRP 1~3 的研究较为深入。在所有 MRP 中,MRP2 的分布较为独特,它位于组织器官细胞的顶侧膜,而其他 MRP 均位于细胞的底侧膜。MRP2 不仅分布于许多肿瘤细胞中,而且还在正常组织(如肝、小肠、肾、脑)中均有表达,在人小肠上段表达量较高而在结肠段表达量很少。MRP2 由 1545 个氨基酸组成,分子量为 190kDa,有两个 ATP 结合区和 17 个跨膜区,结构如图 2-7 所示。

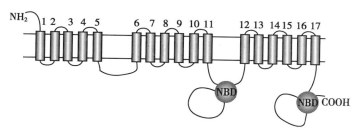

图 2-7　MRP2 的跨膜结构示意图

在肾癌、肺癌、胃癌、结肠直肠癌、卵巢癌、乳腺癌以及肝癌的癌组织中,MRP2 都呈阳性表达,在低分化的癌组织中的表达最高,因此,学者认为 MRP2 在肿瘤组织中的阳性表达以及高表达可能是肿瘤组织对化疗药物耐药的一个重要因素。MRP2 除了参与谷胱甘肽、葡萄糖醛酸盐、硫酸盐等结合物和肿瘤化疗药物的转运外,还参与促尿酸排泄药、抗生素、白介素、毒物和重金属的转运。在 MRP2 基因稳定转染细胞中,MRP2 的过度表达可导致细胞对甲氨蝶呤、顺铂、依托泊苷、柔红霉素、表阿霉素和米托蒽醌等药物耐药。

3. **乳腺癌耐药蛋白**　乳腺癌耐药蛋白(BCRP)由 655 个氨基酸组成,分子量 72kDa。大多数 ABC 转运蛋白(包括 P-gp 和 MRP2)都含有 2 个 ATP 结合区和 2 个跨膜区,但 BCRP 在氨基末端只有 1 个 ATP 结合区,在羧基末端仅有 1 个跨膜区,所以又被称为半转运方式的转运蛋白,其跨膜结构如图 2-8 所示。

BCRP 除了在乳腺癌细胞里面有较高的表达外,

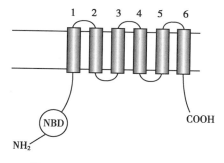

图 2-8　乳腺癌耐药蛋白的跨膜结构示意图

笔记

在胎盘、小肠、肝、肾和脑中都有分布。BCRP 在人肠道中的分布以空肠的表达量最多,从空肠到结肠顺次递减。

BCRP 是具有高结合能力的外排转运体,其底物可以是带正电的或是带负电的分子、有机阴离子、普通糖醛酸结合物或硫酸结合物等,与 P-gp 和 MRP2 的底物存在交叉。BCRP 的转运底物广泛而复杂,包括①蒽环类:柔红霉素、多柔比星、表柔比星、米托蒽醌、蒽比唑;②喜树碱类似物:9-氨基喜树碱、7-乙基-10-羟喜树碱(SN-38)、伊立替康、拓扑替康、甲氨蝶呤;③核苷类似物:齐多夫定、拉米夫定;④荧光基团:若丹明等;⑤共轭化合物:三硫酸雌酮等;⑥其他:哌唑嗪、拓扑异构酶Ⅰ抑制剂、酪氨酸激酶抑制剂(如甲磺酸伊马替尼)、丝氨酸磷脂、脱镁叶绿甲酯酸等。

四、胃肠道的结构与功能

胃肠道是口服药物的必经通道,由胃、小肠、大肠三部分组成(图 2-9)。了解其结构与功能以及与吸收有关的生理特征(表 2-2),有利于掌握口服药物吸收的规律。

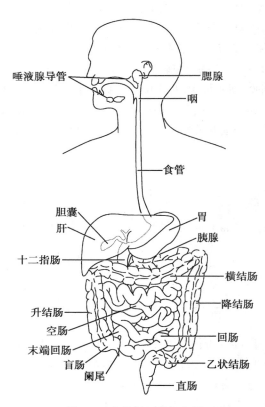

图 2-9   人体胃肠道解剖图

表 2-2   胃肠道生理和药物吸收

部位	pH	长度(cm)	表面积	转运时间
胃	1 ~ 4	—	小	0.5 ~ 3h
十二指肠	4 ~ 6	20 ~ 30	较大	6s
空肠	6 ~ 7	150 ~ 250	很大	1.5 ~ 7h
回肠	6.5 ~ 7.5	200 ~ 350	很大	
盲肠/右结肠	5.5 ~ 7.5	90 ~ 150	较小	14 ~ 80h
左结肠/直肠	6.1 ~ 7.5			

（一）胃

胃是消化道中最为膨大的部分,与食管相接的部位为贲门,与十二指肠相连的部位为幽门,中间部分为胃体部,胃可控制内容物向肠管转运。胃壁由黏膜、肌层和浆膜层组成。每平方毫米的黏膜面上分布有约 100 个胃小凹,其下分布有胃腺分泌胃液。胃上皮细胞的表面覆盖着一层约 140μm 厚的黏液层,主要由黏多糖组成,具有保护细胞表面的作用。大多数口服的药物在胃内停留过程中可崩解、分散或溶出。胃黏膜表面虽有许多褶壁,但缺乏绒毛而使吸收面积有限,因此除一些弱酸性药物有较好吸收外,大多数药物胃内吸收较差。

（二）小肠

小肠由十二指肠、空肠和回肠组成。十二指肠与胃相连,胆管和胰腺管开口于此,排出胆汁和胰液,帮助消化和中和部分胃酸使消化液 pH 升高。小肠液的 pH 为 5~7.5,是弱碱性药物吸收的最佳环境。

小肠黏膜上分布有许多环状褶壁(kerckring),并拥有大量指状突起的绒毛(villi)。绒毛是小肠黏膜表面的基本组成部分,长 0.5~1.5mm,绒毛内含丰富的血管、毛细血管以及乳糜淋巴管(图 2-10)。每根绒毛的外面是一层柱状上皮细胞(epithelium cell),其顶端细胞膜的突起称为微绒毛(microvilli)。每个柱状上皮细胞的顶端约有 1700 条微绒毛,是药物吸收过程进行的区域。微绒毛上的细胞膜厚约 10nm,上皮细胞面向黏膜侧的膜称为顶膜(apical membrane),构成刷状缘膜(brush border membrane)。面向浆膜(或血液)侧的膜称为基底外侧膜(basolateral membrane),细胞两侧膜称为侧膜(lateral membrane)。相邻细胞之间充满间隙液,在细胞顶膜处相连构成紧密连接(tight junction),是细胞间途径转运的屏障(图 2-11)。

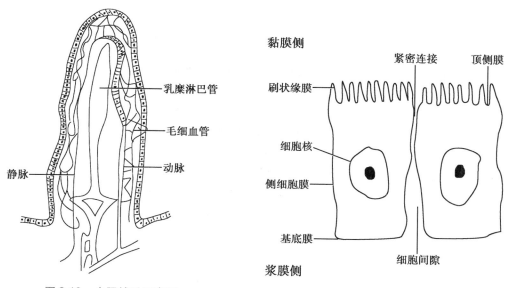

图 2-10　小肠绒毛示意图　　　　　图 2-11　小肠微绒毛示意图

由于环状皱褶、绒毛和微绒毛的存在,使小肠的吸收面积比同样长短的圆筒面积增加约 600 倍(图 2-12)。因此,小肠黏膜拥有与药物接触的巨大表面积,达 200m^2 左右,因而小肠(尤其是空肠和回肠)是药物吸收的主要部位。药物通过微绒毛后进入毛细血管、乳糜淋巴管而被吸收。由于绒毛中的血流速度比淋巴液快 500~1000 倍,故在吸收过程中淋巴系统的作用只占一小部分。

（三）大肠

大肠是由盲肠、结肠(升结肠、横结肠、降结肠、乙状结肠)和直肠组成。大肠的主要功能是储存食物糟粕、吸收水分、无机盐及形成粪便。与小肠相比,大肠粗而短(约 1.7m),黏膜上有皱纹但无绒毛,因而有效吸收表面积比小肠小得多,药物吸收也比小肠差。除结肠定位给药和直

笔记

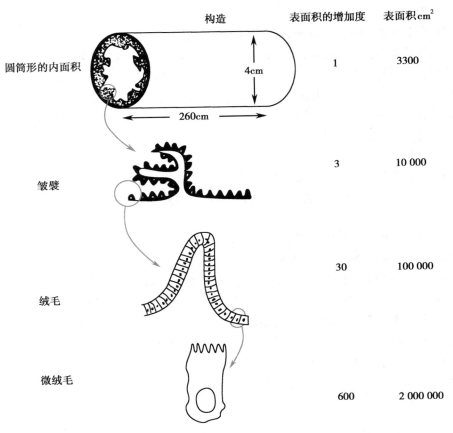

	构造	表面积的增加度	表面积cm²
圆筒形的内面积		1	3300
皱襞		3	10 000
绒毛		30	100 000
微绒毛		600	2 000 000

图 2-12   小肠表面积增加机制及推测值

肠给药外,只有一些吸收很慢的药物,在通过胃与小肠未被吸收时,才呈现药物吸收功能。

结肠是特殊的给药部位,是结肠疾病治疗药物的作用部位,也可以作为多肽类药物的口服吸收部位。结肠中分泌液量少,因而药物在结肠释放后浓度梯度较高,有利于药物的吸收。结肠内容物通过结肠的速度较慢,也有利于药物吸收,但富含纤维的食物成分使内容物通过结肠的时间缩短。结肠 pH 和肠道菌群也是影响药物吸收的重要因素。一般认为,结肠的 pH 在整个肠道中最高,可达 7.5~8.0。结肠中有 400 余种细菌,主要是厌氧菌,可使营养物质发酵和药物降解。进入回盲连接处的碳水化合物和蛋白质可被肠道菌群分解,生成大量短链脂肪酸,使升结肠的 pH 从回肠的 7.5 降至 6.4 左右,这些脂肪酸又可被结肠上皮细胞吸收或代谢,因此,末端结肠的 pH 又有所回升。

第二节   影响药物吸收的因素

一、生 理 因 素

口服药物的吸收在胃肠道上皮细胞进行,胃肠道生理环境的变化对吸收产生较大的影响。掌握和熟悉各种影响口服吸收的生理因素,对剂型设计、制剂制备、提高药物生物利用度和安全性等方面有重要指导意义。

（一）消化系统因素

1. **胃肠液的成分与性质**   胃液的主要成分是胃酸（盐酸）,正常成人每日分泌的胃液量为 1.5~2.5L,空腹时胃液 pH 为 0.9~1.5,饮水或进食后,pH 可上升至 3.0~5.0。由于胃液的 pH 呈酸性,有利于弱酸性药物的吸收,而弱碱性药物吸收甚少。胃液 pH 的改变对弱酸性药物的吸

笔记

收有影响。疾病、合用药物等能改变胃液的 pH。此外,胃液的表面张力较低,有利于药物粒子湿润和片剂包衣层水化,从而促进体液渗透进入固体制剂。

胃中的酸性液体到达十二指肠后,与胰腺分泌的胰液(pH 7.6 ~ 8.2)中的碳酸氢根离子中和,使肠液的 pH 较胃液高。小肠自身分泌液是一种弱碱性液体,pH 约为7.6,成人每天分泌量 1 ~ 3L。小肠较高的 pH 环境是弱碱性药物最佳的吸收部位。另外,小肠液分泌后又很快地被绒毛重吸收,这种液体的交流为小肠内物质的吸收起到媒介作用。

胃肠道中不同的 pH 环境决定弱酸性和弱碱性物质的解离状态,而上皮细胞膜是一种类脂膜,分子型药物比离子型药物易于吸收,因此,胃肠道 pH 对药物的吸收有很大的影响。载体媒介的药物转运是在特定部位的转运体或酶系统作用下完成,不受胃肠道 pH 变化的影响。此外,胃肠道中酸、碱性环境可能对某些药物的稳定性产生影响。

胃肠液中含有酶类、胆盐等物质,对药物的吸收产生不同的影响。胃蛋白酶、胰酶等可以消化食物,也能分解多肽及蛋白质,因此多肽与蛋白质药物口服易分解而失效。胆汁中含有胆酸盐,是一种表面活性剂,能增加难溶性药物的溶解度,从而提高这类药物的吸收速度和程度;胆盐也能与一些药物形成难溶性盐,从而降低药物吸收,如新霉素、制霉菌素、多黏菌素 E 等口服不吸收,只用于治疗肠道疾病。

胃肠道黏膜还覆盖有黏液(mucus),黏液中含有大约95%的水和多种大分子物质,如蛋白质、糖蛋白、黏多糖和血型物质等,其中糖蛋白是其主要成分。黏液具有黏滞性和形成凝胶的特性,可覆盖在黏膜表面,形成一个厚度为 120 ~ 830μm(大鼠数据)的保护层。黏液层分为松散黏附黏液层和牢固黏附黏液层。人体小肠的牢固黏附黏液层的厚度大约 200μm。紧贴于黏膜表面的黏液层与非搅拌水层(unstirred water layers,UWL)存在一致性,因其亲水性、黏性、不流动性以及药物与黏液成分之间可能存在的相互作用,因而是药物尤其是高脂溶性药物扩散、吸收的屏障。此外,水分的吸收对药物的跨膜转运有促进作用,被称为溶媒牵引效应(solvent drag effect)。

2. 胃排空和胃空速率

(1)胃排空:胃内容物从胃幽门排入十二指肠的过程称为胃排空(gastric emptying)。胃既有贮存食物的功能,又具有"泵"的作用。食物进入胃约 5 分钟后,能以每分钟 3 次的频率蠕动。胃蠕动可使药物与食物充分混合,同时有分散和搅拌作用,使与胃黏膜充分接触,有利于胃中药物的吸收,同时将内容物向十二指肠方向推进。一般只有小于2mm 的食糜颗粒可以通过幽门进入十二指肠。

(2)胃空速率:胃排空的快慢用胃空速率(gastric emptying rate)来描述。胃排空按照一级速率过程进行,可用胃空速率常数或胃空半衰期来表达,服从下式:

$$\lg V_t = \lg V_0 - \frac{K_{em}}{2.303}t \tag{2-4}$$

式(2-4)中,V 为 t 时间胃内容物体积;V_0 为初始时胃内容物体积;K_{em} 为胃空速率常数。由式(2-4)可知,胃空速率与胃内容物体积成正比,当胃中充满内容物时,对胃壁产生较大的压力,胃张力增大,从而促进胃排空。

胃排空的快慢对药物在消化道中的吸收有一定影响。胃排空速率慢,药物在胃中停留时间延长,与胃黏膜接触机会和面积增大,主要在胃中吸收的弱酸性药物吸收会增加。但是,由于小肠表面积大,大多数药物的主要吸收部位在小肠,因此,胃空速率决定了药物到达肠道的速度,对药物的起效快慢,药效强弱及持续时间有显著的影响。当胃空速率增大时,药物吸收加快,需立即产生作用的药物(如止泻药),胃空速率会影响药效的及时发挥。少数在特定部位吸收的药物,胃空速率大时吸收反而较差,如维生素 B_2 的转运体主要分布在十二指肠,胃空速率大时,大量的维生素 B_2 同时快速通过吸收部位,可致吸收达到饱和、吸收时间缩短,因而只有小部分药物

笔记

被吸收。对于一些会被胃酸或酶降解的药物,胃排空迟缓将增加药物的降解程度。

影响胃空速率的因素较多(表2-3),与胃内容物体积、食物类型、食物物理性质、身体位置、精神状态、运动状况、病理状况以及使用药物情况等有关。各类食物中,糖类的胃排空较快,蛋白质次之,脂肪最慢,混合食物由胃全部排空通常需要2~6小时。流或软质食物的胃排空比黏稠或固体食物快,例如肠溶片在胃中不崩解,因而常在胃中滞留较长时间。胃内容物黏度低、渗透压低时,一般胃空速率较大,胃内滞留时间缩短,例如口服阿司匹林时饮水量由75ml增加至150ml,胃内容物体积增大和渗透压降低,加快了胃排空,吸收速度可增加一倍。此外,服用某些药物如抗胆碱药、抗组胺药、止痛药、麻醉药等可使胃空速率下降,站立比卧姿排空快,右侧卧时胃排空比左侧卧快,站坐结合则可产生最快的胃排空速率,情绪低落时胃排空减慢。

表2-3　影响胃排空的因素

影 响 因 素	胃排空情况
胃内容物的体积	随胃内容物增加,开始阶段胃排空加快,继而又减慢
食物类型	固体食物比流体食物排空慢
脂肪类	胃排空减慢
蛋白类	胃排空减慢
碳水化合物	胃排空减慢
药物	
抗胆碱药(如阿托品)	胃排空减慢
麻醉药(如吗啡)	胃排空减慢
止痛药(如阿司匹林)	胃排空减慢
β-肾上腺素受体激动剂(如异丙肾上腺素)	胃排空减慢
β-受体阻断剂(如普萘洛尔)	胃排空加快
身体位置	站立比卧姿排空快,右侧卧比左侧卧排空快

3. 肠内运行　小肠的固有运动方式包括节律性分节运动、蠕动运动和黏膜与绒毛的运动三种。分节运动以肠环型肌的舒张与收缩运动为主,常在一段小肠内进行较长时间(20分钟),很少向前推进,使小肠内容物不断分开又不断混合,并反复与黏膜接触;蠕动运动使内容物分段向前缓慢推进,通常是到达一个新的肠段,又开始分节运动;黏膜与绒毛的运动是由局部刺激而发生的黏膜肌层收缩造成,有利于药物的充分吸收。肠的固有运动可促进固体制剂进一步崩解、分散,使之与肠液充分混合,增加了药物与肠表面上皮的接触面积,有利于药物的吸收。从十二指肠、空肠到回肠,内容物的通过速度依次减慢。一般药物与吸收部位的接触时间越长吸收越好。

一些药物可影响肠道的运行速度而干扰其他药物的吸收。如阿托品、丙胺太林等能减慢胃空速率与肠内容物的运行速率,从而增加一些药物的吸收;甲氧氯普胺可促进胃排空且增加肠运行速率,因减少了其他药物在消化道内的滞留时间而减少这些药物的吸收程度。

结肠也具有将内容物向下推进与混合的运动,推进运动主要靠"质量运动",这种运动一天仅发生几次,在早餐后第一个小时内为最大。患痢疾时内容物通过结肠的时间较短,使液体吸收不完全而导致水样粪便。结肠的混合运动进行得较慢,可产生较大的环状收缩,从而增加结肠的表面积并引起水分的有效吸收,而此处药物的吸收取决于该药物是否呈溶解状态。通常结肠内的水分比小肠少,因此,结肠的吸收不完全。

肠内运行速度还受生理、病理因素的影响,如可随消化液的分泌、甲状腺分泌的减少而降

笔记

低,可因痢疾、低血糖等疾病而增加,此外,妊娠期间运行速度也降低。

4. 食物的影响　食物不仅能改变胃空速率而影响吸收,而且可因其他多种因素而对药物吸收产生不同程度、不同性质的影响。除了延缓或减少药物吸收外,食物也可能促进或不影响某些药物的吸收,见表2-4。

表2-4　食物对药物吸收的影响

影 响 结 果	相 关 药 物
增加吸收量	维生素 C、头孢呋辛、维生素 B_2、异维 A 酸、对氯苯氧基异丁酸、普萘洛尔、更昔洛韦、地丙苯酮、三唑仑、咪达唑仑、特非拉定
降低吸收速率	非诺洛芬、吲哚美辛
降低吸收速率与吸收量	卡托普利、乙醇、齐多夫定、利福平、普伐他汀、林可霉素、异烟肼、溴苄铵托西酸盐、卡托普利、头孢菌素、红霉素
降低吸收速率,不影响吸收量	阿司匹林、卡普脲、头孢拉定、克林霉素、氯巴占、地高辛、甲基地高辛、奎尼丁、西咪替丁、格列本脲、氧氟沙星、环丙沙星、依诺沙星
降低吸收速率,增加吸收量	呋喃妥因、酮康唑
不影响吸收速率,增加吸收量	芬维 A 胺
无影响	保泰松、甲基多巴、磺胺异二甲嘧啶、丙基硫氧嘧啶

（1）延缓或减少药物的吸收:食物除了改变胃空速率而影响吸收外,食物还能消耗胃肠内水分,使胃肠黏液减少,固体制剂的崩解、药物的溶出变慢,从而延缓药物的吸收。食物的存在还可增加胃肠道内容物的黏度,使药物的扩散速度减慢而影响吸收。其结果有:①延缓吸收,使最大血药浓度 C_{max} 降低,达峰时间 t_{max} 延长,但对反映吸收程度的血药浓度-时间曲线下面积（AUC）无明显影响;②减少吸收,使 C_{max} 降低、t_{max} 延长,药物吸收的速度和程度均降低。空腹与饱腹服用药物会产生不同的生物利用度。例如,空腹服用对乙酰氨基酚的 t_{max} 为 20 分钟,而早餐后服用的 t_{max} 为 2 小时,而且空腹服用时的 C_{max} 比饱腹服用时高。由此看来,饮食延缓了对乙酰氨基酚的吸收速度,又降低了吸收程度。又如,食物可减慢苯巴比妥的吸收而使其不能产生催眠作用。

（2）促进药物的吸收:脂肪类食物具有促进胆汁分泌的作用,由于胆汁中的胆酸离子具有表面活性作用,可增加难溶性药物的溶解度而促进其吸收。例如,服用灰黄霉素的同时进食高脂肪食物或高蛋白食物,前者的血药浓度为 $3\mu g/ml$,而后者仅为 $0.6\mu g/ml$。食物因降低胃空速率而延长溶出较慢药物在胃内的滞留时间,可增加药物的胃内吸收,但减慢药物的肠内吸收。有部位特异性吸收的药物可因食物降低胃空速率而增加吸收,例如主要在十二指肠吸收的维生素 B_2。此外,进食后组织器官的血流量增加,因而有些药物的生物利用度提高,如普萘洛尔、美托洛尔等。

一些食物和饮料能对药物吸收产生特殊的影响,如柚汁对口服药物的吸收有广泛影响,可使苯二氮䓬类药物、钙拮抗剂和抗组胺药特非那定的吸收总量增加 3~6 倍以上。

5. 胃肠道代谢作用　胃肠道黏膜内存在着各种消化酶和肠道菌群产生的酶,它们既对食物有消化作用,又能使药物在尚未被吸收时就发生代谢反应而失去活性。肠道代谢可在肠腔进行,也可在肠壁发生,既可在细胞内产生,也可在细胞外进行（图2-13）。主要有水解反应、结合反应等。通常药物在胃肠道滞留时间越长,这种代谢反应就越容易发生。药物的胃肠道代谢也是一种首过代谢（first pass metabolism）,对药物疗效有一定的甚至很大的影响。

（二）循环系统因素

1. 胃肠血流速度　血流具有组织灌流和运送物质的双重作用,胃肠道周围的血流与药物的

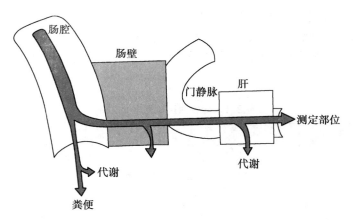

图 2-13　药物胃肠道代谢示意图

吸收、分布和代谢有复杂的关系。当药物的透膜速率小于血流速率时,透膜是吸收的限速过程;而当透膜速率大于血流速率时,血流是吸收的限速过程。对后者而言,血流下降,吸收部位运走药物的能力降低,不能维持漏槽状态(sink state),药物吸收降低。高脂溶性药物和膜孔转运药物的吸收属于血流限速过程。从胃肠道上皮细胞吸收的药物经肝门静脉进入体循环,然后随循环系统转运到机体各部位。被胃吸收的药物经胃冠状静脉、胃网膜左静脉等进入肝门静脉;吸收到小肠绒毛内毛细血管中的药物经过十二指肠静脉、小肠静脉、上肠系膜静脉进入肝门静脉;由大肠吸收的药物经过上肠系膜静脉、下肠系膜静脉进入肝门静脉。血流量可影响胃的吸收速度,如饮酒的同时服用苯巴比妥,其吸收量增加。但这种现象在小肠吸收中不显著,因为小肠黏膜有充足的血流量。

2. **肝首过效应**　透过胃肠道黏膜吸收的药物经肝门静脉进入肝脏后,在肝药酶作用下药物可发生生物转化。经胃肠道给药的药物在尚未吸收进入血液循环前即在肝脏被代谢,而使进入血液循环的原形药量减少的现象称为"肝首过代谢"或"肝首过效应"(liver first pass effect)。通常肝首过效应越大,药物被代谢越多,原形药血药浓度越低,药效明显降低。

3. **肠肝循环**　肠肝循环(enterohepatic cycle)是指经胆汁排入肠道的药物,在肠道中被重新吸收,经门静脉又返回肝脏的现象。肠肝循环主要发生在经胆汁排泄的药物中,有些药物的Ⅱ相代谢产物经胆汁排入肠道后,在肠道细菌酶作用下水解释放出脂溶性较强的原形药物,会再次吸收形成肝肠循环,如氯霉素在肝内与葡萄糖醛酸结合,水溶性增高,分泌入胆汁排入肠道,水解释放出原形药物又被肠道吸收进入肝脏。洋地黄毒苷、吗啡、地西泮等药物具有显著的肝肠循环现象。合并应用抗菌药物可抑制肠道细菌,降低某些药物的肝肠循环作用。

肠肝循环在药动学上表现为在药时曲线上出现双峰现象,而在药效学上表现为药物的作用时间明显延长,延长的时间与肠肝循环药物量和给药剂量的比值相关。

4. **胃肠淋巴系统**　药物从胃肠道向淋巴系统转运也是药物吸收的途径之一。淋巴液的流速比血流慢得多,为血流的1/1000~1/500。通常,药物在胃肠道中的吸收主要通过毛细血管向血液循环系统转运,淋巴系统的转运几乎可忽略,但它对大分子药物的吸收起着重要作用。大分子药物从上皮细胞中排出后,穿过基膜进入结缔组织间隙,毛细血管被一层不间断的基膜遮蔽,这些物质透过基膜的能力差,进入毛细血管的速度慢;淋巴管没有基膜,加上肠组织不断蠕动及绒毛运动,使毛细淋巴管的内皮细胞不时分离,大分子物质就容易进入毛细淋巴管。淋巴液是从肠淋巴管、胸导管直接注入左锁骨下静脉进入全身循环,所以经淋巴系统吸收的药物不经过肝脏,不受肝首过作用的影响。脂肪能加速淋巴液流动,使药物淋巴系统的转运量增加。淋巴系统转运对在肝中易受代谢的药物的吸收及一些抗癌药的定向淋巴系统吸收和转运有重

笔记

要的临床意义。

近年来,随着微粒给药系统的发展,与微粒吸收相关的派伊尔氏结(Payer's patches,PP)越来越受到重视。PP 是位于肠黏膜上的淋巴集结,是肠道黏膜免疫系统的重要组成部分。人类肠道中有 100 ~ 300 个 PP,其中回肠数量最多。淋巴小结圆顶区表面的滤泡相关上皮中除了正常的小肠上皮细胞外,还含有一种特化的上皮细胞,称为 M 细胞(microfold cell,微褶细胞)。M 细胞的顶侧膜有微皱褶、微绒毛多短而不规则,基膜向顶部呈穹隆状突起,形成"口袋"样结构,其内含有 B、T 淋巴细胞和少量的巨噬细胞。这些结构特征使得 M 细胞能摄取肠腔中的微粒及一些抗原物质,然后转运至肠系膜淋巴结,随淋巴液经淋巴循环进入血液循环。例如,聚苯乙烯纳米粒口服后可被肠道 PP 摄取,且随粒径减小,摄取增加;凝集素修饰的微粒或纳米粒对 M 细胞具有靶向性。

（三）疾病因素

疾病对药物吸收的影响机制比较复杂,主要是造成生理功能紊乱而影响药物的吸收。

1. 胃肠道疾病　疾病引起的胃肠道 pH 改变能影响药物从剂型中的溶出及吸收。会干扰药物吸收。胃酸缺乏的患者胃液 pH 与正常人不同,例如,胃癌患者的胃液 pH 往往升高,其中 50% 患者的 pH 为 3 ~ 7,酸分泌长期减少的贫血患者服用铁剂及西咪替丁时吸收缓慢。

腹泻时由于肠内容物快速通过小肠而降低药物吸收,或由于肠绒毛生理功能改变而干扰药物吸收。例如,乳糖与盐类物质诱发的腹泻者,能使缓释剂型中的异烟肼、磺胺异噁唑及阿司匹林的吸收降低;因 X 射线疗法引起慢性腹泻的患者对地高辛片的吸收减小;在患脂肪痢的患者中,对苯氧基甲基青霉素的吸收率往往降低。又如,大鼠静注葡萄球菌肠毒素 A 或志贺杆菌属痢疾毒素后,能减低口服水杨酸盐的吸收,此作用可能与毒素造成绒毛的病理学变化有关。

部分或全部胃切除患者,胃排空速度快,口服药物后立即进入十二指肠,例如乙醇与左旋多巴的吸收可因此增加。然而,胃切除术也可能导致药物的吸收减少,因为有些药物在吸收前必须在酸性胃液中溶解。幽门狭窄可能延缓固体制剂中药物的吸收,尤其是肠溶衣片,这是因为延长了胃排空时间,例如幽门狭窄可引起对乙酰氨基酚的吸收减少。经手术除去大部分小肠的患者,大多对药物的吸收不好。

2. 其他疾病　肝脏疾病常伴有其他脏器功能的变化,从而造成对药物体内过程的影响。肝硬化患者由于肝细胞活性下降及合并门静脉旁路,使相当多的胃肠道血液绕过门脉循环而通过门脉外循环直接进入体循环,这样可引起某些首过代谢程度高的药物的口服生物利用度增加。门脉高压症伴有小肠黏膜水肿或结肠异常,可影响药物从肠道吸收,例如门脉高压时安替比林的吸收可延迟数小时。甲状腺功能异常可能影响药物的吸收,例如,甲状腺功能减退的儿童对维生素 B_2 的吸收增加,这是因为甲状腺功能不足时,肠的转运速率往往降低,使维生素 B_2 在小肠吸收部位滞留的时间延长;甲状腺功能亢进的儿童则对维生素 B_2 的吸收减少;在两种甲状腺病治愈后,维生素 B_2 的吸收趋向正常。

二、药　物　因　素

（一）药物的理化性质

药物的理化性质与药物的胃肠道吸收密切相关,药物的解离度(degree of dissociation)、脂溶性(liposolubility)、溶出速率(dissolution rate)、稳定性(stability)等对药物的胃肠道吸收有不同程度的影响。

1. 药物的解离度　在胃肠道液中已溶解的弱酸或弱碱性药物以未解离型(分子型)和解离型两种形式存在,两者所占比例由药物的解离常数 pK_a 和胃肠道吸收部位 pH 所决定。由于胃肠道上皮细胞膜为类脂膜,通常脂溶性较大的未解离型药物容易通过被动扩散机制透过上皮细胞

笔记

膜被吸收,而解离后的离子型药物不易透过,难以吸收。药物的吸收取决于吸收部位 pH 条件下未解离型药物的比例和油/水分配系数的假说,称为 pH-分配假说(pH-partition hypothesis)。

胃肠液中未解离型与解离型药物浓度之比是药物解离常数 pK_a 与胃肠道吸收部位 pH 的函数,可用 Henderson-Hasselbalch 方程式描述:

$$弱酸性药物:pK_a - pH = \lg \frac{C_u}{C_i} \tag{2-5}$$

$$弱碱性药物:pK_a - pH = \lg \frac{C_i}{C_u} \tag{2-6}$$

式中 C_u、C_i 分别为未解离型和解离型药物的浓度。由式(2-5)和式(2-6)可知,在胃肠道 pH 条件下,因弱酸性药物 pK_a 较低故在胃中未解离型药物所占比例大,因弱碱性药物 pK_a 较高故在肠中未解离型药物所占比例大。

例如,弱酸性药物水杨酸的 pK_a 为 3.0,在 pH 为 1 的胃液中未解离型与解离型的比例为 100:1,而在 pH 为 7 的肠液中该比例为 1:10 000。弱碱性药物奎宁的 pK_a=8.4,在 pH 为 7 的肠液中未解离型与解离型的比例为 1:25,而在 pH 为 1 的胃液中该比例为 1:(2.5×10^7)。

药物在大鼠胃或小肠中的吸收率与 pK_a 的关系见图 2-14,未解离型药物比例高时,吸收较好,即通常弱酸性药物在胃中有较好的吸收,而弱碱性药物在肠中有较好的吸收。

但是,药物吸收不仅仅与 pK_a 和 pH 有关。例如,水杨酸的 pK_a 为 3.0,在小肠中的解离型比例高,但是其吸收率比预测的好,其原因除了小肠吸收部位实际 pH 偏低之外,还与小肠有丰富的血流和巨大的吸收表面积有关。

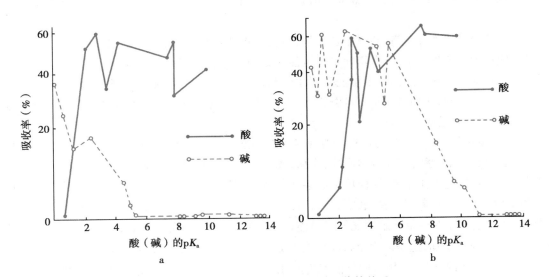

图 2-14   药物 pK_a 与大鼠胃肠道吸收的关系
a. 药物的胃吸收;b. 药物的小肠吸收

2. 药物的脂溶性   胃肠道黏膜上皮细胞为类脂膜,而细胞外是水性环境,因此药物分子若要通过被动扩散渗透进入细胞,必须具有合适的水溶性和脂溶性。评价药物脂溶性大小的参数是油/水分配系数($K_{o/w}$)。药物穿越细胞的能力与它的油/水分配系数存在相关性,例如,巴比妥类药物的胃吸收与 pK_a 和 $K_{o/w}$ 有关(表 2-5)。

通常药物的 $K_{o/w}$ 大,说明该药物的脂溶性较好,吸收率也大,但是 $K_{o/w}$ 与药物的吸收率不成简单的比例关系。脂溶性太强的药物难以从类脂膜中扩散入水溶性体液中,因而药物吸收率下降;对于被动扩散机制吸收的药物,其吸收还与分子量相关,分子量较小的药物更易穿透生物膜。药物吸收率与脂溶性、分子量的关系见图 2-15。

笔记

表2-5 巴比妥衍生物的油/水分配系数与大鼠胃中的吸收

巴比妥酸衍生物	pK_a	分子量	$K_{o/w}$（氯仿/水）	吸收率（%）
巴比妥	7.9	184.19	0.72	6.2
苯巴比妥	7.41	232.23	4.44	12.6
戊巴比妥	8.11	226.27	24.1	17.6
异戊巴比妥	7.49	226.27	33.8	17.7
环己巴比妥	8.34	236.26	129	24.1
硫喷妥	7.45	240.34	321	37.8

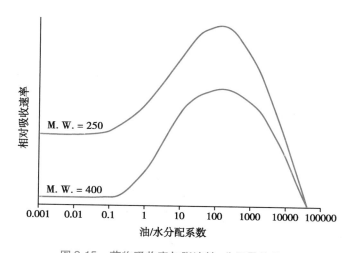

图2-15 药物吸收率与脂溶性、分子量的关系

3. 药物的溶出 药物的溶出速率是指在一定溶出条件下，单位时间内药物溶解的量。口服固体药物制剂后，药物在胃肠道内经历崩解、分散、溶出过程才可通过上皮细胞膜吸收。对于水溶性药物而言，崩解是药物吸收的限速过程。对于难溶性药物而言，溶出是难溶性药物吸收的限速过程。

药物粒子与胃肠液或溶出介质接触后，药物溶解于介质，并在固-液界面之间形成溶解层，称为扩散层或静流层（图2-16）。当药物在扩散层中的饱和浓度 C_s 与总体介质中的浓度 C 形成浓度差

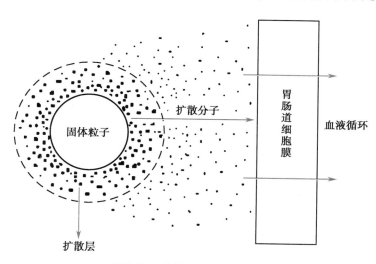

图2-16 药物溶出原理示意图

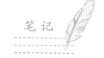

笔记

时,溶解的药物不断向总体介质中扩散,从而发生溶出,其溶出速率可用 Noyes-Whitney 方程描述:

$$\frac{\mathrm{d}C}{\mathrm{d}t} = \frac{D}{h}S(C_s - C) \tag{2-7}$$

式(2-7)中,$\frac{\mathrm{d}C}{\mathrm{d}t}$为药物的溶出速率;$D$为溶解药物的扩散系数;$S$为固体药物的表面积;$h$为扩散层厚度。

对于特定药物制剂,在固定的溶出条件下其D和h为定值,这两个参数可合并表达为溶出速率常数k,即$k = \frac{D}{h}$。在胃肠道中,溶出的药物被不断透膜吸收入血,此时$C_s \gg C$,形成漏槽状态。溶出由固-液界面上药物的溶解、扩散速度所控制,溶出速率与药物的溶出速率常数、药物溶解度和固体药物颗粒表面积成正比。

药物的溶解度与溶出速率直接相关,当药物在扩散层中的溶解度增大,扩散层与总体液体可形成较大的浓度差,因此药物溶出速率加快。

弱酸或弱碱性药物的溶解度与 pH 的关系甚为密切,因此,在胃肠道不同部位的溶出速率不同。

在胃液中弱碱性药物的溶出速率最大,而弱酸性药物的溶出速率随 pH 上升而逐渐增大,见图 2-17。

药物的溶解度也与晶型有关。大约有 1/3 的有机化合物具有多晶型,具有多晶型现象的药物常有不同的红外光谱、密度、熔点和溶解度。由于溶解度不同,多晶型之间的溶出速率也不同。一般稳定型结晶的溶解度小、溶出速率慢;无定型溶解时不必克服晶格能,溶出最快,但在贮存过程中甚至在体内可能转化为稳定型;亚稳定型结晶介于上述二者之间,具有较高的溶解度和溶出速率。亚稳定型可以逐渐转变为稳定型,但这种转变速度比较缓慢,在常温下较稳定,有利于制剂的制备。有些药物的不同晶型可能不产生临床差异,但有些药物的不同晶型可能影响药物的溶出与吸收,进而反映到药效上,因此在药物制剂的原料选择、制剂工艺设计上要加以注意。

药物的溶解度还与溶剂化物有关。药物含有溶剂而构成的结晶称为溶剂化物(solvate)。溶剂为水的称为水合物,不含水的为无水物。在多数情况下,药物在水中的溶解度和溶出速度的顺序为:水合物<无水物<有机溶剂化物。例如氨茶碱、咖啡因、苯巴比妥的无水物比水合物溶解快。又如,氨苄西林无水物的溶解度比水合物大,在 30℃时无水物和三水物的溶解度分别为 12mg/ml 和 8mg/ml,口服 250mg 氨苄西林无水物与三水物混悬液后,前者的血药浓度较高(图 2-18)。

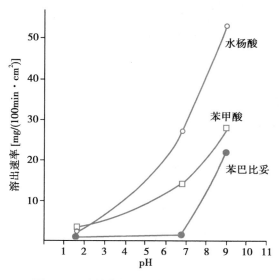

图 2-17　酸性药物的溶出速率与 pH 关系

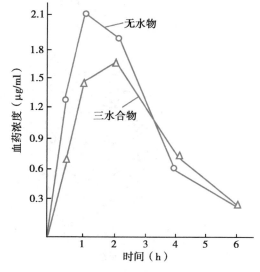

图 2-18　口服氨苄西林两种混悬剂的血药浓度

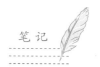

固体药物的粒子大小与溶出速率有一定关系。相同重量的药物粉末，其表面积随粒径减少而增加。药物粒径越小，分散度越大，与体液的接触面积越大，药物的溶出速率增大，吸收加快。例如，以不同粒径的非那西丁混悬液给志愿者服用后得到不同的血药浓度，见图 2-19。因此，可采用微粉化、纳米化或固体分散技术提高药物分散度，达到增加难溶性药物溶出和吸收的目的。

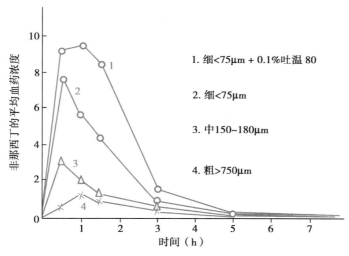

图 2-19　非那西丁颗粒粒径与血药浓度的关系

有人对溶出速率和生物利用度的关系做了系统研究，以临界粒径（critical particle size，CPS）作为难溶性药物的质量控制指标。临界粒径是指不影响药物吸收的最大粒径。例如，阿司匹林的临界粒径为 163μm。

（二）药物在胃肠道中的稳定性

胃肠道分泌液、不同 pH、消化酶、肠道菌群及细胞内代谢酶等，可使口服药物在吸收前产生降解或失去活性，因而在药物剂型设计、制剂处方工艺设计时应加以注意。例如，青霉素极易水解，在 pH 为 1 时半衰期仅为 33 秒，故不宜口服而设计成注射用粉针；硝酸甘油易水解失效，故设计成舌下给药制剂和非水溶媒注射剂；奥美拉唑在胃酸中不稳定，故设计成肠溶制剂和注射用冻干制剂；胰岛素极易被胃肠道消化酶破坏失去活性，加上分子量大不易被吸收，故设计成注射剂。

为提高药物在胃肠道中的稳定性，可制成药物的衍生物或前体药物。例如，青霉素的衍生物氨苄西林，在 pH 为 1 时的半衰期为 5 小时，即使在胃酸中也远比青霉素稳定，因而可设计成口服制剂；红霉素在胃酸中 5 分钟只剩下 3.5% 效价，而其琥乙红霉素、罗红霉素等衍生物则在胃酸中的稳定性大幅度提高，因而可设计成普通口服制剂。此外，可采用肠溶包衣技术防止药物在胃酸中降解。

三、剂型与制剂因素

（一）剂型与药物吸收

药物的剂型对药物的吸收及生物利用度有很大的影响。不同药物的剂型，给药部位及吸收途径各异，药物吸收的速度与程度亦可能不同。口服给药后可能遭受肝首过代谢而导致药物生物利用度降低；口腔黏膜、舌下给药、吸入和直肠等给药方式，由于吸收的药物不经肝脏直接进入体循环，因而避免了肝首过效应；口服给药的不同剂型，由于药物溶出速率不同，其吸收的速度与程度也会相差很大，因而影响药物的起效时间、作用强度、持续时间、不良反应等；少数药物由于给药途径不同，药物的作用目的也不一样，例如，硫酸镁的口服溶液剂用作轻泻剂，而其注射剂则有镇静作用。

剂型中药物的吸收和生物利用度情况取决于剂型释放药物的速度与数量。一般认为,口服剂型生物利用度高低的顺序为:溶液剂>混悬剂>颗粒剂>胶囊剂>片剂>包衣片。

1. 液体剂型　溶液型药物以分子或离子状态分散在介质中,因而口服溶液剂的吸收是口服剂型中最快、且较完全的,生物利用度高。影响溶液中药物吸收的因素有:溶液的黏度、渗透压、增溶作用、络合物的形成及药物稳定性等。使用纤维素类衍生物、天然树胶、PEG类等高分子物质,或者使用蔗糖、甘油等可增加溶液的黏度,溶液黏度增加可延缓药物扩散,减慢甚至降低药物的吸收,例如,分别口服给予家兔同剂量安乃近水溶液和糖浆剂后,糖浆剂的 C_{max} 和 AUC 都较小,这是糖浆剂较大的黏度和较高渗透压所致。但是,对于转运体参与吸收的药物,由于黏度的增加可以增加药物在吸收部位的滞留时间而有利于吸收。使用混合溶剂、加入增溶剂或助溶剂有利于药物的溶解。口服这类制剂后受到胃肠内容物的稀释或胃酸的影响,可能导致药物析出,但一般析出的粒子药物极细,可以迅速溶解;若析出的粒子较大,则会延缓药物的吸收。药物在与水混溶的非水溶剂中的吸收比固体制剂快,但在与水不相混溶溶剂(如植物油)中的吸收比水溶液差。

乳剂的口服生物利用度较高。若乳剂的黏度不是限制吸收的主要因素,则乳剂吸收较混悬剂快;若油相可被消化吸收,则乳剂的吸收速度又可进一步增大;乳剂中含有的油脂可促进胆汁分泌,油滴中的油脂性药物可通过淋巴系统转运,有助于药物的吸收;O/W型乳剂中的油相表面积很大,能提高油相中药物在胃肠道中的分配速度,有利于药物的溶解吸收;乳剂中含有的乳化剂,可以改变肠道黏膜的渗透性,故可促进药物的吸收。

混悬剂中药物颗粒必须溶解才能被吸收,溶解过程是否为吸收的限速过程取决于药物的溶解度和溶出速率。影响混悬剂中药物吸收的因素多,如粒径、晶型、药物油/水分配系数、助悬剂、分散溶媒,以及各组分间的相互作用等。混悬剂中的药物颗粒粒径较大时,吸收受溶出速率的限制;水性混悬剂中的难溶性药物粒径小、分散度大,因而吸收比其普通固体制剂快,但比其水溶液慢;有的药物的油混悬剂在胃肠道中可能有较好的吸收;混悬剂中的药物颗粒若发生转晶或发生粒径长大,可导致生物利用度的降低。

2. 固体剂型　散剂比表面积大,易分散,服用后可不经崩解和分散过程,所以吸收较其他固体口服制剂快,生物利用度较高。散剂的粒子大小、溶出速率、药物和其他成分间发生的相互作用等都可能影响散剂中药物的吸收。如稀释剂能够帮助药物分散,但有些可能会吸附药物使药物不能很快溶解吸收。散剂的贮存条件也会对药物吸收产生影响。由于散剂的比表面积大,其吸湿性、风化性也较显著,散剂吸湿后会发生物理化学变化,如湿润性降低、失去流动性、结块、变色和分解等。

胶囊剂制备时一般填充颗粒或粉末,因而囊壳崩解后药物内容物可快速分散、溶出,故药物吸收快,吸收较好。但是明胶胶囊壳对药物的溶出有阻碍作用,通常有10~20分钟的滞后现象。药物颗粒的大小、晶型、湿润性、分散状态、附加剂、药物与附加剂间的相互作用、胶囊壳材料与质量、贮存温度和湿度等因素都可影响胶囊剂的溶出与吸收。

片剂是广泛应用的剂型之一。片剂在胃肠道中经历着崩解、分散和溶出的全过程。片剂充分崩解,分散成包含辅料的细颗粒,细颗粒进一步分散,药物溶解后才能被机体吸收(见图2-20)。影响片剂中药物吸收的因素很多,除生物因素外,还有药物的颗粒大小、晶型、 pK_a 、脂溶性,片剂的崩解度、溶出度、处方组成、制备工艺和贮存条件等。图2-20中, k_1 表示片剂与胃肠液接触后,药物的溶解速度常数。由于片剂表面积有限, k_1 通常是很小的,除极易溶于水的药物外,片剂表面直接溶于胃肠液的药物量极少,对难溶性药物而言, k_1 可忽略不计; k_2 表示药片崩解成粗颗粒后药物的溶解速度常数,粗颗粒的表面积增加,溶出速率增大; k_3 为粗颗粒分散成细颗粒后粉粒的溶解速度常数,细颗粒的表面积较大,能与胃肠液充分混合,吸收表面积增大,药物溶

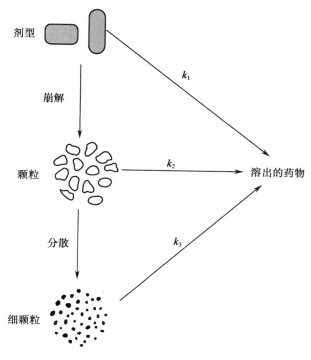

图 2-20　药物溶出状态示意图

出速率最快。一般而言,药物特别是难溶性药物,溶解速度常数的大小顺序是 $k_3 \gg k_2 \gg k_1$。因此,改善片剂的崩解和分散程度可加速药物的溶出,提高药物的吸收率。

（二）　制剂处方与药物吸收

制剂的处方组成,包括药物来源及剂量、辅料种类和加入量,对药物的吸收均有影响。不同厂家制备的同一种药物制剂,由于处方组成不同,制剂的体外质量和口服生物利用度可有较大的差异。

制剂中常需要添加各种辅料,以获得满意的加工特性(如可压性、流动性、润滑性、均匀性等)、良好的稳定性(如物理稳定性、化学稳定性和生物学稳定性)和期望的制剂学特性(如色香味、崩解度、溶出度、肠溶、缓控释和靶向等)。无活性的辅料几乎不存在,许多辅料对药物和制剂可产生多方面影响。例如,乳糖能够加速睾酮的吸收,延缓对戊巴比妥钠的吸收,对螺内酯能够产生吸附而使其释放不完全,影响异烟肼的疗效发挥。辅料之间、辅料和主药之间都有可能产生相互作用而影响药物的稳定性和药物的溶出与吸收。

1. 黏合剂　片剂制粒过程中常常加入黏合剂以增加颗粒之间的黏结能力,便于制粒,但过量使用可延缓片剂的崩解。选用黏合剂的品种不同,对药物的崩解和溶出的影响也不一样。例如,选用三种不同黏合剂(10%阿拉伯胶浆、5%淀粉浆、2%聚维酮乙醇溶液)制备氢氯噻嗪片,其崩解度和溶出速率都以淀粉浆制粒的片剂最快,其余依次是 10%阿拉伯胶浆和 2%聚维酮乙醇溶液。

2. 稀释剂　对于难溶性、小剂量药物,稀释剂的选择很重要,药物与稀释剂之间常见的相互作用主要是稀释剂对主药的吸附和分散作用。若稀释剂为不溶性物质而又有较强的吸附作用,则被吸附的药物很难释放出来,其生物利用度会显著降低,例如,三硅酸镁和碳酸镁能吸附抗胆碱药物阿托品等。疏水性药物中加入亲水性分散剂可对药物起到较好的分散作用,能够减少药物粉末与液体接触时的结块现象,使药物有合适的有效比表面积,有利于药物的吸收。

3. 崩解剂　片剂中加入崩解剂的主要目的是消除因黏合剂或由于加压而形成的结合力而使片剂崩解。崩解剂的品种和用量会对药物的溶出产生影响,例如,分别使用五种来源的淀粉如玉米淀粉、马铃薯淀粉、米淀粉、葛粉、可压性淀粉作为水杨酸钠片的崩解剂,测其溶出速率,可压性淀粉制粒的片剂溶出速率最快,其他依次为:马铃薯淀粉、玉米淀粉、葛粉、米淀粉;若用不同量的淀粉作为崩解剂制备水杨酸钠片,其溶出速率也不相同,加入20%淀粉的片剂溶出最快,溶出量最大,10%淀粉者次之,5%淀粉者最慢(图2-21)。

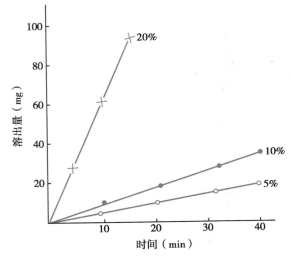

图 2-21　不同量的崩解剂(淀粉)与水杨酸钠片溶出度的关系

4. **润滑剂**　疏水性润滑剂包裹在颗粒表面,使水分不易渗入,影响片剂的崩解与溶出;而亲水性润滑剂能够促进药物与胃肠液的接触,使集结的颗粒分散到胃肠液中,则能使药物溶出量大幅度增加。例如,硬脂酸镁与滑石粉为常用的润滑剂,前者具有疏水性,后者为水不溶性物质但具有亲水性,度米芬咽喉片用硬脂酸镁作润滑剂时,最低抑菌浓度为1:3860,改用滑石粉后,最低抑菌浓度为1:100 000,提高约25倍。

5. **增稠剂**　溶液剂及混悬剂等液体制剂中常加入一些增稠剂以改善制剂的流变学性质、物理稳定性等。药物的溶出度和扩散速度与黏度呈反比,溶液剂黏度增加可能减缓胃排空,或减缓药物分子到达吸收表面的扩散速度等;混悬液黏度增加可能减缓药物溶解。因此制剂黏度增加往往会影响药物的吸收。例如,大鼠分别灌胃给予水杨酸钠溶液和含2%甲基纤维素的水杨酸钠溶液后,前者在血浆中和脑中出现的速度较后者快;又如增加苯巴比妥钠溶液中的蔗糖浓度时,大鼠服用后可延长麻醉的诱导期。

6. **表面活性剂**　表面活性剂种类繁多,性质各异,广泛应用于制剂中,往往会对药物的吸收产生截然不同的影响。表面活性剂能溶解上皮细胞膜脂质,从而提高上皮细胞膜的渗透性,因此,本来被动扩散难以吸收的药物,加入表面活性剂可使其吸收增加。例如,头孢噻吩钠在消化道难以吸收,给犬口服后,难以检测其血药浓度,但当同时服用十二烷基硫酸钠后发现有一定程度的吸收,又如,十二烷基硫酸钠、牛磺胆酸能促进肝素在肠道中的吸收。

表面活性剂能形成胶束,从而对难溶性药物起增溶作用,但对药物吸收的影响可因表面活性剂浓度、种类、药物种类的不同而不同。例如,不同浓度聚山梨酯80(0.005%、0.01%、0.05%、0.1%和1%)对四环素吸收的比较研究发现,当聚山梨酯80的浓度为0.01%时四环素吸收最佳,这是因为该浓度接近临界胶束浓度,此时表面张力最小,而且形成的胶束粒径小但已经增加了四环素的溶解度;而当聚山梨酯80的浓度增加时,四环素的吸收不再增加,反有下降,这可能是因为胶束中的药物重新分配到溶液中的速度减慢所致;基于同样原因,水杨酰胺在大鼠肠道中的吸收速率随聚山梨酯80的浓度(1.25%、2.5%、5.0%、7.5%和10%)增加而下降。

表面活性剂能与某些药物相互作用形成复合物,其溶解度、分子大小、扩散速度、油/水分配系数等发生变化,故能够增强或降低药物对生物膜的渗透性。

　　表面活性剂最基本的作用是能够降低表面张力,因而能增加疏水性药物的湿润性,使固体药物与胃肠液的接触角变小,提高有效表面积,因而增加药物的溶出和吸收。例如,在非那西丁中加入 0.1% 的聚山梨酯 80 后,血药浓度明显提高(图 2-22)。

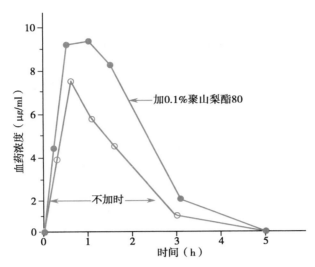

图 2-22　聚山梨酯 80 对非那西丁吸收的影响

　　7. 络合作用　药物在制剂中可能与辅料发生相互作用,如络合作用(complexation)、吸附作用以及形成胶束等,都能使药物在吸收部位的浓度降低。药物的络合物通过氢键结合,如果该络合物在体液中能够溶解,则说明两个部分间的作用是可逆的。药物络合物的性质,如溶解度、分子大小、扩散性以及油/水分配系数,可能与原来的药物有很大差别。药物络合物中被络合的药物是以不能被吸收的形式存在的,使药物的有效浓度降低。药物与络合物间的平衡式如下:

$$药物+络合剂 \Longleftrightarrow 药物络合物$$

　　络合作用的程度用稳定常数 K_s 表示,如为 1:1 络合,则有:

$$K_s = \frac{[药物络合物]}{[药物] \times [络合剂]}$$

　　络合作用对吸收的影响取决于 K_s 的大小。一般情况,K_s 小对药物的吸收影响很小,因为络合作用是可逆的,吸收带走了游离的药物,则上面平衡式向左移动;若是吸收很差的药物,又形成不能被吸收的络合物,则络合作用对药物的吸收影响较显著。另外,药物制剂服用后,胃肠液对络合物的稀释作用常会使其解离,所以制剂中络合物的形成,对吸收的影响可能不大。制剂中广泛使用的高分子聚合物如树胶、纤维素衍生物、多元醇类及非离子型表面活性剂等,与药物间的络合作用一般是可逆反应,故而对药物的吸收影响较小,但也有例外,例如,苯丙胺与羧甲基纤维素形成难溶性络合物,使其生物利用度大幅度下降。所以,苯丙胺制剂不宜用纤维素类衍生物作为混悬剂或黏合剂。又如,苯巴比妥与 PEG4000 可形成一种溶解度很低的不吸收的络合物,使含 PEG4000 的苯巴比妥片剂溶出速率大为减小。

　　含有二价或三价的金属离子(如 Ca^{2+}、Mg^{2+}、Fe^{3+}、Al^{3+} 等)的化合物与四环素类抗生素或喹诺酮类抗生素同时服用,在胃肠道可形成难溶性络合物,使抗生素在胃肠道的吸收受阻。也有的药物与药物之间形成的络合物可以促进药物的吸收,例如,华法林与氢氧化镁同时服用可以提高华法林的血药浓度。

　　8. 吸附作用　吸附作用分为物理吸附和化学吸附,物理吸附指从溶液中将药物分子除去并转移到"活性"固体表面,溶液中药物与被吸附药物间常存在平衡关系。如果吸附是不可逆的,表明药物与"活性"固体表面存在很强的键合作用,则为化学吸附,化学吸附无疑对药物吸收产生显著影响。水溶性聚合物是水性混悬剂中常用的助悬剂,除了具有提高液体介质黏度的作用外,聚合物在固体粒子表面的吸附对于混悬剂的絮凝和稳定也有重要作用。许多辅料具有"活性"固体表面或吸附剂的作用,因而可能会影响药物的吸收。若吸附物的解离趋势大,可能不影响药物的吸收,有的可能只是影响药物吸收的快慢,而不影响药物吸收的总量;吸附解离趋势小的吸附剂如活性炭,对某些药物有很强的吸附作用,可使药物的生物利用度减少。活性炭能够吸附多种药物,如抗生素、激素类、生物碱类等。药物与白陶土制剂同时服用,则药物的吸收会减少,相应的血药浓度也会降低。

9. **固体分散作用** 固体分散作用(solid-dispersion)可加快药物的溶出,也能延缓药物的释放,依赖于所使用载体材料的性质。如果药物以分子状态、胶体状态或微晶状态分散于水溶性载体中,可构成一种高度分散体系,从而增加难溶性药物的溶出速率和吸收速率。倘若用疏水性、肠溶性或脂质类材料为载体制备固体分散体,由于载体材料能形成可容纳药物的网状骨架结构,被分散在骨架内的药物分子或微晶必须通过网状结构慢速扩散而溶出,使整个释放过程减慢,药物的吸收受释放过程控制而缓慢。

10. **包合作用** 将药物分子包嵌于另一种物质分子的空穴结构内的制剂技术称为包合作用。包合物(inclusion compound)的形成可视为药物与包合材料产生了相互作用的结果。包合物由主分子和客分子两部分组成。主分子为具有一定空穴结构的药用材料,小分子药物作为客分子被包合在主分子内,形成分子囊。常用的主分子材料为 β 环糊精(β-CYD)及其衍生物,脂溶性药物的疏水键与 β-CYD 空洞中疏水键相互作用,极性药物分子与 β-CYD 的羟基形成氢键结合。药物被水溶性主分子包合后,通常药物的溶解度和溶出速率得到改善,使药物的吸收增加。

（三） 制剂工艺与药物吸收

1. **混合与制粒** 混合方法不同易引起药物溶出速率的差异,尤其是对于小剂量的药物影响更明显。粉体性质(如粒子的粒径、形态、密度等)、混合方式、混合时间、操作条件及设备等都会影响混合效果。如用溶媒分散法将剂量小的药物配成溶液再与辅料混合,比将药物直接与辅料混合分散均匀度好得多,亦有利于药物的溶出。有报道,华法林的干粉直接与辅料混合压制的片剂与先将华法林溶于乙醇再与辅料混合制成的片剂相比,后者的溶出速率快得多。

颗粒的质量对片剂吸收影响亦很大。即使是同样的处方,制粒方法不同,不仅所得颗粒的形状、大小、密度和强度不同,而且其崩解性、溶解性也可能有很大差别,药物疗效会受到影响。

2. **压片** 压片是在压力下将颗粒状或粉末状药物压实的过程。压力的大小影响片剂的孔隙率,进而影响片剂的崩解与药物的溶出。一般情况下,压力增大,片剂的孔隙率减小、硬度变大、比表面积变小,崩解时间延长,溶出速率变慢。例如,苯巴比妥片随着压力变大,硬度增加,药物的溶出变慢。但是压力与比表面积的关系并不都是随压力增大而减小,有的药物片剂随着压力增大,溶出速率加快,这是因为压力增大到一定范围时,由于挤压而使颗粒破碎,比表面积增大,虽然密度也增加,但药物的崩解和溶出都加快;如果压力继续增大,则其表面积就会减小,颗粒间产生了不可逆的塑性变形,变形的颗粒借助分子间力、静电力等而紧密结合成坚实的片剂,则该片剂具有高度的致密性,液体不易透入片剂内部,使崩解成颗粒的现象不易发生。另外,压力并不是对所有药物的片剂都会产生明显的影响,例如在 450～910kg 的压力范围内压制的阿司匹林片、水杨酸片及两药等摩尔混合物的片剂,压力对它们的释放度几乎没有影响。

压力与溶出速率的关系还与原料及辅料有关。塑性较强的物料受压时易产生塑性变形,可压性好,压制的片剂硬度比较大。反之弹性较强的物料,受压时易产生弹性变形,可压性差,解除压力后,由于弹性复原,可使压制的片剂硬度降低甚至破裂。例如用磷酸氢钙压片时,压力在一定的范围内,片剂的比表面积随压力增大而逐渐增大,溶出速率加快;而用微晶纤维素压片时,压力增大,溶出速率减小。因为微晶纤维素受压时粒子结合即发生塑性形变,所以压力增大,孔隙率及比表面积减小,溶出速率也就降低。例如用5%交联聚维酮作崩解剂的对乙酰氨基酚片,随着的压力增大溶出速率变小,而用羧甲基淀粉钠为崩解剂时,压力对溶出速率的影响并不大。

3. **包衣**　除了药物、未包衣制剂本身的因素外,受到包衣材料性质、包衣液组成、包衣层厚度等与包衣相关的因素可影响包衣制剂的溶出行为,因而影响药物的吸收的快慢及血药浓度的高低。

包衣片中药物的溶出与包衣材性质有关。肠溶包衣材料属于离子型聚合物,受胃肠道内pH和电解质的影响很大。肠溶衣片的溶出与胃肠道 pH 以及片剂在胃中的滞留时间有关,因此肠溶衣制剂的血药浓度个体差异较大,甚至同一个体不同时期服用,其血药浓度也有变化,例如服用阿司匹林肠溶片和溶液剂后,肠溶片的血药浓度波动比溶液剂要大得多。另外,肠溶片的肠衣层厚度也会影响肠衣片的崩解度,进而影响其药物吸收,例如,用邻苯二甲酸醋酸纤维素包衣的奎宁片,其崩解时间随包衣层厚度的增加而延长。

包衣片中药物的溶出也与包衣材料种类有关。如图2-23所示,阿司匹林素片和几种包衣材料对阿司匹林体外溶出的影响。素片的溶出速率最大,用乙基纤维素和蜡包衣的片剂溶出速率均变小,并且溶出速率随包衣液浓度增大而变小。

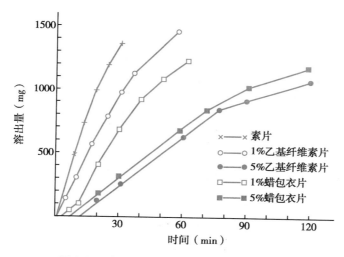

图 2-23　包衣对阿司匹林片溶出速率的影响

增塑剂和着色剂有时会影响水溶性薄膜衣的性质而干扰吸收,增塑剂与薄膜衣材料虽然有相容性,不易挥发,但有时能够增强衣膜的黏合能力而影响溶出。

包衣制剂贮存过久也会影响药物体内释放,一般情况下,高湿度的环境贮存会使溶出速率减慢,例如糖衣片在高湿环境中易发生软化、溶化和黏结而影响药物的溶出。

第三节　口服药物吸收与制剂设计

一、生物药剂学分类系统基本理论

大量研究表明,影响药物吸收的主要因素为药物透膜能力和胃肠道环境下的溶解度或溶出度。据此,美国密西根大学的 Amidon 等在 1995 年首次提出了生物药剂学分类系统的概念。

（一）定义与分类

1. **定义**　生物药剂学分类系统(biopharmaceutics classification system,BCS)是根据药物体外溶解性和肠道渗透性的高低,对药物进行分类的一种科学方法。BCS 依据溶解性(solubility)与渗透性(permeability)将药物分为四类：Ⅰ类为高溶解性/高渗透性药物、Ⅱ类为低溶解性/高渗透性药物、Ⅲ类为高溶解性/低渗透性药物、Ⅳ类为低溶解性/低渗透性药物。不同类别药物一览表见表2-6。

表2-6　一些药物的 BCS 归属一览表

高 溶 解 度				低 溶 解 度			
Ⅰ类				**Ⅱ类**			
茶碱	多塞平	*卡托普利*	洛美沙星	布洛芬	*甲苯咪唑*	环丙沙星	格列本脲
氯喹	地西泮	*阿米洛利*	阿巴卡韦	噁丙嗪	双氯芬酸	他莫昔芬	利托那韦
阿托品	奎尼丁	环磷酰胺	丁螺环酮	华法林	氟比洛芬	特非那定	沙奎那韦
丙戊酸	酮洛芬	地昔帕明	左旋多巴	达那唑	吲哚美辛	兰索拉唑	他克莫司
水杨酸	甲硝唑	美托洛尔	利多卡因	氨苯砜	氧氟沙星	雷洛昔芬	阿伐他汀
咖啡因	氟西汀	氯苯那敏	咪达唑仑	胺碘酮	非那吡啶	他林洛尔	阿奇霉素
丙吡胺	丙米嗪	苯海拉明	普萘洛尔	酮康唑	吡罗昔康	西罗莫司	卡马西平
麻黄素	伯氨喹	米诺环素	维拉帕米	螺内酯	灰黄霉素	西沙必利	环孢霉素
炔雌醇	多西霉素	苯巴比妥	硝苯地平	氯丙嗪	格列吡嗪	茚地那韦	伊曲康唑
葡萄糖	依那普利	齐多夫定	对乙酰氨基酚	地高辛	卡维地洛	奈非那韦	洛伐他汀
酮咯酸氨丁三醇	麦角新碱	苯丙氨酸	安替比林	苯妥因	二氟尼柳	甲氧萘丙酸	
哌替啶	乙胺丁醇	罗格列酮	地尔硫䓬	琥乙红霉素			
左氧氟沙星	泼尼松龙						
Ⅲ类				**Ⅳ类**			
阿托品	*卡托普利*	赖诺普利	*环丙沙星*	氯噻酮	*甲氨蝶呤*	多黏菌素	
呋塞米	*甲氨蝶呤*	法莫替丁	*阿米洛利*	氯噻嗪	氢氯噻嗪	两性霉素 B	
亚叶酸	*氢氯噻嗪*	青霉素类	双氯西林	新霉素	*环丙沙星*		
缬沙坦	比索米特	扎西他滨	阿替洛尔	*呋塞米*	*甲苯咪唑*		
四环素	头孢唑林	邻氯西林	二膦酸盐				
阿昔洛韦	西替利嗪	普伐他汀	阿莫西林				
更昔洛韦	二甲双胍	雷尼替丁	西咪替丁				
琥乙红霉素	甲氧苄基嘧啶	非索非那定					

注：以斜体字表示的化合物在不同类别中出现,有的是不同研究者试验条件的差异造成,如盐酸阿米洛利、阿托品、卡托普利均为高溶解性药物,但同时出现在Ⅰ和Ⅲ类;呋塞米、氢氯噻嗪和甲氨蝶呤具低渗透性,同时出现在Ⅲ和Ⅳ类;甲苯咪唑为低溶解性,在Ⅱ和Ⅳ类中出现;琥乙红霉素在Ⅱ和Ⅲ类均有,环丙沙星则出现在Ⅱ、Ⅲ、Ⅳ类。

BCS 被提出后,已成为近年来新药开发和监督管理最强有力的工具之一。其不仅在新药研发阶段可用于候选化合物的筛选或进行合理的剂型设计,也可用于预测口服药物的体内外相关性。BCS 也被美国食品药品监督管理局(FDA)、欧洲药品管理局(EMEA)等药品管理机构用于药品管理,以指导仿制药的研究申报。

2. 分类标准　BCS 对药物进行分类时,判别高溶解度与高通透性的标准,不同管理机构设定的标准不尽相同。FDA 的分类标准如下：

(1) 溶解性:高溶解性药物是指药物的最大应用剂量能在不大于 250ml 的 37℃、pH 1 ~ 7.5 的水性缓冲液介质中完全溶解的药物,否则即为低溶解性药物。可用剂量(mg)与溶解度(mg/ml)的比值(D∶S,单位为 ml)来判断药物溶解度的高低。FDA 标准中的 250ml,是生物等效性试验方案中禁食健康志愿者服药时的规定饮水量。在 BCS 中,D∶S 中的剂量为 WHO 推荐的单次最大剂量(以 mg 计),不同国家处方规范信息中推荐的剂量可能不同,从而导致不同的 D∶S 值。如阿司匹林,WHO 规定的单剂量用药范围为 100 ~ 500mg,而在德国处方信息中规定的最大剂量是 1000mg。因此,选择不同的最大剂量对 D∶S 值有直接影响,甚至可能使一些在分类表中高溶解性的药物被划成低溶解性。

(2) 渗透性:高渗透性药物是指在没有证据表明药物在胃肠道不稳定的情况下,在肠道吸收达到 90% 以上的药物,否则即为低渗透性药物。FDA 推荐的药物渗透性测定方法有质量平衡法、绝对生物利用度以及人体肠灌流方法。如通过人体药动学研究可根据质量平衡原理确定吸收程度(例如尿液中药物的回收率>90% 或由代谢物的量换算成原形药物量>90%),或与静脉给药比较若绝对生物利用度>90%,均可判断该药物为高渗透性药物。也可采用人体内肠灌流法(应用胃肠插管法 Loc-I-Gut)根据以下公式计算人体小肠有效渗透率 P_{eff}(effective permeability)进行渗透性判断:

$$P_{eff} = \frac{Q_{in}(C_{in} - C_{out})}{C_{out} 2\pi rL} \tag{2-8}$$

式中 Q_{in} 为流速;C_{in} 和 C_{out} 分别为灌入液与流出液中的药物浓度;r 为半径(1.75cm);L 为空肠段长度(10cm)。肠道 P_{eff} 与药物的吸收分数 F 成正比,如果药物的 P_{eff} 大于 $(2 \sim 4) \times 10^{-4}$ cm/s 或 1cm/h,其吸收分数可达 95% 以上。有效渗透率 P_{eff} 大小常用于动物模型或体外模型中肠道渗透性的判别,常将 2×10^{-4} cm/s 值作为高渗透性的下限。

在药物渗透性研究时,常使用模型药物做比较。用于体内、外吸收研究的有关模型药物见表 2-7。

表 2-7 用于药物渗透性分类研究的几种模型药物

药物	渗透性类别	评　价
α-甲基多巴	低	氨基酸转运模型药物
安替比林	高	渗透性标示物
阿替洛尔	低	细胞间转运模型药物
甘露醇	高或低	渗透性高到低的边缘模型药物
美托洛尔	高或低	渗透性高到低的边缘模型药物
PEG400-4000	低	体内研究中不被吸收的模型药物
维拉帕米	高	体外研究中 P-gp 外排转运的阳性模型药物

（二） 分类系统与有关参数的关系

BCS 可用三个无单位的参数来描述药物吸收特征:吸收数(absorption number,An)、剂量数(dose number,Do)和溶出数(dissolution number,Dn)。对这三个数进行综合分析,可判断药物被吸收的可能性,也可计算出药物的吸收分数 F 值。这对药物在 BCS 中的类别划分、药物改造或制剂设计以及提高药物吸收方面均有重要指导意义。

1. 吸收数（An）　吸收数是预测口服药物吸收的基本变量,是反映药物在胃肠道渗透性高低的函数,与药物的有效渗透率、肠道半径和药物在肠道内滞留时间有关,用下式表示:

$$An = \frac{P_{eff}}{R} \times T_{si} = \frac{T_{si}}{T_{abs}} \tag{2-9}$$

式中 P_{eff} 为有效渗透率;R 为肠道半径;T_{si} 为药物在肠道中的滞留时间;T_{abs} 为肠道内药物的吸收时间。对某一个体而言,R 为一定值,则 P_{eff} 及 T_{si} 决定了 An 值的大小。An 也可视为 T_{si} 与 T_{abs} 的比值。

通常高渗透性药物有较大的 An 值。药物的吸收分数(F)与吸收数、剂量数及溶出数的相关性各异。假如药物的溶出和剂量不限制药物的口服吸收(如溶液剂),则药物的吸收分数与吸收数呈以下指数关系:

$$F = 1 - e^{-2An} \tag{2-10}$$

当某药物 $An = 1.15$ 时,药物口服最大吸收分数约为 90%;当 $An < 1.15$,药物口服最大吸收分

笔记

数 $F<90\%$，提示该药物的渗透性不高；当 $An>1.15$，药物口服最大吸收分数 $F>90\%$，提示该药物的渗透性高，才有可能使药物接近完全吸收。

2. **剂量数（Do）**　剂量数是反映药物溶解性与口服吸收关系的参数，是药物溶解性能的函数，可用下式计算：

$$Do = \frac{M/V_0}{C_s} \tag{2-11}$$

式中 M 为药物的剂量；V_0 为溶解药物所需的体液容积，通常设为胃的初始容量（250ml）；C_s 为药物的溶解度。由上式可知，Do 是药物在一定体积（250ml）水中的浓度与其饱和溶解度的比值，也可看作是溶解该剂量药物所需水的份数（每份 250ml）。当 $Do \le 1$ 时说明药物在水中的溶解度高，而 $Do>1$ 则属于低溶解性药物。已知药物的 C_s 越大，Do 越小，如果某一药物极易溶解且剂量又很小，则 Do 对药物吸收并不重要。通常情况下，服用相同剂量药物，以同时饮用较多水时的吸收为佳。

如果吸收过程仅仅不受溶出的限制（如混悬剂），F 值则可用下式计算：

$$F = \frac{2An}{Do} \tag{2-12}$$

上式表明，吸收分数与 An 和 Do 相关。若 Do 较小或 An 较大，小肠末端不会有粒子存在，吸收较好。如果 Do 较大，部分粒子可能依然存在于小肠中而未被吸收，当然还与 An 值的大小有关。从公式（2-12）可知，随着 Do 减小，F 值增大，但药物并不一定能达到最大吸收，这是因为吸收数 An 也会限制药物的吸收。

3. **溶出数（Dn）**　溶出数是反映药物从制剂中释放速度的函数，与多种药物特征参数有关，用下式表示：

$$Dn = \frac{3D}{r^2} \cdot \frac{C_s}{\rho} \cdot T_{si} = \frac{T_{si}}{T_{diss}} \tag{2-13}$$

式中 D 为扩散系数；r 为初始药物粒子半径；C_s 为药物的溶解度；ρ 为药物的密度；T_{si} 为药物在肠道中的滞留时间；T_{diss} 为药物的溶出时间。Dn 也等于药物在胃肠道滞留时间与溶出时间的比值。Dn 值越小，表示药物溶出越慢。溶出数是评价药物吸收的重要参数，受剂型因素所影响，并与吸收分数 F 密切相关。

根据上述 3 个参数的计算公式可知，较高的渗透性、较大的溶解度、较低的剂量、饮用较多量的水、较小的粒子以及延长药物在胃肠道的滞留时间等都可增加药物的吸收。表 2-8 列举了部分药物的 Do、Dn 等参数。

表 2-8　一些代表性药物的有关计算参数

药物	剂量（mg）	C_s^{min}	V_{sol}（ml）	Do	Dn
吡罗昔康	20	0.007	2857	11.4	0.15
格列本脲	20	<0.100	133	>0.80	0.78
西咪替丁	800	6.000	556	0.53	129
氯噻嗪	500	0.786	636	2.54	17.0
地高辛	0.5	0.024	20.8	0.08	0.52
灰黄霉素	500	0.015	33 333	133	0.32
卡马西平	200	0.260	769	3.08	5.61

C_s^{min}：体内 pH 值（1~7.5）和体温环境中最小的生理溶解度（mg/ml）；

V_{sol}：在最小生理溶解度条件下，完全溶解所给剂量的体液容积；

Do：剂量数，即 $Do = 剂量/(Vo \cdot C_s^{min})$；$Vo$ 表示胃的初始容积，以 250ml 计；

Dn：溶出数；$r_0 = 25\mu m$；$D = 5 \times 10^{-6} cm^2/s$；$\rho = 1.2 g/cm^3$；$T_{si} = 180min$

笔记

4. *F* 值与 *An*、*Do*、*Dn* 的关系　　大多数难溶于水的药物由于高脂溶性特征而具有较大的 *An* 值,但由于受 *Dn* 和 *Do* 影响,吸收分数 *F* 会有很大变化。Amidon 等人描绘了口服固体药物制剂后,在 *An* 为 10 的前提下,*Do*、*Dn* 与药物吸收分数 F 的三维关系图,见图 2-24:

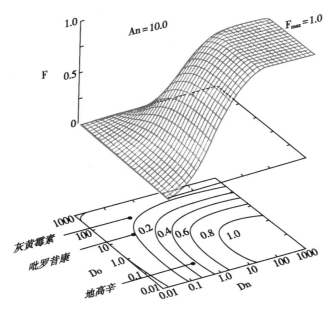

图 2-24　在给定 *An* 值时三种药物 *F* 值与 *Dn* 和 *Do* 的三维关系图

如图 2-24 所示,吸收分数 *F* 与 *An*、*Do*、*Dn* 存在较为复杂的关系:药物的 *F* 大小取决于 *An*、*Dn* 和 *Do* 值变化,通常较大的 *An* 和 *Dn* 值或较小 *Do* 值,*F* 值较高;在较高的 *Dn* 值和较低的 *Do* 值情况下,药物的吸收可达到理论 F_{max} 值(不一定为 1 值),此时的吸收分数 *F* 仅仅与 *An* 值相关;如果 *Dn* 值和 *Do* 值均很小,溶出限制了药物吸收,而当 *Dn* 值和 *Do* 值均很大时,*Do* 值控制药物的吸收;当 *Dn* 值较大时,*F* 值随 *Do* 的增大而迅速降低,同理,当 *Do* 值较小时,*F* 值随 *Dn* 值的增大而快速增加。

如图 2-24 所示,灰黄霉素、地高辛和吡罗昔康的吸收数 *An*＝10,在剂量数和溶出数都为 1 的区域中,*Do* 和 *Dn* 微小的变化可导致 *F* 的大幅度改变。图中标示的地高辛、吡罗昔康和灰黄霉素的 *Do* 和 *Dn* 值的所在位置显示该药的 *F* 值所在区域,改变药物的 *Do* 和 *Dn* 值可以使 *F* 值移动至图中的 F_{max}＝1 的平台区,达到完全吸收。

5. 分类系统与 *Do*、*Dn*、*An* 的关系　　BCS 分类与药物的 *Do*、*Dn*、*An* 值之间的关系见表 2-9。

表 2-9　BCS 各类别与 *Do*、*Dn*、*An* 值对应关系

类别	*Do*	*Dn*	*An*	类别	*Do*	*Dn*	*An*
Ⅰ	低*	高**	高	Ⅲ	低*	高**	低
Ⅱ	低*	低	高	Ⅳ	低*	低	低
	高	低	高		高	低	低

* 高溶解度药物　** 药物溶出快制剂

Ⅱ和Ⅳ类药物由于溶解性差,所以因剂量高低的差异可能出现上表中高 *Do* 和低 *Do* 两种情况,在药物制剂设计时需要考虑的因素也有差异。如图 2-24 和表 2-8 所示,灰黄霉素和地高辛均属于Ⅱ类药物,溶解度很低且相近,分别为 0.015mg/ml 和 0.024mg/ml,但灰黄霉素剂量较高(500mg),其 *Do* 为 133,而地高辛的剂量仅为 0.5mg,*Do* 为 0.08。可见,地高辛的吸收主要为溶

出速率限速,只要采取增大 Dn 的方法即可提高药物吸收。按照 Dn 的计算公式,减小药物的粒径即可显著增加 Dn,如可采用微粉化技术加快地高辛的溶出,使其在吸收时间内得到充分吸收。对灰黄霉素而言,若使药物的吸收达到完全,则不仅需要增加 Dn,还要减小 Do,而由于体内无法达到溶解灰黄霉素所需33L的体液容积,Do 只有通过增加药物溶解度方法得以改善。

二、BCS 与口服药物制剂设计

(一) BCS 指导口服制剂设计的基本思路

BCS 是根据影响药物吸收的两个重要参数溶解性与渗透性,将药物进行分类管理。根据对 BCS 的认识,可清楚地知道药物肠道吸收的限速过程。在对不同类别药物进行制剂研究时,可根据 BCS 理论,选择合适的剂型,并通过处方、工艺优化,合理地设计剂型或制剂,有针对性地解决影响药物吸收的关键问题,以获得安全、有效的药品。因此,BCS 对药物的制剂设计有着重要的指导意义。基于 BCS 的制剂设计基本策略见表 2-10。

表 2-10　基于 BCS 的制剂设计基本策略

分类	限速过程	制剂设计的重点	制剂策略
Ⅰ类	胃排空	辅料不应影响药物的溶解及渗透	简单的胶囊或片剂
Ⅱ类	肠内溶出	改善制剂的崩解与溶出	药物微粉化+表面活性剂、纳米粒技术、固体分散体、熔融制粒和挤出、液体或半固体充填胶囊、包衣技术
Ⅲ类	跨膜作用	改善药物的膜渗透性	简单的胶囊或片剂、加吸收促进剂
Ⅳ类	多种因素	改善溶出与膜渗透性	联合Ⅱ类的制剂策略+吸收促进剂

(二) 基于 BCS 的制剂设计

1. Ⅰ类药物的制剂设计　Ⅰ类药物的溶解度和渗透率均较大,药物的吸收通常很好,进一步改善其溶解度对药物的吸收影响不大。一般认为餐后胃平均保留(排空) T_{50} 是 15～20 分钟。因此,当此类药物在 0.1mol/L 盐酸中15 分钟溶出85% 以上时,认为药物体内吸收速度与程度不再依赖于胃排空速率。这种情况下,只要处方中没有显著影响药物吸收的辅料,通常无生物利用度问题,易于制成口服制剂。剂型选择普通的胶囊或片剂即可。如果药物的生物利用度受到胃酸降解或胃肠道代谢酶的作用,则采用包衣、定位释药技术或加入代谢酶抑制剂等方法可进一步提高药物的生物利用度。

2. Ⅱ类药物的制剂设计　该类药物一般溶解度较低,药物在胃肠道溶出缓慢,进而限制了药物的吸收。影响Ⅱ类药物吸收的理化因素有药物的溶解度、晶型、溶媒化物、粒子大小等。增加药物的溶解度和(或)加快药物的溶出速率均可有效地提高该类药物的口服吸收。另外,Ⅱ类药物虽然肠道渗透性良好,但由于药物的疏水性,限制了药物透过黏膜表面的不流动水层,延缓药物在绒毛间的扩散,影响药物的跨膜吸收。为提高Ⅱ类药物的生物利用度,通常采取以下方法:

(1) 制成可溶性盐类:将难溶的弱酸性药物制成碱金属盐、弱碱性药物制成强酸盐后,它们的溶解度往往会大幅度提高,吸收增加。例如降血糖药甲苯磺丁脲及其钠盐在 0.1mol/L 盐酸中的溶出速率分别为 $0.21mg/(cm^2 \cdot h)$ 和 $1069mg/(cm^2 \cdot h)$,口服 500mg 甲苯磺丁脲钠盐,在 1h 内血糖迅速降到对照水平的 60%～70%,药理效应与静脉注射其钠盐相似,而口服同剂量的甲苯磺丁脲经 4h 后,血糖才降到对照水平的 80%。

(2) 选择合适的晶型和溶媒化物:药物的多晶型现象非常普遍,如38 种巴比妥药物中 63% 有多晶型,48 种甾体化合物中 67% 有多晶型。不同晶型的晶胞内分子在空间构型、构象与排列不同,使药物溶解性存在显著差异,导致制剂在体内有不同的溶出速率,直接影响药物的生物利

笔记

用度,造成临床药效的差异。因此,在药物研究时应注意考察药物的多晶型现象。制剂开发应选择药物溶解度大、溶出快的晶型。除结晶型外,药物往往以无定型的形式存在。一般情况下,无定型药物溶解时不需要克服晶格能,比结晶型易溶解,溶出较快。如在酸性条件下无定型新生霉素能够迅速溶解,而其结晶型溶解很慢,图2-25显示它们在0.1mol/L盐酸溶液中25℃时的溶解情况。由于两者溶解速度不同,所以口服结晶型新生霉素无效,而无定型有显著的活性。实验证明,无定型新生霉素的溶解度比结晶型大10倍,溶解速度也快10倍,故无定型新生霉素在狗体内的吸收快,达到有效治疗浓度的时间短。

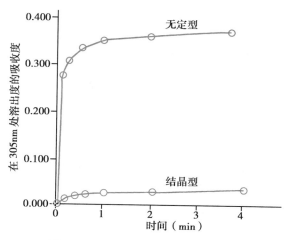

图2-25 结晶对新生霉素溶出的影响

(3)加入适量表面活性剂:表面活性剂通过润湿、增溶、乳化等作用加快药物在胃肠道的溶出,促进药物的吸收。肠道黏膜黏液层可延缓药物的扩散,不流动水层则限制药物在绒毛间的扩散,制剂中加入适量表面活性剂可降低溶液的表面张力,有利于加快药物在黏膜黏液层和绒毛间的扩散。当表面活性剂的浓度达到临界胶束浓度以上时,又可形成胶束增加药物的溶解度。但胶束中的药物必须重新分配到溶液中,转变成游离药物才能被吸收,若这种分配迅速完成,则药物吸收不受影响,反之,吸收速度可能变小。此外,表面活性剂也可能会溶解细胞膜脂质、使部分膜蛋白变性,增加上皮细胞的通透性,使药物吸收增加,如十二烷基硫酸钠(SDS)可增加四环素、氨基苯甲酸、磺胺脒等药物的吸收,但长期大量使用可能造成肠黏膜的损伤。因此,表面活性剂的用量应当适量。

(4)用亲水性包合材料制成包合物:用环糊精包合大小适宜的疏水性物质或其疏水性基团,形成单分子包合物,可显著提高某些难溶性药物的溶解度,极大地促进药物吸收。除天然环糊精外,采用亲水性环糊精衍生物如葡萄糖-β-环糊精、羟丙基-β-环糊精、甲基-β-环糊精等作为包合材料,包合后可显著提高难溶性药物的溶解度,溶出加快,促进药物吸收。目前,国外已有多种环糊精及其水溶性衍生物包合的商品如氯霉素、伊曲康唑、吡罗昔康、尼美舒利等上市。如Ⅱ类药物伊曲康唑的 C_s 约1ng/ml,每日剂量100~400mg。当药物以普通胶囊口服给药时,人体吸收可以忽略不计;当用2-羟丙基-β-环糊精进行包合后,溶解度增至10mg/ml,口服吸收生物利用度可达55%。

(5)增加药物的表面积:较小的药物颗粒有较大的比表面积,减小药物的粒径后由于大幅度提高与胃肠液的接触面积,可大大加快药物的溶出。例如灰黄霉素的比表面积与相对吸收率存在相关性,随表面积增大,吸收速率增加(图2-26)。增加药物的比表面积,对提高脂溶性药物的吸收有显著性意义,而对水溶性药物的吸收影响较小。通常可采用微粉化技术等来增加药物的表面积。难溶性药物如选择普通口服剂型时,也可选用比表面积相对较大的剂型如混悬剂、乳剂、分散片等,有利于改善药物的吸收。

笔记

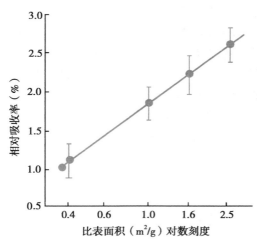

图 2-26   灰黄霉素的比表面积与相对吸收率的关系

除上述方法增加药物的表面积外,还可通过固体分散、自微乳化和纳米技术提高Ⅱ类药物的溶出和吸收。

1)固体分散体技术:固体分散技术是药剂学中提高难溶性药物口服生物利用度的有效方法。该方法是将药物以微晶、胶态、无定型或分子状态高度分散在适宜的载体材料中,加快难溶性药物的溶出速率,以提高药物的生物利用度或提高药物的疗效。如广谱抗寄生虫药物甲苯达唑与低取代-羟丙基纤维素(L-HPC)制成 1:1、1:2.5 和 1:5 的固体分散体后,其大鼠体内抗蠕虫效果分别是结晶药物的 1.74、3.20 和 3.80 倍。

2)自微乳化技术:自微乳化药物给药系统(self-microemulsifying drug delivery system,SMEDDS)和自乳化给药系统(SEDDS)是由药物、油相、表面活性剂、辅助表面活性剂所组成的口服固体或液体剂型,主要特征是在体温环境下,遇体液后可在胃肠道蠕动的促使下自发形成粒径为纳米(100nm 以下)或微米(5μm 以下)的 O/W 型乳剂。由于两者可显著改善亲脂性药物的溶出性能,提高口服生物利用度,近年来在药剂学中的应用越来越广泛。如 Wei 等制备了卡维地洛的 SEDDS 和 SMEDDS,两者的溶出比市售片剂快两倍,卡维地洛 SEDDS 的生物利用度是市售片剂的 413%。又如Ⅱ类药物环孢素 A 的溶解度约为 7.3μg/mL,德国 Sandoz 公司首次上市的制剂为微乳山地明,1994 年又上市了第 2 代 Sandimum Neoral(新山地明)自微乳化软胶囊,将微乳粒径减少到 100nm 以下,药物的吸收得到进一步改善,平均达峰时间 t_{max} 提前 1 小时,平均峰浓度 C_{max} 提高 59%,平均生物利用度提高 29%。

3)纳米技术:纳米技术可采用纳米结晶、研磨粉碎等技术直接将药物制成纳米混悬液,也可将药物溶解、吸附或包裹于高分子材料中,制成纳米球、纳米囊、纳米脂质体、固体脂质纳米粒、纳米胶束、药质体等。以纳米级的粒子作为药物载体,较普通制剂具有粒度小、比表面积大和吸附能力强等特性,有利于药物吸收。特别是粒径的显著减小,可大大增加药物的溶出速率进而提高药物的生物利用度。如抗血小板药物西洛他唑在 BCS 中属于Ⅱ类药物,Jinno 等利用锤击式粉碎、气流粉碎和纳米结晶喷雾干燥方法分别制备了平均粒径分别为 13μm、2.4μm 和 0.22μm 的微粒混悬液,各混悬液在水中溶出 50% 的时间分别为 82 分钟、2.3 分钟和 0.016 分钟,禁食状态下 beagle 犬的口服绝对生物利用度分别为 14%、15% 和 84%,即纳米化后药物的口服生物利用度提高 6 倍,吸收基本完全。此外,纳米化药物后还可减少食物对该药物吸收的影响,见图 2-27。

(6)增加药物在胃肠道内的滞留时间:根据 BCS 中溶出数 Dn 的公式,通过将药物制成生物黏附制剂或胃内滞留制剂延长药物在体内的溶出时间,有利于提高低水溶性药物的吸收。特别是胃内滞留制剂由于在药物到达主要吸收部位小肠之前释放药物,可有效增加药物的吸收。Joseph 等采用溶剂挥发法制备了吡罗昔康胃内漂浮聚碳酸酯微球和普通微球,并考察了两者在家兔体内的吸收情况。在相同实验条件下,漂浮微球的生物利用度是非漂浮微球的 3.4 倍。

(7)抑制外排转运及药物肠壁代谢:研究表明有较多Ⅱ类药物是 P-gp 和(或)CYP3A 的底物,如环孢素 A、西罗莫司、地高辛等。P-gp 和 CYP3A 在肠壁细胞中的表达位置接近,这两种膜功能蛋白对口服药物吸收的影响有协同作用,P-gp 的作用可降低药物的跨细胞膜转运,同时又延长药物与 CYP3A 酶的接触,从而增加药物被肠壁 CYP3A 代谢的机会,减少药物透过生物膜。

笔记

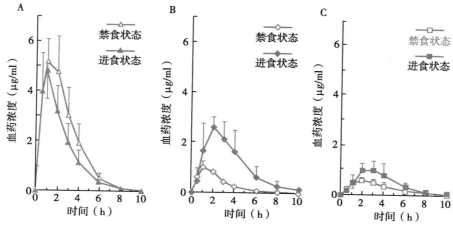

图 2-27　西洛他唑微粒犬口服给药血药浓度曲线
A. 0.22μm　B. 2.4μm　C. 13μm

通过逆转药物在肠道上皮细胞膜的主动外排作用和（或）降低药物在肠道的代谢作用可提高低口服吸收药物的生物利用度。如 Amioka 等研究发现卡维地洛可抑制 P-gp 作用，可使 P-gp 和 CYP3A 底物药物环孢素 A 的口服生物利用度从 33% 提高到 70%。

3. Ⅲ类药物的制剂设计　Ⅲ类药物的渗透性较低，跨膜转运是药物吸收的限速过程。影响该类药物透膜的主要因素有分子量、极性、特殊转运载体参与等。该类药物由于水溶性较好，药物溶出较快，可选择胶囊、片剂等普通剂型。如要提高该类药物的吸收，则可采用以下方法：

（1）加入透膜吸收促进剂：通常大分子、极性大的药物较难透过生物膜，可加入一些特异或非特异性地增强胃肠道透过性的物质来促进药物的透膜。这类物质被称为吸收促进剂（absorption enhancer）或透过促进剂（permeation enhancer）。生物膜的类脂结构限制低脂溶性药物的透过，紧密连接处则阻碍水溶性药物的通过。在制剂中加入吸收促进剂可改善上述特征，使药物的吸收速度和吸收量增加。一些有效的吸收促进剂见表 2-11。

表 2-11　药物口服吸收促进剂一览表

类别	物　　质
胆盐	胆酸钠、脱氧胆酸钠、硫磺胆酸钠、甘胆酸钠
脂肪酸	癸酸钠、油酸
环糊精	羟丙基 β-环糊精、二甲基 β-环糊精
甘油酯	植物油、中链甘油酯、磷脂、聚氧乙烯甘油酯
水杨酸盐	水杨酸钠、甲氧水杨酸钠
螯合剂	EDTA、皂角苷
维生素	维生素 D 及衍生物
氨基酸衍生物	N-环乙酰亮氨酸
酰基肉碱类	棕榈酰肉碱
可溶胀性聚合物	淀粉、壳聚糖、卡波姆
表面活性剂	聚氧乙烯烷醚、聚氧乙烯烷酯、聚山梨酯、月桂醇硫酸钠、二辛基磺基琥珀酸钠、十二烷基硫酸钠、十二烷基麦芽糖苷
其他	柠檬酸、CO_2 泡腾剂、NO 供体、胡椒碱

笔记

与传统辅料不同,吸收促进剂是一类新型辅料,它对生物系统的作用机制可分为促进药物跨细胞膜途径和细胞旁路途径吸收两种机制。

1) 改善跨细胞膜途径吸收机制:包括以下四点。①改变黏液的流变学性质:促进剂的使用可降低黏液的黏度和弹性。如 0.2 ~ 20mmol/L 的脱氧胆酸钠、甘胆酸钠可降低黏液的黏度和弹性。一些螯合剂如皂角苷能与黏液中的 Ca^{2+}、Mg^{2+} 离子反应而改变黏液的黏度,从而提高药物的渗透性;②提高膜的流动性:微绒毛膜是药物吸收的主要物理障碍,吸收促进剂与其发生作用,形成膜的无序,增加膜的流动性而提高药物的透过性。如低熔点脂肪酸和短碳链脂肪酸钠能引起膜的无序,增加其他药物的吸收;③膜成分的溶解作用:表面活性剂可促使膜成分溶解而增加药物的吸收。如胆酸盐具有较强的溶解磷脂的能力,低浓度的胆酸盐可穿过、插入脂质双分子层,高浓度时可使双分子层破碎,形成混合胶束,甚至造成肠壁的破坏,使药物透膜性增强;④与膜蛋白的相互作用:吸收促进剂可作用于膜内蛋白质区,引起蛋白质的变性甚至析出,也可能引起蛋白质螺环的延伸和展开,使细胞间的空隙增大,由此开放了极性通道。

2) 促进细胞旁路转运机制:包括以下两点。①溶解拖动能力的增加:细胞旁路的水吸收是药物在该通道吸收的动力,促进此作用有助于药物的通过。葡萄糖和氨基酸增强胰岛素扩散是激活了活性钠的转运、加速了水通道的吸收能力所致;②肌动蛋白和肌球蛋白环的收缩:葡萄糖、氨基酸还可引发紧密连接处的肌动蛋白、肌球蛋白环的收缩,导致该部位空间扩展而增加渗透性。此外,细胞外 Ca^{2+} 的螯合作用、上皮细胞 ATP 的消耗、对磷脂酶 C 介导的紧密连接物的调节及 NO 对紧密连接处的膨胀作用等都与细胞旁路吸收有关。

(2) 制成前体药物:将低渗透性药物进行结构改造提高药物的脂溶性或设计成肠道特殊转运体的底物,可增大药物的透膜性能。Ⅲ类药物阿昔洛韦和更昔洛韦的肠道渗透性差,其与肠道寡肽转运体(hPepT1)的亲和力低,口服吸收差。伐昔洛韦和缬更昔洛韦分别是阿昔洛韦和更昔洛韦的 L-缬氨酸酯,其肠内的渗透性比原药可增加 3 ~ 10 倍。

(3) 制成微粒给药系统:将药物载入微粒给药系统(particulate delivery system)如脂质体、纳米乳、纳米粒、脂质囊泡等,除减少药物粒径,增加与胃肠黏膜的接触面积提高药物吸收外,还可通过其他途径增加药物的吸收。如人体肠道黏膜内存在与免疫相关的特定组织派伊尔氏结(PP),口服给药时,微粒可透过小肠上皮细胞,经过 PP 进入淋巴系统被吸收;口服含脂质的纳米给药系统如纳米脂质体、固体脂质纳米粒时,可在胆酸的作用下形成混合胶束,通过小肠上皮细胞中的甘油硬脂酸通路,药物以乳糜微滴进入肠系膜淋巴被吸收。另外,某些微粒给药系统中的载体材料如壳聚糖,处于溶胀状态时可以暂时打开或加宽上皮细胞间紧密连接的通道,从而促进微粒中药物的转运。Ⅲ类药物阿昔洛韦用胆固醇、司盘 60 和磷酸鲸蜡酯(65∶60∶5)制成脂质囊泡给予家兔,其口服生物利用度是游离药物的 2.55 倍。

(4) 增加药物在胃肠道的滞留时间:已知增加药物在肠道内的滞留时间,可提高吸收数 An 值,进而增加药物的吸收分数。特别是对于一些在肠道内经主动转运的药物,增加药物在吸收部位的滞留时间或者让药物在吸收部位之前缓慢释放药物,以使药物有充足的吸收时间,均有利于改善药物的生物利用度。因此,可通过制备生物黏附制剂或胃内滞留制剂提高低渗透性药物的吸收。如阿昔洛韦主要在十二指肠和空肠吸收,口服生物利用度为 10% ~ 20%。Dhaliwal 等采用硫代壳聚糖制备了胃内生物黏附微球,SD 大鼠口服给药后药物在十二指肠和空肠的吸收时间可达 8 小时,生物黏附微球中药物生物利用度是阿昔洛韦溶液剂的 4 倍。

4. Ⅳ类药物的制剂设计　Ⅳ类药物的溶解性和渗透性均较低,药物的溶出和透膜性都可能是药物吸收限速过程,影响药物吸收的因素复杂,药物口服吸收不佳。对于该类药物通常考虑采用非口服途径给药。但改善药物溶出和(或)透膜性,也能提高药物的口服吸收。如 Risovic 等将两性霉素 B 与油酸甘油酯混合后,由于形成胶束增溶及对 P-gp 药泵的抑制作用可提高药物的吸收,给予 SD 雄性大鼠后生物利用度比两性霉素 B 的脂质复合物提高近 20 倍。

笔记

三、BCS 的其他应用

（一）基于 BCS 的新药研究生物豁免原则

近十几年以来，BCS 建立了一种生物等效性评价的新模式，成为世界范围内药品管理一个越来越重要的工具。生物等效性评价是连接药品制剂学特性和临床性质的关键步骤，以保证仿制药品与原研药品质量保持一致。在 BCS 问世之前，生物等效性（BE）的评价标准仅依靠体内生物利用度（BA）研究（如血浆药物水平，AUC 和 C_{max} 等）进行经验性评价，而 BCS 则通过反映吸收过程机制的试验确保药物的 BE。如果两个含相同活性成分的药品在胃肠道不同区域具有相似的药物浓度-时间曲线，则这些产品具有相似的吸收速度和程度，即两者具有生物等效性。因此，可用体外溶出试验取代人体体内试验，这就是基于 BCS 科学原理对某些药物实施生物等效性豁免（或免除）管理原则。生物等效性体内试验的豁免最初仅限于产品放大及批准后变更，随后豁免原则拓展到新仿制药品的审批，从而既避免了健康志愿者对药品不必要的服用，又可减少仿制口服速释产品的研发成本与缩短研究周期。

依据 2000 年 FDA 颁布的《依据生物药剂学分类系统对口服速释型固体制剂采用免做人体生物利用度和生物等效性试验》的指导原则，申请生物学试验豁免必需满足以下所有条件：①为速释型口服固体制剂（按 USP 转篮法每分钟 100 转或桨法每分钟 50 转在人工胃液（0.1mol/L HCl 或无酶的人工胃液）、pH 4.5 缓冲液和 6.8 的缓冲液或无酶的人工肠液中 30 分钟溶出达 85% 以上）；②制剂中的主药必须在 pH 1～7.5 范围内具有高溶解性（D∶S<250ml）；③主药具有高渗透性（吸收分数>90%）；④制剂中辅料的种类与用量符合 FDA 的规定，且不能影响主药的吸收速度和程度；⑤主药具有较宽的治疗窗。按照该指导原则，目前只有 I 类药物的口服速释制剂可以考虑免除生物等效性研究。如果 I 类药物在胃肠液内的稳定性良好且满足以上标准，那么受试及参比制剂可通过体外溶出度试验、f_2 相似因子比较，若得到相似的结果即可以判定两制剂生物等效。

FDA 已实施对 I 类药物速释固体制剂 BA/BE 体内试验的生物豁免（bio-waiver）。对于 II 类药物，溶出是体内吸收的限速步骤。如果药物已有明确的体内外溶出相关性，也可考虑免除生物等效性研究。对于 III 类药物，吸收或生物利用度主要受药物渗透性而非剂型因素的影响。在不考虑胃排空影响的前提下，如果 III 类固体制剂在体外试验生理 pH 下能迅速溶出，并且制剂中不含有能改变药物肠道渗透性的成分和（或）赋形剂，则药物的生物等效性也可通过体外试验来代替。IV 类药物由于很难建立体内外相关性，所以未列入生物豁免范畴。

（二）体内外相关性预测

体内外相关性（in vitro-in vivo correlation，IVIVC）是指药物制剂的生物学特征与药物制剂的理化特征之间建立的相关关系。建立和评价 IVIVC 的主要目的是依据体外数据（如体外释放特性）预测体内药代参数，并有可能通过检验不同制剂的体外特性研究来替代体内生物等效性试验，与基于 BCS 的生物豁免相似。药物的 IVIVC 研究应用较为广泛，可用于制剂处方的早期筛选、体外释放限度质控标准的确定、增加规格、上市后的变更等。

BCS 根据药物的溶解性和渗透性，可用于预测药物的体内外相关性，见表 2-12。

表 2-12　药物 BCS 分类与体内外相关性预测

类别	溶解性	渗透性	体内外相关性预测
I	高	高	如果药物胃排空速率比溶出速率快，存在体内外相关性，反之则无
II	低	高	如果药物在体内、体外的溶出速率相似，具有相关性；但给药剂量很高时则难以预测
III	高	低	透膜是吸收的限速过程，溶出速率没有体内外相关性
IV	低	低	溶出和透膜都限制药物吸收，一般不能预测其体内外相关性

笔记

Ⅰ类药物在胃中易于溶出,但药物主要在小肠吸收。因此,胃排空是已溶出药物吸收的限速步骤,即当药物胃排空比溶出快时,存在体内外相关性,反之则无。Ⅱ类药物由于溶出是吸收的限速过程。通过合理的体外溶出试验一般均可建立良好的 IVIVC。如果相关性与预测偏差较远,可能存在以下两种情形:一是利用制剂学方法改善了药物的溶解度和溶出速率,使Ⅱ类药物能快速完全溶出,则与Ⅰ类药物情况相似,无法得到体内外相关性;二是当药物在胃肠道中的溶解度接近饱和溶解度时(特别高剂量给药时),由于标准的体外溶出试验是在"漏槽条件"(浓度远低于饱和溶解度)下进行,而此时即便体外溶出得到显著改善,但制剂体内溶出由于饱和溶解度的限制可能变化不大,将难以预测 IVIVC。对于后者,可考虑选择类似胃肠道性质的介质。如 Fujioka 等对Ⅱ类药物灰黄霉素进行 IVIVC 研究表明,在 7 种介质中只有一种新介质 MERVID2 与药物的体内溶出条件吻合,较适合于预测。Ⅲ类药物由于吸收过程特殊载体可能参与转运,而目前的体外溶出度试验未包含相关内容,所以一般较难得到良好的体内外相关性。Ⅳ类药物的溶解度和渗透性均较低,体内影响药物吸收的因素更加复杂,一般无法预测其体内外相关性。但当药物体外溶出与胃肠道内溶出相似,且体内溶出速率比透膜速度慢得多的情况下则有可能建立 IVIVC,与Ⅱ类药物相似。

（三）预测食物与药物的相互作用

食物对药物的吸收的影响非常复杂,如延缓药物胃排空、刺激胆汁分泌、改变胃肠道 pH、增加内脏血流量、改变药物肠腔代谢、与药物或药物制剂在化学上发生相互作用等。BCS 的出现为预测食物对药物吸收的影响提供了可能。食物对各类药物的影响见表 2-13。

表 2-13　食物对 BCS 不同类别药物吸收的影响

类别	对吸收的影响	作 用 机 制
Ⅰ类	F 不变,t_{max} 延迟	减缓胃排空
Ⅱ类	F 可较大增加,t_{max} 提前、不变或延迟	抑制外排转运体的作用,增加胆汁分泌形成胶束等;抑制外排与减缓胃排空综合作用
Ⅲ类	F 减少或不变,t_{max} 延迟	抑制肠道转运体的转运;减缓胃排空
Ⅳ类	F 增加、不变或减少,t_{max} 提前、不变或延迟	作用较复杂,综合Ⅲ和Ⅳ类

如表 2-13 所示,进食会引起Ⅰ类药物胃排空速率降低,药物吸收延缓,对血药浓度峰值 C_{max} 影响较大,其对生物半衰期短的药物影响更加明显,但一般对吸收程度影响不大。对于Ⅱ类药物而言,给予低剂量,进食时肠道内胆汁浓度的增加对其影响不大;而给予高剂量时,其在胃肠道中溶解度接近饱和溶解度,进食可显著增加药物溶解度,如灰黄霉素,进食高脂食物可使药物生物利用度增加 5 倍,口服 250mg 达那唑时喝 800ml 水比 250ml 水生物利用度提高 50%。Ⅲ类药物的吸收基本不受胃排空和溶解度的影响,对食物的摄入最不敏感。如在进食或禁食后给药,Ⅲ类药物美拉加群的生物利用度相同。但如果食物中有成分能影响药物的跨膜过程,则对药物的吸收也会造成影响。如有研究表明果汁可抑制有机阴离子的转运,减少非索非那定的生物利用度。Ⅳ类药物由于溶解性与渗透性均差,一般较难预测食物的影响,所有Ⅱ类和Ⅲ类药物的情况均有可能出现。

第四节　口服药物吸收的研究方法与技术

一、制剂学研究方法

（一）崩解时限测定法

崩解(disintegration)系指固体制剂在检查时限内全部崩解或溶散成碎粒的过程,用崩解时限来描述。崩解试验用于检查固体制剂在规定条件下的崩解情况。

固体药物制剂的崩解是药物从固体制剂中释放和吸收的前提,特别是难溶性药物的固体制剂在崩解成碎粒后,其有效表面积增加,有利于药物的溶解和释放,制剂崩解的快慢及崩解后颗粒的大小均有可能影响药物疗效。但固体药物制剂的崩解度不能完全反映其内在质量,亦不能反映药物在体内的吸收和呈现药效的情况,更不能反映药物之间及药物与赋形剂之间的相互作用。崩解时限检查的具体方法按照中国药典 2015 年版四部通则 0921"崩解时限检查法"进行。除另有规定外,凡规定检查溶出度、释放度或分散均匀性的制剂,不再进行崩解时限检查。

（二） 溶出速率法

溶出速率(dissolution rate)是指在规定溶出介质中,片剂或胶囊剂等固体制剂中药物溶出的速度和程度。对固体药物制剂而言,溶出是影响吸收的重要因素。如果某些难溶性药物不易从制剂中溶出,则该药物制剂的生物利用度很低。对于药理作用强烈、安全指数很小的药物,如果制剂溶出速率太快,则极容易发生不良反应甚至中毒。可见,固体制剂的溶出速率必须控制在一个合适的范围内,能够在一定程度上反映药物的吸收情况,从而可以作为考察固体制剂内在质量的指标。对于具有缓控释作用制剂而言,通常用释放速率(release rate)来描述药物从制剂中释药的速度。

中国药典 2015 年版四部通则 0931 规定的"溶出度与释放度测定法"有第一法（转篮法）、第二法（桨法）、第三法（小杯法）、第四法（桨碟法）和第五法（转筒法）。溶出介质有人工胃液,人工肠液,蒸馏水等,有时还需加入适量的表面活性剂,有机溶剂等;最好用同一批的介质,以保证溶出结果一致。操作容器为 1000ml 圆底烧杯,第三法采用 250ml 圆底烧杯,因为在圆底烧杯搅拌的过程中不会形成死角。转速的大小也应该保持一致,第一法与第二法规定 50～200rpm,第三法规定 25～100rpm,第四法规定溶出杯中放入用于放置贴片的不锈钢网碟,第五法规定搅拌桨另用不锈钢转筒装置替代。

在固体制剂溶出度研究中,常每隔一定时间取样一次,测定一系列时间药物溶出百分数,对实验数据进行处理,求算若干溶出度参数,其目的为:①由体外实验求出若干参数,用以描述药物或药物制剂在体外溶出或释放的规律;②以体外若干参数为指标,比较不同原料（粒度、晶型等的不同）、处方、工艺过程、剂型等对制剂质量的影响关系;③寻找能与体内参数密切相关的体外参数,作为制剂质量的控制标准。

固体药物（原料药物）或固体制剂溶出速率常见图形见图 2-28。

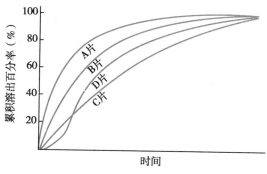

图 2-28　三种不同片剂（A、B、C）和糖衣片 D 的累积溶出百分率示意图

上述"弓"形曲线,有下列几种数学模型求算特征参数的方法。

1. **单指数模型**　累积溶出百分率与时间关系符合单指数方程:

$$y = y_{\infty}(1 - e^{-kt}) \tag{2-14}$$

式中 y 为 t 时间的累积溶出百分率;y_{∞} 为药物溶出的最大量,通常等于或接近于 100%;k 值

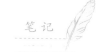

的大小反映溶出速率的快慢，k 值越大，溶出越快。

2. **Higuchi 方程**　由 Higuchi 在 1961—1963 年提出，药物从固体骨架剂型中的释放遵循单位面积的释放量与时间的平方根成正比的规律，有以下两个方程：

均一性骨架型固体制剂中，单位面积药物的释放量 Q 与时间 t 的关系为：

$$Q = \left[D(2A - C_s)C_s t \right]^{\frac{1}{2}} \tag{2-15}$$

式中 D 为药物在均一骨架制剂中的扩散系数；A 为单位体积骨架中药物的含量；C_s 为药物在骨架制剂中的溶解度，该公式适用于逐步溶蚀而释放药物到周围介质中的均一骨架制剂。

在非均一多孔道骨架型固体制剂中，单位面积药物释放量 Q 与时间 t 的关系：

$$Q = \left[\frac{D\varepsilon}{\tau}(2A - \varepsilon C_s)C_s t \right]^{\frac{1}{2}} \tag{2-16}$$

式中，D 为药物在渗透液中的扩散系数；τ 为毛细管系统的曲折性因素（$\cong 3$）；A 为单位体积骨架制剂中总药物量；C_s 为药物在渗透液中的溶解度；ε 为骨架孔隙率。该公式适应于多孔性骨架的制剂，因此，公式中增加了孔隙度和曲折性两个参数。

假若药物释放时呈近稳定状态，药物的颗粒是远小于骨架本身，此时 $A \gg C_s$，则 D 值可看作是恒定的。药物在释放过程中，其外部体液中的药物随之被吸收，即形成了完全漏槽状态。若药物与骨架间无相互作用，则上述两个方程可简化为：

$$Q = K_H t^{\frac{1}{2}} \tag{2-17}$$

式中，K_H 称为 Higuchi 系数。

Higuchi 方程常应用于一些药物的缓释制剂或微球、微囊等制剂的释药计算。应用 Higuchi 方程处理数据的步骤如下：①从实验数据计算各时间相应的累积释药量；②确定各释药量相应的时间平方根值；③将释药量对时间平方根值作图，若为一直线，即说明该组数据可以用 Higuchi 方程处理，可以由该方程的斜率求得 K_H 值。

3. **Ritger-Peppas 模型**　是 20 世纪 80 年代由 Ritger 和 Peppas 在大量试验基础上总结出来的。即：

$$\frac{M_t}{M_\infty} = kt^n \tag{2-18}$$

式中，M_t/M_∞ 为药物在某一时间的累积释放分数，以百分率表示；t 为释放时间；k 为常数，该常数随不同药物或不同处方以及不同释放条件而变化，该常数的大小是表示释放速率大小的重要参数；n 为释放参数，为 Ritger-Peppas 方程中表示释放机制的特征参数，与制剂骨架的形状有关。

对于圆柱形制剂，当 $n < 0.45$ 时，服从 Fick's 扩散；当 $n > 0.89$ 时，为骨架溶蚀机制；当 $0.45 < n < 0.89$ 时，为非 Fick 扩散机制，药物释放机制为混合型，即药物释放为药物的扩散和骨架溶蚀双重机制。如在亲水性凝胶骨架中，HPMC 的含量对水溶性药物卡托普利和硫酸沙丁胺醇释放机制的影响研究中，采用 Ritger-Peppas 方程计算 n 值，两种药物的 n 值约在 $0.46 \sim 0.56$ 之间，其释放均通过非 Fick 扩散机制，也就是 Fick 扩散和凝胶骨架溶蚀两种机制协同作用的结果。此外，n 值也可以反映出药物释放动力学方面的情况，当 $n > 0.66$ 时，药物即以零级动力学释放为主，而当 $n = 1$ 时，药物释放完全呈现零级动力学。

4. **溶出曲线相似性比较**　在仿制药研究过程中，常要比较试验制剂与参比制剂的药物溶出或释放性质，即进行溶出曲线相似性比较。当药品处方、生产工艺、生产地点和生产规模等发生变更后，常需验证变更前后产品质量是否保持一致。Moore 和 Flanner 提出一种非模型依赖数学方法——用变异因子（difference factor，f_1）与相似因子（similarity factor，f_2）定量评价溶出曲线之间的差别。f_1 和 f_2 值的计算公式分别为：

笔记

$$f_1 = \left\{ \frac{\sum\limits_{t=1}^{n} |\overline{R_t} - \overline{T_t}|}{\sum\limits_{t=1}^{n} \overline{R_t}} \right\} \times 100 \qquad (2\text{-}19)$$

$$f_2 = 50 \log_{10}\left\{ \left[1 + \frac{1}{n}\sum_{t=1}^{n} W_t(\overline{R_t} - \overline{T_t})^2 \right]^{-0.5} \times 100 \right\} \qquad (2\text{-}20)$$

式中,n 为取样点数目;$\overline{R_t}$ 和 $\overline{T_t}$ 分别为在 t 时间点的参比制剂与待测制剂平均累积溶出百分率;式(2-19)中用绝对值是为了保证这些时间点的溶出度之和的正负变异不能被抵消。当各时间点的 $\overline{R_t}$ 和 $\overline{T_t}$ 差值的总和等于 0 时,f_1 的值为 0,当 $\overline{R_t}$ 和 $\overline{T_t}$ 的差值增大时,f_1 的值也成比例地增大。如果 f_1 落在 0~15 之间,且 R_t 和 T_t 在任何时间点溶出度的平均误差不超过 15%,则表明两种制剂的溶出度相似或相同。

相似因子 f_2 与两条溶出曲线任一时间点平均溶出度的方差成反比,注重具有较大溶出度差值的时间点。由于 f_2 对评价两条溶出曲线中较大差异值的时间点具有更高的灵敏性,有助于确保产品特性的相似性。因此,f_2 方法已被美国 FDA 和我国 CFDA 采纳,用于评价制剂条件变更前后溶出或释放特性的相似性。f_2 值是将 R 和 T 在每一时间点溶出度均值的变异方差乘以权重系数求和后,再进行相应的计算及对数转换得到的。当无法确定不同时间点的权重系数时,W_t 可设为 1。从式(2-20)可知,当两溶出曲线完全相同时,f_2 值为 100;当所有时间点平均累积溶出百分率的差值均为 10%,则 f_2 值为 50,其他差异的 f_2 值见表 2-14。

表 2-14 具不同平均差时参比和受试曲线之间的 f_2 值

平均差	2%	5%	10%	15%	20%
f_2 值	83	65	50	41	36

用相似因子方法判断溶出曲线相似性的标准为 f_2 值在 50~100 之间。此外,进行溶出试验及数据处理时还应满足以下条件:①每条溶出曲线至少采用 12 个剂量单位(如片剂 12 片,胶囊 12 粒)进行测定;②除 0 时外,第 1 个时间点的变异系数不得过 20%,从第 2 个时间点至最后 1 个时间点溶出结果的变异系数应小于 10%,方可采用溶出度的均值;③两个产品(如试验制剂与参比制剂、变更前后、两种压力等)应在同样的条件下进行试验(如需采用相同的仪器,尽可能在同一天进行),两条曲线的时间点设置应当一致,至少应有 3 个点(如对于速释制剂,可选择 15、30、45、60 分钟,对于缓释制剂,可选择 1、2、3、5 和 8h);④保证药物溶出 90% 以上或达到溶出平台;⑤计算 f_2 值时只能有一个时间点药物溶出达到 85% 以上。如果制剂 15 分钟内药物溶出达到 85% 以上,则不必进行溶出曲线比较。

例如,某单位在增加某速释制剂规格时,分别变更了崩解剂的用量和种类,制备了试验制剂 A、试验制剂 B,并与原规格制剂进行溶出比较。3 种制剂的平均累积溶出百分率数据见表 2-15,试用 f_2 方法比较试验制剂与参比制剂的溶出特性是否相似。

表 2-15 两种制剂与参比制剂平均累积溶出百分率数据

时间(min)	5	15	30	45	60	75
参比制剂	20	40	67	80	87	93
试验制剂 A	8	28	51	75	88	92
试验制剂 B	15	36	69	84	89	94

根据 f_2 方法的条件,选择前 5 个点按式(2-20)计算制剂 A、B 与参比制剂的 f_2 值。其中,制剂 A 的 $f_{2(A)}$ 值为:

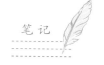
笔记

$$\frac{1}{5}\sum_{t=1}^{5}\left(\overline{R_t}-\overline{T_{t(A)}}\right)^2=\frac{1}{5}\left[(20-8)^2+(40-28)^2+(67-51)^2+(80-75)^2+(87-88)^2\right]$$

$$=114$$

$$f_{2(A)}=50\log_{10}\left[(1+114)^{-0.5}\times100\right]=48.5 \tag{2-21}$$

制剂 B 的 $f_{2(B)}$ 值为:

$$\frac{1}{5}\sum_{t=1}^{5}\left(\overline{R_t}-\overline{T_{t(B)}}\right)^2=\frac{1}{5}\left[(20-15)^2+(40-36)^2+(67-69)^2+(80-84)^2+(87-89)^2\right]=13$$

$$f_{2(B)}=50\log_{10}\left[(1+13)^{-0.5}\times100\right]=71.3 \tag{2-22}$$

由计算结果可知,制剂 A 与参比制剂平均溶出度的 $f_{2(A)}=48.5$,而制剂 B 与参比制剂的平均溶出度的 $f_{2(B)}=71.3$,表明制剂 B 与参比制剂的溶出曲线相似,而制剂 A 具有与参比制剂不同的溶出特性。

该法同时可用于处方筛选中影响因素大小的评价,特别是缓控释制剂的释药行为受处方组成、制备工艺等影响因素较多,通过测试各处方组成的平均累积释药百分率,计算各自的 f_2 值,可判断不同处方对药物释放的影响程度,从而筛选出符合临床需要的制剂处方。

二、生物膜转运体细胞模型

近十几年来,随着分析技术和微型化技术的发展,细胞模型筛选在药物研究中的应用迅速扩展,特别是在药物的跨膜吸收研究中应用广泛,已经建立了许多研究药物吸收的细胞模型方法。

(一) Caco-2 细胞模型

1. **研究方法**   Caco-2 细胞系(Caco-2 cell line)来源于人类结肠癌细胞,在常规的细胞培养条件下,即可自发分化形成肠细胞样的细胞。Caco-2 细胞培养时置于 37℃,含 5% CO_2 供氧,相对湿度 90% 的环境进行下。培养基为 DMEM(Dulbecco's modified Eagle's medium),其中含有 10% 的胎牛血清,1% 的非必需氨基酸,1% 的 L-谷氨酰胺,85mg/L 的硫酸庆大霉素等。

Caco-2 细胞具有三个限制药物吸收的因素,即不流动水层、细胞间各种连接处(如紧密连接处)和细胞膜。通过对 Caco-2 细胞单层的形态学特征、碱性磷酸酶、葡萄糖醛酸酶等活性测定以及荧光黄、^{14}C 菊粉、甘露醇等物质在 Caco-2 细胞层上的渗透性研究表明,生长在覆有胶原蛋白的聚碳酸酯薄膜(collagen-coated polycarbonate membranes)上的 Caco-2 细胞可以作为小肠上皮细胞单层膜模型研究药物跨膜转运(图 2-29)。

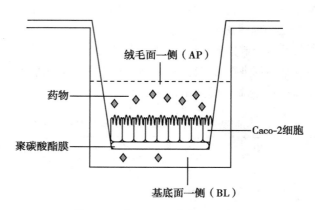

图 2-29   Caco-2 细胞模型示意图

笔记

该方法作为药物吸收研究的一种快速筛选工具,可在细胞水平上提供药物透过小肠黏膜的吸收、分布、代谢、转运以及毒性的综合信息。但在实验前需要对 Caco-2 细胞模型进行完整性评价,如通过显微镜观察细胞形态学特点,培养过程中通过定期测定跨上皮细胞膜电阻(TEER)、甘露醇的通透量等指标对其进行评价。通常采用渗透系数来评价药物在 Caco-2 细胞的转运速率,可以按下列公式计算表观渗透系数(P_{app})。

$$P_{\text{app}} = \frac{\mathrm{d}Q/\mathrm{d}t}{AC_0} \qquad (2\text{-}23)$$

式中,$\mathrm{d}Q/\mathrm{d}t$ 为单位时间药物转运量;A 为转运膜的面积;C_0 为药物的初始浓度。通常认为体内完全吸收的药物其相应的 P_{app} 值较高,一般大于 $1\times10^{-4}\,\text{cm/s}$;而不完全吸收的药物具有较低的 P_{app} 值,一般小于 $1\times10^{-7}\,\text{cm/s}$。

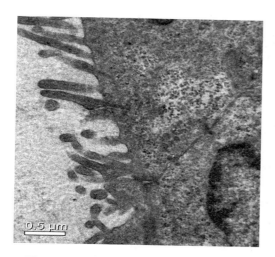

图 2-30 透射电镜观察 Caco-2 细胞分化的紧密连接和微绒毛结构

2. 特点与应用 Caco-2 细胞模型已被多数人认可为小分子药物口服吸收的体外筛选模型。它主要应用于以下几个方面:①研究药物结构与吸收转运的关系。研究化学结构对小肠吸收的影响,了解化学结构与吸收转运的关系,可大大促进有效口服药物的发现;②快速评价前体药物的口服吸收。很多药物自身的口服生物利用度不高,但与某些化学基团结合成前体药后可显著改善其生物利用度。Zhou L 等测定了抗菌剂 DB75 及其前药 DB289 在 Caco-2 细胞上由 AP(apical)到 BL(basolateral)的穿透系数分别为 $3.8\times10^{-7}\,\text{cm/s}$ 和 $322.0\times10^{-7}\,\text{cm/s}$,计算可知前药的渗透性约为原药的 85 倍,比原药更利于吸收;③研究辅料以及剂型对吸收的影响作用。Saha P 等在 Caco-2 细胞中研究了水溶性辅料作为载体对水难溶性药物吸收的作用。结果发现,一般水溶性的辅料均增加了难溶性药物的浓度,但是并不增加所有药物的吸收。提示必须根据水溶性辅料促进溶解效果和其膜转运的机制来筛选合适的辅料才能取得预期的效果;④研究口服药物的吸收转运机制。Konishi Y 等研究了阿魏酸的跨上皮转运。采用的方法是直接测定它在 Caco-2 单细胞层上的转运速率,并指出这种转运是依赖于 pH 的;⑤确定药物在肠腔吸收的最适 pH。采用 Caco-2 细胞模型,用不同 pH 的转运介质进行药物转运的研究,比较不同 pH 下药物渗透系数的大小,可确定药物吸收的最佳 pH 及有效吸收部位。

由于 Caco-2 细胞过度表达 P-糖蛋白,因此,许多研究者都利用 Caco-2 细胞模型来研究 P-糖蛋白对药物肠道吸收的影响。通过计算外排率(efflux ratio,ER)来评价对 Caco-2 细胞单层膜上高度表达的 P-gp 药泵作用的抑制作用。一般 ER>2,则认为药物的转运受到 P-gp 的调节。加入抑制剂后,ER 值越小,药物外排作用越小,说明抑制 P-gp 作用强度就越大,以此标准来评价对 P-gp 作用的抑制程度,可以依据以下公式分别计算 ER 值:

$$\text{ER} = \frac{P_{\text{app(BL}\rightarrow\text{AP)}}}{P_{\text{app(AP}\rightarrow\text{BL)}}} \qquad (2\text{-}24)$$

式中,$P_{\text{app(BL}\rightarrow\text{AP)}}$ 为 BL→AP 方向转运的表观渗透系数;$P_{\text{app(AP}\rightarrow\text{BL)}}$ 为 AP→BL 方向转运的表观渗透系数。

Lo YL 等在用 Caco-2 细胞和外翻肠囊的研究中,发现去氧胆酸钠(Deo-Na)和癸酸钠(Cap-Na)能显著提高表柔比星的透膜吸收,明显提高从黏膜侧至浆膜侧的转运量,提示 Deo-Na 和 Cap-Na 可能是通过抑制了 P-gp 外排作用而促进了药物的吸收。Huang 等研究证实了 Pluronic

F68 可以降低 P-gp 底物塞利洛尔在 Caco-2 细胞模型中 ER 值从而显示了其明显抑制 P-gp 药泵的作用。

但是 Caco-2 细胞模型尚存在一些不足：①细胞培养时间过长（大约需要 21 天）。研究人员选用 BioCoat 体外细胞培养系统来培养 Caco-2 细胞，模拟 Caco-2 的体内生长环境，使细胞快速分化为体外自动化模型，单层分化细胞 3 ～ 5 天即可形成，比传统的 21 天形成模型大大节省了时间；②该模型为纯细胞系，缺乏小肠上皮细胞的黏液层。有人将 Caco-2 细胞与 HT29-MTX 细胞按不同比例共培养，结果发现，TEER 值较单用 Caco-2 细胞有所降低，而且水溶性小分子物质经共培养细胞模型的渗透能力高于单纯的 Caco-2 细胞模型，有利于水溶性小分子物质细胞转运过程的研究；③细胞来源的不同及细胞分化过程中的差异，造成细胞形态、单层完整性以及转运特性方面有区别，使结果有时缺乏可比性；④由于 Caco-2 细胞来源于人结肠，其细胞的转运特性、酶的表达相对只能反映结肠细胞而非小肠细胞等。研究人员利用重组技术在 Caco-2 细胞中引入 CYP 的全长互补 DNA（cDNAs），从而提高了 CYP3A4 和 CYP2A6 的表达，开拓了 Caco-2 模型在研究药物首过代谢方面的应用，提高了其体内相关性。

（二）　MDCK-MDR1 细胞模型

MDCK（Mardin-Darbye canine kidney）细胞系由美国学者于 1958 年建立的细胞株，来源于美国小型犬（American canine）的肾近曲小管上皮细胞。可以作为研究药物吸收的细胞模型。

1. 研究方法　MDCK 模型建立以及药物转运研究方法与 Caco-2 细胞模型相似，其最大的优点就是细胞培养时间可缩短至 2 ～ 5 天。

2. 特点与应用　MDCK 细胞具有极性，基底侧贴于瓶底，面向液层由微绒毛形成，并形成圆顶，因此在聚碳酯膜上培养也可分化为带有刷状缘膜的柱状上皮并形成紧密连接，类似小肠上皮细胞的单层膜结构。因为 MDCK 细胞本身只少量表达犬类 P-gp，Pastan 等在 1988 年利用人类的 mdr1 基因稳定转染 MDCK 细胞建立了一个能大量表达人 P-gp 的细胞系（MDCK-MDR1），而且该细胞表达的 P-gp 主要是位于细胞膜的顶侧，细胞中没有或极少有其他类似 P-gp 功能的外排型转运体表达，因此 MDCK-MDR1 细胞模型特别适用于 P-gp 对其底物转运的专属性研究，可利用 MDCK-MDR1 细胞作为肠道黏膜药物透过的快速筛选模型。

该模型的缺点是 MDCK 细胞转染后会出现多层细胞层的现象，而且近年来不断有研究证实 MDCK-MDR1 细胞同样存在着其他载体和受体，因此药物的转运或与 P-gp 相互作用同样受到除了 P-gp 以外多种因素的影响。而且，很多研究也证实 MDCK-MDR1 细胞和 Caco-2 细胞相比，后者所模拟的体内药物吸收要更接近于真实情况。

MDCK-MDR1 细胞模型作为理想的体外细胞模型目前主要应用于以下几个方面：①药物的吸收实验。Irvine 等研究表明，对于被动吸收的药物，Caco-2 细胞和 MDCK 细胞的渗透性有良好的相关性。Barbara 认为 MDCK 细胞模型在研究以被动扩散方式经肠吸收的药物时，预测吸收能力上相对于 Caco-2 细胞模型略占优势；②P-gp 底物与抑制剂的筛选。Caco-2 细胞模型虽然也可用于检测 P-gp 介导的药物转运，但其 P-gp 完全表达需要 21 ～ 25 天，而且存在其他外排转运体的干扰，MDCK 细胞亚型少，细胞膜表面受体的种类和数量均少于 Caco-2 细胞，这种简单性使 MDCK-MDR1 细胞模型的实验结果重现性较高；③该细胞模型也可以作为血脑屏障模型和肾脏模型。

（三）　其他细胞模型

TC-7 细胞是从 Caco-2 细胞分离得到的一种亚克隆，CYP3A 表达比 Caco-2 细胞高，但其 P-gp 的表达比 Caco-2 细胞低。有研究表明，TC-7 细胞与 Caco-2 细胞有相似的细胞形态学，有刷状缘膜和微绒毛，形成紧密连接，因此是 Caco-2 细胞的良好替代，也可以作为药物经小肠吸收和生物转化作用评价的良好模型。

T84 细胞系人结肠腺癌细胞，结构与正常的肠上皮细胞相似。美国学者 Zeng 等研究了 T84

笔记

细胞对粪肠球菌的转胞吞作用,结果表明该模型可作为研究肠道转胞吞作用的体外模型。

尽管模拟人体肠道上皮细胞的单层细胞模型已经很多,但 Caco-2 细胞仍是目前应用最广泛的肠细胞培养模型,是目前国内外公认的研究药物肠吸收的较理想的体外模型,在药物研发和安全性评价等方面发挥着重要作用。

三、体外吸收实验

（一）组织流动室法

组织流动室(tissue flux chambers)技术是通过化合物透过肠组织的实验来模拟药物体内吸收的方法。

1. **研究方法**　剪开离体肠段形成一定面积的小肠块,然后将其安装至扩散池中。扩散池中装入适宜的缓冲液。通入空气搅动缓冲液来控制不流动水层的厚度,并且提供肠组织氧气。药物加入供应室,在接收室取样测量药物不同时间的累积量。肠道肌肉组织的作用可影响药物在上皮细胞的转运,因此肠道的肌肉层常被剥离。通常在缓冲液中加入谷酰胺或者葡萄糖等物质作为能量源,使组织存活能力增强。由于黏膜侧药物含量是膜分配系数的函数,因此,可以通过这一方法对膜渗透性进行筛选。此方法也常用来研究其他限制药物吸收的因素,包括细胞旁路转运、肠道排泄及代谢作用对药物吸收的影响(图 2-31)。

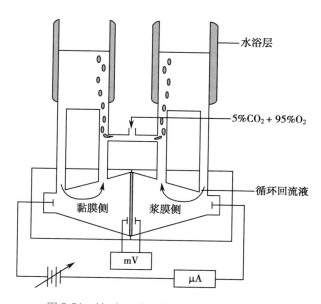

图 2-31　Ussing chamber 扩散池装置示意图

2. **特点与应用**　该法的优点是：①可以改变供应室的化合物组成以研究离子、pH 值及其他物质等对药物转运的影响。如用流动室模型研究促进剂对胰岛素透膜吸收的影响,并评价促进剂的肠道毒性作用;②通过从黏膜(mucosa)及浆膜(secosa)缓冲液中取样可以测定黏膜到浆膜($m{\rightarrow}s$)或者浆膜到黏膜($s{\rightarrow}m$)方向上的药物流量,以确定药物是被动扩散吸收还是以载体介导的转运吸收。如果流量$_{(m{\rightarrow}s)}$/流量$_{(s{\rightarrow}m)}$等于 1,则表明是被动转运,如果不等于 1,则表明吸收是载体介导的转运过程;③利用这一方法也可研究肠道对药物的代谢作用,同时亦可研究药物及其代谢物的主要转运方向。如研究发现,在流动室试验中观察到对乙酰氨基酚、5-氟尿嘧啶等的肠道代谢物。该法的缺点是肠道不同区段对药物的吸收和排泄作用不同,如上段肠道的细胞旁路通道较下段多;血流供应的缺乏对细胞旁路通道和药物代谢酶活性的影响等因素将对实验结果产生一定影响。另外,对实验装置的要求比较高,需要有配套的软件和数据处理系统。

笔记

（二） 外翻肠囊法

外翻肠囊法（everted gut sac）在 1952 年由 Wilson 等首次采用。此法是将动物的一定长度的小肠置于特制的装置中，通过测试药物透过肠黏膜的速度和程度，定量描述药物透膜性，是研究小肠吸收或外排药物一种较经典的方法。

1. **研究方法** 动物麻醉后，取出一定长度小肠（一般为 5～10cm），一端插管注入生理盐水排除内容物。用一细玻棒将其翻转，使黏膜朝外，浆膜朝内。肠一端结扎，另一端接一取样器，注入一定体积台氏液于肠囊内并将肠囊置于含有台氏液（内含药物）的瓶中，孵育，温度 37℃，充分供氧。定时取样（图 2-32）。

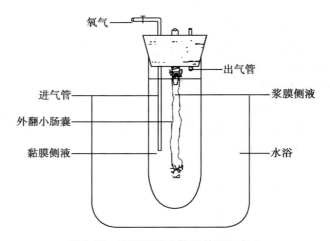

图 2-32 外翻肠囊法模型装置示意图

2. **特点与应用** 该法优点是操作方法简单、快速，而且可以测定药物在不同肠段的吸收差异；由于浆膜侧体积相对较小，便于检测，特别是难溶性药物从黏膜到浆膜侧的药物吸收。但该法的肠囊组织活性仍是一缺点，因此实验操作时间不宜过长，通常不超过 2 小时。为评价实验过程中肠黏膜的组织活性和受损情况，可采用显微镜法、台盼蓝染色、乳酸脱氢酶法和葡萄糖吸收试验等方法进行检测。

Cornaire G 等利用改进外翻肠囊方法研究了聚山梨酯 80 和 Cremophor EL 两种表面活性剂对地高辛吸收的影响。发现这两种表面活性剂在提高了地高辛溶解性的同时，又参与了 P-糖蛋白泵药机制的调节，可增加口服吸收较差的药物的生物利用度。Bouer R 等用外翻肠囊法研究了肠组织对美沙酮的吸收。证实美沙酮是 P-糖蛋白的底物。并且在肠囊内检测到了美沙酮的代谢产物，表明肠道在吸收美沙酮的同时也存在对药物的代谢作用。

（三） 外翻环法

外翻环法（everted rings）为一种研究肠道组织摄取药物能力的方法。

1. **研究方法** 分离出的小肠段，用手术线系住一端，然后用一玻璃杆推动系线端穿过肠腔，小心将其翻转。横切肠段将其分割为小环。小环在含有药物并保证氧气充分的缓冲液中孵育一定的时间。孵育在水浴摇床中进行，可以对温度及缓冲液的搅动速度进行控制。用冰冷的缓冲液冲洗小肠环可以终止其对药物的摄取。将肠环取出，吸干，置于预先过秤的小瓶中称重，消化肠环，分析药物含量。其结果可表示为药物摄取量（吸收的药物含量/组织重量）。

2. **特点与应用** 与其他体外实验方法一样，组织活性是外翻环实验的关键问题。肠黏膜在孵育过程中，上皮细胞可能损伤，长时间的孵育可能导致上皮组织细胞的脱落，所以外翻环的孵育时间最好控制在 10 分钟以内。在环制备的过程中保持温度在 4℃，尽量减小孵育过程中组织的损伤程度。

笔记

应进行预实验来确定实验中的孵育时间以及摇床速度。孵育时间选择在当进入组织的药物量以线性量增长的时间区段内,因为这时药物从组织中溢出的量很小,只需考虑组织对药物的吸收作用。另外,孵育时间还受组织活性以及测量方法敏感性的影响。研究应当在有足够摇床速度,使水阻力最小的条件下进行。还可通过摄取量与摇动速度的函数关系来确定不搅动水层的阻力对药物摄取的影响。

该法的优点是:①用此法测得的药物的摄取量与人体口服吸收线性相关;②在适当条件下,使用外翻环模型测得的药物摄取量与药物生物利用度呈平行关系,且不受 pH 值、溶剂和肠道组织区段的影响;③此方法可以从一段小肠组织中制备许多肠环,因此可以进行自身对照,也可进行同一实验动物小肠的不同节段的对照性研究;④可以同时研究药物的被动转运和主动转运。外翻环法的不足之处是药物可能从浆膜或小环边缘的摄取等影响因素限制外翻环技术的使用。另外,为保证组织活度,对实验条件及操作人员的技术熟练程度要求较高。

Paula S 等应用外翻环法,考察药物浓度、pH、溶剂种类及不同肠段肠环对 12 种化合物在小肠的摄取影响。结果表明,该模型所测得的小肠药物摄取量与体内药物生物利用度呈平行关系,而且不受实验 pH、溶剂种类和不同肠段肠环等因素的影响。

总之,研究药物肠道吸收的离体方法较多,同时用两种实验方法对同一药物进行研究,综合评价后才可增加实验结果的可靠性。

四、在体动物实验

(一) 肠襻法

1. 研究方法   肠襻法(intestine loop)是将动物(大鼠)麻醉,打开腹腔,选取研究部位肠段进行结扎形成肠襻。将含有一定浓度药物的人工肠液注入肠襻中,经过一定时间后,取出肠襻,收集肠襻液,测定药物剩余量,进而了解药物吸收情况。也可在肠系膜的血管处插管,通过监测血中药物浓度在不同时间点的变化,或药理效应的变化考察药物的肠吸收情况。

2. 特点与应用   采用肠襻法模型研究药物的吸收,未切断血管和神经,整个生理状态更接近自然给药情形。从肠道内取样测定,通过剩余药物量来计算吸收参数,主要用于药物的吸收研究。该法较在体肠回流法操作简单,但由于肠腔内容物存在,样品处理较复杂,实验数据的准确性较差,所以不适合大规模的药物筛选评价,但可作为其他实验模型方法的有益补充。

(二) 肠灌流法

肠灌流法在各种药物肠道吸收模型中是最接近于体内真实吸收状态的,可以用来进行药物在肠道的吸收程度、辅料对药物透过率的影响、药物吸收促进剂的转运能力、机制以及毒性等各个方面的研究。

1. 小肠单向灌流(single pass intestinal perfusion)   打开麻醉动物腹腔,量取一定长度的肠节段,两端插管,用生理盐水洗去肠管内容物,再用一恒速泵灌流含药灌流液,流速调节为 0.2ml/分钟左右,一过性经过所选择的小肠肠段,平衡后于不同时间分段收集肠管出口的灌流液。测定不同时间灌流液药物浓度,从灌流液中药物的消失率中评价药物的吸收速率和吸收量。实验时用生理盐水浸渍的纱布覆盖于肠组织表面起创口保湿作用。

2. 小肠循环灌流(intestinal recirculation perfusion)   方法与单向灌流近似,不同之处在于药物灌流液是重复从小肠段灌进-流出-再灌进-再流出直至实验结束。通常流速调节为 2 ~ 5ml/min,于不同时间分段收集含药灌流液,循环 2 ~ 6 小时后,终止实验(图 2-33)。

小肠有效渗透系数(P_{eff})是决定药物在小肠吸收速度和程度的一个很重要的参数。因此在

笔记

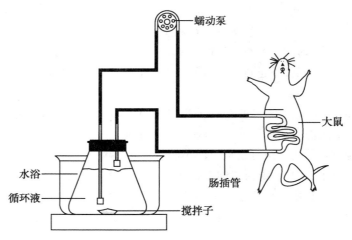

图 2-33　大鼠在体小肠循环灌流模型实验示意图

药物研发过程中常需要考察此变量。大鼠灌流试验中小肠有效渗透系数(P_{eff})通常用下列公式计算：

$$P_{\text{eff}} = \frac{-Q_{\text{in}} \cdot \ln \dfrac{C_{\text{out}}}{C_{\text{in}}}}{2\pi rL} \tag{2-25}$$

其中 C_{in} 和 C_{out} 分别为经过肠道水分变化校正过的肠道进口和出口灌流液中药物的浓度；Q_{in} 为灌流速度；r 和 L 分别为被灌流肠段的横截面半径(0.18cm)和长度。

3. 肠道灌流法的特点与应用　肠道灌流法的优点有：①保证了肠道神经以及内分泌输入的完好无损，同时也保证了血液及淋巴液供应不变，生物活性有所提高，因此非常接近于体内的真实状态，与体内情况相关性很好；②虽然这些研究常在麻醉的小动物上进行，但借助肠插管技术，非麻醉的实验动物甚至人体的肠灌流研究亦可进行。

该方法的缺点有：①对受试动物的数量有要求，即必须具有一定数量的实验动物，以保证足够小的变异；②吸收研究过程中药物必须以溶液状态存在，否则药物在循环液中不能均匀分散，还会导致药物微粒在循环过程中沉积吸附于小肠中，造成在体实验得到的药物减少量数值偏大；③单纯肠道灌流法常根据灌流液中药物减少量评价药物吸收情况，并不能排除药物肠道代谢、肠壁吸附等因素所致的药物损失，由此可能会造成较大的实验误差。

FDA 已经认可大鼠小肠单向灌流用于研究药物吸收特性，并根据 BCS 分类系统对药物进行归类。由于在体小肠循环灌流实验实验时间过长，灌流流速又比较快，可能会对肠道黏膜造成一定的损伤，从而导致药物的吸收增大，降低实验的准确性，目前应用已经不多。但当药物溶解度较高，且渗透量相对于药物初始浓度又很低时，为测定方便也可采用循环灌流方法。

无论是在体肠单向灌流实验或是在体肠循环灌流实验，肠腔可以按 2 种方式插管：①是自十二指肠上端至回肠下端插管；②是按试验目的将整个肠段分成若干段，分别插管。在灌流实验中常采用测定药物经肠段后从灌流液中消失的量来估算药物的 P_{eff}。但在灌流实验中，小肠不仅吸收药物也会吸收或分泌水分，导致供试液体积变化，因此不能通过直接测定药物浓度的方法计算药物的吸收，通常加入不被肠吸收的酚红或 ^{14}C-PEG 来标示灌注液体积的变化。有研究报道，在体肠循环实验由于长时间循环灌流，容易造成肠黏膜的破损，通透性增加，会导致部分酚红被小肠吸收，从而给实验结果带来较大误差，因此，建议当吸收速率 10 倍于酚红吸收的药物才可以选择酚红作为标记物。而 PEG 虽然被认为完全不被小肠吸收，但由于放射性等安全性问题及特殊的检测手段，很难广泛应用。因此有研究者采用重量法计算有效渗透系数，与加入非吸收性标示物法相比，既降低了检测的工作量，又能显著减小实验误差。

笔记

（三）其他灌流技术

肠道血管灌流技术（vascularly perfused intestine）是通过对小肠段肠系膜插管或门静脉插管，既可从肠腔取样，又可从血液中取样，从灌流液中药物的消失率和血液中药物的出现率建立质量平衡（mass balance）关系，可以更准确地评价药物的吸收转运情况，在国内外已广泛用于研究药物的吸收、转运机制和代谢研究。另外，肠肝血管灌流技术（vascularly perfused intestine-liver）、慢性在体肠道分离环法（chronically isolated internal loop）和研究人体体内肠吸收的方法-小肠近端灌流实验（Loc-I-Gut）也是近几年发展起来的新技术，但其技术难度大，干扰因素较多，应用受到一定限制，还需要在试验中不断完善和发展。

五、整体动物实验

研究药物体内吸收还可以运用体内实验模型（in vivo experimental model）。体内实验模型采用整体动物进行实验。通常是在口服给予药物后，测定体内药量（或血药浓度）及尿中原形药物排泄总量，求算药物动力学参数如 C_{max}、t_{max}、$AUC_{0\sim\infty}$ 和 X_u^∞ 来评价药物的吸收速度和吸收程度。这些药物动力学参数不仅反映药物的吸收特征，也是药物在体内的 ADME 过程的综合反映。另外，利用药-时曲线可以计算吸收速率常数与平均吸收时间，它们可以评价药物及其制剂的吸收特征。

研究口服药物吸收，还没有哪种模型方法适合于所有药物，因此常常需要将体外、在体和体内几种方法联合起来使用，才能更准确地预测口服药物吸收。

（蒋曙光）

参考文献

［1］平其能. 药剂学. 第 4 版. 北京：人民卫生出版社，2013

［2］朱家壁. 现代生物药剂学. 北京：人民卫生出版社，2011

［3］刘建平. 生物药剂学和药物动力学. 第 4 版. 北京：人民卫生出版社，2011

［4］翟中和. 细胞生物学. 第 4 版. 北京：高等教育出版社，2011

［5］孙进. 口服药物吸收与转运. 北京：人民卫生出版社，2006

［6］梁文权. 生物药剂学与药物动力学. 北京：人民卫生出版社，2001

［7］Van Winkle LJ. Biomembrane Transport. San Diego：Academic Press，1999

［8］You G and Morris ME（eds）. Drug transporters：Molecular characterization and role in drug disposition. John Wiley & sons，Inc，New Jersey，2007

［9］Schinkel AH. Mammalian drug efflux transporters of the ATP binding cassette（ABC）family：an overview. Advanced Drug Delivery Reviews，2003，55（1）：138-153

［10］Fujimura M，Yamamoto S，Murata T，et al. Functional characterization of the human ortho-logue of riboflavin transporter 2 and riboflavin-responsive expression of its rat ortholog in the small intes-tine indicate its involvement in riboflavin absorption. J. Nutr，2010，140：1722-1727

［11］Kushhara H，Sugiyama Y. Role of transporters in the tissue-selective distribution and elimi-nation of drugs：transporters in the liver，small intestine，brain and kidney. Journal of Controlled Release，2002，78（1-3）：43-54

［12］Drozdowski LA，Thomson AB. Intestinal sugar transport. World J Gastroenterol，2006，12（11）：1657-1670

［13］Englund G，Rorsman F，Rönnblom A，et al. Regional levels of drug transporters along the hu-man intestinal tract：co-expression of ABC and SLC transporters and comparison with Caco-2 cells. Eur J Pharm Sci，2006，29（3-4）：269-277

笔记

［14］Eckford PD，Sharom FJ. ABC efflux pump-based resistance to chemotherapy drugs. Chem Rev，2009，109（7）：2989-3011

［15］CDER/FDA. Guidance for industry Waiver of *in vivo* bioavailability and bioequivanlence studies for immediate release solid oral dosage forms based on a biopharmaceutics classification system. 2000

［16］Amidon GL，Lennernas H，Shah VP，et al. A theoretical basis for a biopharmaceutics drug classification：the correlation of *in vitro* drug product dissolution and *in vivo* bioavailability. Pharm Res，1995，12：413-420

［17］Wu CY，Benet LZ. Predicting drug disposition via application of BCS：transport/absorption/elimination interplay and development of a biopharmaceutics drug disposition classification system. Pharm Res，2005，22：11-23

［18］Dahan A，Miller JM，Amidon GL. Prediction of solubility and permeability class membership：provisional BCS. classification of the world's top oral drugs. AAPS J，2009，11（4）：740-746

［19］Bruce LA，Hiroshi S，Deborah LB，et al. Enhancement of the intestinal absorption of peptides and non-peptides. Journal of Controlled Release，1996，41：19-31

［20］Fujioka Y，Kadono K，Fujie Y，et al. Prediction of oral absorption of griseofulvin，a BCS class Ⅱ drug，based on GITA model：utilization of a more suitable medium for *in-vitro* dissolution study. J of Controlled Release，2007，119（2）：222-228

［21］Saha P，Kov JH. Effect of solubilizing excipients on permeation of poorly water-soluble compounds across Caco-2 cell monolayers. Eur J Pharm Biopharm，2000，50：403-413

［22］Paula SL，Joseph AF. Use of everted intestinal rings for *in vitro* examination of oral absorption potential. Pharm Sci，1994，83：976-981

［23］Kim JS，Mitchell S，Kijek P. The suitability of an *in situ* perfusion model for permeability determinations：Utility for BCS class Ⅰ biowaiver requests. Molecular Pharm，2006，3：686-694

［24］刘瑶，曾苏. MDCK-MDR1 细胞模型及其在药物透过研究中的应用进展. 药学学报，2008，43：559-564

［25］李高，方超. 药物肠道吸收的生物学研究方法. 中国药学杂志，2002，37：726-729

笔记

口服给药是最主要的给药途径,但口服给药存在若干缺点,如起效较慢、药物可能在胃肠道被破坏、对胃肠道有刺激性、不适于吞咽困难的患者等。非口服给药途径很多,除血管内给药外,非口服给药后可产生给药部位的局部作用,也能吸收后产生全身的治疗作用。药物的吸收与给药方式、部位以及药物的理化性质和制剂因素等有关。表3-1列出了硝酸甘油不同给药方法所产生的起效时间、作用持续时间,其中舌下给药能治疗心绞痛,而贴剂只能预防心绞痛的发作。

表3-1 硝酸甘油不同给药方法的作用特点

给药方法	常用剂量 (mg)	起效时间 (min)	达峰时间 (min)	持续时间 (h)
口服	6.5~12.8	20~45	45~120	2~6
舌下	0.3~0.6	2~5	4~8	0.17~0.5
颊部	1~3	2~5	4~10	0.5~5
2%软膏外用	1.27~5.08cm	15~60	30~120	3~8
透皮贴剂	5~20	30~60	60~180	24

第一节 注 射 给 药

注射给药(parenteral administration)是最主要的非口服给药方法之一。注射给药起效迅速,可避开胃肠道的影响,避免肝脏的首过效应,生物利用度高,药效可靠。一些急救、口服不吸收或在胃肠道破坏的药物,以及一些不能口服的患者,如昏迷或不能吞咽的患者,常以注射方式给药。注射给药会对周围组织造成损伤,常伴有注射疼痛与不适。另外,若药物误用或注射剂量不当,易引起十分严重的后果。

一、注射部位与吸收途径

注射给药方法有:静脉注射(intravenous injection,iv)、动脉注射(intraarterial injection,ia)、皮内注射(intracutaneous injection,ic 或 intradermal injection,id)、皮下注射(subcutaneous injection,sc)、肌内注射(intramuscular injection,im)、关节腔内注射(intra-articular injection)和脊髓腔注射(intra-spinal injection)等(见图3-1)。除血管内注射给药外,其他部位注射给药后的吸收是药物由注射部位向循环系统的转运过程。注射部位不同,药物吸收的速度不同。大部分注射给药产生全身作用,一些注射给药如局部注射麻醉药及关节腔内注射等系产生局部作用。不同注射部位所能容纳的注射液体积及允许的药物分散状态不同。

1. 静脉注射 静脉注射药物直接注入血液循环,不存在吸收过程。注射后药物首先被上腔静脉和下腔静脉中的血液稀释后进入心脏,进一步泵入肺,最后由动脉泵向全身各组织器官。药物到达肺后可能被巨噬细胞吞噬或被代谢酶代谢,被肺呼出排泄或被储存,因此静脉注射的药物不一定能够完全到达作用部位,这种现象称为"肺首过效应"。但肺首过效应的影响远远小于肝首过效应,因此静脉注射的生物利用度一般仍然被认为是100%。

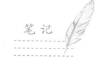

笔记

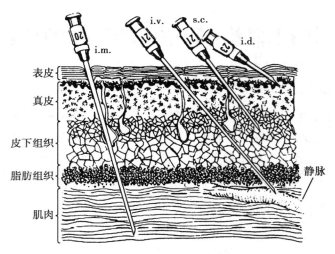

图 3-1　注射给药示意图

药物经静脉注射进入血液循环十分迅速,有些药物容易产生药物性休克、过敏反应等危险的副作用。肌内注射或皮下注射时刺激性太大的药物必须静脉注射。

静脉注射的容量一般小于 50ml,当药物的半衰期较短或需要大容量(100~1000ml)给药时,可采用静脉滴注(intravenous infusion)给药。

2. **肌内注射**　肌内注射是将药物注射到骨骼肌中,注射的容量一般为 2~5ml。通常选择臀部肌作为注射部位,以将损及神经的危险降到最小。肌内注射存在吸收过程,药物先经注射部位的结缔组织扩散,再经毛细血管吸收进入血液循环,所以肌内注射药物的起效比静脉注射稍慢,但比静脉注射简便安全,比皮下注射刺激性小,应用较广。肌肉组织内的血管十分丰富,肌内注射起效比除静脉注射和静脉滴注外的其他给药途径迅速。毛细血管壁是具有微孔的脂质膜,药物以扩散和滤过两种方式转运。一般认为脂溶性药物可以直接扩散通过毛细血管壁;分子量小的水溶性药物则穿过毛细血管壁上的微孔快速扩散进入毛细血管。由于膜孔仅为毛细血管总面积的 1%,故水溶性药物吸收低于脂溶性药物。分子量太大的药物难以通过毛细血管壁上的微孔,主要通过淋巴途径吸收,但吸收相对较慢。

一般认为肌内注射给药的药物吸收程度与静脉注射相当。也有一些药物肌内注射后吸收缓慢且不完全,如苯妥英钠口服吸收虽缓慢,但几乎完全吸收,肌内注射时受肌肉组织 pH 的影响可产生沉淀,吸收慢而不规则。一些混悬型注射剂肌内注射吸收亦可能比口服慢。

3. **皮下与皮内注射**　皮下注射是将药物注射到疏松的皮下组织中。皮下结缔组织内间隙多,药物皮下注射后通过结缔组织扩散进入毛细血管吸收。皮下组织血管较少,血流速度比肌肉组织慢。因此,皮下注射后药物吸收较肌内注射慢,有时甚至比口服吸收还慢。需延长作用时间的药物可采用皮下注射,如治疗糖尿病的胰岛素等。一些油混悬型注射液或植入剂可注射或埋藏于皮下,以发挥长效作用。

皮下注射容量不宜过大,每次 1~2ml。注射液不应有刺激性,因皮下感觉神经末梢分布广泛。身体不同部位皮下注射后药物吸收速度不同,如胰岛素不同部位注射的吸收快慢依次为腹部>上臂>大腿>臀部。

皮内注射是将药物注入真皮下,此部位血管细小,药物吸收差。注射容量仅为 0.1~0.2ml,一般作为皮肤诊断与过敏试验。皮内注射的药物很难进入血液循环。

4. **其他部位注射**　动脉注射是将药物直接注入动脉血管内,不存在吸收过程和肺首过效应,而且可能使药物直接靶向输送至作用部位。如抗癌药物经靶位的动脉血管注射,可提高治疗效果,降低毒副作用。鞘内注射是将药物直接注射到椎管内,能避开血液-脑屏障和血液-脑脊液屏障,使药物向脑内分布,如治疗结核性脑膜炎时可鞘内注射异烟肼和激素等药物。腹腔内注射以门静脉为主要吸收途径,药物首先通过肝脏再向全身组织分布,此种给药途径多用于动物实验。

二、影响药物吸收的因素

与其他给药方式比较,注射给药影响因素较少,药物吸收较完全而迅速。但对于血管外注射的药物,其吸收程度与速度主要取决于药物的被动扩散速度与注射部位的血流,受药物的理化性质、制剂处方及机体生理因素等的影响。

1. **生理因素** 血管外注射给药时,注射部位的血流状态是影响药物吸收快慢的主要生理因素,血流丰富部位药物吸收快。肌内注射的药物吸收速率一般为上臂三角肌>大腿外侧肌>臀大肌。对于水溶性大分子药物或油溶液型注射剂,淋巴液的流速也会影响药物吸收。

肌内注射药物水溶液,一般在 10~30 分钟内吸收,通常在注射后 1~2 小时内血药浓度达峰值。肌内或皮下注射后,注射部位的按摩与热敷能加快血液流动,促进药物吸收;运动使血管扩张,血流加快,也能促进药物吸收。同时给予透明质酸酶,有利于药物在皮下组织的扩散,使吸收增加。药物与肾上腺素合并使用,后者使末梢血管收缩,可降低药物在皮下的吸收速度。

2. **药物的理化性质** 肌内或皮下注射的药物可通过组织液进入毛细血管和毛细淋巴管,究竟主要通过何种途径吸收,取决于药物的理化性质如分子量等。分子量小的药物既能进入毛细血管,也能进入毛细淋巴管,由于血流量大大超过淋巴流量,药物几乎全部由血管转运。分子量大的药物难以通过毛细血管的内皮细胞膜和毛细血管壁上的微孔,主要通过淋巴途径吸收。氯化钠肌内注射后主要通过毛细血管吸收;山梨醇铁(分子量约 5000)肌内注射后有 50%~60% 通过毛细血管吸收,16% 通过淋巴吸收;大分子量的铁-多糖复合物(分子量 10 000~20 000)肌内注射后主要通过淋巴吸收。

难溶性药物的溶解度可影响吸收。混悬型注射剂肌内注射后,药物的溶解是吸收的限速因素。如苄星青霉素混悬液注射后药效可持续 7~10 天。

3. **制剂因素** 制剂中药物的释放往往影响药物的吸收速度。注射剂中药物的释放速率按以下次序排列:水溶液>水混悬液>油溶液>O/W 型乳剂>W/O 型乳剂>油混悬液。故可通过选择合适的药物剂型或介质来满足药物不同的吸收速率。

(1)溶液型注射剂:大部分注射剂是药物的水溶液,药物能与体液迅速混合并被快速吸收。有些难溶性药物,为了制成溶液而加入乙醇、丙二醇、甘油或聚乙二醇等非水溶剂。注射入肌肉组织后,当溶剂扩散后只有一小部分药物进入血液循环,大部分药物被体液稀释析出沉淀,滞留在组织中缓慢释放药物,导致药物吸收缓慢、不规则或不完全。如地西泮注射液内含丙二醇 40%、乙醇 10%,该注射液肌内注射后,血药浓度甚至比口服同剂量药物还低。

为了使注射液中药物溶解或稳定,注射液 pH 可能偏离生理 pH,血管外注射这类注射液后在注射部位易析出沉淀。如为了提高苯妥英钠稳定性,采用含丙二醇 40% 和乙醇 10% 的混合溶剂溶解并调节 pH 至 12。肌内注射后,药物析出结晶,一次注射需 4~5 日才能完全吸收。

渗透压亦会影响血管外注射的药物吸收。当注射液呈显著低渗时,溶剂从注射部位向周围扩散,使药物浓度提高,增大了药物被动扩散速率;反之,当注射高渗注射液时,水流向注射部位,使药物浓度降低,扩散减慢。如阿托品溶液中加入氯化钠,可使渗透压增加,肌内注射药物吸收速率降低。

以油为溶媒的溶液型注射剂,由于油与组织液不相混溶,药物在注射部位形成贮库而延缓其吸收。药物从油相向水性组织液中的分配过程是影响油溶液型注射液药物吸收的主要因素,与药物的溶解度和油/水分配系数有关,通常药物吸收速度常数与油/水分配系数成反比。油溶性药物亦可能经淋巴系统转运。

注射剂中加入某些高分子附加剂可调节吸收速率。在水性注射液中加入高分子化合物,使溶液黏度增加,肌内注射后,药物向组织扩散的速度减慢,药物的吸收时间延长,可产生延效作用。一般来说,大分子化合物的淋巴转运显著强于小分子化合物,并且可以被体内的吞噬细胞和某些肿瘤细胞内吞进入细胞。将小分子药物或抗癌药物与高分子物质结合,可使药物定向分布到作用部位或淋巴系统,提高生物利用度、降低副作用、增强和延长药效。

(2)混悬型注射剂:混悬型注射剂注射后,药物微粒沉积在注射部位。药物需经溶出与扩散过程吸收,速度较慢。药物在组织液中的溶出是吸收的限速过程。药物的溶出速率符合Noyes-Whiteney方程,正比于其溶解度与粒子表面积,药物的结晶状态与粒径大小等因素也影响药物的吸收速率。混悬型注射液中助悬剂使注射液黏度增大,降低了药物的扩散及溶出速度,从而延缓药物的吸收。其中的表面活性剂等其他附加剂,亦可能影响药物吸收。

动物静脉、动脉或腹腔内注射含粒径 $0.1 \sim 0.2\mu m$ 固体微粒的水混悬液后,微粒易为网状内皮细胞吞噬,主要在肝脾等器官富集。

油混悬液一般用于肌内注射,由于采用了油性溶剂,并且药物呈混悬状态,药物的延效作用通常比油溶液更长,其吸收可长达数星期至数月。

(3)乳剂型注射剂:O/W型乳剂(静脉乳)的乳滴粒径大小为 $1\mu m$ 左右,静脉注射后可被网状内皮系统的巨噬细胞所吞噬,使药物富集于单核吞噬细胞丰富的脏器,具有靶向作用。乳剂型注射剂肌内注射后,药物多通过淋巴系统转运,适用于淋巴转移的恶性肿瘤治疗与淋巴造影等。

乳剂型注射剂可作为长效注射剂,吸收过程中药物需首先从内相向外相转移,延缓药物的释放,起到长效作用。药物在油水两相中的量与药物的溶解度和分配系数有关。对于弱酸性和弱碱性药物,水相的 pH 与药物的 pK_a 值影响药物在油水两相中的相对量。

(4)微粒给药系统:微粒给药系统主要有微球、脂质体和纳米粒等,这些微粒皮下或肌内注射后,药物的释放速率主要由微粒系统的骨架材料控制,通常具有缓释、长效的作用。如亮丙瑞林微球注射剂一次给药能够维持数月的疗效。小于 $10\mu m$ 的微粒注射后能被巨噬细胞吞噬,大的微粒注射后能引起异物反应,能被成纤维细胞和胶原蛋白包裹,有的甚至引起炎症与肉芽组织生成。

第二节 肺部给药

肺部给药(pulmonary drug delivery)又称吸入给药(inhalation drug delivery),主要是通过口腔吸入,经过咽喉进入呼吸道,到达呼吸道深处或肺部,起到局部作用或吸收后产生全身治疗作用。治疗哮喘的吸入型药物局部作用在气管壁上,用于全身治疗的吸入药物只有沉积在肺泡处才具有良好的吸收效果。与其他给药途径相比,肺部给药的吸收面积大、肺泡上皮细胞膜薄、渗透性高;吸收部位的血流丰富,酶的活性相对较低,能够避免肝脏首过效应,因此肺部给药的生物利用度高。对于口服给药在胃肠道易被破坏或具有较强肝首过效应的药物,如蛋白和多肽类药物,肺部给药可显著提高生物利用度。用于肺部给药的剂型包括气雾剂、喷雾剂和粉雾剂。

一、呼吸系统的结构与生理

人体的呼吸系统由鼻、咽、喉、气管、支气管、细支气管、终末细支气管、呼吸细支气管、肺泡管、肺泡囊及肺泡组成(见图3-2)。气体进入口腔后经咽喉部、气管、左右支气管进入左右肺叶,进入肺叶后支气管进一步细分为更细的支气管,而后进入终末细支气管。从终末细支气管后继续分支,每次分支分为两条导管,最后至肺泡管并与肺泡相连。从气管至肺泡共经过 24 次分级,气道逐渐分支,气道的直径变小,气管的直径大约为 1.8cm,而肺泡的直径为 0.04cm,正常人的肺部有 3 亿 ~ 4 亿个肺泡。由于多次分级,使肺部血管与气体交换的表面积大大增加,正常人的

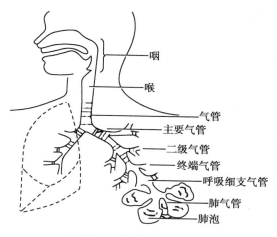

图 3-2　人体呼吸器官示意图

肺部表面积为 $100m^2$。

呼吸道表面覆盖着上皮细胞,从气管到支气管上皮细胞主要由纤毛细胞和杯状细胞组成。上皮覆盖着由分泌细胞分泌的黏液,呼吸道黏液含有糖蛋白、蛋白质和磷脂等成分,起到保护呼吸道及润湿吸入空气的作用。纤毛节律性的运动推动黏液层沿着呼吸道向咽喉部移动,将异物带至咽喉部被吐出或吞咽。大的支气管处纤毛细胞数量多,运动快,细支气管处纤毛减少,分泌腺也减少。

肺泡是血液与气体进行交换的部位,由单层扁平上皮细胞构成,厚度仅 0.1 ~ 0.5μm,细胞间隙存在致密的毛细血管。肺泡腔至毛细血管腔间的距离仅为 1μm,是气体交换和药物吸收的良好场所。巨大的肺泡表面积、丰富的毛细血管和极小的转运距离,决定了肺部给药的迅速吸收,而且吸收后的药物直接进入血液循环,不受肝首过效应的影响。

肺泡部位的细胞中有约 3% 的巨噬细胞,它的功能是将外来异物清除或转运至淋巴系统及纤毛区域。

二、药物粒子在肺部的运行过程

肺部给药的药物吸入粒子在气道中的沉积主要受三方面因素的影响:吸入制剂的特性、肺通气参数和呼吸道生理构造。沉积效率是上述因素的函数。通过控制各种参数,可以有效地调节粒子在肺部特异性的沉积。

药物粒子在气道内的沉积过程如图 3-3 所示,机制有:①惯性碰撞:动量较大的粒子随气体吸入,在气道分叉处突然改变方向,受涡流的影响,产生离心力,当离心力足够大时,即与气道壁发生惯性碰撞;②沉降:质量较大的粒子在气道内的停留时间足够长时,受重力的作用沉积于气道;③扩散:当药物粒子的粒径较小时,沉积也可能仅仅是布朗运动的结果,即通过单纯的扩散运动与气道相接触。

粒子的沉积效率受到呼吸道局部几何形状、粒子特性参数及气流特征的影响,但当某一特定患者使用某一特定吸入剂时,患者的肺部形态及药物的性质均已决定,只有呼吸参数可供调节,要想达到理想的定位沉积是十分困难的。一般在气道上部,大粒子的沉积主要归因于惯性碰撞,但在外周气道中沉降是主要的机制。通过控制肺通气参数如增加吸入气体流速,可显著增加通过惯性碰撞在肺上部的沉积;增加吸气后暂停时间(憋气时间)可显著增加肺下部的沉积。粒径小于 1μm 的粒子主要是以扩散方式沉积;在上支气管中由于流速最大,较大的粒子往往通过惯性碰撞沉积;而在终末支气管中由于流速最小,重力沉降是最主要机制。

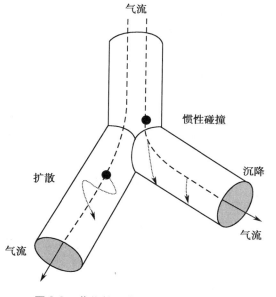

图 3-3　药物粒子在气道内的沉积过程

笔记

粒子在肺部的沉积还与粒子的大小有关。从某种意义上讲,粒子大小是决定肺沉积与治疗作用的关键因素。此外,肺部沉积还与粒子形态及密度等有关。为全面评价不同类型的气溶胶粒子,可采用空气动力学粒径(aerodynamic diameter)来表示粒径,一般用多级碰撞器或激光散射技术测定。

三、影响药物吸收的因素

1. **生理因素**　气雾剂粒子到达肺部的部位与患者的呼吸量、呼吸频率和类型有关。通常药物粒子进入呼吸系统的量与呼吸量成正比,与呼吸频率成反比。短而快的吸气使药物粒子停留在气管部分,缓慢而长时间的吸气可获得较大的肺泡沉积率。呼吸之间短暂屏气能够推迟药物粒子沉积的时间,为了达到最大的肺部给药效果,推荐在吸入药物后屏气 5～10 秒。一般来说,屏气 5 秒,粒子可向呼吸道内推进几毫米。

呼吸道对外来异物有防御功能,气管壁上的纤毛运动可使停留在该部位的异物在几小时内被排除。呼吸道越往下,纤毛运动越弱。在支气管粒子可停留几小时至 24 小时;而在肺泡,由于无纤毛,粒子被包埋,停留时间可达 24 小时以上。药物到达肺深部的比例越高,被纤毛运动清除的量越小。在病理状况下,纤毛运动减弱,使粒子的停留时间延长。

呼吸道的直径对药物粒子到达的部位亦有很大影响。随着支气管分支增加和气道方向改变,药物粒子向肺深部运动中,易因碰撞等原因而被截留。支气管病变的患者,腔道往往较正常人窄,很容易截留药物。使用治疗药物之前,先应用支气管扩张药,可提高药物的治疗作用。

不同治疗目的的药物,要求达到不同部位。如沙丁胺醇、茶碱和阿托品等支气管扩张剂,及色甘酸钠、皮质激素类治疗哮喘的药物,要求达到下呼吸道。一些抗生素类药物,如青霉素、庆大霉素及头孢类抗生素、抗病毒药物如病毒肽,则要求停留在上呼吸道感染部位。

患者使用气雾剂的方法,如气雾剂阀门掀压与呼吸的协调性、使用时呼吸的类型等,对药物的吸入量与吸入深度有影响。使用气雾剂不熟练的患者,往往是阀门的掀压与吸气不同步,结果药物大部分停留在咽喉部,这种情况尤易发生在儿童身上。采用抛射装置给药,药物在上呼吸道的损失大于70%,甚至超过90%。当使用粉雾剂或雾化器给药时,药物经患者主动吸入,损失药量相对较少。

覆盖在呼吸道黏膜上的黏液层是药物的吸收屏障之一。粉雾剂中的药物需要首先溶解在黏液中,才能进一步完成吸收过程。黏稠的黏液层可能成为这些药物,特别是难溶性药物吸收的限速过程。有些带正电荷的药物分子可与黏液中荷负电荷的唾液酸残基发生相互作用,亦有可能影响药物的吸收。

呼吸道黏膜中存在巨噬细胞和多种代谢酶,巨噬细胞吞噬药物进入淋巴系统,代谢酶使药物代谢失去活性。呼吸道黏膜存在与外源物代谢有关的酶,酶代谢也是肺部药物吸收的屏障因素之一。实验表明,5-羟色胺、去甲肾上腺素、前列腺素 E2、三磷酸腺苷、缓激肽等均能在肺部被代谢。

2. **药物的理化性质**　呼吸道上皮细胞为类脂质,药物从肺部吸收以被动扩散过程为主。药物的脂溶性和油水分配系数影响药物的吸收。可的松、氢化可的松和地塞米松等脂溶性药物易通过脂质膜被吸收,吸收半衰期为 1.0～1.7 分钟。

水溶性化合物主要通过细胞旁路吸收,吸收较脂溶性药物慢,如季铵盐类化合物、马尿酸盐和甘露醇的吸收半衰期为 45～70 分钟,但水溶性药物的肺部吸收仍然比小肠、直肠、鼻腔和颊黏膜快。药物的分子量大小是影响肺部吸收的因素之一,小分子药物吸收快,大分子药物吸收相对慢。分子量小于 1000 时,分子量对吸收速率的影响不明显。

由于肺泡壁很薄,细胞间存在较大的细孔,大分子药物可通过这些空隙被吸收,也可先被肺泡中的巨噬细胞吞噬进入淋巴系统,再进入血液循环。因此,肺部有可能成为一些水溶性大分子药物较好的给药部位。多肽蛋白质类药物肺部给药,已成为近年来国内外药学工作者研究的热点。

　　吸入的药物最好能溶解于呼吸道的分泌液中,否则成为异物,对呼吸道引起刺激。药物的吸湿性也能影响粉雾剂的吸收,吸湿性强的药物,在呼吸道运行时由于环境的湿度,使其微粒聚集增大,妨碍药物进入深部。

　　3. 制剂因素　肺部给药制剂的处方组成、给药装置产生的雾滴或微粒的粒径大小、药物微粒喷出的速度等都会影响药物的肺部吸收。

　　肺部给药时药物粒子的沉降、惯性嵌入及布朗运动决定药物的有效沉积,微粒的大小及速度是决定肺部有效给药的关键因素。一般认为粒径范围小于 $1\mu m$ 的粒子不容易停留在呼吸道,而随呼气排出,在 $1\sim3\mu m$ 易沉积于细支气管和肺泡;$3\sim5\mu m$ 的粒子主要沉积在下呼吸道;$2\sim10\mu m$ 的粒子可以到达支气管和细支气管;粒径大于 $10\mu m$ 的粒子基本沉积在上呼吸道并很快通过咳嗽、吞咽和纤毛运动而被排出。只有到达呼吸系统末端的粒子才容易被吸收进入血液循环发挥全身治疗作用,故吸入气雾剂微粒的粒径一般控制在 $0.5\sim5\mu m$ 为宜。此外,微粒的形态和密度对其在呼吸道的沉降部位也有较大影响。将药物制成脂质体或微球吸入给药,能够增加药物在肺部的滞留时间或延缓药物的释放。

　　气雾粒子喷出的初速度对药物粒子的停留部位影响很大。气雾剂粒子以一定的初速度进入气流层,当气流在呼吸道改变方向时,气雾剂粒子仍有可能依惯性沿原方向继续运动,结果产生碰撞被黏膜截留。初速度越大,在咽喉部的截留越多。

　　为了提高药物的生物利用度,增加蛋白质多肽类药物的肺部吸收,可采用吸收促进剂、酶抑制剂、对药物进行修饰或制成脂质体等方法。胆酸盐类表面活性剂,如胆酸钠、去氧胆酸钠、甘氨胆酸钠和去氧甘氨胆酸钠、牛磺胆酸钠和去氧牛磺胆酸钠等是常用的吸收促进剂。它们的作用机制可能通过改变呼吸道黏膜上的黏液层厚度,保护药物不被代谢酶降解,改变黏膜蛋白的空间构象,打开细胞间紧密连接,形成胶束等使膜脂质与蛋白溶解以增加细胞间渗透,来促进蛋白类药物吸收。脂肪酸盐和非离子型表面活性剂也可增加蛋白质和多肽类药物的肺部吸收,它们通过与细胞相互作用,改变细胞膜上的磷脂排列,增加膜的流动性以促进药物的渗透。

四、肺部给药的研究方法

　　药物沉积和肺吸收可通过体内外方法来评价。药物肺部沉积在药物吸收中具有决定性作用。动物体内放射性同位素标记药物肺沉积可通过放射成像技术进行定量化,包括 γ-闪烁照相术、单质子发射计算 X 线断层摄影术(single photon emission computed tomography,SPECT),正电子发射 X 线断层摄影术(positron emission tomography)等。

　　肺部药物吸收的体外模型主要用于处方筛选,体内分析则监测吸入后血浆和组织中的药物。从动物和人体内获得的气管和肺泡上皮组织的细胞系和原代培养物用于研究肺部药物的转运以及评估体内吸收。气管上皮细胞株可用来评价 β_2-肾上腺素药物渗透,人细胞株 A549 从 Ⅱ 型细胞中获得,可以迅速分化为单层状物并具有 Ⅰ 型肺泡壁细胞相似的功能。该细胞系可显示出体内酶的活性,不形成紧密连接,缺乏肺泡上皮组织具有的清除机制。

　　大鼠、豚鼠和兔子的离体灌流器官已用于研究药物肺沉积和转运。呼吸,即肺组织中的动态变化对药物通过气血屏障转运的影响用牛蛙进行研究,可建立呼吸效应与药物理化性质之间的定量关系。

第三节　皮　肤　给　药

　　皮肤给药可以用于局部皮肤病的治疗,也可以经皮肤吸收后治疗全身性疾病。对于皮肤

笔记

病,由于病灶部位的深浅不同,某些药物需要透过角质层以后才能起效;而对于全身性疾病,药物必须通过角质层,被皮下毛细血管吸收进入血液循环后才能起效。经皮吸收是指药物从应用于皮肤上的制剂中释放与穿透皮肤进入体循环的过程。

一、皮肤的结构与药物的转运

1. **皮肤的结构**　皮肤由表皮、真皮和皮下组织三部分组成,此外还有汗腺、皮脂腺、毛囊等附属器。如图 3-4 所示。成人皮肤面积 $1.8 \sim 2.0m^2$,厚度 $0.5 \sim 4mm$,重量占体重的 5%,若包括皮下组织则可达体重的 16%。皮肤内容纳了人体约 1/3 的循环血液和约 1/4 的水分。

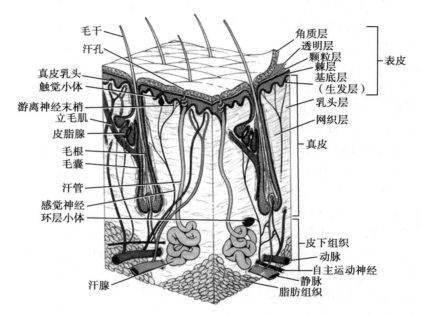

图 3-4　皮肤结构示意图

表皮由外向内可分为角质层、透明层、颗粒层、棘层和基底层等五层。角质层是由厚 $15 \sim 20\mu m$ 的 $10 \sim 20$ 层死亡的扁平角质细胞形成的层状结构,表皮的其他四层统称为活性表皮。角质细胞由大量蛋白质、非纤维蛋白和少量脂质相互镶嵌组成致密细胞膜,类脂质和水构成细胞间质。角质细胞间类脂与角质细胞一起形成一道类似“砖墙结构”的致密组织,是药物渗透的主要屏障。活性表皮厚 $50 \sim 100\mu m$,系由活细胞组成,细胞膜具脂质双分子层结构,细胞内主要是水性蛋白质溶液。

真皮位于表皮和皮下脂肪组织之间,厚 $1 \sim 2mm$,主要由结缔组织构成,毛发、毛囊、皮脂腺和汗腺等皮肤附属器分布于其中,并有丰富的血管和神经。一般认为,从表皮转运来的药物可以迅速由毛细血管移除而不形成吸收屏障。

皮下组织是一种脂肪组织,其厚度因部位和性别的不同而有差异。分布有皮肤血液循环系统、汗腺和毛囊。与真皮组织类似,皮下组织一般不成为药物的吸收屏障。皮下脂肪组织可以作为脂溶性药物的贮库。

皮肤附属器包括毛囊、汗腺、皮脂腺等。毛发遍布整个身体表面,包埋于真皮中的毛囊内,包括毛球、毛根和毛干。汗腺亦广泛分布于皮肤,通过导管从真皮深部向表皮延伸,穿越表皮开口于皮肤表面的汗孔。汗液的 pH 为 $4.5 \sim 5.5$。皮脂腺位于真皮上部,开口于毛囊漏斗部的下段。皮脂腺的分泌物含皮脂,是皮肤表面类脂层的主要成分,它们的分泌受激素调节。

2. **药物在皮肤内的转运**　药物渗透通过皮肤吸收进入体循环的途径有两条,即表皮途径和附属器途径。表皮途径是指药物应用到皮肤上后,药物从制剂中释放到皮肤表面,在皮肤表面溶解的药物分配进入角质层,扩散穿过角质层到达活性表皮并分配进入水性的活性表皮,扩散至真皮被毛细血管吸收进入体循环的途径,它是药物经皮吸收的主要途径。药物主要是通过皮肤表面的药物浓度与皮肤深层的药物浓度之差为动力,以被动扩散的方式进行转运。药物通过角质层分为跨细胞途径和细胞间途径。

药物通过皮肤的另一条途径是通过皮肤附属器吸收。药物通过皮肤附属器的穿透速度要比表皮途径快,但皮肤附属器在皮肤表面所占的面积只有0.1%左右,因此不是大多数药物经皮吸收的主要途径。当药物渗透开始时,药物首先通过皮肤附属器途径被吸收,当药物通过表皮途径到达血液循环后,药物经皮渗透达稳态,则附属器途径的作用可被忽略。对于一些离子型药物及水溶性的大分子,由于难以通过富含类脂的角质层,表皮途径的渗透速率很慢,因此附属器途径起重要作用。离子导入过程中,皮肤附属器是离子型药物通过皮肤的主要通道。

药物经皮渗透的主要屏障来自角质层,在离体透皮实验中,将皮肤角质层剥除后,药物的渗透性可增加数十倍甚至数百倍。如亲水性药物5-氟尿嘧啶的渗透性增加了约40倍,水溶性药物阿糖胞苷的渗透性增加了1300倍,脂溶性药物正戊醇也增加了23倍。

二、影响药物经皮渗透的因素

(一) 生理因素

1. 皮肤渗透性的差异 皮肤的渗透性存在个体差异,动物种属、年龄、性别、用药部位和皮肤的状态都可能引起皮肤渗透性的差异。

药物经皮渗透存在着明显的个体差异,不同个体相同解剖部位皮肤的渗透性可能差异很大。如有人采用18位年龄36~76岁的妇女和13位年龄42~76岁的男子的腹部皮肤,测定硝酸甘油的透皮速率,结果变异范围是4.3~36.9μg/(cm² · h)。

药物经皮渗透速率随身体部位而异,这种差异主要是由于皮肤或角质层厚度及皮肤附属器密度不同引起。如躯干背部及臀部皮肤较厚,约2.2mm,眼睑、耳后皮肤较薄,约0.5mm。同一肢体,内侧偏薄,外侧较厚,如大腿外侧约1.1mm,内侧为0.95mm。另外,同一部位的皮肤厚度,也随年龄、性别、职业、工种的不同而有差别。身体各部位皮肤渗透性大小为阴囊>耳后>腋窝区>头皮>手臂>腿部>胸部。

皮肤生理条件受年龄和性别影响,婴儿没有发达的角质层,因此皮肤的通透性比较大;成人皮肤厚度为新生儿的3.5倍,但至5岁时,儿童皮肤厚度基本与成人相同。角质层厚度也与性别等多种因素有关。男性成年人皮肤的渗透性较儿童、妇女低。种族不同,皮肤的渗透性可能不同,例如白种人、黑种人、黄种人的皮肤对烟酸甲酯的渗透性大小顺序为:黑种人<黄种人<白种人。

皮肤的水化能够改变皮肤的渗透性。当皮肤上覆盖塑料薄膜或具有封闭作用的软膏后,水分和汗液在皮肤内积蓄,使角质层水化,药物渗透性增加。皮肤水化对水溶性药物的促渗作用较脂溶性药物显著。

2. 皮肤的代谢与蓄积 皮肤中的药物可在酶的作用下发生氧化、水解、结合和还原等过程。但皮肤内代谢酶含量很低,主要存在于活性表皮,血流量仅是肝脏的7%,且皮肤用药面积一般很小,所以酶代谢对多数药物的经皮吸收不产生明显的首过效应。有研究利用皮肤的酶代谢作用可用于设计前体药物。如阿糖腺苷、茶碱、甲硝唑等药物的经皮渗透速率不能达到治疗要求,将其改造成亲脂性前体药物,渗透能力提高,扩散进入活性表皮内被代谢成为具有治疗作用的母体药物,继而吸收进入体循环。

皮肤表面寄生着许多微生物,这些微生物可能对药物有降解作用,特别当药物以薄层涂敷于皮肤表面时此作用更突出。当经皮给药制剂贴于皮肤上长达数天时,有利于微生物生长,可使药物降解变得明显。

笔记

　　药物在经皮吸收过程中可能会在皮肤内产生积蓄,积蓄的主要部位是角质层。药物可能与角质层中的角蛋白发生结合或吸附,亲脂性药物溶解在角质层中形成高浓度。这些积蓄作用使药物在皮肤内形成贮库,有利于皮肤疾病的治疗。

　　3. 疾病与其他因素　使角质层受损而削弱其屏障功能的任何因素均能加速药物的渗透。溃疡、破损或烧伤等创面上的渗透性可能增加数倍至数十倍。湿疹及一些皮肤炎症也会引起皮肤渗透性改变。反之,某些皮肤病如硬皮病、老年角化病等使皮肤角质层致密,可减少药物的渗透性。

　　随着皮肤温度的升高,药物的渗透速率也提高。水杨酸在豚鼠腹部皮肤的吸收可因温度从20℃升高至30℃而提高 5 倍;吲哚美辛、布洛芬等经裸鼠皮肤的通透性随温度由 27℃升高至37℃而增加 10 倍。

　　（二）药物因素

　　1. 药物的理化性质　药物的相对分子量、溶解度、O/W 分配系数、熔点等因素是影响药物经皮吸收的重要因素。角质层的结构限制了大分子药物渗透的可能性,分子量大于 600 的物质不能自由通过角质层。药物的熔点也能影响经皮吸收的性能,低熔点的药物容易渗透通过皮肤。如,芬太尼的熔点小于 100℃,其渗透系数为 10^{-3} cm/h;吗啡的熔点为 250℃,渗透系数锐降至 10^{-5} cm/h,两者相差 2 个数量级。

　　一般而言,脂溶性药物,即油/水分配系数大的药物较水溶性药物或亲水性药物容易通过角质层屏障,但是脂溶性太强的药物也难以透过水性的活性表皮和真皮层,主要在角质层中蓄积。分子型药物容易通过皮肤吸收,离子型药物一般不易透过角质层,这是因为其强亲水性而难以进入脂性细胞间隙。药物的透皮速率与分配系数不成正比关系,往往呈抛物线关系,即透皮速率随分配系数增大到一定程度后,分配系数继续增大,透皮速率反而下降。如一组对氨基苯甲酸酯类化合物:对氨基苯甲酸甲酯、乙酯、丙酯、戊酯、己酯、庚酯、辛酯的分配系数随碳链增长而增大,它们与通过大鼠皮肤的渗透系数呈抛物线关系(图 3-5)。

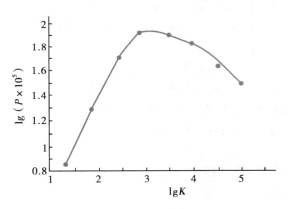

图 3-5　对氨基苯甲酸酯类化合物的透皮速率和分配系数的关系

　　2. 制剂因素　剂型对药物的释放性能影响很大,药物从制剂中释放越容易,则越有利于药物的经皮渗透。常用的经皮给药剂型有乳膏、凝胶、涂剂和透皮贴剂等,药物从这些剂型中的释放往往有显著差异。同一剂型的不同处方组成,药物的透皮速率亦可能有很大不同。一般来说,基质对药物的亲和力不应太大,否则将使药物难以转移到皮肤中,影响药物的吸收。

　　溶解与分散药物的介质不但会影响药物的释放,有些亦会影响皮肤的渗透性。药物在介质中的溶解度大,意味着药物与介质的亲和力大,使药物在皮肤与介质间的分配系数降低,因而会降低透皮速率。如有人用无毛小鼠的离体皮肤作氢化可的松的透皮实验,将药物溶解在不同浓度的丙二醇水溶液中,氢化可的松浓度保持为 0.2%,由于氢化可的松在不同浓度的丙二醇水溶

笔记

液中溶解度不一样而引起透皮速率的差异,结果见表3-2。

表3-2　氢化可的松透皮速率与丙二醇浓度关系

丙二醇(V/V)	透皮速率 μg/(cm²·h)	溶解度 mg/ml
25	0.119±0.007	1.19
40	0.089±0.006	2.20
60	0.078±0.003	3.08

皮肤表面和给药系统内的 pH 能影响有机酸类和有机碱类药物的解离度,因为离子型药物的渗透系数小,从而影响药物的透皮效果。药物的解离程度由药物的 pK_a 与介质的 pH 决定,皮肤可耐受 pH 5~9 的介质,根据药物的 pK_a 值调节给药系统的 pH,提高分子型的比例,有利于提高渗透性。

药物通过皮肤的渗透是被动扩散过程,所以随着皮肤表面药物浓度的增加,渗透速率亦增大。药物透皮吸收的量与给药系统的表面积成正比,常用面积大小调节给药剂量。

三、促进药物经皮吸收的方法

促进药物经皮吸收的方法有药剂学方法、化学与物理学方法。研究得最多的药剂学方法是使用经皮渗透促进剂,近年来许多研究采用微粒载体促进药物或疫苗的经皮渗透。化学方法是合成具有较大透皮速率的前体药物,在经皮渗透过程被活性表皮中的酶还原成母体药物发挥作用,实际应用较少。物理学方法主要包括离子导入、超声波、电穿孔、微针等。

1. 经皮渗透促进剂　经皮渗透促进剂有:有机溶剂类、有机酸、脂肪醇、月桂氮草酮及其同系物、表面活性剂、角质保湿与软化剂、挥发油和环糊精类等。其促进透皮吸收的机制主要有以下几种假说:①改变皮肤角质层中类脂双分子层的排列,增加其流动性,促使药物分子顺利通过;②溶解角质层的类脂,影响药物在皮肤的分配,有利于亲水性药物的经皮渗透;③提高皮肤表层角蛋白含氮物质与水的结合能力,增加角质层的水化作用,便于药物分子穿透;④溶解皮脂,降低皮脂腺管内的疏水性,使皮脂腺成为离子型药物透过皮肤的主要通道;⑤膨胀和软化角质层使汗腺、毛囊的开口变大,有利于药物通过。

2. 物理学方法

(1) 离子导入(iontophoresis):离子导入技术是利用直流电将带电或中性药物经电极导入皮肤,进入体循环,以此增加药物经皮渗透速率的一种方法。一般将含药物的电极贴在皮肤表面作为工作电极(由药物性质决定其正负极),另一个相反电极置于相邻位置,构成电流回路。当电源的电子流到达药物贮库系统转变成离子流,离子流通过皮肤,在皮肤下面转向另一个电极,回到皮肤转变成电子流进入回流系统,通过此过程促进药物通过皮肤。离子导入主要应用于离子型药物与多肽等大分子药物。

在电场存在下,离子型药物进入皮肤的主要途径是汗腺和毛孔等皮肤附属器途径。离子导入过程中亦存在电渗作用。

药物的离子导入过程包括药物的被动扩散过程与电场对药物通过皮肤的促进过程,因此影响这两方面的因素都会影响离子导入过程中药物的经皮渗透,如电流强度、持续时间、脉冲电流以及药物的分子大小、脂溶性、离子价、离子迁移率、溶解度与浓度等。

(2) 超声导入(sonophoresis):超声导入是用超声波能量促进药物经皮渗透的方法。超声波法促进经皮给药的机制在于皮肤在超声波作用下,角质层细胞能产生空化作用,造成角质层脂质结构排列的无序化;同时空化气泡的振动能将大量的水穿透进入无序化的脂质区域形成水性通道,从而促进药物通过这些通道的扩散。此外药物、介质、皮肤吸收超声波产生的机械能,增

笔记

加药物分子的动能,机械能可连续转换成热能,皮肤温度升高有利于药物的经皮吸收。超声波改善皮肤渗透性的同时也促进药物从基质中释放,促进经皮渗透。

影响超声波促透效率的因素:超声波导入的药量与使用的频率、强度、暴露时间和药物性质等因素相关。

四、经皮吸收的研究方法

1. **体外经皮渗透研究**　体外经皮渗透研究是经皮给药系统的开发研究中必不可缺的主要环节。药物的经皮渗透性及其影响因素、透皮促进剂的选择、制剂材料的应用、处方和工艺的设计以及经皮给药系统的评价等均主要在体外实验中完成。角质层是大部分药物经皮渗透的主要屏障,因为角质层是由死亡的角化细胞组成,因此可以用离体皮肤进行经皮渗透研究。

体外经皮渗透研究是将皮肤夹在扩散池的供给室与接受室之间,药物应用于皮肤的角质层面,按一定时间间隔测定皮肤另一面接受介质中药物的浓度,计算药物通过单位面积皮肤的速率。常用的扩散池有单室扩散池和双室扩散池,如图3-6与图3-7所示。

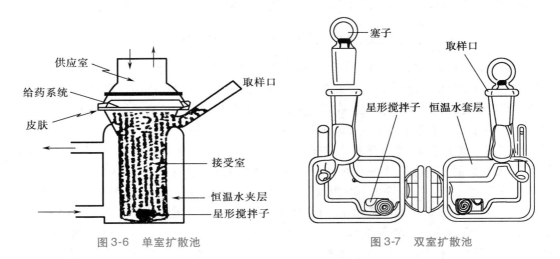

图 3-6　单室扩散池　　　　　　　　图 3-7　双室扩散池

影响经皮渗透实验的因素很多,如皮肤、实验装置、实验条件和实验操作等。人体皮肤是最理想的实验用皮肤,但人体皮肤不易取得,所以用无毛小鼠、大鼠和小型猪等动物皮肤代替。其中小型猪皮肤的结构与人皮肤相似。动物皮肤去毛时应不损伤角质层,皮肤的保存条件亦不应改变皮肤的渗透性。接受介质的选择,应保证药物扩散的漏槽条件,常用生理盐水或磷酸盐缓冲液。在持续搅拌下,保持恒温,间隔一定时间取接受介质,测定药物通过皮肤的量,计算药物的渗透速率等参数。

2. **经皮吸收的体内研究**　经皮给药系统应用于皮肤上后,间隔一定时间抽取血样,测定血药浓度,可得血药浓度-时间曲线,与静脉注射相等剂量后所得的血药浓度-时间曲线进行比较,可以求得经皮吸收的药物量。值得注意的是,经皮吸收进入血液的药物量甚微,一般在 10^{-12} ~ 10^{-9} g/ml,所以体内研究以高灵敏度的分析检测为基础,如 HPLC 和 HPLC-MS 等是常用的检测手段。

第四节　鼻腔给药

鼻腔给药(nasal drug delivery)不仅适用于鼻腔局部疾病的治疗,也是全身疾病治疗的给药途径之一。鼻腔给药的药物吸收是药物透过鼻黏膜向循环系统的转运过程,与鼻黏膜的解剖、生理以及药物的理化性质和剂型等因素有关。研究发现一些甾体类激素、抗高血压、镇痛、抗生

笔记

素类以及抗病毒药物经鼻腔给药,通过鼻黏膜吸收可以获得比口服更好的作用。某些蛋白多肽药物经鼻黏膜吸收也能达到较高的生物利用度。

鼻腔给药的主要优点有:①鼻黏膜薄、有效表面积大、渗透性高、血管丰富,有利于吸收,吸收程度和速度有时可与静脉注射相当;②可避开药物在胃肠液中的降解和肝首过作用;③能够增加一些药物向脑内传递,有利于脑部疾病的治疗;④鼻腔内给药方便易行。但鼻腔给药也存在不足,如单次用剂量有限,某些药物生物利用度相对较低,吸收剂量不够准确,药物与吸收部位的接触时间相对较短等。

口服给药个体差异大、生物利用度低的药物以及口服易破坏或不吸收、只能注射给药的药物,可考虑鼻黏膜给药。如在胃肠道中难吸收的磺苄西林、头孢唑林可经鼻黏膜吸收,维生素B_{12}的鼻用凝胶剂比同剂量口服片剂血药浓度高 8 ~ 10 倍。药物可制成溶液剂滴入鼻腔,也可以气雾剂给药。目前已有甾体激素类、多肽类和疫苗类等药物的鼻黏膜吸收制剂上市或进入临床研究,如鲑鱼降钙素喷雾剂、去氨加压素鼻腔喷雾剂和胰岛素鼻用制剂。用来治疗头痛和偏头痛的酒石酸布托啡诺鼻喷剂(STADOL NS)可达到与静脉注射相当的血药浓度水平(图 3-8)。

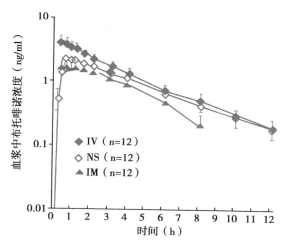

图 3-8   酒石酸布托啡诺经鼻腔吸收药时曲线图

一、鼻腔的结构与生理

1. **鼻腔的解剖生理**   鼻由外鼻、鼻腔和鼻旁窦三部分组成。鼻腔长度为 12 ~ 14cm,表面积为 150 ~ 200cm² 。鼻腔的空气通道呈弯曲状,气流一旦进入即受到阻挡而改变方向。外界伴随空气流进入鼻腔的粒子大部分沉积在鼻前庭前部,难以直接通过鼻腔到达气管。

鼻腔可以分为三个功能区域:①鼻前庭区,表面覆盖复层的鳞状上皮,其上生长的鼻毛可以阻挡来自气流中的大颗粒;②呼吸区,表面覆盖假复层柱状上皮细胞,位于鼻腔的后三分之二部位;③嗅觉区,位于鼻腔的最上部。

鼻黏膜表面有众多纤毛,以每分钟 1000 次左右的速度向后摆动,对鼻黏膜表面物质的平均清除速率为 6mm/min,这对清除鼻腔内异物、保持鼻腔清洁具有重要意义,同时也对鼻腔给药时药物在鼻腔内的保留时间有很大影响。鼻上皮细胞下有许多大而多孔的毛细血管和丰富的淋巴网,加之鼻黏膜表面积相对较大,使其成为较理想的黏膜给药途径。有些药物通过鼻腔给药后可能通过嗅区转运,绕过血脑屏障直接进入脑内。如左旋多巴经鼻腔给药后,能够显著改善脑神经的功能。

2. **鼻黏膜**   鼻腔的内表面为黏膜,由上皮和固有层构成。黏膜表面被覆假复层纤毛柱状上皮,含有较多杯状细胞。鼻黏膜表面覆盖约 5μm 厚度的黏液层,该黏液层由凝胶上层和溶胶下层组成,它们的黏度对黏液的清除和将吸附和溶解的物质转运到胃肠道,即所谓的纤毛清除,有

笔记

重要影响。

鼻黏液中含有约95%水,2%黏蛋白,1%盐,1%其他蛋白质,如白蛋白、免疫球蛋白、溶菌酶以及乳铁传递蛋白等,以及<1%脂质。鼻腔黏液中的肽酶和蛋白水解酶是影响多肽蛋白质类药物鼻腔吸收的因素之一。

3. 药物的经鼻脑靶向 药物经鼻黏膜可以吸收入脑,其途径有嗅神经通路、嗅黏膜上皮通路和血液循环通路。前两条通路均与药物直接吸收入脑有关,后一条通路需药物先吸收进入血液循环再透过血脑屏障入脑。对于靶部位位于中枢神经系统的药物,如用于帕金森病、阿尔茨海默病或偏头痛的药物,鼻腔给药具有一定的优势。

二、影响鼻黏膜吸收的因素

影响药物鼻黏膜吸收的因素较多,包括鼻黏膜的生理条件、药物及剂型因素和给药方法等。

1. 生理因素

(1) 吸收途径:鼻黏膜吸收途径包括经细胞的脂质通道和细胞间的水性孔道。以脂质途径为主,脂溶性药物易吸收,生物利用度可接近静脉注射。许多亲水性药物或离子型药物从鼻黏膜吸收比其他部位黏膜如小(空)肠黏膜、阴道黏膜、直肠黏膜好。药物经鼻黏膜吸收的机制为主动转运或被动扩散。

(2) 鼻腔pH:鼻腔的pH是影响药物吸收的因素之一。成人鼻腔分泌物的正常pH为5.5～6.5,婴幼儿为5.0～6.0。由于鼻腔黏液较少,每天仅分泌1.5～2.0ml,缓冲能力差,鼻用制剂的pH对药物的解离度和吸收有较大影响,通常在pH 4.5～7.5间选择最佳值以提高药物的吸收。

(3) 鼻腔血液循环:鼻黏膜很薄,毛细血管丰富,药物吸收后直接进入体循环,可避免肝脏的首过效应。有些口服首过效应很强的药物如黄体酮经鼻黏膜给药生物利用度与静脉给药相当。鼻腔的血液循环对外界影响或病理状况均很敏感,如外界温度、湿度变化。鼻腔息肉、慢性鼻炎引起的鼻甲肥大能降低鼻腔吸收,萎缩性鼻炎、严重血管舒缩性鼻炎、过敏性鼻炎、感冒等也会影响鼻腔吸收。

(4) 鼻腔分泌物:成人鼻腔分泌物中含有多种酶,其中活性最高的为氨基肽酶。因此,对这类酶敏感的药物经鼻黏膜给药时可能被降解。如胰岛素可被鼻腔分泌物中的亮氨酸氨基肽酶水解。前列腺素E、黄体酮和睾酮在鼻腔酶类作用下也会发生结构变化或失去活性。但与消化道比较,鼻腔中药物代谢酶种类较少,活性较低。

(5) 纤毛运动:鼻黏膜纤毛清除作用可能缩短药物在鼻腔吸收部位滞留时间,影响药物的生物利用度。有些药物如盐酸普萘洛尔鼻腔吸收良好,生物利用度与静脉注射相当,但该药物对鼻黏膜纤毛具有严重毒性,可使纤毛运动不可逆地停止。防腐剂和吸收促进剂如去氧胆酸钠也可影响纤毛的正常运动。

2. 剂型因素

(1) **药物的脂溶性和解离度**:脂溶性大的药物鼻腔吸收迅速。如β-受体阻断剂类药物中,亲脂性最大的普萘洛尔的鼻黏膜吸收最好,给药后几小时就能达到峰浓度。家兔在体灌流实验也表明,黄体酮、睾酮和氢化可的松的吸收与甾体激素的脂溶性成正比。巴比妥类鼻黏膜吸收依赖于药物的油水分配系数。苯甲酸的鼻黏膜吸收程度依赖于溶液pH和解离度,分子型易通过鼻黏膜吸收,离子型吸收量减少。

脂溶性药物的渗透系数随着药物分配系数增大而增加,提示鼻黏膜吸收主要途径仍为细胞脂质膜的被动扩散。鼻黏膜吸收体内生物利用度实验表明,黄体酮羟基衍生物的亲水性增大,血药浓度-时间曲线上达峰时间t_{max}延长,吸收速度常数K_a减小,末端消除相斜率降低,提示吸收速率明显变慢。

（2）药物的分子量和粒子大小：某些亲水性药物的鼻黏膜吸收与其分子量密切相关，表明亲水性小分子药物可通过鼻黏膜细胞间的水性孔道吸收。分子量小于 1000 的药物较易通过人和大鼠鼻黏膜吸收。分子量大于 1000 的药物鼻黏膜吸收明显降低。分子量为 5200 的胰岛素，吸收量约为 15%，分子量为 70 000 的葡聚糖吸收量约为 3%。应用吸收促进剂后，即使分子量较大的药物亦可获得很好的鼻黏膜吸收。

不溶性药物的粒子大小与其在鼻腔中的分布位置密切相关。大于 50μm 的粒子一进入鼻腔即沉积，不能达到鼻黏膜主要吸收部位，小于 2μm 的粒子又可能被气流带入肺部，也无法停留在鼻腔吸收部位。研究表明气雾剂中约有 60% 粒径范围介于 2～20μm 的粒子可分布在鼻腔吸收部位的前部，并能进一步被气流、纤毛或膜扩散作用引入吸收部位，药物在转运过程中被鼻黏膜吸收。因此欲发挥局部作用如杀菌、抗病毒药物的气雾剂，为避免肺吸收，粒径应大于 10μm。

（3）剂型：鼻黏膜给药可发挥局部或全身治疗作用。鼻腔气雾剂、喷雾剂和粉雾剂在鼻腔中的弥散度大，分布面积较广，药物吸收快，生物利用度高，疗效一般优于同种药物的其他剂型。溶液剂在鼻腔中分布不均匀，容易流失，滞留时间短，不利于药物吸收。混悬剂的作用与其粒子大小及其在鼻腔吸收部位中保留的位置和时间有关。凝胶剂因黏性较大，能降低鼻腔纤毛的清除作用，延长与鼻黏膜接触时间，可改善药物的吸收。凝胶剂虽能延长药物在鼻黏膜的滞留时间，但其黏度较高，给药剂量不准确且使用不便。将药物制备成原位凝胶（in situ gel）制剂，以液体形式给药，滴入鼻腔后转变为具有适宜生物黏附性的凝胶黏附于鼻黏膜上，可以延长药物在鼻腔内的滞留时间。

新型给药系统脂质体、微球、纳米粒等在鼻腔给药中也有应用。它们的主要优点是具有生物黏附性，延长药物在鼻腔中的滞留时间，保护药物免受酶降解，并不影响鼻黏膜纤毛清除作用，能有效减少药物对鼻腔的刺激性和毒性等。如壳聚糖微球因其荷正电，可通过静电与荷负电的上皮组织结合而具有黏膜黏附性，通过打开细胞间紧密连接促进亲水性药物转运，并具有生物相容性和可降解性。

（4）吸收促进剂：鼻黏膜吸收促进剂主要有胆酸盐、表面活性剂、螯合剂、脂肪酸、蛋白酶抑制剂和环糊精等。它们的作用机制主要有以下几方面：①降低黏膜层黏度，提高黏膜的通透性，如油酸、辛酸等；②抑制药物作用部位的蛋白酶水解的作用，如胆酸盐、夫西地酸；③与鼻黏膜相结合，引起磷脂膜紊乱，改变黏膜的结构，促进膜孔的形成，如环糊精能暂时地将上皮细胞膜中的胆固醇或磷脂抽取、溶解，增加药物的膜通透性，并与膜蛋白结合，引起磷脂膜紊乱，改变膜结构，增加膜的流动性和通透性；④改变鼻黏膜的电位和阻抗，使上皮细胞之间的紧密连接暂时疏松，增加细胞间的通透性，如聚左旋精氨酸；⑤加速鼻黏膜中血流速度，提高膜两侧药物的浓度梯度；⑥增加与鼻黏膜的黏附作用，延长鼻腔内滞留时间，如壳聚糖。

但一些促进剂可能会造成上皮细胞损伤并对鼻纤毛运动产生影响。高浓度的表面活性剂可能破坏甚至溶解鼻黏膜组织。去氧胆酸钠易破坏上皮屏障，有可能对鼻黏膜的正常生理功能造成不可逆的损伤。

三、鼻黏膜吸收的研究方法

研究鼻黏膜吸收的方法有离体鼻黏膜法、细胞培养模型法、在体鼻腔灌流法和体内评价法。离体鼻黏膜法的实验装置和研究方法与经皮给药类似，常采用离体的羊、猪或兔的鼻黏膜，测定渗透速率或渗透系数。细胞培养模型法首先建立与鼻黏膜结构性能相似的细胞模型，如原代培养的人鼻腔上皮单层细胞，测定药物的渗透系数，该方法还可研究药物在鼻黏膜中的代谢。

在体鼻腔灌流法：在体法的实验动物通常采用大鼠。体内法常在人体或大鼠、家兔、狗、绵

笔记

羊、猴等动物体内进行。用注射器配合一根柔软的聚乙烯塑料管,将药液滴入鼻腔,取仰卧位1分钟,定时采取血样,测定血药浓度,进行药物鼻黏膜吸收动力学研究以及生物利用度研究。

此外,研究鼻腔给药时应考虑药物及处方中的辅料如吸收促进剂和防腐剂等对鼻黏膜组织及其纤毛的毒性作用。因此,研制鼻腔给药制剂时,需进行:①对鼻黏膜刺激性和致敏性试验;②对黏膜上皮组织结构的损伤试验;③对纤毛形态及功能的影响等试验。其中对黏膜结构及纤毛形态的影响,常以大鼠为实验动物,采用扫描电镜观察用药前后的形态。评价纤毛功能的动物模型主要有鸡胚胎气管的黏膜纤毛和蛙上颚黏膜纤毛,将黏膜纤毛与受试药液接触一定时间后,应用显微镜测定纤毛摆动的持续时间,通过与生理盐水组的比较,评价药物制剂对纤毛功能的影响。

第五节　口腔黏膜给药

药物经口腔黏膜给药可发挥局部或全身治疗作用,局部作用的剂型多为溶液型或混悬型,如漱口剂、气雾剂、膜剂、软膏剂、口腔片剂等。欲产生全身作用常用舌下片、黏附片、贴剂等。口腔黏膜给药的优点主要有:避开肝首过效应、避开胃肠道的降解作用、给药方便、起效迅速、无痛无刺激、患者耐受性好。与其他非口服给药途径相比,口腔黏膜给药还具有以下特点:①口腔黏膜中的颊黏膜和舌下黏膜部位的血流丰富,黏膜组织的通透性仅次于鼻黏膜;②口腔黏膜对外界刺激具有较强的耐受性,当黏膜组织受到制剂中的一些成分刺激和损伤,停止用药后能够较快地恢复;③剂型易定位,用药方便,可以随时撤去药物,易被患者接受。

一、口腔黏膜的结构与生理

口腔黏膜的总面积约为100cm²,不同部位组织的黏膜结构、厚度和血流供应情况均有不同。根据角质化程度可将口腔黏膜分为非角质化和角质化区域,前者包括舌下黏膜和颊黏膜,这两个部位血流丰富,对药物的通透性好。后者包括龈黏膜、硬腭黏膜和唇的内侧,其上皮已角质化,对药物的通透性差。

产生全身作用的口腔用药主要部位是颊黏膜,其次是舌下黏膜。颊黏膜可分为四层结构:上皮层、基底层、固有层和黏膜下层(如图3-9)。上皮层由角质形成细胞与非角质形成细胞组成,为药物透过黏膜的主要屏障。基底膜位于上皮层与固有层之间,固有层为致密的结缔组织成分,黏膜下层为疏松的结缔组织。结缔组织中有毛细血管网络,药物透过上皮层后由此进入血液循环。口腔中非角质化上皮基底很薄,仅为100μm。细胞间连接不紧密,活动性大,药物穿透能力大于角质化上皮。药物在口腔黏膜中渗透到达黏膜下层,黏膜下层有大量的毛细血管,且血流量丰富;药物被吸收进入舌静脉、面静脉和后腭静脉,汇集至颈内静脉而进入血液循环,因此可避免肝脏首过效应。

口腔黏膜表面有一种胶状的黏液,主要由1%~5%水不溶性的糖蛋白和95%~99%水构成,同时还有少量的蛋白质、酶、电解质和核酸。口腔黏膜下有大量毛细血管汇总至颈内静脉,可绕过肝脏的首过作用。

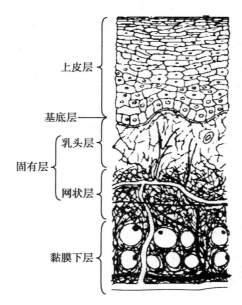

上皮层
基底层
乳头层
固有层
网状层
黏膜下层

图3-9　颊黏膜结构示意图

笔记

唾液 pH 为 5.8～7.4,含有 99% 的水分。成人口腔中唾液腺每天分泌 1～2L 唾液,唾液中含有黏蛋白、淀粉酶、羧酸酯酶和肽酶等,与胃肠道相比,口腔中代谢酶的活性要低得多。

二、影响口腔黏膜吸收的因素

1. 生理因素 口腔黏膜的结构与性质具有分布区域差别,给药部位不同,药物吸收速度和程度也不同。一般认为口腔黏膜渗透性能介于皮肤和小肠黏膜之间。口腔黏膜中舌下黏膜渗透性能最强,颊黏膜次之,齿龈黏膜和腭黏膜最慢。舌下黏膜渗透能力强,药物吸收迅速,给药方便,许多口服肝首过效应强或在胃肠道中易降解的药物,如甾体激素、硝酸甘油、二硝酸异山梨酯等舌下给药后生物利用度显著提高。颊黏膜表面积较大,渗透性比舌下黏膜差,受口腔中唾液冲洗作用影响小,制成生物黏附贴片或生物黏附片后能够在颊黏膜上保持相当长时间,有利于控释制剂释放及蛋白多肽类药物的吸收。

影响口腔黏膜给药吸收的最大因素是唾液的冲洗作用,释放至唾液中的药物会被吞咽进入胃肠道。舌下片剂常因此保留时间很短,口腔其他部位的黏附制剂也可能因此改变释药速度,缩短释药维持时间。唾液分泌量的时间差异和个体差异对依赖于唾液释放的药物制剂影响很大,如缓控释制剂可能在清晨和熟睡时药物释放量发生很大变化。此外,口腔组织运动、饮水或进食都可以影响制剂在用药部位的驻留,因而影响药物的黏膜吸收。

唾液的缓冲能力较差,药物制剂本身可能改变口腔局部环境的 pH。唾液中酶活性较低,所含其他有机与无机成分一般对药物释放无影响。唾液中含有的黏蛋白有利于黏膜贴附制剂的黏着,黏蛋白也可能与药物发生特异性的或非特异性的结合,影响药物的吸收。此外,口腔中的细菌、唾液与黏膜中的酶会使一些药物在口腔中代谢失活,口腔黏膜的物理损伤和炎症易使药物吸收增加。

2. 药物性质 药物经口腔黏膜渗透的能力与药物本身的脂溶性、解离度和分子量大小密切相关。大多数弱酸和弱碱类药物能通过黏膜吸收,其口腔黏膜吸收与分配系数有关,$\log P$ 在 1.6～3.3 之间有较好吸收。亲水性药物的吸收与药物分子大小有关,分子量小于 100 的可迅速透过口腔黏膜,分子量大于 2000 的药物口腔黏膜渗透性急剧降低。遵循 pH-分配学说,分子型药物易透过口腔黏膜,离子型难以透过脂质膜。

口腔黏膜给药对药物的口感要求较高,舌背侧分布有许多被称为味蕾的味觉受体,使某些具有苦味的药物和赋形剂的应用受到限制。

3. 剂型与给药部位 口腔黏膜给药系统包括片剂、贴剂、喷雾剂、水凝胶、膜剂、粉剂和溶液剂等,制剂的应用部位不同,受黏膜渗透性、血流分布、唾液的冲洗作用和滞留时间的影响不同,因而有生物利用度的差异。一般要求口腔黏膜制剂在口腔中滞留较长时间,以利于药物的充分吸收或局部治疗。高分子聚合物的黏度增大或聚合物用量的增加,能够延长制剂在口腔中的滞留时间,有利于药物的吸收,但也可能使药物的释放减慢,影响药物吸收。

4. 吸收促进剂 由于颊黏膜渗透性能相对较差,制剂处方中常加入吸收促进剂。口腔黏膜吸收促进剂与透皮吸收促进剂以及其他一些黏膜吸收促进剂相似,常用的吸收促进剂有:金属离子螯合剂、脂肪酸、胆酸盐、表面活性剂等。吸收促进剂的加入,能够有效改善口腔黏膜的通透性,提高药物黏膜吸收的速度和程度。

三、口腔黏膜吸收的研究方法

1. 体外法 人或动物离体口腔黏膜扩散实验可以用来研究药物吸收的机制及影响因素。体外实验中人体的口腔黏膜来源困难,经常使用狗、家兔、猪、恒河猴、豚鼠、大鼠和仓鼠的口腔黏膜。已有研究表明狗、猪、家兔和恒河猴的口腔黏膜上皮与人的相似,大鼠和仓鼠的颊黏膜与舌下黏膜均有角质化,与人的差异很大。猪和狗的口腔黏膜面积大,来源方便,在体外研究中应

笔记

用较多。

2. 在体法和体内法　口腔给药试验可采用在体方法进行。口腔灌流给药装置可紧密固定在口腔黏膜给药部位,保持恒定的给药面积,药物溶液通过导管从体外进入灌流装置,直接与口腔黏膜接触,避免口腔外环境的不利影响。药物吸收量可通过测定给药后血药浓度或灌流液中药物残留量而获得。图3-10为一种在体灌流池,灌流池由柔性聚合物制成,一面可置于口腔颊黏膜表面,另一面通过小孔与循环管、泵和循环液贮存杯连接。实验时受试者斜躺在靠背椅上,将灌流池置于口腔黏膜上,恒温条件下通过恒流泵进行液体循环,定时取样,测定药物在扩散池中的剩余量,计算药物的口腔黏膜表观吸收速率常数。

口腔给药的体内试验与临床实际给药方法相近,测定药物给药后的血药浓度和生物利用度,即能评价口腔黏膜吸收的优劣。

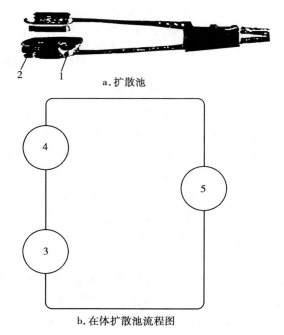

a. 扩散池

b. 在体扩散池流程图

图 3-10　口腔在体扩散池装置示意图
1. 循环液入口　2. 循环液出口　3. 扩散池
4. 泵　5. 循环液贮存杯

第六节　直肠给药与阴道给药

一、直　肠　给　药

直肠给药(rectal drug delivery)可用于局部治疗或发挥全身作用,常用的剂型是栓剂或灌肠剂。栓剂用于全身治疗有许多优点:①药物直肠吸收后,大部分绕过肝脏进入大循环发挥全身作用,降低了肝首过效应,也相应减少药物对肝脏的毒副作用;②避免胃肠 pH 和酶的影响和破坏,避免药物对胃肠功能干扰,对胃有刺激的药物可采用直肠给药;③作用的时间一般比片剂长,通常给药为 1~2 次/日;④适于不愿或不能吞服药物的患者,对于婴幼儿及神志障碍的患者,使用栓剂较口服或注射给药更容易、更安全;⑤可作为多肽蛋白质类药物的吸收部位。

（一）直肠的生理结构与药物的吸收

1. 直肠的解剖生理　直肠位于消化道末端,人的直肠长 12~20cm,最大直径为 5~6cm。直肠液体量为 2~3ml,pH 为 7.3 左右。直肠具有以下特点:①平均温度为 36.2~37.6℃,水不呈流体存在,在半固体粪便中有 77%~82% 的水分;②直肠无蠕动作用;③直肠内容物压力因具体部位不同而有差异;④直肠 pH 受粪便的酸碱度所影响。因直肠体液无缓冲作用,故溶解的药物就决定直肠部位的 pH。

2. 直肠黏膜的生理特征　直肠黏膜由上皮、黏膜固有层、黏膜肌层三部分构成。上皮系由排列紧密的柱状细胞组成,其中分布着可分泌黏液的杯状细胞。直肠黏膜上皮细胞下分布有许多淋巴结,黏膜固有层中分布有浅表小血管,黏膜肌层由平滑肌细胞组成,分布有较大血管。虽然直肠的血流供应较充分,但与小肠黏膜相比,直肠黏膜无绒毛,褶皱也少,液体容量低,吸收面积较小($200~400cm^2$),药物吸收比较缓慢,故直肠不是药物吸收的主要部位。但有些药物也能在直肠较好地吸收,如镇痛药、抗癫痫药、镇静药、安定药、抗菌药、抗癌药等。近年来,由于吸收

笔记

促进剂的使用,使许多本来在直肠内难以吸收的药物能通过直肠黏膜加速吸收,从而扩大了栓剂的临床应用范围。

3. 药物的吸收机制 直肠给药制剂首先需要药物从基质中释放才能被吸收,图3-11为药物的释放过程。

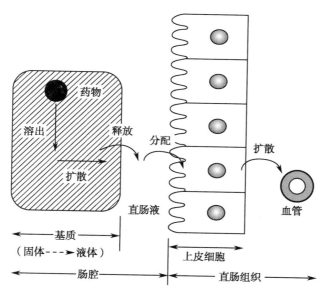

图 3-11 药物从基质中的释放与吸收过程

释放的药物穿过上皮细胞进入血管被吸收。直肠与肛门部位的血管分布有其特殊性(见图3-12),药物经直肠吸收主要有两个途径:一条是通过直肠上静脉,经门静脉入肝脏,在肝脏代谢后再转运至全身;另一条是通过直肠中、下静脉和肛管静脉进入下腔静脉,绕过肝脏而直接进入血液循环。因此药物的直肠吸收与给药部位有关,栓剂引入直肠的深度愈小,栓剂中药物不经肝脏的量亦愈多,一般为总量的50%~70%。栓剂距肛门口2cm处给药生物利用度远高于距肛门口4cm处给药。当栓剂距肛门口6cm处给药时,大部分药物经直肠上静脉进入门静脉-肝脏系统。药物也可经直肠淋巴系统,通过乳糜池经胸导管进入血液循环,经淋巴吸收的药物可避开肝脏代谢作用。

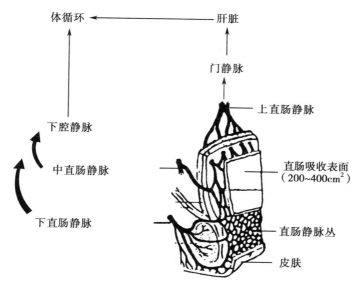

图 3-12 直肠与肛门部位的血管分布

（二）影响直肠药物吸收的因素

1. 生理因素　直肠黏膜为类脂膜结构。直肠黏膜上的水性微孔分布数量较少,分子量300以上的极性分子难以透过,药物主要通过类脂质途径透过直肠黏膜。

直肠液的 pH 影响药物的吸收,由于容量小,直肠液实际上无缓冲能力,溶解的药物影响直肠液的 pH。若改变 pH,使未解离药物所占的比例增大,就有可能增加药物的吸收。直肠黏膜表面覆盖着一层连续不断的黏液层。黏液中含有蛋白水解酶和免疫球蛋白,可能会形成药物扩散的机械屏障并促使药物酶解。与小肠相比,直肠蛋白水解酶活性较低。直肠中粪便影响药物的扩散,阻碍药物与直肠黏膜接触,从而影响药物的吸收。空直肠比充有粪便的直肠吸收多。成人经直肠灌肠清洗者予以林可霉素栓剂生物利用度与口服胶囊剂相似,未经清洗灌肠者生物利用度仅为胶囊剂的 70%。

直肠缺乏有规律的蠕动,直肠液容量小,这些生理因素对水溶性较差药物的溶解和从水溶性基质中释放不利,其溶出过程可能成为药物吸收的限速过程。

2. 剂型因素

（1）药物的脂溶性与解离度:脂溶性好、非解离型药物能够迅速从直肠吸收,非脂溶性的、解离的药物不易吸收。在家兔体内进行的孕激素类药物的吸收研究表明,直肠给药生物利用度比口服给药高 9～20 倍。孕激素衍生物的生物利用度随着分子结构中羟基数目的增加而降低,表明直肠黏膜的吸收速度随着药物脂溶性和分配系数的降低而减小。

分子型药物渗透直肠黏膜的速度远大于离子型药物,pK_a 大于 4.3 的弱酸性药物或 pK_a 小于 8.5 的弱碱性药物,一般吸收快;pK_a 小于 3.0 的酸性药物或 pK_a 大于 10.0 的碱性药物,其吸收速度十分缓慢。如在直肠 pH 条件下高度解离的青霉素钠和四环素溶液给药后,吸收量仅为口服溶液吸收量的 10%。因此,可以应用缓冲液或盐来改变直肠液的 pH,以增加分子型药物的比例,提高药物的吸收率。

（2）药物的溶解度与粒度:药物的溶解度对直肠吸收有较大影响。体内研究表明,磺胺类药物钠盐的栓剂吸收比其他盐快。对难溶性药物可采用溶解度大的盐类或衍生物制备栓剂以利吸收。

不同溶解度的药物选择适宜类型的基质,可获得较好的吸收效果。水溶性药物混悬在油脂性基质中,或脂溶性较大的药物分散在水溶性基质中,由于药物与基质之间的亲和力弱,有利于药物的释放,且能够降低药物在基质中的残留量,可以获得较完全的释放与吸收。水溶性较差的药物呈混悬状态分散在栓剂基质中时,药物粒径大小能够影响吸收。如阿司匹林栓剂,采用比表面积为 $320cm^2/g$ 的细粉与比表面积为 $12.5cm^2/g$ 的粗粒分别制成栓剂,经健康志愿者使用后,12 小时水杨酸累积排泄量细粉为粗粒的 15 倍。

（3）基质的影响:药物在栓剂中常以溶解或混悬状态分散于油脂性或水性介质中,除了基质本身的理化状态如熔点、溶解性能、油水分配系数影响药物的释放与吸收外,药物在不同基质中的热力学性质也能影响其释放与吸收。

栓剂的处方组成(主要是基质类型)对药物的生物利用度有很大影响。一般说栓剂中药物吸收的限速过程是基质中的药物释放到体液的速度,而不是药物在体液中溶解的速度。因此说,药物从基质中释放得快,可产生较快而强烈的作用,反之则作用缓慢而持久。

药物的直肠吸收与栓剂在直肠中的保留时间有关。为延长栓剂的直肠保留时间,可采用生物黏附性给药系统,增加滞留时间,提高生物利用度。如采用 Eudragit 凝胶制备的水杨酰胺亲水凝胶栓剂,生物利用度比水溶性基质和油脂性基质普通栓剂高 1～3 倍。

（4）剂型:在直肠给药剂型中,溶液型灌肠剂比栓剂吸收迅速且安全。研究表明茶碱栓剂直肠吸收慢且不规律,而茶碱溶液剂灌肠效果较满意,血药浓度与静脉给药相似,达峰比口服片剂快。为了达到速释目的,也可采用中空栓剂或泡腾栓剂,而微囊栓剂与凝胶栓剂可适当延缓

笔记

药物的释放。

3. 吸收促进剂　对于直肠吸收差的药物,如抗生素和多肽蛋白质类大分子药物,制成栓剂时可适当加入吸收促进剂。离子型表面活性剂和络合剂对黏膜毒性大,一般不宜采用。用作直肠吸收促进剂的物质有:①非离子型表面活性剂;②脂肪酸、脂肪醇和脂肪酸酯;③羧酸盐,如水杨酸钠、苯甲酸钠;④胆酸盐,如甘氨胆酸钠、牛磺胆酸钠;⑤氨基酸类,如盐酸赖氨酸等;⑥环糊精及其衍生物等。其促进吸收机制可参见本章相关内容。

二、阴 道 给 药

阴道给药(vaginal drug delivery)是指将药物纳入阴道内,发挥局部作用,或通过吸收进入体循环,产生全身的治疗作用。阴道给药的主要优点有:可自身给药;阴道环等可根据需要撤药;能持续释放药物,局部疗效好而安全;适用于一些有严重胃肠道反应,不适合口服的药物;避免肝脏的首过效应,提高生物利用度等。该给药途径的主要缺点是:半固体药物的给药不便,并有不适排出物;用药受生理性周期影响;存在局部耐受性差等问题。

（一）阴道的结构与生理

人的阴道为管状腔道,前壁长 7 ~ 9cm,后壁长 10 ~ 12cm,上端包绕宫颈,这部分称阴道穹隆。阴道壁由弹力纤维、肌层和黏膜组成,富含静脉丛。阴道黏膜由上皮和固有层组成。阴道上皮可以进一步分成上层、中层和基底层。上层由复层扁平细胞构成,该细胞可以不断增殖和脱落。中层由 10 ~ 30 层呈多面体的细胞构成,基底层由柱状细胞构成。阴道上皮下为固有层,分布有大量小血管。

在雌激素、孕激素等女性激素的调控下,人的阴道黏膜会产生周期性变化。阴道上皮代谢酶的活性较低。阴道血管分布丰富,血流经会阴静脉丛流向会阴静脉,最终进入腔静脉,可绕过肝脏的首过作用。

阴道黏膜表面覆盖着一层黏液,由子宫颈和阴道本身的分泌液组成,这些分泌液含有各种抗菌物质,成为机体预防感染的屏障。阴道一般 pH≤4.5,多为 3.8 ~ 4.4,有利于防御病原微生物的繁殖。更年期妇女阴道 pH 上升至 7.0 ~ 7.4。

（二）阴道给药的药物吸收及影响因素

1. 药物吸收途径　药物在阴道的吸收过程包括药物从给药系统的释放,药物在阴道液中的溶解和黏膜的渗透。分散在基质中的药物微粒溶解在周围高分子材料中,通过高分子基质扩散到制剂表面分配进入阴道液,并扩散通过阴道液被阴道黏膜摄取,再通过血液循环或淋巴系统将药物转运分布于作用部位。

药物扩散穿过阴道上皮的机制有:①细胞转运通道(脂质通道);②细胞外的转运通道(水性通道);③受体介导的转运机制。阴道黏膜对药物转运以脂质通道为主,亲水性药物可通过水性通道。药物必须具有足够的亲脂性,以利于扩散通过脂质连续膜,但也要求有一定程度的水溶性以保证能溶于阴道液体。对于在阴道黏膜中渗透性大的药物,吸收主要受流体动力学扩散层的影响,该扩散层由阴道上皮和药物制剂之间的阴道液体形成。对于在阴道黏膜中渗透性小的药物,吸收受阴道上皮渗透性的限制。阴道黏膜的渗透性大于直肠、口腔、皮肤,但小于鼻腔和肺。

药物从阴道吸收存在"子宫首过效应"(first uterine pass effect),子宫首过效应是指药物经阴道黏膜吸收后,直接转运至子宫的现象。

2. 影响药物吸收的因素　影响药物透过阴道上皮吸收的生理因素包括:阴道壁的厚度、宫颈黏液、上皮层厚度和孔隙率、月经周期、阴道液的量、pH 和黏度等;阴道壁厚度随排卵周期、妊娠和绝经期时阴道上皮及阴道内 pH 的变化而变化。动物试验表明,动情期后和动情期,阴道内亲水性物质的渗透能力增大,原因可能是上皮细胞之间的连接比较松弛,阴道上皮层也较薄。

此外,药物吸收前须先溶出,因此阴道液的理化性质和量的多少也显著影响药物的吸收。宫颈黏液有助于给药系统黏附性的发挥,但也是药物吸收的屏障。

药物理化性质,如分子量、脂溶性、离子化程度等影响药物透过阴道黏膜吸收。阴道上皮的渗透系数随药物脂溶性的增加而增大。分子型药物容易通过阴道黏膜吸收,而离子型药物难以吸收。

阴道用剂型必须能适应阴道这个特殊的生理结构,使患者易于使用,在阴道内能滞留时间长,涂布面广,能渗入黏膜皱褶,这样才能有助于药物与病灶、致病因子的接触,利于药物的吸收。

在阴道用药的各种剂型中,泡沫剂、泡腾制剂具有使药物分布广的优点,但滞留时间短。凝胶剂或在位凝胶能与阴道黏膜紧密黏附,延长药物在阴道内的滞留时间、消除或减少药物渗漏、减少给药次数以及改善患者用药顺应性,提高治疗效果。阴道环是阴道给药的专用剂型,放置于阴道后以设计的速率释放药物,可持续长时间释放低剂量药物,主要用于避孕和雌激素替代治疗。

第七节　眼 部 给 药

眼部给药(ophthalmic drug delivery)主要用于眼局部疾病的治疗,如抗眼部细菌性或病毒性感染、降低眼压、缩瞳或扩瞳等。眼部给药后药物能够到达眼内病灶部位,发挥疾病的治疗作用。所谓眼部药物吸收,主要是探讨药物在眼内各生物膜的透过性以及通过眼部黏膜吸收进入人体循环的问题。眼睛是人的重要器官,又非常敏感,因此一般不会作为全身治疗作用的给药途径。

一、眼的结构与生理

眼由眼球、眼附属器两部分构成。

1. **眼球**　眼球由眼球壁和眼内容物组成。眼球壁由三层结构组成:外层、中层和内层。外层主要由角膜、巩膜组成,两者结合处称角巩膜缘;中层自前向后分为虹膜、睫状体和脉络膜三部分;内层为视网膜。眼内容物包括房水、晶状体和玻璃体。在角膜后面与虹膜和晶体前面之间的空隙叫前房;在虹膜后面,睫状体和晶状体赤道部之间的环形间隙叫后房。充满前、后房的透明液体叫房水(图 3-13)。房水主要成分为水,含有少量氯化物、蛋白质、维生素 C、尿素及无

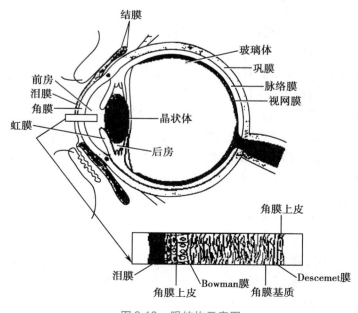

图 3-13　眼结构示意图

笔记

机盐类等,房水呈弱碱性,比重较水略高。晶状体为双凸透镜状的富有弹性的透明体。玻璃体为透明、无血管、无神经、具有一定弹性的胶体。

2. **眼附属器**　眼附属器主要包括眼睑、结膜、泪器。眼睑覆盖于眼球外部,起到保护眼球的作用。眼睑的开闭可协助泪液的铺展,并可减少泪液的蒸发。结膜覆盖眼球前部除角膜以外的整个外表面,并与眼睑的内表面相连,其间构成结膜囊,眼用溶液滴入眼内后主要集聚于此。泪腺和结膜腺分泌的泪液为无菌的澄清水溶液,含溶菌酶,其在角膜和结膜表面形成一层液膜能润湿眼膜,并能清除微生物和粉尘,起到保护作用。泪液的容量为 $7\mu l$,pH 为 $6.5 \sim 7.6$,并有一定的缓冲能力。

二、药物眼部吸收的途径

药物溶液滴入结膜内主要通过经角膜渗透和不经角膜渗透(又称结膜渗透)两种途径吸收。由于角膜表面积较大,经角膜是眼部吸收的最主要途径,有些药物滴眼给药可转运至眼后部发挥治疗作用。药物与角膜表面接触并渗入角膜,进一步进入房水,经前房到达虹膜和睫状肌,药物主要被局部血管网摄取,发挥局部作用。另一条途径是药物经眼进入体循环的主要途径,即药物经结膜吸收,并经巩膜转运至眼球后部。结膜内血管丰富,结膜和巩膜的渗透性能比角膜强,药物经结膜血管网进入体循环,不利于药物进入房水,同时也有可能引起药物全身吸收后的副作用。

脂溶性药物一般经角膜渗透吸收,亲水性药物及多肽蛋白质类药物不易通过角膜,主要通过结膜、巩膜途径吸收。亲水性药物的渗透系数与其分子量相关,分子量增大,渗透系数降低。

药物经何种途径吸收进入眼内,很大程度上依赖于药物本身的理化性质、给药剂量及剂型。

三、影响药物眼部吸收的因素

1. **角膜的渗透性**　大多数需要发挥局部作用的眼用药物,如散瞳、扩瞳、抗青光眼药物,需要透过角膜进入房水,然后分布于周边组织,如睫状体、晶状体、玻璃体、脉络膜、视网膜等。

角膜厚度为 $0.5 \sim 1mm$,主要由脂质结构的上皮、内皮及两层之间的亲水基质层组成。上皮和内皮的脂质含量为基质层的 100 倍,基质层主要由水化胶原构成,角膜组织实际上为脂质-水-脂质结构。角膜上皮对于大多数亲水性药物构成扩散限速屏障,亲脂性很高的药物则难以透过角膜基质层。因此药物分子必须具有适宜的亲水亲油性才能透过角膜。经角膜途径吸收的药物,其理想的正辛醇/缓冲液(pH 7.4)分配系数范围是 $100 \sim 1000$。此外,角膜上皮的等电点为 3.2,当局部组织 pH 在该值之上时,则角膜将呈负电性。所以在生理条件下(pH 7.4),基于异性电荷相吸的原理,带正电荷的离子比带负电荷的离子容易透过角膜。

角膜上皮层对微生物的侵袭是一个有效的屏障。上皮层受到损伤角膜就易受感染,可以导致严重的角膜溃疡甚至失明。同时损伤的角膜药物通透性增大,可能造成局部过高浓度,带来不利影响。

2. **角膜前影响因素**　液体剂型滴入结膜囊中能够迅速从鼻泪导管中排除,保留时间范围为 $4 \sim 10$ 分钟。人眼正常泪液容量约 $7\mu l$,结膜囊最高容量为 $30\mu l$。一般滴眼剂每滴 $50 \sim 70\mu l$,滴入后大部分溢出眼外,部分药液经鼻泪导管从口、鼻流失或经胃肠道吸收进入体循环,只有小部分药物能透过角膜进入眼内部。

眼用制剂角膜前流失是影响其生物利用度的重要因素,其中鼻泪腺是药物损失的主要途径,75%的药物从此途径在滴入眼内后 5 分钟内损失,仅有 1% 左右的药物被吸收。增加药物与角膜的接触时间可有效地降低药物流失,具体方法介绍如下:

(1)增加制剂黏度:应用纤维素衍生物和聚乙烯醇等亲水性高分子材料增加水溶液黏度,

笔记

可以延长保留时间,减少流失,有利于药物与角膜接触,有利于药物透过。如在 2% 毛果芸香碱滴眼剂中加入 0.5% 羧甲基纤维素钠及 0.8% 聚乙烯醇,与药物水溶液进行家兔缩瞳实验,结果表明黏性滴眼剂可以延长作用时间。

（2）减少给药体积:溶液型滴眼剂角膜前流失的速度与滴入体积直接相关。在兔眼内,当滴入体积为 50μl 时,90% 的剂量在 2 分钟内流失,滴入体积分别为 25、10、5μl 时,流失 90% 药物量的时间则延长至 4、6、7.5 分钟。因此减少滴入体积,适当增大滴入药物的浓度,能够提高药物的利用率。有些药物可制成混悬型滴眼剂。混悬型滴眼剂中的药物微粒在结膜囊内,能不断地提供药物透入角膜,因而能够产生较高的药物浓度。混悬液中的粒子大小是影响药物吸收的重要因素,粒度过大可引起眼部刺激和流泪,药物易于流失。

（3）调节 pH、渗透压和表面张力:眼用药物大多是有机弱碱的水溶性盐,如盐酸毛果芸香碱、硫酸阿托品等。制剂中为增加药物溶解度和稳定性,常调节 pH 至弱酸性。这种滴眼剂滴入结膜囊中有可能刺激泪液分泌,造成药物流失。如调高 pH,则碱性溶液更易刺激泪液分泌。根据相关研究,在 pH 中性时流泪最少,所以不论解离型或分子型药物,在 pH 中性附近范围内吸收都增加。如 pH 7.0 的毛果芸香碱滴眼剂缩瞳作用比 pH 4.5 的滴眼剂强。

等张溶液不引起流泪和不适,一般生物利用度较好;高张时流泪显著增加,生物利用度下降;低张时对流泪无明显影响,生物利用度也较高。例如,阿替洛尔滴眼剂的渗透压降至 80mOsm/kg 时,房水中和虹膜-睫状体中的药物浓度分别比血浆浓度高 2 倍和 3 倍,局部药物浓度提高,有利于 β-受体阻断剂发挥疗效,并且能够降低药物的全身副作用。

滴眼剂的表面张力对滴眼剂与泪液的混合以及对角膜的渗透性均有较大影响。表面张力越小,越有利于泪液与滴眼剂的充分混合,也有利于药物与角膜上皮接触,药物越容易渗入。

（4）应用软膏、膜剂、在位凝胶等剂型:眼膏和膜剂与角膜接触时间都比水溶液长,因而有利于吸收,作用时间也延长。应用眼膏可能出现的缺点是如果药物在油脂性基质中的溶解度大于角膜上皮层,药物就不容易释放进入角膜内,另一个缺点是油脂性基质不易与泪液混合,因而可以妨碍药物的穿透。一般眼膏的吸收慢于水溶液及水混悬液。

以水溶性高分子材料聚乙烯醇为成膜材料制成的眼用膜剂,使用后在结膜囊内被泪液缓慢溶解,形成黏稠溶液,不易流失,且可黏附在角膜上延长接触时间,使眼部能维持较长的药效,如毛果芸香碱眼用膜剂,一次用药一片,药效可维持 8～12 小时,能够较满意地控制眼压。以水不溶性高分子材料为控释膜的毛果芸香碱控释眼膜,能以近零级释药速度连续释药达一周,用药量仅为滴眼剂的 1/5 而控制眼压作用相近,维持时间长,还可避免长期应用滴眼剂带来的明显近视和视力下降等副作用。以亲水性高分子材料 2-羟乙基甲基丙烯酸酯为主要成分制成的软接触镜,可以吸附药物,供患者戴入眼内用。

3. 渗透促进剂的影响　为了提高眼部给药的治疗效果,眼用制剂中亦有使用渗透促进剂。渗透促进剂的种类不同,其主要作用部位不同。例如葵酸和皂苷能显著增加 β-受体阻断剂的角膜渗透性,但对结膜的渗透促进作用相对较弱;牛磺胆酸对结膜的渗透促进作用强于角膜;EDTA 不仅能够增加阿替洛尔的角膜吸收,而且也能增加结膜吸收,有可能增加全身性副作用。因此,合适的渗透促进剂的选择必须通过严格的筛选。此外,眼用渗透促进剂对刺激性要求很高,有研究报道,Brij-78 等聚乙烯醚类非离子表面活性剂及烷基多糖能够促进肽类药物眼部吸收,后者中具有 12～14 碳链的麦芽糖衍生物的促进吸收作用最强,几乎没有刺激性。

4. 给药方法的影响　滴眼液给药后有时眼前部组织中(角膜、结膜、巩膜、房水、睫状体)药物浓度比眼后部组织高。此时眼表面给药很难达到治疗眼后部组织疾患的作用,治疗严重的眼后部疾病宜采用结膜下注射、玻璃体内注射和球后注射。药物注射入结膜下或眼较后部的特农氏囊(眼球囊)时,可借助于简单扩散过程通过巩膜进入眼内,对睫状体、脉络膜和视网膜发挥作

笔记

用。若将药物做球后注射,则药物同样以简单扩散方式进入眼后端,可对球后的神经及其他组织发挥作用。

（高建青）

参考文献

［1］Zhou Q,Leung S,Tang P. Inhaled formulations and pulmonary drug delivery systems for respiratory infections. Advanced Drug Delivery Reviews,2015,85:83-99

［2］Garg S. Drug delivery and targeting (for pharmacists and pharmaceutical scientists). Drug Discovery Today,2002,7(8):858

［3］刘建平. 生物药剂学与药物动力学. 第4版. 北京:人民卫生出版社,2011

［4］Yang MY,Chan J,Chan HK. Pulmonary drug delivery by powder aerosols. Journal of Controlled Release,2014,193:228-240

［5］Farahmand S,Maibach HI. Transdermal drug pharmacokinetics in man:Interindividual variability and partial prediction. International Journal of Pharmaceutics,2009,367(1-2):1-15

［6］Li N,Peng LH,Chen X,et al. Transcutaneous vaccines:novel advances in technology and delivery for overcoming the barriers. Vaccine,2011,29(37):6179-6190

［7］Gratieri T,Alberti I,Lapteva M,et al. Next generation intra-and transdermal therapeutic systems:Using non-and minimally-invasive technologies to increase drug delivery into and across the skin. European Journal of Pharmaceutical Sciences. 2013,50:609-622

［8］Wang Y,Thakur R,Fan Q,et al. Transdermal iontophoresis:combination strategies to improve transdermal iontophoretic drug delivery. European Journal of Pharmaceutics and Biopharmaceutics,2005,60(2):179-191

［9］Park D,Park H,Seo J,et al. Sonophoresis in transdermal drug deliverys. Ultrasonics,2014,1(1):56-65

［10］Illum L. Nasal drug delivery-Recent developments and future prospects. Journal of Controlled Release,2012,161(2):254-263

［11］Chien YW. Nasal systemic drug delivery. New York:Marcle Dekker. 1989:2-26

［12］Fortuna A,Alves G,Serralheiro A,et al. Intranasal delivery of systemic-acting drugs:small-molecules and biomacromolecules. European Journal of Pharmaceutics and Biopharmaceutics,2014,88(1):8-27

［13］Wallis L,Kleynhans E,Toit TD,et al. Novel non-invasive protein and peptide drug delivery approaches. Protein and Peptide Letters,2014,21(11):1087-1101

［14］Kozlovskaya L,Abou-Kaoud,M,Stepensky D. Quantitative analysis of drug delivery to the brain via nasal route. Journal of Controlled Release,2014,189(36):133-140

［15］Galgatte UC,Kumbhar AB,Chaudhari PD. Development of in situ gel for nasal delivery:design,optimization,in vitro and in vivo evaluation. Drug Delivery,2014,21(1):62-73

［16］Shinkar DM,Dhake AS,Setty CM. Drug delivery from the oral cavity:a focus on mucoadhesive buccal drug delivery systems. PDA Journal of Pharmaceutical Science and Technology,2012,66(5):466-500

［17］Gilhotra RM,Ikram M,Srivastava S,et al. A clinical perspective on mucoadhesive buccal drug delivery systems. Journal of Biomedical Research,2014,28(2):81-97

［18］Morales JO,McConville JT. Novel strategies for the buccal delivery of macromolecules. Drug Development and Industrial Pharmacy,2014,40(5):579-590

笔记

［19］ Jannina V, Lemagnen G, Gueroult P, et al. Rectal route in the 21st Century to treat children. Advanced Drug Delivery Reviews, 2014, 73:34-49

［20］ Li H, Yu Y, Faraji Dana S, et al. Novel engineered systems for oral, mucosal and transdermal drug delivery. Journal of Drug Targeting, 2013, 21(7):611-629

［21］ Machado RM, Palmeira-de-Oliveira A, Gaspar C, et al. Studies and methodologies on vaginal drug permeation. Advanced Drug Delivery Reviews, 2015

［22］ Jensen JT. Vaginal ring delivery of selective progesterone receptor modulators for contraception. Contraception, 2013, 87(3):314-318

［23］ 郭圣荣. 药用高分子材料. 北京:人民卫生出版社, 2009

［24］ Abdulrazik M, Behar-Cohen F, BenitaS. Drug delivery systems for enhanced ocular absorption. In:Enhancement in drug delivery. Boca Raton:Taylor & Francis, 2007:497-501

［25］ Tashakori-Sabzevar F, Mohajeri SA. Development of ocular drug delivery systems using molecularly imprinted soft contact lenses. Drug Development and Industrial Pharmacy, 2014, 41(5): 703-713

第一节　概　　述

药物进入血液循环后,在血液和组织之间的转运过程,称为药物的分布(distribution of drug)。药物的理化性质和机体各部位的生理、病理特征是决定药物分布的主要因素,这些因素导致不同药物在体内分布的差异,影响到药物疗效,关系到药物的蓄积和毒副作用等安全性问题。药物分布到欲发挥作用的靶器官(target organ)、靶组织(target tissue)、靶细胞(target cell),甚至分布到靶向作用的细胞器或者其他需要的靶点(target site),才能产生所期待的药效。

药物的化学结构、脂溶性、组织亲和性、相互作用、血液循环与血管通透性、不同组织的生理结构、生物学特征等药物的理化性质和机体的生理特性,都是影响分布的因素。采用现代制剂学、高分子科学、纳米科学以及细胞生物学等多学科融合的手段,可改变药物在体内的自然分布,设计可控体内分布、病灶部位靶向的药物和制剂。

一、组织分布与药效

药物分布速度决定药效产生的快慢,分布越迅速药效产生越快。而药物对作用部位的亲和力越强,药效就越强越持久。药物分子通过细胞膜的能力一般取决于药物的理化性质和组织的血管通透性。通常分子量小、脂溶性高的药物更易于扩散通过细胞膜,而分子量大、极性高的药物不易进入细胞。如果药物跨膜转运限制了药物分布,药物膜转运是分布的限速步骤,药物分布取决于其膜转运速度。如果药物迅速跨过细胞膜,血流是药物分布的限速步骤,那么药物分布主要取决于组织器官的血液灌流(perfusion)速度。

药物分布是药效产生的一个关键步骤。而真正可能与作用靶点产生作用的药物,通常只是组织内药量的很少一部分,与药效直接相关。靶部位的药物通过与细胞膜上的受体、细胞内的细胞器等作用产生药理效应。由于可逆平衡的结果,作用部位的药物浓度会随时间变化。药物与组织的亲和力是决定药物在该组织中分布和累积的主要因素。药物在体内以及在作用部位的转运过程可用图 4-1 描述。

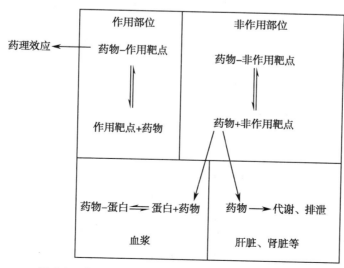

图 4-1　药效产生与药物在体内转运过程之间的关系

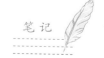

近年,利用靶向制剂改变药物原有的体内分布性质,增加药物对靶组织的亲和力、滞留时间,提高靶部位药物浓度。特别是对抗肿瘤药物,靶向给药系统增加其在肿瘤组织浓集,提高疗效并降低外周毒副作用。

二、组织分布与化学结构

药物的化学结构和其体内分布密切相关。化学结构类似的药物,往往由于某些功能基团略有改变,可能导致脂溶性、空间立体构型等的变化,从而影响药物在组织和细胞膜等的被动扩散能力,或者影响转运体、受体对药物的识别、亲和力等,结果可能明显改变药物在体内的分布,包括组织间的扩散和跨膜转运的速度、与作用靶点的结合力等。

药物的脂溶性也是影响药物分布的主要因素之一。脂溶性高的药物更易于透过血脑屏障进入脑内产生药效,因此巴比妥类药物的亲脂性对镇静催眠作用影响很大。随着取代基碳原子总数的增加,药物亲脂性增加,其作用增强,但超过一定程度时,可因中枢作用过强而产生中枢毒副作用。

立体构型对药效和毒副作用也有重要影响。例如,局部麻醉药布比卡因是长效酰胺类局麻药,而它的 R-(+)却选择性地阻断心脏的 hKv1.5 钾通道,引起毒副反应,说明对映体对一些功能蛋白的选择性、结合强度存在差异。

三、药物蓄积与药效

当长期连续用药时,机体某些组织中的药物浓度有逐渐升高的趋势,这种现象称为蓄积(accumulation)。产生蓄积的原因主要是药物对该组织有特殊的亲和性,此时常可以看到药物从组织解脱入血的速度比进入组织的速度慢,该组织就可能成为药物的贮库,也可能导致蓄积中毒。油/水分配系数较高的药物具有较高的亲脂性,容易从水性血浆环境中分布进入脂肪组织。这一分布过程是可逆的。脂肪组织中血液流量极低,药物蓄积也较慢。但一旦药物在脂肪组织中蓄积,其移出的速度也非常慢。有些药物能通过与蛋白质或其他大分子结合而在组织中蓄积。细胞内存在的蛋白质、脂肪和酶等,能与药物产生非特异性结合,但一般是可逆的。由于结合物不能透过细胞膜,故使药物蓄积在组织中。例如,地高辛可与心脏组织的蛋白质结合,使成人心脏的药物水平是血清的 60 倍;痤疮治疗用阿维 A 酯在体内脂肪广泛分布,其消除半衰期长达 100 天。在设计、合成新药物时,降低脂溶性可减少药物蓄积、降低致畸等毒副反应的发生。

但是,如果药物不可逆的与某些组织结合,极有可能产生毒性反应,例如某些药物的代谢中间产物可与组织蛋白以共价键不可逆结合,大剂量的对乙酰氨基酚的肝毒性就是由于生成的活性代谢物与肝脏蛋白的相互作用。

四、药物的体内分布与生物膜

生物膜(biomembrane)具有分隔细胞和细胞器作用,也是细胞与外界进行物质交换的重要部位。药物不仅可以通过被动扩散的方式进入细胞,同时生物膜上存在着与物质交换相关的各种药物转运体,以易化扩散、主动转运等机制摄取或外排药物。

以被动扩散方式在体内分布的药物,其在各种组织、细胞等的分布行为主要与药物本身的理化性质紧密相关,包括药物的脂溶性、分子量、解离度等。而通过主动转运方式在体内分布药物,同时受到药物的化学结构、药物转运相关蛋白的影响。

与药物转运相关的受体、转运体可选择性识别和转运不同结构的药物,也影响药物的分布。机体中各组织表达的受体、转运体种类和数量也不同。在脑部,维持脑组织正常生理功能的营养物质、合成神经递质的前体物质等,通过受体、转运体途径主动向脑内转运,使这些物质在脑

笔记

内浓度远远高于外周血液。胰岛素通过血脑屏障上的胰岛素受体家族(insulin receptor,InsR)转运入脑,对神经元的存活和代谢起到至关重要的作用。胆碱作为神经递质的合成前体,是通过胆碱转运体(choline transporter CHT1, choline transporter-like proteins CTLs/SLC44 family CTLs/SLC44)进入脑内。在肝脏与药物转运相关的主要是可溶性载体家族(solute carriers, SLC),包括有机阳离子转运体(OCTs)、有机阴离子转运体(OATs)。药物向肝脏的分布主要与其代谢、排泄相关,详细内容见本书第五、六章。而肿瘤细胞快速生长需要大量的营养物质,导致与营养转运相关的受体、转运体在多数肿瘤细胞高表达。与葡萄糖转运相关的葡萄糖转运蛋白1(GLUT1)在多数肿瘤细胞高表达,葡萄糖向肿瘤组织的转运比普通组织高几十倍。另外,在肿瘤细胞,以P-糖蛋白(P-gp)、多药耐药相关蛋白(MRP)和乳腺癌耐药蛋白(BCRP)为代表的外排转运体可识别并转运多种抗肿瘤药物,如多柔比星、紫杉醇等,主动将这些药物排出肿瘤细胞,大幅降低这些药物在肿瘤组织中的浓度,是导致肿瘤耐药的重要原因。

五、表观分布容积

表观分布容积(apparent volume of distribution, V)是用来描述药物在体内分布的程度,是表示全血或血浆中药物浓度与体内药量的比例关系,其单位为 L 或 L/kg。通常用下式表示:

$$V = \frac{D}{C} \tag{4-1}$$

式中 D 表示体内药量;C 表示相应的血药浓度。它是指假设在药物充分分布的前提下,体内全部药物溶解所需的体液总容积。人(60kg 体重)的体液是由细胞内液(25L)、细胞间液(8L)和血浆(3L)三部分组成的。

V 虽然没有解剖学上的生理意义,但是 V 值表示药物在血浆和组织间动态分布特性,与药物的理化性质相关。甘露醇不能透过血管壁,静注后分布于血浆,其 V 为 0.06L/kg;安替比林均匀分布在全身体液,其 V 等于 36L;氯喹在肝、肺和脾脏高浓度积聚,其 V 达到 115L/kg。表 4-1 列出了一些常用药物的 V。

表 4-1　一些药物在正常人体内的稳态表观分布容积(V)

药物	V(L/kg)	药物	V(L/kg)
甘露醇	0.06	地西泮	1.4 ~ 4.4
头孢唑林	0.12	美沙酮	6.2
丙戊酸	0.156	地高辛	6 ~ 10
氨苄西林	0.28	丙米嗪	21
奥美拉唑	0.34	氯喹	115
利多卡因	0.72	米帕林	124
紫杉醇	2.4		

根据药物的理化性质及其机体组织亲和力,药物分布有三种情况:①组织中药物浓度与血液中药物浓度几乎相等的药物,即具有在各组织内均匀分布特征的药物。安替比林为这类药物的代表,由于分布容积近似于总体液量,可用于测定体液容积;②组织中的药物浓度比血液中的药物浓度低,V 值将比该药实际分布容积小。水溶性药物或血浆蛋白结合率高的药物,例如水杨酸、青霉素等有机酸类药物,主要存在于血液和细胞外液,不易进入细胞或脂肪组织,故它们的 V 值通常较小;③组织中的药物浓度高于血液中的药物浓度,V 值将比该药实际分布容积大。脂溶

笔记

性药物易被细胞或脂肪组织摄取,血浆浓度较低,V值常超过体液总量,如地高辛的V值可达600L。V值较大的药物可能排泄慢、药效长、毒性大。

第二节　影响分布的因素

药物通过生物膜取决于药物和细胞膜的理化性质。影响药物分布的生理学因素主要有毛细血管血流量、通透性以及组织细胞亲和力等,另外药物的理化性质如分子大小、化学结构和构型、pK_a、脂溶性、极性以及微粒给药系统的理化性质等,也影响药物在体内的分布。

一、血液循环与血管通透性的影响

(一) 血液循环

血液循环对分布的影响主要取决于组织的血流速率,又称灌注速率(perfusion rate)。对于较容易通过毛细血管壁的小分子脂溶性药物,组织血流灌注速率是药物分布的主要限速因素。

血流量大,血液循环好的器官和组织,药物的转运速度和转运量相应较大。反之,药物的转运速度和转运量相应较小。如心脏每分钟输出的血液约5.5L,在主动脉中血液流动的线速度为300mm/s。在这种流速下,血液与药物溶液混合十分迅速。体内的器官组织分为循环速度快、中、慢三大类(表4-2)。

表4-2　具有不同循环速度的人体各组织的血流量

组　　织	重量 (占体重%)	占心脏每搏输出量(%)	血流量 [ml/(100g 组织·min)]
循环快的脏器			
脑	2	15	55
肝	2	45	165
肾	0.4	24	450
心脏	0.4	4	70
肾上腺	0.02	1	550
甲状腺	0.04	2	400
循环中等程度的组织			
肌肉	40	15	3
皮肤	7	5	5
循环慢的组织			
脂肪组织	15	2	1
结缔组织	7	1	1

(二) 血管通透性

毛细血管通透性取决于管壁的类脂质屏障和管壁微孔。一般高脂溶性药物比极性大的药物容易通过被动扩散方式透过毛细血管壁,小分子药物也比分子量大的药物易于进行膜转运。而药物如以易化扩散或主动转运进入细胞,则与细胞表面存在的转运体蛋白的数量和转运能力相关。表4-3为一些水溶性物质通过肌肉毛细血管的渗透性。

笔记

表 4-3　水溶性物质对肌肉毛细血管的透过性

物质	分子量	有效半径（nm）	扩散系数 水溶液中（D）（cm²/s）×10⁵	渗透系数 毛细血管（P）*（s⁻¹）
水	18		3.20	3.70
尿素	60	0.16	1.95	1.83
葡萄糖	180	0.36	0.91	0.64
蔗糖	342	0.44	0.74	0.35
棉籽糖	594	0.56	0.56	0.24
菊粉	5500	1.52	0.21	0.036
肌红蛋白	17 000	1.9	0.15	0.005
血红蛋白	68 000	3.1	0.094	0.001
血清蛋白	69 000		0.085	<0.001

*按 Fick 公式 $dm/dt = (C_1 - C_2) \times P$ 计算

　　毛细血管的通透性受到组织生理、病理状态的影响。如肝窦、肿瘤新生血管的不连续性毛细血管壁上有许多缺口，使分子量较大的药物也较易通过。而脑毛细血管形成血脑屏障，小分子化合物也很难进入脑内。在炎症、肿瘤等病理条件下，血管通透性发生改变也影响药物的分布特征。

二、药物与血浆蛋白结合率的影响

　　许多药物在血液中，与血浆蛋白结合成为可逆或不可逆结合型药物，可逆的蛋白结合在药动学中有重要作用。药物与血浆蛋白结合后很难通过血管壁，因此蛋白结合型药物通常没有药理活性。相反，非结合的游离型药物易于透过细胞膜，与药物的代谢、排泄以及药效密切相关，具有重要的临床意义。

　　人血浆中有三种蛋白质与大多数药物结合有关，即白蛋白（albumin）、α₁-酸性糖蛋白（alpha acid glucoprotein，AGP）和脂蛋白（lipoprotein）。白蛋白占血浆蛋白总量的 60%，通过离子键、氢键、疏水键及范德华力结合药物。白蛋白可和许多内源性物质、药物结合，包括游离脂肪酸、胆红素、多数激素等。水杨酸盐等弱酸性（阴离子）药物以静电荷疏水键与白蛋白结合。AGP 主要和丙米嗪等碱性（阳离子）药物结合。在白蛋白结合位点饱和时，脂蛋白也可能与药物结合。

（一）蛋白结合与体内分布

　　血浆中药物蛋白结合的程度会影响药物的 V。结合型的药物不易向细胞内扩散，药物分布主要取决于血液中游离型药物的浓度。蛋白结合率较高的药物血浆药物浓度高，进入组织能力低。蛋白结合对药物分布的影响见表 4-4。

　　因为血管外体液中的蛋白质浓度比血浆低，所以药物在血浆中的总浓度一般比淋巴液、脑脊液、关节腔液以及其他血管外体液的药物浓度高，血管外体液中的药物浓度与血浆中游离型浓度相似。

　　药物与血浆蛋白结合是一种可逆过程，有饱和现象，血浆中游离型药物和结合型之间保持着动态平衡关系。当游离型药物浓度降低时，结合型药物可以转变成游离型药物。可逆的药物-蛋白结合动力学简单表示为：

$$药物 + 蛋白 \rightleftharpoons 药物蛋白复合物$$

　　尽管大多数药物在结合时对血浆蛋白选择性不高，但是蛋白与药物分子的结合部位相对稳定，有一定的空间构象选择性。多个药物竞争结合同一位点，可能产生药物间的相互作用。如

笔记

表 4-4　蛋白结合对药物表观分布容积的影响

药物	血浆未结合药物（%）	V（L/kg）	药物	血浆未结合药物（%）	V（L/kg）
甘珀酸钠	1	0.10	呋塞米	4	0.20
布洛芬	1	0.14	甲苯磺丁脲	4	0.14
保泰松	1	0.10	萘啶酸	5	0.35
萘普生	2	0.09	氯唑西林	5	0.34
夫西地酸	3	0.15	磺胺苯吡唑	5	0.29
氯贝丁酯	3	0.09	氯磺丙脲	8	0.20
华法林	3	0.10	苯唑西林	8	0.44
布美他尼	4	0.18	萘夫西林	10	0.63
双氯西林	4	0.29			

假设与药物作用的蛋白质，其分子中的几个结合部位都具有同样亲和性，一个药物分子只与一个蛋白质作用部位结合，且相互间无作用时，则相互间的关系应为：

$$D_f+游离结合部位 \underset{k_2}{\overset{k_1}{\rightleftharpoons}} D_b \tag{4-2}$$

式（4-2）中，D_f 为游离药物浓度；D_b 为蛋白质结合的药物浓度；k_1 为结合速度常数；k_2 为解离速度常数。

平衡时的结合常数 K 为：

$$K=\frac{k_1}{k_2}=\frac{[D_b]}{[D_f](nP-[D_b])} \tag{4-3}$$

式（4-3）中，$[D_f]$ 和 $[D_b]$ 分别为游离药物和结合药物的摩尔浓度；P 为蛋白质总摩尔浓度；n 为每个分子蛋白质表面的结合部位数。

K 值越大，药物与蛋白结合能力越强，对药物的贮存能力也越大。高蛋白结合药物的 K 值为 $10^5 \sim 10^7$ L/mmol；低结合或中等结合强度的 K 值在 $10^2 \sim 10^4$ L/mmol；K 值接近于零表示没有结合。蛋白结合率高的药物，在血浆中的游离浓度小，结合率低的游离浓度高。

药物和血浆蛋白的结合程度，可用血浆蛋白结合率（β）来表示。如下式：

$$\beta=\frac{[D_b]}{[D_b]+[D_f]}=\frac{[nP]}{[nP]+K^{-1}+[D_f]} \tag{4-4}$$

式（4-4）中 K^{-1} 为药物与蛋白质结合物的解离常数，等于 k_2/k_1。

又设游离药物浓度对总浓度之比值为 α（药物的血浆游离分数），则：

$$\alpha=\frac{[D_f]}{[D_b]+[D_f]}=\frac{K^{-1}+[D_f]}{[nP]+K^{-1}+[D_f]} \tag{4-5}$$

由式（4-4）和（4-5）可知，血浆中的游离药物浓度 D_f、血浆蛋白总浓度 nP 和结合常数 K 是影响血浆蛋白结合率的重要因素。

K 值大的药物在低浓度时几乎都以结合型存在，当血浆中的药物浓度达到某值时，蛋白结合出现饱和现象，体内药物总量不变，但游离型急剧增加，药物可大量转移至组织，血浆中药物所占比例急剧下降。因此，对于蛋白结合率高的药物，在给药剂量增大或者同时服用另一种蛋白结合能力更强的药物后，由于竞争作用其中一个蛋白结合能力较弱的药物可能被置换下来，导致游离药物浓度急剧变动，从而改变药物分布，引起药理作用显著增强。对于毒副作用较强的药物，易发生用药安全问题。图 4-2 显示了血浆中游离型药物与血浆中药物总浓度的关系。

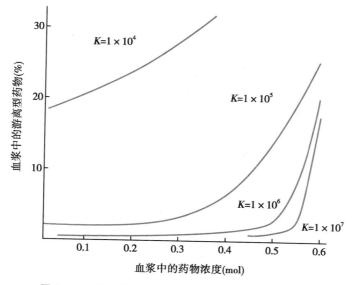

图 4-2　血浆中游离型药物与血浆药物总浓度的关系

（二）蛋白结合与药效

药物与血浆蛋白结合的变化影响游离药物浓度，可能导致药物分布、代谢、排泄以及与作用靶点结合的变化，从而影响药理效应，最终决定药效的强度与持续时间。药物的药理效应或毒性与血液中游离药物相关，而不是与药物的总浓度相关。例如，极性大的抗炎药替诺昔康约有99%与血浆蛋白结合，药物穿越细胞膜很慢。组织分布很差，关节滑液中药物浓度仅为血中的30%，同时与血浆蛋白的结合导致血浆清除率很低。手术和肾功能衰竭时，体内的 AGP 水平显著上升，一些主要与 AGP 结合的药物如普萘洛尔、利多卡因、丙米嗪等的体内血浆结合率明显增加。因此临床常将药物的血浆蛋白结合率作为影响治疗的重要因素优先考虑。图4-3 表明了不同蛋白结合率的药物在血浆中的量与体内的药物量的关系。

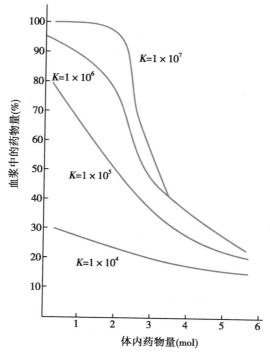

图 4-3　不同蛋白结合率的药物在血浆中的量与体内的药物量的关系

笔记

对于安全性小的药物,血浆蛋白结合率变化对药效和毒性的影响,还取决于药物的清除特性、分布容积和药动-药效平衡时间等因素。如普罗帕酮等平衡半衰期短的药物,其治疗指数窄、清除率低、血浆蛋白结合率高,血浆蛋白结合率下降导致游离药物浓度波动,很容易出现毒副反应。通常高血浆蛋白结合药物的总清除率小,蛋白结合型药物不能进入肝实质细胞,在肝脏代谢减少。同样蛋白结合型药物不能通过肾小球滤过,消除半衰期延长。因此,药物与血浆蛋白结合对疗效的影响需要全面考虑,在分析药物血浆蛋白结合对药效或毒性的影响时,应充分考虑到更多其他因素的影响。

（三） 影响药物与蛋白结合的因素

药物与蛋白结合除了受药物的理化性质、给药剂量、药物与蛋白质的亲和力、药物相互作用等影响外,还与下列因素有关:

1. 动物种类差异   由于各种动物的血浆蛋白对药物的亲和性不同,药物蛋白结合率因动物种类不同差异较大。故从大鼠等低等哺乳动物得到的数据不能简单作为预测人体数据的依据。

2. 性别差异   关于动物性别差异影响蛋白结合的研究,以激素类药物报道为最多。此外,女性体内白蛋白的浓度高于男性,故水杨酸的蛋白结合率女性高于男性。

3. 生理和病理状态   血浆容量及其组成随年龄而改变,因此年龄是影响蛋白结合的一个重要生理因素。新生儿的血浆白蛋白浓度比成人低,药物蛋白结合率亦较低,血浆中游离型药物的比例较高,这是小儿对药物较成人敏感的原因之一。

机体某些组织发生病变时,蛋白结合率可发生变化。如肾功能不全时,血浆内蛋白含量降低,导致血中的游离型药物明显增高,如头孢西丁从正常的73%的蛋白结合率下降至20%。

（四） 蛋白结合率的测定方法

药物和血浆蛋白的结合对药物在体内的分布和转运有重要影响,因此药物蛋白结合率的测定,是新药研究开发的一个重要工作。

药物与蛋白结合的 K 值和结合位点数的定量分析,常用 Scatchard 方程进行分析:

$$\frac{r}{C_f} = nK - rK \tag{4-6}$$

式中,r 为每个蛋白质分子键合的小分子的个数;C_f 为游离小分子的浓度;n 为结合位点数;K 为结合常数。以 r/C_f,对 r 作图,可以得到一条直线,由截距、斜率可以求得结合位点数和结合常数。该法是研究蛋白与药物分子结合反应的经典方法。利用 Scatchard 方程计算结合常数和结合位点数,关键在于确定游离型药物和结合型药物的浓度。根据药物的理化性质及试验条件,可选择使用一种测定游离型药物和结合型药物的浓度方法进行至少三个浓度（包括有效浓度）、平行三次的血浆蛋白结合试验,以了解药物的血浆蛋白结合率是否有浓度依赖性。

研究药物与血浆蛋白结合的方法主要有平衡透析法（equilibrium dialysis）、超滤法（ultrafiltration method）、超速离心法（ultracentrifugation method）、凝胶过滤法（gel filtration）、光谱法（spectroscopy）,紫外可见光谱、荧光光谱、红外光谱、圆二色谱、拉曼光谱等和光学生物传感器法（optical biosensors）等。通常药物是小分子,而血浆蛋白是大分子,平衡透析、超滤和凝胶过滤的原理都是根据分子量将结合型药物与游离型药物分开。平衡透析法测定时常采用半透膜将药物和蛋白分在两个小室内,只有药物小分子可以透膜,达到平衡后测量两室内药物的浓度;超滤法可选截留不同分子量的超滤管,药物与蛋白混合液加在上室内开始离心,只有游离型药物能进入超滤管底部;凝胶过滤是利用分子筛的原理,将小分子药物和大分子量蛋白、蛋白-药物复合物分离,测定游离药物的浓度。光谱法是通过蛋白与药物结合后的光吸收改变来测定与蛋白结合的药物的量,这种方法只在特殊的情况下才能使用。光学生物传感器使用表面等离子体共振技术,用于探测生物分子间的相互作用,因而可用于药物开发的许多过程中。该技术可筛选针对某一靶点的先导化合物,也可检测药物与蛋白包括酶的结合能力。

笔记

三、药物理化性质的影响

大多数药物以被动扩散的方式通过细胞膜微孔或膜的类脂质双分子层透过细胞膜,这种转运方式直接与药物的理化性质密切相关。由于药物的分布过程属于跨膜转运过程,因此与第二章中介绍的药物转运机制相似。

细胞外液与血液相同,弱酸、弱碱的穿透受到细胞外液 pH 的影响,解离型、非解离型药物的比例符合 Henderson-Hasselbalch 方程。弱酸如水杨酸等,在此 pH 下大部分解离,因而不易进入组织。弱碱如米帕林、氯喹等,在血液 pH 下甚少解离,故易进入组织。碳酸氢钠可以明显改变弱酸性药物苯巴比妥的分布,给予碳酸氢钠使血浆 pH 升高,苯巴比妥的解离型增加,血浆中药物浓度增加,排泄增加,可用来减少中枢神经系统中苯巴比妥的浓度而起解毒作用。

药物跨膜转运时,分子量越小越易转运,透过速度也快,分子量在 200 ~ 700Da 之间的药物易于透过生物膜。脂溶性高的药物或分子量小的水溶性药物易于进入细胞内。而脂溶性差的大分子或离子则不易转运,或通过特殊转运方式进行。

主动转运是通过转运体(transporter)的转运(transport)作用、受体介导的内化作用(internalization),将药物从细胞外(低浓度)向细胞内(高浓度)转运。由于转运体和受体具有特异性识别药物分子的能力,因此转运效率受到药物化学结构、立体构象等因素的影响。胞饮作用与细胞吞噬作用机制相同,系借助细胞膜的一部分产生凹陷,继而形成内涵体,消耗细胞能量,把所需物质摄取到细胞中,例如肝、脾等单核吞噬细胞系统多属于这种非特异性的摄取方式。

除了药物的脂溶性、分子量、解离度、异构体以及与蛋白质结合能力等理化性质外,采用现代制剂技术制备的微粒给药系统,由于改变了药物的表面性质也会明显地影响药物的体内分布。另外,微粒给药系统利用粒径的控制,根据病灶组织的特点,将药物向肿瘤和炎症组织靶向富集。脂质体可通过肝的单核吞噬细胞的胞饮作用进入细胞内,增加药物在单核吞噬细胞系统的分布,可用于单核吞噬细胞系统的病变组织的靶向药物治疗。

另外,利用 EDTA 盐可与重金属离子(如 Cu^{2+}、Pb^{2+}、Hg^{2+})螯合的性质,使重金属离子从组织及血液中排出体外,治疗重金属离子过多而引起的中毒。

四、药物与组织亲和力的影响

药物与组织的亲和力也是影响体内分布的重要因素之一。在体内与药物结合的物质,除血浆蛋白外,其他组织细胞内存在的蛋白、脂肪、DNA、酶以及黏多糖类等高分子物质,亦能与药物发生非特异性结合。这种结合与药物和血浆蛋白结合的原理相同。一般组织结合是可逆的,药物在组织与血液间仍保持着动态平衡。然而,不少药物在血中会与血液成分形成过强或近似不可逆的甚至共价的结合,药物从血浆蛋白解离成了清除的限速步骤。例如,大剂量对乙酰氨基酚的肝毒性是由于生成的活性代谢物与肝脏蛋白的相互作用。

在大多数情况下,药物的组织结合起着药物的贮存作用,假如贮存部位也是药理作用的部位,就可能延长作用时间。但许多药物在体内大量分布和蓄积的组织,往往不是药物发挥疗效的部位。对于与组织成分高度结合的药物,特别具有与血浆蛋白的不可逆结合特性的药物,向组织外转运的平衡速度很慢,在组织中的时间可以维持很长,甚至长期蓄积。如洋地黄毒苷的血浆蛋白结合率为 91%,其作用维持时间比毒毛旋花子苷(蛋白结合率为 5%)长。洋地黄一次治疗后,作用完全消失需 14 ~ 20 天,即使停药超过 2 周,再次使用时,也要防止残留药物与再次用药作用相加而致中毒。

笔记

五、药物相互作用的影响

药物相互作用主要对药物蛋白结合率高的药物有影响。对于与血浆蛋白结合不高的药物，轻度置换使游离药物浓度暂时升高，药理作用短暂增强。而对于结合率高的药物，与另一种药物竞争结合蛋白位点，使游离型药物大量增加，引起该药的表观分布容积、半衰期、肾清除率、受体结合量等一系列改变，最终导致药效的改变和不良反应的产生。

药物与血浆蛋白结合的程度分高结合率（80% 以上）、中度结合率（50% 左右）和低度结合率（20% 以下）。一般血浆蛋白结合率高的药物对置换作用敏感。例如，药物的血浆蛋白结合率从 99% 降到 95%，其游离药物浓度从 1% 增加到 4%（即 4 倍），有些会导致毒副作用的发生。但只有当药物大部分分布在血浆中（不在组织），这种置换作用才可能显著增加游离药物浓度，所以只有低分布容积高结合率的药物才受影响。保泰松能与磺脲类降糖血药的血浆蛋白结合部位发生竞争置换，使血浆游离的磺脲类降血糖药的浓度增高，增强其降血糖作用。

有些可以和组织中蛋白发生结合的药物，如米帕林能特异性结合于肝脏，但与扑疟喹啉同用时，大量米帕林被游离出来，导致严重的胃肠道以及血液学毒性反应或毒性作用。又如地高辛能特异性结合心肌组织，当与奎尼丁合用时，使地高辛游离，会引起血浆浓度明显升高，心脏毒性明显增加。

对于一些蛋白缺乏症的患者，由于血中蛋白含量降低，应用蛋白结合率较高的药物时易发生不良反应。如应用泼尼松治疗时，当白蛋白低于 2.5%（正常值约为 100ml 血浆中含 4g）时，泼尼松的副作用发生率增加一倍。在苯妥英钠试验中亦可观察到类似的结果。而碱性药物可与血浆 α_1-酸性糖蛋白高度结合，但由于碱性药物的分布容积大，只有小部分在血浆中，临床用药影响不大。

第三节 药物的淋巴系统转运

药物吸收可以进入血液循环和淋巴循环，血流速度很快时，药物分布主要通过血液循环完成。但是对于脂肪、蛋白质等大分子物质，淋巴系统转运十分重要。一些传染病、炎症、癌转移的治疗，需要使药物向淋巴系统转运；淋巴循环可使药物不通过肝脏从而避免首过效应。

一、淋巴循环与淋巴管的构造

淋巴是静脉循环系统的辅助组成部分，主要由淋巴管、淋巴器官（淋巴节、脾、胸腺等）、淋巴液和淋巴组织组成。

毛细淋巴管存在于组织间隙中，其管径很不规则，仅由一层上皮细胞形成管壁。管壁有小孔，细胞之间有缺口，因此毛细淋巴管的通透性非常大，透过血管的小分子通常容易转运至淋巴液中，而难以进入毛细血管的大分子，更易于进入淋巴系统转运。在身体各部位淋巴回流的要道上有淋巴结，它是淋巴液的过滤器，且多集合成群，起着控制淋巴液流的作用。淋巴结内的吞噬细胞还能吞噬微生物和异物，在机体免疫力方面具有重要意义，癌细胞转移也主要通过淋巴结。

淋巴循环由毛细淋巴管单向流动入小淋巴管，继而汇合成大淋巴管。全身淋巴管汇成两条总淋巴管，其中大者为胸导管进入左侧锁骨下静脉；另一条右淋巴导管进入右侧锁骨下静脉。图 4-4 为哺乳动物的血液与淋巴液循环关系图。

消化道给药、组织间隙给药、黏膜给药、血管给药、腹腔给药都可以转运药物进入淋巴系统。

笔记

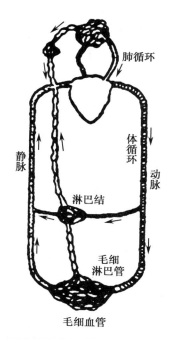

图 4-4　哺乳动物的血液循环与淋巴循环的关系

进入血液的药物通过末梢组织中的淋巴液转运;进入组织间隙的药物从组织间液向该部位淋巴管转运;口服或直肠给药时,药物经过消化道的淋巴管进行吸收。

二、药物从血液向淋巴液的转运

药物由毛细血管向淋巴管转运时,需要经过血管壁和淋巴管壁两个屏障,由于毛细血管壁的孔径较小,毛细血管壁的通透性是转运的限速因素。根据各个组织淋巴管孔径等生理特征,药物从毛细血管向末梢组织淋巴液的转运速度依次为:肝>肠>颈部>皮肤>肌肉。药物从血液向淋巴的转运几乎都是被动扩散,故淋巴液中的药物浓度不会高于血药浓度。通过淋巴液药物浓度/血浆药物浓度的比值 R,可反映高分子化合物从血液向淋巴液的转运情况。

$$R = \frac{C_L}{C_P} = \frac{PS}{L+PS} \tag{4-7}$$

式(4-7)中 C_L 为淋巴液中药物浓度;C_P 为血浆中药物浓度;L 为淋巴流量;PS 为血浆药物清除率(即透过性×表面积)。

由式(4-7)可知,淋巴液中药物浓度通常小于血浆浓度,淋巴液中的药物主要是通过被动转运的方式从血管向淋巴管转运,因此 R 不会超过1。机体中药物分子量从 20 000Da(半径为 3.2nm)向 40 000Da(半径为 4.9nm)过渡时,其 R 值急剧减少,从而可以推测血管壁上以半径4nm左右的细孔最多,尚有少数能容许大分子透过的比上述半径大 4~19 倍的细孔存在。

三、药物从组织液向淋巴液的转运

肌肉、皮下注射等组织间隙给药时,分子量 5000Da 以下的小分子药物,如葡萄糖、尿素、肌酸等,由于血流量大大超过淋巴流量,故几乎全部由血管转运。而分子量 5000Da 以上的大分子物质,如蛋白、脂蛋白、蛇毒、右旋糖酐等难以进入血管,而经淋巴管转运的选择性倾向很强,随着相对分子质量增大,向淋巴系统的趋向性也在增强,最后进入血液循环。肌内注射、皮下注射的吸收途径与分子量见表4-5。

笔记

表 4-5　肌注、皮下注射的吸收途径与分子量

	分子量	给药法	吸收途径
Na^{24}Cl	58	肌肉	血管
Fe^{59}Cl	270	皮下	血管
士的宁	>334	皮下	血管
蛇毒	2500～4000	皮下	血管
山梨醇-枸橼酸铁复合物	<5000	肌肉	淋巴管 16% 血管 50%～60%
Black tiger 蛇毒	>20 000	皮下	淋巴管
Russel Viper 蛇毒	~30 000	皮下	淋巴管
白喉类毒素	~70 000	皮下	淋巴管
铁-多糖类复合物	10 000～20 000	肌肉	淋巴管
新霉素-聚甲基丙烯酸复合物	高分子	肌肉	淋巴管

利用从组织液向淋巴液的转运特点,改造药物分子,如大分子物质与抗肿瘤药物偶联成高分子前体药物,促进其向淋巴转运;或者采用淋巴靶向纳米给药系统,如脂质体、纳米粒、微乳等,经过组织间隙给药靶向到淋巴结。对于乳液和脂质体,在注射部位局部吸收较慢,靶向淋巴后释药更为持久,并能大幅减少全身系统的毒副作用。

四、药物从消化管向淋巴液的转运

口服给药时,大分子脂溶性药物、微粒以选择淋巴管转运为主,可透过小肠上皮细胞,到达小肠上的淋巴集结如派伊尔氏淋巴集结,口服时大分子脂溶性药物可能形成混合胶束。在小肠上皮细胞内,长链脂肪酸在滑面内质网内重新酯化形成甘油三酯。甘油三酯和糙面内质网产生的初始脂蛋白结合,核扩张形成乳糜微粒。乳糜微粒由高尔基体加工分泌后,选择性地进入毛细淋巴管。药物进入淋巴系统,需要和乳糜微粒核中的甘油三酯结合,通过小肠上皮细胞中的甘油硬脂酸通路进入肠系膜淋巴管中。

处方中亲脂性成分比例大的微乳与淋巴具有较强的亲和性,加之粒径小、比表面积大,在淋巴转运时几乎没有障碍,也已被用于口服药物淋巴靶向。环孢素的自微乳给药制剂新山地明,是通过口服达到淋巴转运发挥疗效的新制剂,明显增加药物的口服生物利用度。另外,由脂质构成的脂质体、固体脂质纳米粒,口服时其大分子脂溶性物质可在胆酸的作用下形成混合胶束,与大分子脂溶性药物类似,以乳糜微滴的形式靶向于肠系膜淋巴。

第四节　药物的脑分布

大脑属于人体的中枢神经系统,可分为血液、脑脊液以及脑组织三部分。本节以脑组织和脑脊液为中心,讨论药物从血液向中枢神经系统的转运,以及药物从中枢神经系统向血液的排出。

一、脑　脊　液

脑脊液由各个脑室内脉络丛分泌和滤出而产生,从左右两侧的侧脑室经室间孔流入第三脑室,经中脑导水管流入第四脑室,再经第四脑室正中孔(门氏孔)和两侧孔(路氏孔),进入蛛网膜下隙,分布于脑和脊髓表面,再通过蛛网膜绒毛上较大的空隙进入硬隙静脉窦,返回至血液循环。平时脑室与蛛网膜下隙充满着脑脊液,成人脑脊液总量约为 120ml,与脑组织的新陈代谢、

笔记

物质转运有关。

二、脑屏障

脑部的毛细血管在脑组织和血液之间构成了体内最为有效的生物屏障,包括以下三种屏障:①从血液中直接转运至脑内时的血液-脑组织屏障,即血脑屏障(blood-brain barrier,BBB);②从血液转运至脑脊液时的血液-脑脊液屏障;③通过脑脊液转运至脑组织内时的脑脊液-脑组织屏障。

血脑屏障存在于血液循环和脑实质之间,限制着内源性、外源性物质的交换。它由单层脑毛细血管内皮细胞形成连续性无膜孔的毛细血管壁,细胞之间存在紧密连接,几乎没有细胞间隙。毛细血管基膜(脑侧)被星型胶质细胞包围,形成了较厚的脂质屏障。同时,外排药泵蛋白如 P-gp、MRP、BCRP 等可识别小分子脂溶性药物,主动将其排出脑外。实际上,血脑屏障包括由生理结构构成的被动物理屏障,以及由外排转运体形成的主动屏障两部分。这种严密的天然屏障,为脑组织提供了相对稳定的内环境,维持大脑正常的生理功能,却极大地限制极性小分子、大分子药物透入脑组织。

大分子药物和水溶性药物很难进入脑内,成为中枢神经系统疾病治疗的主要障碍。例如具有极大治疗前景的蛋白、基因药物难以自主透过血脑屏障到达脑实质发挥作用。水溶性小分子蔗糖从血液向肌肉等组织转移容易,但几乎测不出脑内浓度,因而常用作检测血脑屏障完整性的标记物。而另一些物质如乙醚、氯仿、硫喷妥等脂溶性较高的麻醉剂,能迅速地向脑内转运,血液中浓度与组织中的浓度瞬时可达平衡。

三、药物由血液向中枢神经系统转运

通常只有极少数的小分子药物和必需的营养物质可以通过被动扩散、主动转运的方式透过血脑屏障进入脑内。少数脂溶性较高、分子量很小的强效镇痛剂、吩噻嗪类、三环抗抑郁剂、抗胆碱和抗组胺类药物以及高脂溶性的麻醉药硫喷妥钠等,可以进入脑内。

药物的非解离型易于透过细胞膜进入脑内,而离子型向中枢神经系统转运极其困难。在pH7.4 的血浆中,弱酸性药物主要以解离型存在,而弱碱性药物主要以非解离型存在,弱碱性药物容易向脑脊液转运。表 4-6 为药物向脑脊液的透过速度与其非解离型的油/水分配系数的关

表 4-6　几种分子型药物向脑脊液转运的速度与理化性质之间的关系

药物	pK_a	非离子型(%)	血浆蛋白结合率(%)	分配系数		透过系数 P^*(min^{-1})
				氯仿	庚烷	
硫喷妥	7.6	61.3	75		0.95	0.50 ~ 0.69
苯胺	4.6	99.8	15	102	0.55	0.40 ~ 0.69
氨基比林	5.1	99.6	12	17	0.15	0.25 ~ 0.69
4-氨基安替比林	4.1	99.9	15	73	0.03	0.69
戊巴比妥	8.1	93.4	40	15	<0.05	0.17
安替比林	1.4	>99.9	2		0.04	0.12 ~ 0.21
乙酰苯胺	1.0	>99.9	2	28	0.01	0.039
巴比妥	7.8	71.5	<2	3	0.005	0.026 ~ 1.029
N-乙酰基-4-氨基安替比林	0.5	>99.9	<3	2	0.004	0.0051 ~ 1.0012
磺胺脒	>10	99.8	6		<0.001	0.003

* $P = -\dfrac{1}{t}\ln\left(\dfrac{C_{PI} - C_{CSF}}{C_{PI}}\right)$;$C_{PI}$:血浆中的药物浓度;$C_{CSF}$:脑脊液中的药物浓度;$t$:时间

笔记

系,表明药物透入脑脊液的速度与其在 pH 7.4 时的分配系数几乎成正比。分配系数高的硫喷妥、苯胺、氨基比林等容易透过血脑屏障,而分配系数低的 N-乙酰基-4-氨基安替比林和磺胺脒透过性极差。表4-7 为在血浆 pH 7.4 时几乎全部解离的药物,其向脑脊液转运的速度与理化性质的关系。这些药物渗透系数均低,表中透过率最高的奎宁,在 pH 7.4 时约有9% 为分子型。大多数水溶性及在血浆 pH 7.4 时能解离的抗生素不能进入中枢神经系统,但当脑内感染(如脑膜炎)存在时,可能导致细胞膜通透性变大,使氨苄西林和头孢噻吩钠等都能透入脑脊液,药物可以发挥治疗作用。

表 4-7   几种离子型药物向脑脊液转运速度与理化性质之间的关系

药　　物	pK_a	非离子型 (%)	血浆蛋白结合率 (%)	透过系数 P^* (min^{-1})
5-磺基水杨酸	很低	0	22	<0.0001
N-甲基烟酰胺	很低	0	<10	0.0005
5-硝基水杨酸	2.3	0.001	42	0.001
水杨酸	3.0	0.004 ~ 0.01	40	0.0026 ~ 0.006
对氨基苯磺酸	3.2	0.01	3	0.005
美卡拉明	11.2	0.06	20	0.021
奎宁	8.4	9.09	76	0.078

* $P = -\dfrac{1}{t}\ln\left(\dfrac{C_{Pl}-C_{CSF}}{C_{Pl}}\right)$; C_{Pl} :血浆中的药物浓度; C_{CSF} :脑脊液中的药物浓度; t :时间

除了药物在血液中的解离度和油/水分配系数外,药物与血浆蛋白结合程度也能在一定程度上影响血液-脑脊液间的药物转运,但对于以被动扩散方式进入中枢神经系统的药物,亲脂性高的药物更易于透过血脑屏障。吩噻嗪类安定药例如氟丙嗪、异丁嗪、氯丙嗪、氟吩嗪以及丙嗪等,均有很高的脂溶性,故均能迅速向脑内转运,它们的脑内浓度与血浆浓度之比值显著大于1,很可能是由于与脑组织成分产生非特异性结合所致。

随着对血脑屏障的深入研究,多种机制介导的物质跨血脑屏障转运对血液-脑之间的物质交换具有更为重要的意义。在血脑屏障上的三种典型的转运体参与的转运方式:①将药物或营养物质从血液向脑内转运,为亲水性小分子和其他脑内必需分子包括己糖、氨基酸和核苷酸等的脑内转运提供了有效的途径,如葡萄糖转运体家族(GLUTs)负责转运葡萄糖和甘露糖;中性氨基酸转运体家族(system L1)、酸性氨基酸转运体家族(system y$^+$)等氨基酸转运系统;核苷转运体中的 ENT1 转运嘌呤碱,如腺嘌呤、鸟嘌呤等;②将脑内的外源性化合物从脑内向血液转运的,如 P-糖蛋白、多药耐药蛋白等;③从脑间质液向血液转运代谢产物、神经毒性物质的脑-血液外

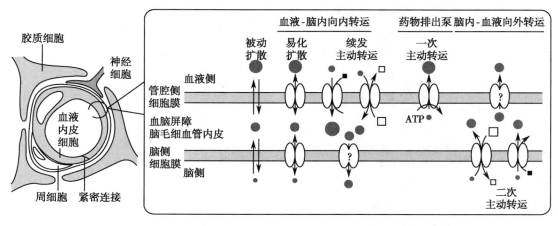

图 4-5   脑毛细血管内皮细胞上存在的转运体参与的转运机制

排载体蛋白系统,如有机阳离子转运体家族(OCTs)、有机阴离子转运体家族(OATs)负责小分子化合物转运;以上的转运系统影响药物向脑内分布(图4-5)。

受体介导的跨细胞转运(receptor-mediated transcytosis)是内外物质交换的另一个重要的途径。脑内摄取离子、胰岛素和来普汀等都和受体介导的跨细胞膜作用相关。通过脑毛细血管内皮细胞血管侧的受体和配体特异性结合,细胞膜内陷形成内化转运小泡,从而引发内化。转运小泡被输送到细胞膜的脑侧,之后被释放到脑内。

药物从血液进入脑内的几种可能的方式如图4-6所示。

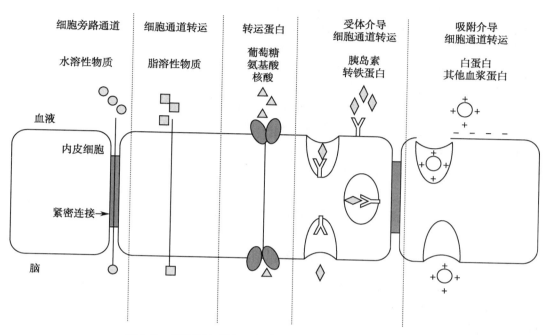

图4-6　脑毛细血管内皮细胞上存在的多种物质转运机制

尽管动物水平可以测定药物向脑内的转运,而体外细胞模型脑毛细血管内皮细胞能够更加快速、方便地预测药物跨越血脑屏障的效率和机制。另外,在评价候选化合物的入脑效率时,体外细胞模型可提供非常有价值的数据。原代培养细胞或永生化的细胞株都可以形成脑毛细血管内皮细胞单层,用于筛选具有良好脑内转运特性的药物。在 Transwell 插件上垂直培养系统中形成具有紧密连接的单层细胞,能够模拟体内血脑屏障特征而限制细胞间途径转运,可用于评价从脑毛细血管内皮细胞血管侧向脑侧进行的跨细胞途径转运。跨细胞途径转运研究是测定从脑侧向血液侧的 $PS_{B/A}$(PS 为毛细血管渗透率和表面积的乘积)和从血液侧向脑侧的 $PS_{A/B}$。$PS_{B/A}$ 和 $PS_{A/B}$ 的比值,是用于评价小分子在血脑屏障上转运机制的重要参数,特别是在评价血脑屏障上载体蛋白的脑内摄取以及 P-糖蛋白等的外排作用。

四、提高药物脑内分布的方法

由于血脑屏障的作用,给许多脑内疾病的药物治疗带来很大困难。增加脑部药物传递常用方法如下:

1. 对药物结构进行改造　引入亲脂性基团,制成前药,增加化合物的脂溶性。该法受化合物自身结构的限制,有条件能够进行结构改造的药物不多。另外血脑屏障的血管内皮细胞膜腔面侧的 P-糖蛋白和 MRP 等,发挥着高效的作用,原本透过血脑屏障的药物很多又被泵回循环系统中。因此前药和外排泵抑制剂合用效果更佳。

2. 药物直接给药　通过开颅手术将药物直接脑室内或大脑注射进入脑内。该方法可将不

笔记

同类型的药物直接运送至病灶部位,选择合适的制剂处方也可达到持续释放的目的。但是开颅手术伤害性较大,并且不易进行长期治疗,脑内局部给药使药物在脑中的广泛分布受到限制。

另外,通过鞘内给药也可使大分子药物如蛋白、多肽绕过血脑屏障。鞘内给药是将药物注射或输注到环绕脊髓的脑脊髓液中。

3. 暂时破坏血脑屏障　高渗甘露醇溶液、缓激肽类似物给药后,使血脑屏障暂时打开,增加药物入脑。该法虽然有效,但不安全。因为缺乏特异性,所以某些有毒有害物质可能在血脑屏障打开的同时也进入脑内,影响中枢神经系统的正常生理功能。

4. 利用血脑屏障跨细胞途径　利用血脑屏障上的载体参与的转运机制(图 4-6),可将小分子药物、大分子药物和给药系统有效地向内靶向转运。

由于血脑屏障的存在,显著限制了药物的脑内递送。根据脑毛细血管内皮细胞膜的生理特征,选用具有特异性靶向功能的分子修饰脂质体、纳米粒和胶束等已经用于提高药物的脑内分布。

5. 通过鼻腔途径给药　由于鼻腔与脑组织之间存在的直接解剖学通道,药物可以通过鼻腔嗅黏膜吸收绕过血脑屏障直接转运入嗅球或脑脊液,可以使药物绕过血脑屏障,直接进入脑组织。药物从鼻腔入脑主要有三条通路:嗅神经通路、嗅黏膜上皮通路、血液循环通路。小分子药物如吡啶羧酸、苯甲酰爱康宁和多巴胺等药物可以经嗅黏膜上皮通路入脑。靶向功能分子修饰的微粒给药系统也可以通过主动转运的途径提高药物经鼻入脑的效率。

第五节　药物在红细胞内的分布

一、红细胞的组成与特性

红细胞的组成以血红蛋白为主,还含有糖类、蛋白质、类脂、多糖、核酸、酶及电解质等。红细胞的膜主要由蛋白质和类脂组成,几乎没有多糖和核酸。红细胞的膜与其他组织细胞的生物膜组成相同,是一种类脂膜,与其他组织膜一样也存在微孔,所以红细胞被广泛应用作为研究物质透过生物膜机制的材料。红细胞的性质以及红细胞对药物的透过性能随动物种属不同而存在差异。

药物的红细胞转运同样存在被动扩散、促进扩散以及主动转运等三种转运机制,并且主要也是以被动扩散方式进行的。葡萄糖等糖类通过促进扩散转移至红细胞内,Na^+、K^+等离子通过主动转运进入红细胞。

二、药物的红细胞转运

（一）体外药物的红细胞转运

这种实验方法应用较广,系将红细胞悬浮于加有药物的介质中,然后测定介质中药物浓度的变化和转移至红细胞内的药物量。以被动转运方式透过红细胞膜的药物,其透过速度取决于药物的脂溶性、分子量或电荷等因素。例如硫胺衍生物的红细胞转运,取决于这些衍生物在生理 pH 时非解离型的浓度及其脂溶性。分配系数大、脂溶性强的药物易进入红细胞内。季铵盐类化合物很难进入红细胞内,除了分配系数因素外,这些离子所带电荷与红细胞膜电荷相斥也是原因之一。水溶性强的药物主要通过红细胞膜上的微孔进入细胞内,故其透过性决定于分子大小。

以上讨论的药物向红细胞内转运,是在没有血浆蛋白的情况下所测得的结果。实际上药物在血液中,还同时存在与血浆蛋白结合等因素。因此,上述体外实验结果与实际情况有一定差异。如维拉帕米在无血浆条件下,人和大鼠红细胞分布均无光学选择性,无种族差异,并与药物浓度呈线性关系。而在血浆中,出现光学选择性和种族选择性的种族差异,人体为 S 型>R 型,大鼠为 R 型>S 型。同时药物向红细胞中分布减少,出现非线性分布。

（二）体内药物的红细胞转运

一般认为,体内药物的红细胞内转运动力学与其血浆动力学具有平行性质。如氢化可的松

笔记

和奎宁静脉给药后,其血浆浓度-时间曲线,红细胞浓度-时间曲线的消除相几乎平行,半衰期相似。药物向红细胞内转运依赖于游离药物的浓度,红细胞内浓度随着血浆浓度的增减而呈线性变化,提高药物的血浆蛋白结合率,将降低红细胞内的药物浓度。对大多数药物来说,与红细胞结合并不能明显影响药物的分布容积。例如苯妥英钠与红细胞亲和性强,其红细胞内浓度与血浆水性成分浓度比为 4∶2,由于苯妥英钠与血浆蛋白结合能力强,在全血中红细胞内浓度也仅占25%,大约75%的药物仍存在于血浆中。但对于与红细胞结合能力很强的药物,机体的红细胞比容会影响血液中药物总量。对于这些药物应该测定全血中的药物浓度。

由于红细胞本身为人体细胞,不被人体免疫系统识别,其体内半衰期为120天。近年,将红细胞膜包封在纳米给药系统的表面,获得了一种新型纳米红细胞药物载体。由于表面被红细胞膜覆盖,可成功躲避人体免疫系统识别,延长药物的体内循环时间。而且,红细胞膜也具有控制药物缓释特征。

第六节　药物的胎儿内分布

药物向胎盘的转运除了和药物本身的理化特性有关外,主要受胎盘屏障的影响。胎盘位于母体血液循环与胎儿血液循环之间,是一道天然屏障。它对母体与胎儿间的体内物质和药物交换,起着十分重要的作用。

一、胎儿的血液循环与胎盘构造

胎儿血液循环的基本特点是没有肺循环而有胎儿血液循环道,及卵圆孔、动脉导管和静脉导管。从脐静脉来的富有营养物质和氧气的血液,一部分(约 1/9)通过胎儿独特的途径-动脉导管进入下腔静脉,一部分下腔静脉血液进入右心房,与从脑、头部来的上腔静脉血液汇合,绕过肺循环,经过动脉导管直接流入主动脉。而大部分下腔静脉血液(约 3/5)通过心房间隔上的卵圆孔直接进入左心房和左心室,然后流入主动脉。由主动脉分出的血管供给全身器官和组织营养。血液给出氧气并摄取二氧化碳以后由胎儿的身体经脐动脉流入胎盘。

胎盘为母体用以养育胎儿的圆盘状器官,也是胎儿的营养、呼吸及排泄器官。由胎儿丛密绒毛膜和母体子宫的基蜕膜等构成。胎儿绒毛膜是一层胚胎性结缔组织,内含有脐带血的分

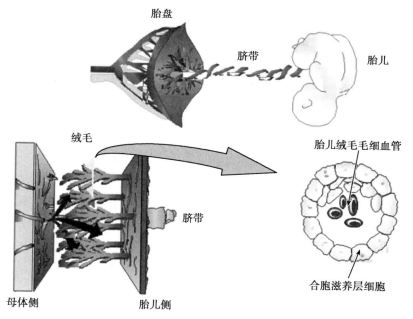

图 4-7　胎儿、胎盘模式图

支。绒毛膜向子宫蜕膜的一面,覆盖着滋养层细胞,与绒毛的滋养层连接。从绒毛膜发出若干大小绒毛,它有很多分支,形成小树。多数绒毛悬浮于绒毛间隙的母体血液中,与母体血只隔一层很薄的细胞膜。

人胎盘是由多核细胞的单层构成,即合胞滋养层。合胞滋养层形成了药物跨越人胎盘及母体胎盘间的限速屏障。合胞滋养层不对称表达转运体,导致药物的极性转运(图4-7)。

二、胎盘的药物转运

胎盘是母体血液循环和胎儿之间的一道天然屏障,进入母体循环系统的药物必须穿过胎盘和胎膜,才能到达胎儿。胎盘的物质交换过程类似于血脑屏障。这种交换可通过被动扩散或转运体参与下进行。

非解离型、游离型药物脂溶性越大,越易透过。分子量600Da以下的药物,容易通过被动扩散转运透过胎盘。分子量1000Da以上的水溶性药物,难以透过。γ-球蛋白容易从母体进入胎儿,而白蛋白难以透入。随着妊娠的进行,胎儿生长逐渐达到高峰时期,胎盘活动力也相应增强,此时药物的转运作用也加速。

转运体分别存在于合胞体滋养层的母体侧刷状边缘膜和胎儿侧基底膜上,负责糖类、K^+、Na^+、氨基酸和嘧啶等营养、生理必需物质从母体侧转运进入胎儿内。许多种类的转运体蛋白转运需要依赖一些特殊的转运体参与,如氨基酸转运体、有机阴离子转运肽(OATPs)、单羧酸转运体(MCT)、Na^+/I^-同向转运体(sodium iodide symporter,NIS)等。P-糖蛋白、MRP等外排转运体在阻止外来异物干扰胎儿发育等方面有重要作用。

目前使用原代人滋养层细胞、细胞株(如BeWo、JAr等)的细胞摄取实验,合胞体滋养层细胞的刷状缘侧(母体侧)细胞膜分离形成的囊泡(human placental brush-border membrane vesicles)、基底侧(胎儿侧)细胞膜形成的囊泡(human placental basal membrane vesicles)摄取实验,离体胎盘灌流实验等,研究胎盘的物质转运机制。并且尝试建立了胎盘物质转运的药物动力学模型。

影响药物通过胎盘的因素主要包括:药物的理化性质,诸如脂溶性、解离度、分子量等;药物的蛋白结合率;用药时胎盘的功能状况,如胎盘血流量、胎盘代谢、胎盘生长等功能,以及药物在孕妇体内的分布特征等。

当孕妇患有严重感染、中毒或其他疾病时,胎盘的正常功能受到破坏,药物的透过性也发生变化,甚至可使正常情况下不能渗透到胎儿体内的许多微生物和其他物质进入胎盘。

三、胎儿体内的药物分布

透过胎盘的药物,由胎儿循环转运至胎儿体内各部分。胎儿与母体的药物分布是不同的,胎儿体内各部分的药物分布同样也有差异。这与药物的蛋白结合率、胎盘膜的透过性以及胎儿体内各组织屏障的成熟程度等均有关系。例如,将苯妥英钠连续注入母体达稳态后,发现胎儿血中浓度仅为母体的一半左右,这与胎儿血浆的总蛋白含量较母血低有关。苯妥英钠注射1小时后,测得胎儿的脑/肝浓度比为0.6,而母体的比值仅为0.4,可见药物较易进入胎儿脑内。实验证明,许多药物易于透过胎儿以及幼小动物的血脑屏障,而较难通过成年动物的血脑屏障。这是因为胎儿的脑组织,不论在形态学或功能等方面,和其他组织比均尚未成熟。血脑屏障也同样尚未成熟,因此药物易于透入。如吗啡能迅速渗透至胎儿的中枢神经系统,并高度蓄积,故孕妇应禁用。硫喷妥、利多卡因以及氯烷等则在胎儿肝中有明显的蓄积性。

第七节　药物的脂肪组织分布

一般情况下,成人的脂肪组织占体重的10%~30%,女性通常比男性高。脂肪组织中血管

笔记

较少,为血液循环最慢的组织之一,故药物向脂肪组织的转运较缓慢。脂肪组织内的药物分布,还会影响着体内其他组织内药物的分布和作用,尤其是农药、杀虫剂等毒物通过脂肪组织的分布和蓄积,可以降低这些药物在血液中的浓度,起着保护机体减轻毒性的作用。

影响药物在脂肪组织中分布的因素,主要有药物的解离度、脂溶性以及蛋白结合率等。药物的脂溶性越高,在脂肪组织中的分布和蓄积越多。体内脂肪起着药物的体内贮库作用。高度脂溶性的硫喷妥静注后可迅速分布到脑组织,之后快速从脑组织清除,同时药物向灌注缓慢的组织分布。一段时间后,药物从脂肪组织缓慢释放,再次被转运到脑组织,血药浓度又趋向稳定,形成药物的再分布,能延长麻醉药的作用时间。

第八节 药物的体内分布与制剂设计

现代药剂学通过与分子生物学、高分子材料学、纳米科学等多学科的交叉融合,成为一个跨学科的研究领域。根据机体生理和病理学特点设计递药系统,控制药物在体内的转运和释放过程,将药物定时、定位、定量地递送到特定组织、器官或细胞,可以提高药物治疗或诊断效果,降低药物的毒副作用。运用现代制剂技术制备的微粒给药系统,包括微球、微囊、微乳、纳米粒、脂质体等,利用物理、化学的原理将药物包埋或连接于载体高分子上,利用微粒的理化性质和选择性分布的特点,改变药物原有的分布特征,提高药物生物利用度和稳定性,或使药物向特定的靶器官、靶组织特异性浓集。本节着重讨论微粒给药系统在体内的分布特点及其制剂设计。

一、微粒给药系统在血液循环中的处置

微粒给药系统从给药部位到作用部位要穿越包括以下几个过程的多个屏障,见图4-8。

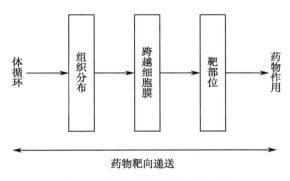

图 4-8 给药系统经历的体内屏障

1. **首先在血液中分布,并随血液进行全身循环** 微粒进入血液循环后,在到达靶部位前,可能被巨噬细胞吞噬、与血浆蛋白结合、被酶降解。如调理素(opsonin 即各种免疫球蛋白),可吸附到微粒的表面,导致微粒被网状内皮系统的巨噬细胞吞噬,而被快速清除。另外,血液中的蛋白如高密度脂蛋白,能与脂质体结合,严重影响脂质体的稳定性,导致包载药物的泄漏。

2. **穿过血管壁,在组织间隙积聚** 微粒系统在体内分布根据其粒径的大小可到达特定组织。粒径大于 7μm 的通常被肺毛细血管机械截留,进入肺组织或肺泡。粒径小于 7μm 的则大部分聚集于肝脾网状内皮系统。而小于 200nm 的微粒可避免单核巨噬细胞的摄取,而粒径更小的微粒有可能向大脑、骨髓等组织转运。

3. **通过细胞的内化作用向细胞内转运** 积聚在组织间隙的微粒,可在局部进行细胞外释药和降解,也可进一步与细胞膜作用,转运进入细胞内降解后释药。所有的真核细胞都可以发生内吞作用,通过内涵体进入溶酶体,并被溶酶体破坏并释放药物。但生物大分子药物在溶酶体内很容易被降解,不利于疗效的发挥。因此微粒进入细胞后,应尽量加快微粒从溶酶体内的逃

逸。另一方面被包载的药物直接从内吞体中释放进入细胞浆发挥治疗作用。

4. 微粒的细胞核内转运　进入细胞的微粒有些可在细胞内释放药物发挥治疗作用,有些则进一步通过和细胞核孔内特定蛋白结合而被细胞核摄取进入核内。如基因治疗的 DNA 片段可被微粒载体携带通过细胞核膜的摄取进入核内,再和核内特定成分作用产生疗效。

图 4-9 显示了载基因纳米粒的体内转运过程。

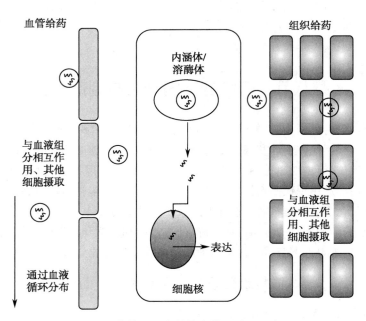

图 4-9　载基因纳米粒体内转运过程示意图

根据图 4-9,微粒的细胞内转运是基因药物在靶标部位发生作用的关键步骤,调理素的介导和细胞的识别是微粒细胞内转运的必要条件,细胞的内吞作用是微粒细胞内转运的主要方式。概括起来,微粒的细胞内转运过程为:识别-结合-内吞-溶酶体-释放药物。大多数基因药物不仅要求药物能够转运进入靶细胞,还要求进一步进入细胞核,进而表达基因产物-活性蛋白发挥作用。

二、影响微粒给药系统体内分布的因素

细胞对微粒给药系统的内化作用是驱动微粒向细胞内转运的主要动力,另外微粒本身的理化性质如微粒的粒径、表面性质以及组成该微粒的高分子材料的性质等因素也会影响微粒的体内分布。

（一）　细胞和微粒相互作用对体内分布的影响

细胞对微粒的作用主要存在以下几种方式。

1. 内吞　内吞(endocytosis,图 4-10)是指细胞外物质通过膜内陷和内化进入细胞的过程。内吞被认为是细胞对微粒作用的主要机制,所有真核细胞都具有内吞功能。细胞内吞分为三类。第一类是吞噬(phagocytosis,内吞物为固体),由专门吞噬细胞完成,如单核细胞核巨噬细胞。第二类称为胞饮(pinocytosis,内吞物为液体)。第三类是由微粒和细胞表面的性质决定的内吞作用,包括受体介导、吸附介导的过程。细胞内化相关的受体存在于细胞表面,可识别并结合配体启动内吞通路,将配体转运进入细胞。利用受体-配体的结合、转运机制,通过特异性配体修饰微粒给药系统,可

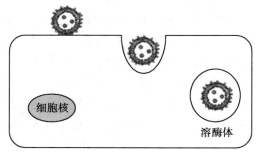

图 4-10　脂质体的内吞

笔记

实现其靶向递释。

药物包载入微粒给药系统后,掩蔽了药物本身的性质,而表现为微粒给药系统的细胞摄取性质,微粒经内吞作用进入细胞后,逐步发生酶解或水解而释放出药物。药物载体与细胞膜结合后,将信号传导到细胞内,诱导细胞表面发生包被凹陷或穴样凹陷内吞,而后依次经过初级内体(early endosome)和次级内体(late endosome),此后可能与高尔基体作用被直接胞吐,也可能与胞内小泡融合进入前溶酶体(endolysosome)和溶酶体(lysosome),开始降解过程。药物可以从溶酶体逃逸后继续在细胞质中转运,最终到达作用的药物靶点,通常是蛋白质、核酸、酶等功能性生物分子。

2. **吸附** 吸附(adsorption,图4-11)是指微粒吸附在细胞表面,是微粒和细胞相互作用的开始。属于普通的物理吸附,受粒子大小和表面电荷密度等因素影响。吸附作用后,必然导致进一步的内吞或融合。研究表明,吸附作用具有温度依赖性,在接近或低于脂质体膜相变温度时,吸附性最好。另外,利用细胞膜表面所带负电,设计带正电的微粒给药系统与细胞膜吸附产生内吞作用,将药物转运进入细胞内。

3. **融合** 融合(fusion,图4-11)是由于脂质体膜中的磷脂与细胞膜的组成成分相似,脂质体可与细胞膜融合,得到包载的药物直接释放进入细胞浆。体外实验表明,利用脂质体和细胞的融合作用,可以将生物活性大分子如酶、DNA、mRNA、环磷酸腺苷(cAMP)或毒素转运入细胞内。在脂质体、纳米粒的材料中加入融合因子如溶血磷脂、磷脂酰丝氨酸或具有膜融合作用的多肽等可促进融合。脂质体载大分子药物可直接与细胞膜融合进入细胞,而不经过内涵体-溶酶体膜通路,可减少药物在溶酶体中的降解。

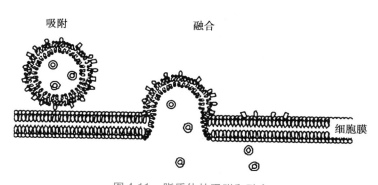

图 4-11 脂质体的吸附和融合

4. **膜间作用** 膜间转运(inter-membrane transfer)是指微粒和相邻的细胞膜间的脂质成分发生相互交换作用。如包载在脂质体双分子膜层内的脂溶性药物可与细胞膜间发生作用引起转运或释放,但包载在脂质体内水相中的药物则不受影响。另外血液中的脂蛋白,特别是高密度脂蛋白也可与脂质体发生类似的脂交换,引起药物的释放。脂质体与脂蛋白的作用很可能导致脂质体的破裂,破裂的程度取决于脂蛋白和脂质体的比例。

接触释放(contact release)是膜间作用的另一种形式。它主要是由于微粒和细胞接触后,微粒中的药物释放并向细胞内转运。如细胞和脂质体接触后,脂质体膜的渗透性发生改变,可引起包载在脂质体内水相中的药物的释放或向细胞内转运。脂质体膜成分中的胆固醇含量大于30%时,这种现象就更明显。

膜间转运和接触释放是一种微粒不被破坏、不进入细胞内的作用方式。对于那些不具吞噬能力的细胞摄取药物具有重要意义。这类微粒系统的设计和应用时,常需考虑降低细胞周围介质的流动性或通过与细胞内化相关受体作用加强脂质体和细胞间的相互作用。脂质体膜的组成和药物本身的性质也可影响相互作用。

(二) 微粒的理化性质对体内分布的影响

1. **粒径对分布的影响** 微粒系统在体内的宏观分布主要受粒径的影响。前已述及,粒径较大的微粒,主要通过机械性栓塞作用分布到相应的部位,再进一步和该部位的细胞发生相互作用。粒径较小的微粒则主要聚集于网状内皮系统,如肝脏和脾脏是小微粒主要分布的部位,微粒更小的微粒有可能避免巨噬细胞的摄取,分布到其他组织中,并延长了体内半衰期。有报道,12~44μm 的白蛋白微粒静注 10 分钟后,95% 以上分布于肺,0.5~0.7μm 的微粒约 85% 分布于肝,2% 分布于脾。粒径 0.2~0.4μm 的硫化锑纳米粒迅速被肝清除,小于 0.1μm 的纳米粒更容易透过血脑屏障,而小于 0.01μm 的毫微粒则缓慢聚集于骨髓。

2. 微粒表面性质对分布的影响　微粒表面性质,包括微粒的表面电荷、微粒表面修饰等对其体内的分布和降解影响显著。

白细胞表面通常带负电荷,带正电的微粒很容易和白细胞发生吸附作用,而带负电的微粒则由于排斥作用不易被白细胞吞噬。微粒的表面ξ电势还可影响其和血浆蛋白的结合。研究表明,血浆蛋白可使微粒表面的ξ电势的绝对值降低,并且白蛋白还可通过疏水作用吸附到微粒表面,改变微粒表面电势分布,吸引溶液中 H⁺ 能力增强,加快水解过程,加快微粒在体内的降解。微粒表面负电势的绝对值越高在血液中被血小板的附着能力就越强。

微粒表面高分子材料、靶向功能分子的修饰能够改变微粒在体内的分布过程。微粒表面修饰的亲水性高分子材料能够大幅降低与血液中相关成分的吸附作用,延长微粒在血液中的循环时间。而表面靶向功能分子的修饰,增加了微粒对特异器官、组织、细胞的识别功能,使微粒在体内的分布行为从被动方式转变为主动靶向分布。

近年研究表明,微粒表面的性质对药物转运具有重要意义。由于细胞膜表面常常带负电,带有阳离子的脂质体、高分子材料纳米粒作为药物载体促进药物的细胞内转运,可明显提高DNA 的转染效率,提高药物基因治疗的效果。用带正电的阳离子白蛋白修饰的纳米粒也可携带小分子药物和基因药物,明显提高在血脑屏障的穿透、提高药物的脑内分布。靶向肿瘤、脑等特异性的蛋白、多肽、小分子的修饰提高了微粒向这些组织的分布效率。RGD 肽靶向肿瘤细胞或者新生血管特异表达的整合素,RGD 修饰的纳米粒、纳米胶束能主动识别肿瘤细胞、肿瘤新生血管,使药物向肿瘤组织浓集。

（三）　微粒的生物降解对体内分布的影响

目前所用的微粒给药系统的材料大都为高分子聚合物,如蛋白类(明胶、白蛋白)、糖类(琼脂糖、淀粉、葡聚糖、壳聚糖)和合成聚酯类(聚乳酸、丙交酯乙交酯共聚物)。这些材料都具有体内生物可降解的特性,在各种体液环境下受各种酶催化作用可发生降解反应。如胰蛋白酶对蛋白微球具有降解作用;淀粉酶对淀粉微球具有降解作用等。体外实验发现,血浆蛋白(包括白蛋白、γ 球蛋白或纤维蛋白原)可使聚 L-丙交酯微囊的降解速度增大,并且降解产物随着蛋白浓度的增大而增多。这些体液环境因素可影响各种微粒给药系统的体内分布。

（四）　病理生理情况对体内分布的影响

在一些病理情况下,机体血管通透性发生改变,会明显影响微粒系统的分布。如肿瘤组织由于快速生长的需求,血管生成很快,导致新生血管外膜细胞缺乏、基底膜变形,因而纳米粒能通过毛细血管壁的"缝隙"进入肿瘤组织,而肿瘤组织的淋巴系统回流不完善,造成粒子在肿瘤部位蓄积,这就是 EPR(enhanced permeability and retention)效应,又称为增强渗透和滞留效应。现常利用 EPR 效应研究肿瘤的靶向制剂。实体瘤内部的缺氧状态使肿瘤细胞无氧糖酵解产生乳酸,而肿瘤内部血管系统的缺乏使产生的乳酸不能充分排出,导致肿瘤内呈酸性。实体瘤内部存在不同的酸性环境,包括细胞间质中的弱酸性环境(extracellular pH,pHₑ)、癌细胞中内涵体和溶酶体中更强的酸性环境。正常组织的 pH 一般为 7.4。又如在炎症情况下,局部组织的毛细血管通透性增加,免疫细胞在炎症部位聚集,可引起粒径小于 200nm 的微粒在炎症组织部位的分布明显增加,可利用这一特性研究各种抗炎药物的微粒给药系统。

三、微粒给药系统的制剂设计

1. 根据微粒分布特性进行给药系统设计　利用载药微粒的特性,可改变药物原有的体内分布,设计更符合疾病治疗要求的给药系统。如利用微粒和网状内皮系统亲和力高的特点,将药物包封后,靶向分布于网状内皮系统,用于治疗与网状内皮系统有关的疾病。表面为疏水特征的微粒给药系统更易于被网状内皮系统识别、吞噬,利用微粒表面的特性可实现微粒给药系统的肝脏靶向,包载抗肿瘤药物、抗病毒药物等,提高药物的肝靶向效率,治疗肝癌、肝脏病毒感染等疾病。

2. 根据微粒粒径进行给药系统设计 前已述及,微粒给药系统在体内的宏观分布主要受粒径的影响。因此可以根据治疗需求,设计不同大小的粒径达到给药目的。

肺泡毛细血管对 7 ~ 10mm 的粒子具有机械性截流,进而利用肺巨噬细胞吞噬功能,靶向微粒给药系统至肺组织,可成功实现肺癌等疾病的被动靶向治疗。而粒径较小时,易于被肝脾的巨噬细胞摄取。肿瘤形成新生血管系统后,血管内皮细胞间可形成 400 ~ 800nm 的空隙。根据肿瘤血管的病理特征,利用 EPR 效应设计肿瘤靶向给药系统时,微粒给药系统的粒径不宜过大。同时不同的肿瘤形成的血管孔径不同,如发生在中枢神经系统的胶质瘤,其新生血管孔径受到血脑屏障紧密连接的影响,小于 300nm,小于外周肿瘤新生血管的间隙,靶向胶质瘤的给药系统粒径设计,基本小于 150nm。

3. 对微粒进行结构修饰的给药系统设计 改变微粒给药系统的表面性质可避免被吞噬细胞识别(调理过程),减少网状内皮系统巨噬细胞的吞噬。聚乙二醇(PEG)等亲水性高分子修饰到微粒的表面,可提高微粒的亲水性和柔韧性,明显增加微粒的空间位阻,不易被单核巨噬细胞识别和吞噬,从而显著延长脂质体、微球、纳米粒等微粒给药系统在血液中的循环时间,增加靶向部位的血药浓度。PEG 修饰 PLA 纳米粒被巨噬细胞吞噬仅为未经 PEG 修饰的 PLA 纳米粒的 1/13。

以上的方法通过对微粒的表面性质(大小、形状、亲水性、表面电荷、囊壁孔隙率等)进行控制和修饰,减少网状内皮系统对纳米粒捕获,提高生物学稳定性和靶向性。进一步在长循环微粒基础上,以靶细胞上特异表达的蛋白、受体等为靶点,选择相应的抗体、配基修饰到微粒系统表面,使微粒对靶组织或细胞主动识别,达到靶向给药的目的。整合素 RGD 靶向肿瘤血管细胞表面的 RGD 受体,纳米粒修饰 RGD 可实现对肿瘤细胞主动靶向。

4. 多肽蛋白类药物的微粒给药系统设计 多肽、蛋白类药物通常亲水性较强,不易直接跨越生物屏障膜,且在体内易于降解,半衰期较短,生物利用度很低。将多肽、蛋白药物包载入微粒给药系统,在一定程度上可避免多肽蛋白类药物直接受到物理的、化学的和酶的降解作用而破坏,提高药物的稳定性,改变了药物的体内药动学特征,达到缓释给药、靶向给药等目的。同时,由于微粒系统分散性好、亲脂性强,具有很好的组织穿透力。

PEG 与多肽、蛋白药物以共价键结合,在改善多肽蛋白药物的药动学性质方面实现了真正的突破。PEG 的修饰不仅延长了多肽蛋白药物在体内的循环时间,还可以增加药物的稳定性(表 4-8)。

表 4-8 PEG 修饰改善多肽蛋白药物的 PK 和 PD

PEG 修饰药物	PK 的影响		PD 的影响
	原药 $t_{1/2}$(h)	PEG-药物 $t_{1/2}$(h)	$t_{1/2}$ 增加倍数
抗体			
Fab′片段	0.33	9.05	27
酶			
PEG-精氨酸脱亚氨酶	2.8	50	18
PEG-蛋氨酸酶	2	38	19
PEG-超氧化物歧化酶	0.01	38	380
PEG-尿酸酶	3	72	24

笔记

续表

PEG 修饰药物	PK 的影响		PD 的影响
	原药 $t_{1/2}$(h)	PEG-药物 $t_{1/2}$(h)	$t_{1/2}$增加倍数
细胞因子			
PEG-粒细胞集落刺激因子	1.8	7.0	3.9
PEG-INF-α2a	0.7	51	73
PEG-INF-β1a	0.98	13	13
PEG-白介素 6	0.05	48	960
PEG-白介素 2	0.73	4.26	6
激素			
PEG-降钙素	3.31	15.4	4.6
PEG-人生长激素	0.34	10	29

　　将多肽蛋白药物包载入可生物降解高分子材料,制备微球、纳米粒、脂质体等制剂也能够改变多肽蛋白药物的体内药动学性质。聚乳酸/乙醇酸共聚物(PLGA)微球包载人生长激素单次皮下注射后,药效可维持一个月,并且与每天注射人生长激素的效果相当。

　　5. 根据物理化学原理的微粒给药系统设计

　　(1) 磁性微粒的设计:磁性微粒通常含有磁性元素,如铁、镍和钴及其化合物,其体内靶向行为可受磁场调控。通过外加磁场,在磁力的作用下将微粒导向分布到病灶部位。磁靶向过程是血管内血流对微粒的作用力和磁场产生的磁力相互间竞争的过程。当磁力大于动脉(10cm/s)或毛细管(0.05cm/s)的线性血流速率时,磁性载体(<1μm)就会被截留在靶部位,并可能被靶组织的内皮细胞吞噬。在血流速率为 0.55 ~ 0.1cm/s 的血管处,在 0.8T(8000Gs,1T = 10^4Gs)的外磁场下,就足以使含有 20%(g/g)的磁性载体全部截留。

　　磁性靶向药物(magnetic drug targeting,MDT)给药系统可通过外部磁场对磁性纳米粒的磁性导向作用,提高化疗药物到达特定部位的比率,从而增强靶向性。已有研究将传统药物,如依托泊苷、多柔比星、氨甲蝶呤等连接或包埋于磁性纳米粒中,用于治疗风湿性关节炎、前列腺癌、乳腺癌等。

　　(2) 热敏微粒的设计:最常见的是热敏脂质体(又称温度敏感脂质体,thermosensitive liposomes),指利用升温手段使局部温度高于脂质的相变温度,从而使脂质膜由凝胶态转变到液晶结构,包封药物快速释放。热敏脂质体选择热敏感特性的材料,在一定的比例下构成脂质体膜,使该膜的相变温度略高于体温,制成温度敏感脂质体。在靶部位局部加热,热敏脂质体在靶区释放药物,使局部药物浓度较高,发挥疗效,同时减少全身不良反应。

　　6. 微环境敏感性微粒的设计　利用肿瘤组织、细胞特殊的 pH、酶等微环境,可触发微粒载体系统快速释放药物,将药物输送到细胞内甚至特定的细胞器,增加药物作用部位的浓度。在肿瘤组织的酸性条件下,pH 敏感脂质体、聚合物胶束解体而释放所携带的抗肿瘤药物,从而增加抗肿瘤疗效,降低毒副作用。

四、微粒给药系统体内分布评价

　　微粒给药系统在全身、靶部位的分布行为对评价药物疗效、毒副作用等起到了重要作用。目前微粒给药系统体内分布主要使用以下几种方法评价:

　　1. 微粒给药系统的体内药物动力学评价　微粒给药系统给药后,定时测定血药浓度,从而评价微粒给药系统的体内行为,比如长循环特征等。

　　2. 微粒给药系统的体内靶向效率评价　通过使用靶向指数、选择性指数、靶向效率和相对

笔记

靶向效率定量评价微粒给药系统体内分布特征,见本书第十四章。

3. 分子影像技术用于微粒给药系统的体内定向示踪 运用影像学手段显示组织水平、细胞水平的药物分子,反映活体状态下药物在体内的分布变化,对其生物学行为进行可见的定性和定量研究。

（蒋　晨）

参考文献

［1］ Longobardo M,Delpon E,Carballero R,et al. Structural determinants of potency and stereoselective block of hKv1.5 channels induced by local anesthetics. Mol Pharmacol,1998,54(1):162-169

［2］ Shargel L,Wu-Pong S,Yu BC. Applied Biopharmaceutics & Pharmacokinetics,5th Edition. McGraw-Hill Medical,2004:165-176

［3］ Krüger EA,Figg WD. Protein binding alters the activity of suramin,carboxyamidotriazole,and UCN-01 in an ex vivo rat aortic ring angiogenesis assay. Clin Cancer Res,2001,7(7):1867-1872

［4］ 梁文权. 生物药剂学与药物动力学. 第3版. 北京:人民卫生出版社,2007

［5］ Pardridge WM,Brain drug targeting. Cambridge:Cambridge University Press,2001

［6］ Robinson MA,Mehvar R. Enantioselective distribution of verapamil and norverapamil into human and rat erythrocytes:the role of plasma protein binding. Biopharm Drug Dispos,1996,17(7):577-587

［7］ Driessen O,Treuren L,Moolenaar A,et al. In vivo distribution of hydrocortisone over whole blood:a novel method for the extraction of erythrocytes. Methods Find Exp Clin Pharmacol,1990,12(2):119-126

［8］ Salako LA,Sowunmi A. Disposition of quinine in plasma,red blood cells and saliva after oral and intravenous administration to healthy adult Africans. Eur J Clin Pharmacol,1992,42(2):171-174

［9］ Hu CM,Fang RH,Copp,et al. A biomimetic nanosponge that absorbs pore-forming toxins. Nat Nanotechnol,2013,8(5):336-340

［10］ Nagashige M,Ushigome F,Koyabu N,et al. Basal membrane localization of MRP1 in human placental trophoblast. Placenta,2003,24(10):951-958

［11］ Ushigome F,Koyabu N,Satoh S,et al. Kinetic analysis of P-glycoprotein-mediated transport by using normal human placental brush-border membrane vesicles. Pharm Res,2003 Jan,20(1):38-44

［12］ Mansouri S,Lavigne P,Corsi K,et al. Chitosan-DNA nanoparticles as non-viral vectors in gene therapy:strategies to improve transfection efficacy. Eur J Pharm Biopharm,2004,57(1):1-8

［13］ 王杰,张强. 长循环纳米粒. 国外医学药学分册,1999,26:350-354

［14］ Mosqueira VCF,Legrand P,Gref R,et al. Interactions between a macrophage cell line (J774A1) and surface-modified poly(d,l-lactide) nanocapsules bearing poly (ethylene glycol). J Drug Target,1999,7:65

［15］ Zhang YF,Wang JC,Bian DY,et al. Targeted delivery of RGD-modified liposomes encapsulating both combretastatin A-4 and doxorubicin for tumor therapy:in vitro and in vivo studies. Eur J Pharm Biopharm,2010,74(3):467-473

［16］ 柴旭煜,陶涛. 脂质促进药物经肠淋巴转运的研究进展. 中国药学杂志,2008,43(22):1681-1684

第一节　概　　述

一、药物代谢的定义

药物被机体吸收后,在体内各种酶以及体液环境作用下发生化学结构改变的过程,称为药物代谢(drug metabolism),又称为生物转化(biotransformation)。药物代谢主要在肝中进行,也发生在肠、肾、肺、血液和皮肤等器官。一般可分为一相(Ⅰ相)和二相(Ⅱ相)代谢。药物分子上引入新的基团或除去原有小基团的官能团反应称为Ⅰ相代谢,包括氧化、还原和水解等反应。药物或Ⅰ相代谢产物与体内某些内源性小分子结合的反应为Ⅱ相代谢,亦称为结合反应,如葡萄糖醛酸结合、磺酸化、甲基化、乙酰化、谷胱甘肽结合等反应。多数亲脂性药物吸收后,经Ⅰ相代谢可变为极性和水溶性较高的代谢产物,有利于Ⅱ相代谢的进行而增加极性。Ⅱ相代谢是真正的"解毒(detoxication)"途径,其代谢产物通常具有更好的水溶性,更易经尿液和胆汁排出体外。

二、首　过　效　应

口服药物主要经小肠和大肠吸收进入肠毛细血管床,通过门静脉经过肝脏到达体循环;只有部分经淋巴系统或远端直肠吸收的药物才能绕过肝脏直接进入体循环。在消化道和肝脏中,口服药物部分被代谢而导致进入体循环的原形药物量减少的现象,称为首过效应(first pass effect),亦称为首过代谢(first pass metabolism),如图5-1。首过效应主要包括胃肠道首过效应和

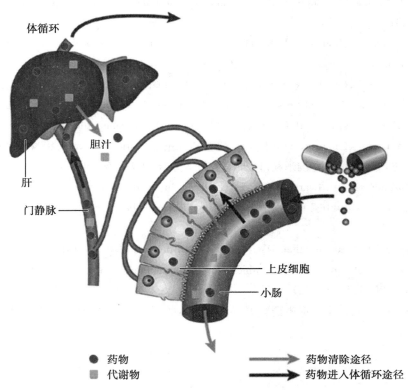

图 5-1　口服药物的首过效应

肝首过效应。药物经过消化道而被代谢,使进入体内的原形药物量减少的现象,为胃肠道首过效应;从胃肠道吸收的药物,经肝门静脉进入肝脏,药物部分在肝脏被代谢,或随胆汁排泄,使进入体循环的原形药物量减少的现象,为肝首过效应。肠上皮细胞存在许多与肝内相同的药物代谢酶如 CYP450、葡萄糖醛酸转移酶和磺基转移酶等,是胃肠道首过效应的主要发生部位;肝实质细胞则是肝脏首过效应的主要部位。首过效应常使药物的生物利用度明显降低,有些药物甚至由于首过效应强烈,大部分被代谢而失去活性,导致无法口服给药,例如硝酸甘油片必须舌下给药,吞服则无效。通常肝脏代谢比较强的药物和受消化道酶影响较大的药物都会有明显的首过效应,如异丙肾上腺素、阿司匹林、吗啡、氯丙嗪等。为了避免首过效应,可以采用舌下和直肠下部给药等,使药物不经过消化道和肝脏,直接进入体循环。近年来,一些新型给药技术也可达到降低首过效应而提高药物生物利用度的目的,如经皮肤给药的贴剂、经呼吸道吸收的气雾剂和粉雾剂以及经口腔黏膜吸收的口腔黏附片等。

三、肝提取率和肝清除率

经消化道吸收的药物,因首过效应可导致最终进入体循环的原形药物量明显减少,其减少的比例可用肝提取率(extraction ratio,ER)来描述:

$$ER = \frac{C_A - C_V}{C_A} \tag{5-1}$$

式中,C_A 和 C_V 分别代表进入和流出肝脏的血中药物浓度。

ER 可解释为药物通过肝脏从门静脉血中被清除的分数,肝提取率介于 0~1 之间。肝提取率为 0.5 表示药物从门静脉进入肝脏后有一半量被清除,其余量($1-ER$)通过肝脏进入体循环。

肝提取率往往受到多种因素的影响,如药物与血细胞结合、药物与血浆蛋白结合、未结合药物进入肝细胞、肝细胞内未结合药物进入胆汁、肝细胞内未结合药物被肝药酶代谢转化为代谢产物等。通常对于肝提取率高的药物,如去甲丙米嗪、利多卡因、吗啡、硝酸甘油、普奈洛尔、哌替啶、水杨酰胺等,肝血流量是主要影响因素,首过效应显著;而肝提取率低的药物,如地西泮、洋地黄毒苷、异烟肼、保泰松、苯妥英钠等,肝血流量影响不大,而受血浆蛋白结合的影响较大,首过效应不明显;对于肝提取率中等的药物,如阿司匹林、奎尼丁、地昔帕明、去甲替林等,肝血流量和血浆蛋白结合率对其均有影响。如药物与血浆蛋白结合率高,血中游离药物减少,进入肝细胞及胆汁的药物减少,因而肝清除率减少。

肝脏对药物的消除能力可进一步用肝清除率(hepatic clearance,Cl_h)来描述,它是指单位时间内有多少体积血浆中所含的药物被肝脏清除,即单位时间肝脏清除药物的总量与当时血浆浓度(C)的比值,单位是 ml/min 或 L/h。

$$Cl_h = \frac{\frac{dX}{dt}}{C} \tag{5-2}$$

影响 Cl_h 的因素主要有肝血流量(Q)、肝内在清除率(Cl_{int})和血浆蛋白结合率三个方面。根据肝血流量和肝提取率可计算 Cl_h:

$$Cl_h = \frac{Q(C_A - C_V)}{C_A} = Q \cdot ER \tag{5-3}$$

通常 Cl_h 随着肝血流量和肝内在清除率的变化而变化,下式描述了其变化规律:

$$Cl_h = Q\left[\frac{Cl_{int}}{Q + Cl_{int}}\right] \tag{5-4}$$

笔记

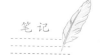

由式中可见,对于低提取率药物,其肝清除率主要取决于其内在清除率,而肝血流量对其影响不大。如描述血浆蛋白结合的影响,可将上式改写为:

$$Cl_h = Q\left[\frac{f_u Cl'_{int}}{Q + f_u Cl'_{int}}\right] \tag{5-5}$$

式中 f_u 表示血浆中游离药物的百分数;Cl'_{int} 表示游离药物的内在清除率。当 Cl'_{int} 很小,即 Q 远大于 Cl'_{int} 时,上式为:

$$Cl_h \approx Q\frac{f_u Cl'_{int}}{Q} = f_u Cl'_{int} = Cl_{int} \tag{5-6}$$

此时,若药物的血浆蛋白结合率维持不变,则其肝清除率近似等于内在清除率。当 Cl'_{int} 很大,即 Q 远小于 Cl'_{int} 时,式(5-5)为:

$$Cl_h \approx Q\frac{Cl'_{int}}{Cl'_{int}} = Q \tag{5-7}$$

此时,药物的肝清除率近似等于肝血流量。

血浆蛋白结合对肝清除率的影响目前还难以准确定量,通常对于肝提取率高的药物,蛋白结合对肝清除率影响不大。而对于肝提取率低的药物,蛋白结合可能影响其肝清除率。因为蛋白结合率的微小改变可能引起游离药物浓度显著增加,导致肝清除率的显著增加。

四、药物代谢的作用

通常药物代谢产物的极性都比原形药物大,以利于从机体排出。但是也有一些药物代谢产物的极性反而降低,如磺胺类的乙酰化或酚羟基的甲基化产物。另外,可吸收的药物在体内不一定都发生代谢,有些药物仅部分发生代谢,而有些药物在体内不被代谢,以原形从尿液等排出。大部分药物代谢都是由药物代谢酶所介导,而药物代谢酶的种类和数量十分复杂。在参与药物代谢的各类酶中,占主导地位的是 CYP450 酶(约75%),其次是葡萄糖醛酸转移酶和酯键水解酶,这三类酶介导的代谢反应约占药物代谢的95%。药物在体内的代谢与其药效及安全性密切相关,其药理学、毒理学和临床意义主要表现在以下几方面:

1. **代谢使药物失去活性**　代谢可以使药物作用钝化,即由活性药物变为无活性的代谢物,使药物失去治疗活性,如局麻药普鲁卡因,在体内被水解后,迅速失去活性;又如磺胺类药物在体内通常是经乙酰化反应后生成无活性的代谢物。

2. **代谢使药物活性降低**　药物经代谢后,其代谢物活性明显下降,但仍具有一定的药理作用,如氯丙嗪的代谢产物去甲氯丙嗪,其药理活性比氯丙嗪低。

3. **代谢使药物活性增强**　药物经代谢后,表现出药理效应增强。有些药物的代谢产物比其原形药物的药理作用更强,如临床上常用的解热镇痛药非那西丁在体内转化为极性更大的代谢物对乙酰氨基酚,其药理作用比非那西丁明显增强。

4. **代谢使药理作用激活**　有一些药物本身没有药理活性,在体内经代谢后产生有活性的代谢产物。通常的前体药物(pro-drug),就是根据此原理设计的。即将活性药物衍生成药理惰性物质,但该惰性物质能够在体内经代谢反应,使活性药物再生而发挥治疗作用,如左旋多巴在体内经酶解脱羧后再生成多巴胺而发挥治疗作用。

5. **代谢产生毒性代谢物**　有些药物经代谢后可产生毒性物质,如异烟肼在体内的代谢物乙酰肼可引起肝脏的损害。

药物代谢不仅直接影响药物作用的强弱和持续时间的长短,而且还会影响药物治疗的安全性。一种药物的作用时间、作用强度和个体敏感性的变异常常与其代谢性质有关。对于治疗指数窗窄的药物,这些变异可导致不良反应和毒性;基于代谢的"药物-药物相互作用"是导致药物不良反应的重要原因;药物对代谢酶的诱导或抑制作用,可引起药效的放大或失效。因此,具有以上代谢性质的药物,其临床使用受到了严重的限制。因此,药物代谢的原理与规律,对于设计合理的给药途径、给药方法与剂型、给药剂量以及指导临床用药等都具有重要意义。

第二节 药物的 I 相代谢

绝大多数药物进入体内后,会在细胞内特异酶的催化作用下,发生一系列代谢反应,从而导致药物结构和理化性质发生改变。药物代谢主要发生在肝脏或其他组织的内质网。滑面内质网含有丰富的药物代谢酶,在体外匀浆组织时,滑面内质网可形成许多碎片,称为微粒体(microsomes),这些酶也称为微粒体酶(microsomal enzymes),在其他部分的代谢酶则称为非微粒体酶。微粒体酶主要存在于肝脏、肺、肾、小肠、胎盘、皮肤等部位,以肝脏微粒体酶活性最强。药物的 I 相代谢中最常见的反应有氧化、还原和水解等。

一、氧 化 反 应

(一) 氧化酶及其组织分布

1. 细胞色素 P450 酶　细胞色素 P450(cytochrome P450,CYP450),又称 CYP450 依赖的混合功能氧化酶,在外源性化合物的生物转化中发挥着十分重要的作用。1958 年由 Klingberg 和 Grfinkle 鉴定出它在还原状态下与 CO 结合,在波长 450nm 处有一最大吸收峰而得名。CYP450 是一个超基因家族,参与编码 500 多种酶蛋白。1993 年 Nelso 等科学家根据 CYP450 分子的氨基酸序列制订了能反映 CYP450 酶超基因家族内进化关系的统一命名法:凡 CYP450 基因表达的氨基酸同源性大于 40% 的 CYP450 酶系视为同一家族,在 CYP 后面标一个阿拉伯数字表示,如 CYP2;氨基酸同源性大于 55% 者为同一亚家族,在家族的序号后面加一个大写字母,如 CYP2D;每一个亚族中的单个形式的 CYP450 酶,则在表达式后再加一个阿拉伯数字,如 CYP2D6。人类 CYPs 具有 57 个基因和超过 59 个假基因,被分为 18 个家族和 41 个亚家族(图 5-2),大部分的药物被 CYP 1、2 和 3 家族所代谢。

CYP450 酶系可能存在于所有生命机体内,如微生物、酵母、植物、昆虫、鱼类及哺乳动物。在人体内,除肝脏含有丰富的 CYP450 酶外,肾、脑、肺、皮肤、肾上腺、胃肠等器官也均存在。CYP450 酶系不仅存在于内质网,在线粒体或核膜内也有表达。

CYP450 酶催化反应原理如图 5-3 所示。药物首先与氧化型细胞色素(CYP-Fe^{3+})结合成 CYP-Fe^{3+}-药物复合物,然后接受还原型辅酶 II 提供的电子,形成 CYP-Fe^{2+}-药物复合物。CYP-Fe^{2+}-药物复合物再结合一分子氧,形成 CYP-Fe^{2+}-O^{2-} 药物复合物,并接受一个电子,使 O_2 活化成为氧离子。第二个电子的来源尚不清楚,可能是由还原型辅酶 I 提供,并经还原型辅酶 I-细胞色素还原酶传递的。活化的氧离子与两个质子生成水,同时把与 CYP450 结合的药物氧化。此时,CYP-Fe^{2+} 失掉一个电子,又变成氧化型细胞色素 CYP-Fe^{3+},如此周而复始发挥催化作用。

2. 黄素单加氧酶　黄素单加氧酶(flavin-containing monooxygenases,FMOs)是一组依赖黄素腺嘌呤二核苷酸(flavin adenine dinucleotide,FAD)、还原型烟酰胺腺嘌呤二核苷酸磷酸(nicotinamide adenine dinucleotide phosphate,NADPH)和分子氧的微粒体酶,是重要的肝内药物和化学异物代谢酶,可催化含氮、硫、磷、硒和其他亲核杂原子的化合物和药物的氧化。

目前,人体内具有药物代谢功能的 FMOs 有 5 种(FMO1 ~ FMO5),不同的亚型在不同组织、不同人群中具有不同的分布特征。其中,在成人肝脏中表达量最高的亚型为 FMO3 和 FMO5;在成人肾脏和肺中表达量最高的亚型为 FMO1 和 FMO2;而在胎儿肝脏中 FMOs 主要以 FMO1 和 FMO5 为主。

笔记

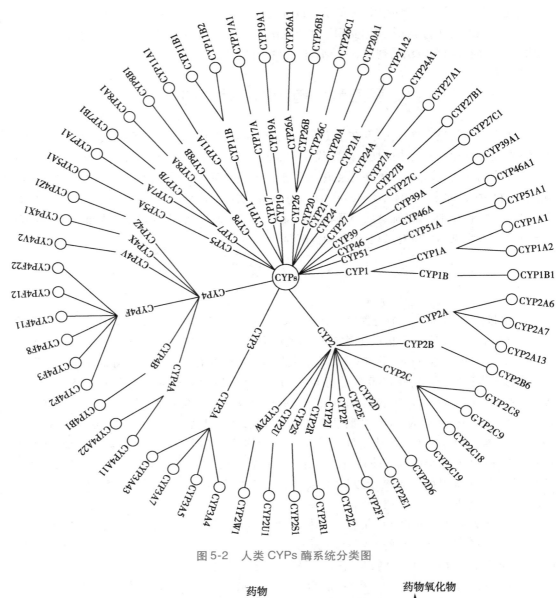

图 5-2　人类 CYPs 酶系统分类图

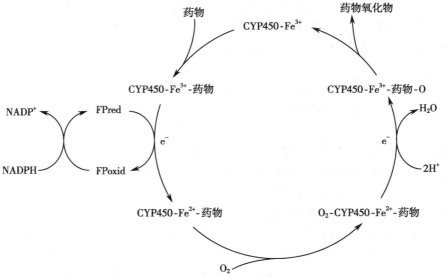

图 5-3　药物氧化过程中细胞色素 P450 的催化原理

3. 单胺氧化酶　单胺氧化酶(monoamine oxidases,MAOs)是机体内参与胺类物质代谢的主要酶类,其底物主要为单胺类物质。单胺类物质在机体内多具有重要的生理功能,MAOs的代谢作用显得十分重要。

根据MAOs的作用底物、分布位置和选择性抑制剂的不同,可将其分为两类,即MAO-A和MAO-B。MAO-A主要以儿茶酚胺类和含有羟基的胺类物质为作用底物;MAO-B则主要代谢不含羟基的胺类物质。在脑内,MAO-A主要存在于肾上腺素能神经元内,而MAO-B主要存在于5-羟色胺能神经元和神经胶质细胞中。

（二）氧化反应类型

1. 侧链烷基氧化反应　侧链氧化可将烷基氧化成为醇或酸,如口服降血糖药甲苯磺丁脲的甲基,在人体内被氧化成—CH$_2$OH后,一部分会继续氧化,经过醛氧化成—COOH,—CH$_2$OH和—COOH不再起结合反应,直接由尿排泄。见图5-4。

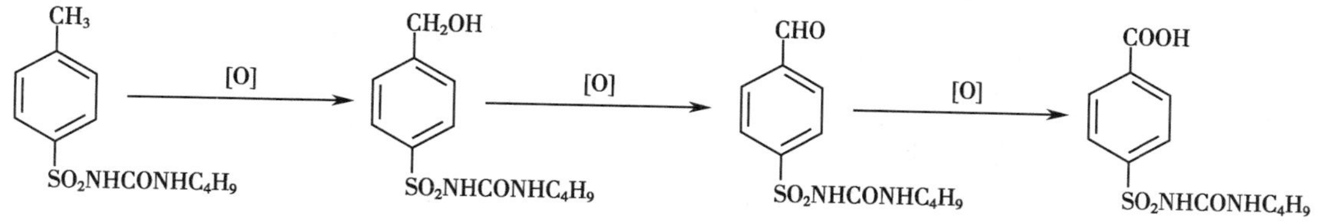

图5-4　甲苯磺丁脲中甲基的氧化反应过程

2. 醛（酮）基氧化反应　—CO是很常见的被氧化的底物结构,在体内代谢酶的作用下,—CHO可被氧化成—COOH,如视黄醛的醛基可通过氧化生成相应的羧酸,见图5-5。

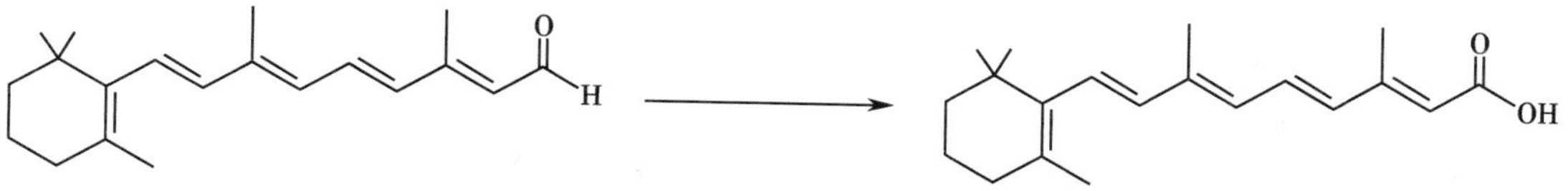

图5-5　视黄醛中醛基的氧化反应过程

3. 氮原子的氧化反应　在氮原子上发生的氧化反应主要为N-羟基化反应,这类反应主要以伯胺、仲胺、芳胺及芳基酰胺为反应底物,如麻风杆菌治疗药物氨苯砜的—NH$_2$被氧化,生成—NHOH,见图5-6。

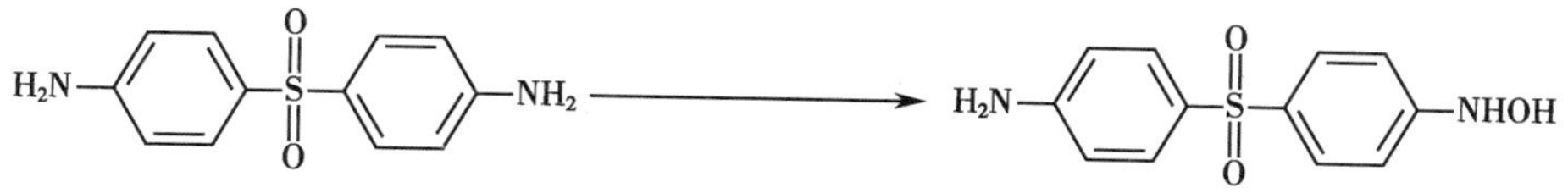

图5-6　氨苯砜中氨基的氧化反应过程

4. 硫原子的氧化反应　硫原子在体内的氧化反应中,一般都直接生成亚砜或砜类化合物。FMOs和CYP450对硫原子的氧化反应均有催化作用,但绝大多数的氧化反应均在CYP450诱导下进行,如质子泵抑制剂奥美拉唑的硫原子被氧化成砜基。见图5-7。

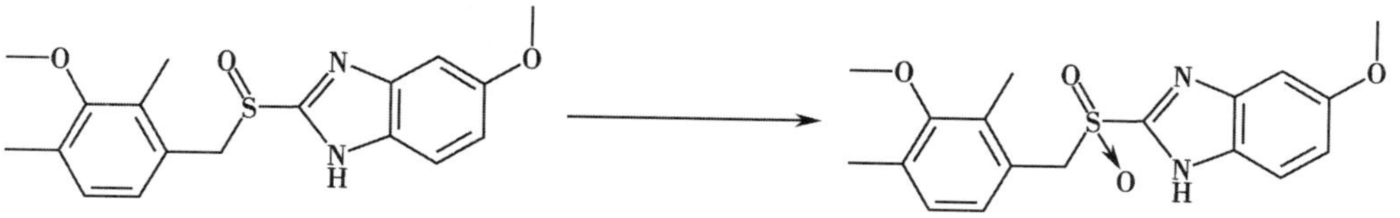

图5-7　奥美拉唑中硫原子的氧化反应过程

5. 连接在杂原子上烷基的氧化反应　药物结构中的杂原子主要是 N、O 和 S,通常其邻位烷基被氧化而脱离,而母体药物则生成相应的酚、胺和巯基化合物。该反应以甲基、乙基最易发生。若烷基的碳原子数增多,ω-位或第二个 ω-1 位碳原子亦可被氧化,如非那西丁(对乙酰氨基苯乙醚)O-脱烷基氧化成对羟基乙酰苯胺,见图 5-8。

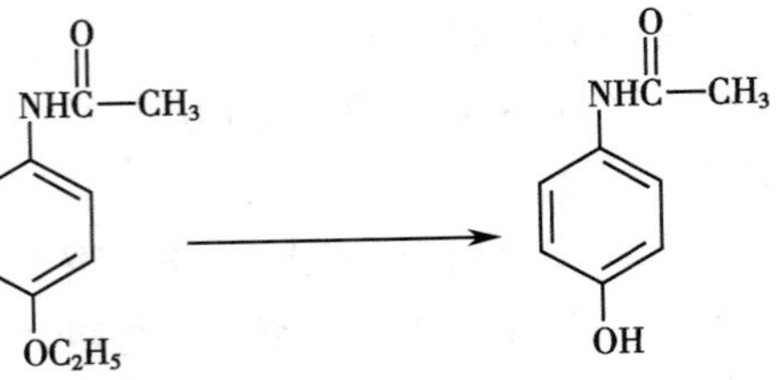

图 5-8　非那西丁 O 上乙基的氧化反应过程

二、还 原 反 应

(一) 还原酶及其组织分布

还原反应主要针对药物结构中的羰基、羟基、硝基和偶氮基等功能基团进行反应。主要有两种机制,一种是通过还原型黄素腺嘌呤二核苷酸(FADH$_2$);另一种是 CYP450 酶参与的还原反应。

机体内大部分的酶系都可以催化还原反应,而且不同酶系的反应底物没有明确界限。能进行还原反应的酶系包括乙醇脱氢酶(ADHs)、醛-酮还原酶(AKRs)、羰基还原酶(CBRs)、醌还原酶、CYP450 还原酶和一些消化道细菌产生的还原酶。其中,CBRs 是一个短链脱氢酶,主要存在于细胞质中,具有广泛的底物选择性,作用范围涵盖了内源性及外源性的羰基物质,包括前列腺素、类固醇、醌类物质以及大多数的芳香族物质。AKRs 广泛分布于原核生物和真核生物中,AKRs 成员均属于单体胞质蛋白,以还原型 NADPH 作为其辅酶,将醛、酮类物质还原成相应的醇类。AKRs 成员在醛酮类药物的解毒过程中发挥着重要的作用。

参与药物代谢的还原酶系复杂,在机体不同的组织和器官中均有分布,其中以肝脏、肾脏、肺、消化系统以及大脑的表达量较高。

(二) 还原反应类型

1. CYP450 参与的还原反应

(1) 脱卤还原反应:在一定的条件下(特别是无氧条件),CYP450 具有还原酶的特性,而脱卤还原反应是最常见的反应。CYP450 可以催化多卤代烷发生还原反应,结构中的卤原子可脱去形成相应的卤代烯,或由氢原子取代,如吸入性麻醉剂氟烷,在体内可发生还原反应,脱去 F和 Br,而生成卤代烯,见图 5-9。

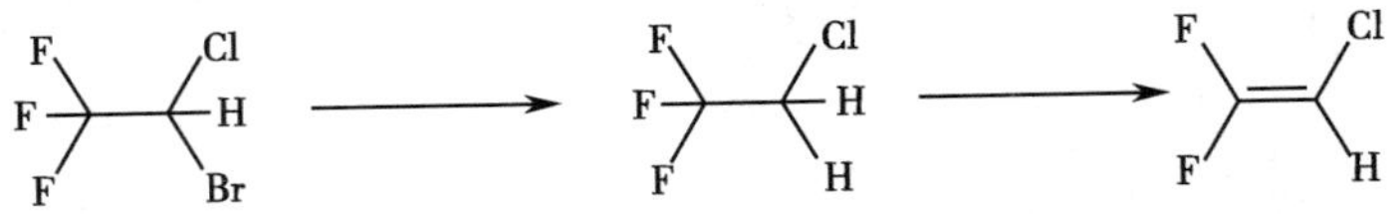

图 5-9　氟烷的还原反应过程

(2) 硝基还原反应:CYP450 在一定条件下可以催化含硝基的药物发生还原反应,将药物结构中的硝基还原成氨基,如抗艾滋病药物齐多夫定 3′-位上的叠氮基,在体内可经 CYP450 催化发生还原反应,生成毒性较大的 3′-氨基的代谢物,见图 5-10。

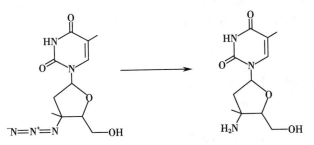

图 5-10　齐多夫定叠氮基的还原反应过程

笔记

2. 醛-酮还原酶（AKRs）参与的还原反应 AKRs 以 NADP$^+$（H）为辅助因子，在体内参与多种物质的还原反应。多种内源性物质均是其代谢反应的底物，包括酮类固醇、视黄素以及脂质过氧化作用产物；AKRs 对部分外源性物质也具有催化作用。例如 AKRs 可作用于纳洛酮，使其酮基发生还原反应生成羟基（醇类化合物），见图 5-11。

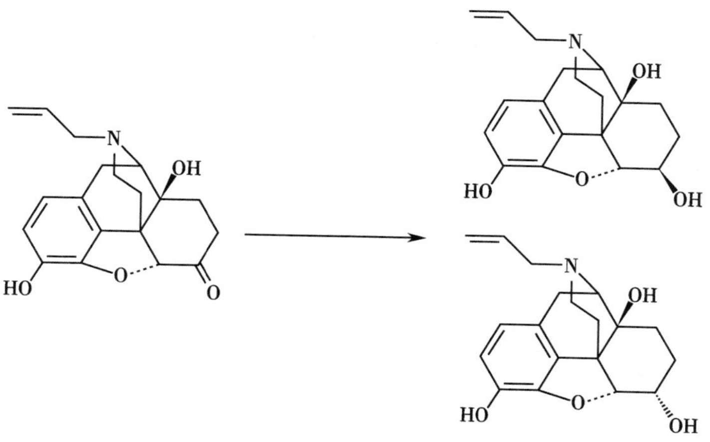

图 5-11 纳洛酮的还原反应过程

三、水解反应

水解反应主要是将含有酯键、酰胺和酰肼等结构的药物，通过水解作用使其生成羧酸，或使杂环水解开环等。

（一）水解酶及组织分布

1. 环氧水解酶 环氧水解酶（epoxid hydrolases，EHs）位于不同的组织和器官，发挥重要的生理作用。根据作用范围及底物特异性的不同，可将其分为微粒体型 EH 及可溶性 EH。

微粒体型 EH 由 455 个氨基酸组成，主要存在于内质网中，参与催化烯烃、芳烃氧化物以及多环芳烃的氧化反应。在许多组织和器官均有不同水平的表达，肝脏、小肠、肾脏和肺是微粒体型 EH 对外源性物质催化水解的主要场所。

可溶性 EH 由 554 个氨基酸组成，它的特异性底物为反式二苯乙烯。除了胆管、肾小球，在所有的组织和器官中均有表达，尤其在肝细胞、内分泌系统、肾脏和淋巴结等组织的表达量很高。

2. 酯键水解酶 酯键水解酶（esterases）在体内可以水解多肽类、酰胺、卤化物以及羧酸酯、硫酸酯和磷酸酯。很多药物可通过制备酯类衍生物前体药物的方式来改善药物的溶解度、生物利用度、体内稳定性或延长药物在体内的作用时间。因此，从临床应用的角度来看，酯类水解酶具有很重要的意义。羧酸酯酶（carboxylesterases，CESs）和胆碱酯酶（cholinesterases，CHEs）是人体内最重要的酯键水解酶系。CESs 在体内具有平衡胆固醇和脂肪酸的作用，并可以影响内质网蛋白的转运功能，但对于 CESs 的生理功能目前尚不能明确。CESs 主要在肝脏、肠道和肾脏中表达，而 CHEs 则在血浆中含量很高。

（二）水解反应类型

1. 酯类药物 酯类药物在体内，经过相关的代谢酶作用可发生水解反应，生成相应的酸和醇，如阿司匹林在体内可发生水解反应生成水杨酸和乙酸，见图 5-12。

2. 酰胺类药物 羧酸水解酶（carboxylic hydrolases，CBRs）在体内除了参与酯类药物的水解反应外，还会介导一些酰胺类药物的水解反应，生成相应的氨基化合物，如催化利多卡因在体内发生水解反应生成二甲基苯胺，见图 5-13。

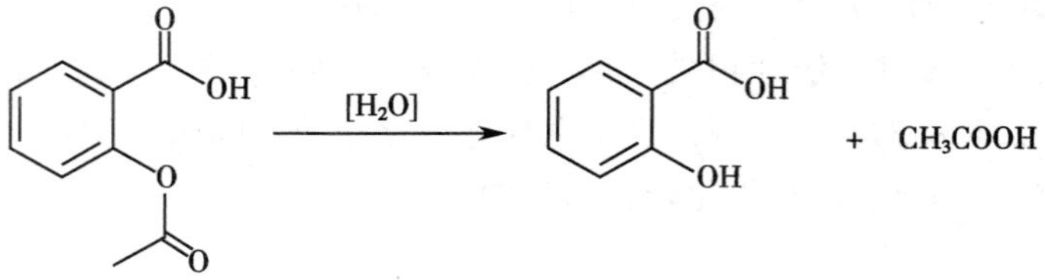

图 5-12　阿司匹林的水解反应过程

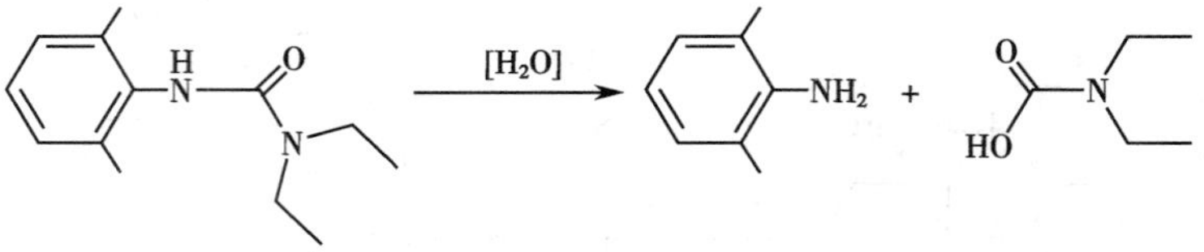

图 5-13　利多卡因的水解反应过程

3. 芳烃类药物　芳烃氧化物是微粒体型环氧水解酶(microsome exopxide hydrolases,MEHs)的反应底物,MEHs 可将其水解成过渡型的二氢化合物。在 MEHs 作用下,苯和萘可快速生成相应的酚类而与体内的转移酶发生结合反应,或继续反应生成相应的多酚或醌类化合物,如 COX-2 抑制剂罗非昔布的苯环在体内可发生水解,生成双羟基衍生物,见图 5-14。

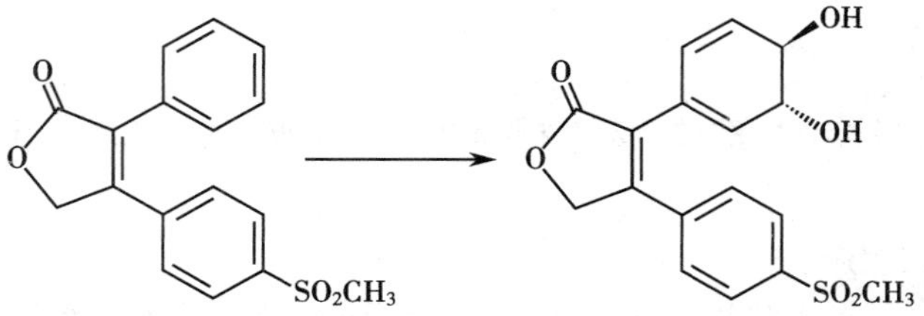

图 5-14　罗非考昔的水解反应过程

4. 烯烃类药物　烯烃类药物一般都是比较稳定的化学物质,在生理条件下,它们基本不可能发生重排反应。有些含有游离烯烃基团的药物可在细胞色素的催化下生成环氧化物,接着在环氧水解酶的作用下发生水解反应生成醇类化合物,如抗癫痫药物卡马西平的 C══C 经水解后生成相应的二醇类代谢产物,见图 5-15。

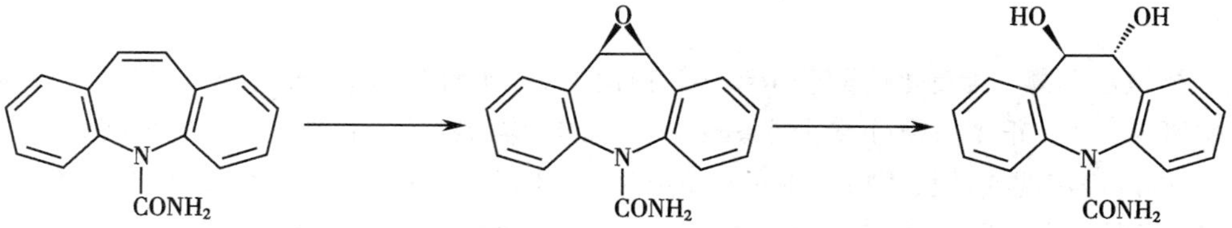

图 5-15　卡马西平的水解反应过程

5. 肽类药物　除了以上介绍的多种常见的水解酶,人体内还含有大量的肽酶介导体内多种多肽类物质的水解反应,将多肽类物质分解成不同的氨基酸碎片。

第三节　药物的 Ⅱ 相代谢

原形药物或 Ⅰ 相反应生成的代谢产物结构中的极性基团(羟基、氨基、硝基和羧基等)和体内某些内源性物质(葡萄糖醛酸、硫酸、谷胱甘肽、乙酰辅酶 A、甘氨酸和 S-腺苷甲硫氨酸等)结合生成各种结合物的过程称为 Ⅱ 相代谢,亦称为结合反应。结合反应生成的代谢物通常没有活性,但极性较大而易于从体内排出。这些参与结合反应的代谢酶统称为转移酶。

一、葡萄糖醛酸结合反应

（一）葡萄糖醛酸转移酶及其组织分布

葡萄糖醛酸转移酶(uridine diphospho-glucuronosyltransferases,UGTs)是一种以尿苷-5'-二磷酸葡萄糖醛酸(uridine diphospho-glucuronic acid,UDPGA)为糖基供体与底物反应的酶。一般含羧酸或酚羟基的药物被该酶催化后,其代谢产物水溶性都增加,易于排出体外。葡萄糖醛酸结合反应是各种外源或内源性物质灭活的重要途径,对药物的代谢消除有着重要的作用。

UGTs 是一个超级家族,广泛分布于机体各个组织器官,包括肝脏、肠道、肾脏等,在肝脏中的表达最高。依据克隆的 cDNA 序列的相似性,UGTs 可以分为 UGT1、UGT2、UGT3 和 UGT8 四个基因家族,迄今为止已经确认了 46 个 UGTs 亚型,其中 UGT1 主要参与酚和胆红素的代谢,UGT2 主要参与类固醇的代谢。目前已发现的人类 UGTs 家族如图 5-16。

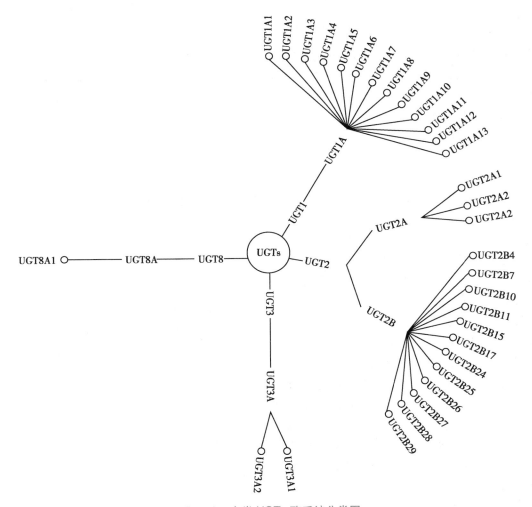

图 5-16　人类 UGTs 酶系统分类图

（二）葡萄糖醛酸结合反应类型

1. 葡萄糖醛酸转移酶催化原理　葡萄糖醛酸结合反应主要发生在肝脏和肠道中,该反应可能的机制是尿苷三磷酸(urinary nucleoside triphosphate)和葡萄糖反应生成尿苷二磷酸葡萄糖(UDPG),UDPG 进一步被氧化生成活性供体 UDPGA,然后 UDPGA 再和药物结构中的功能基团(如—OH,—NH$_2$,—COOH 等)生成葡萄糖醛酸结合物。根据与其结合的功能基团不同,还可以

笔记

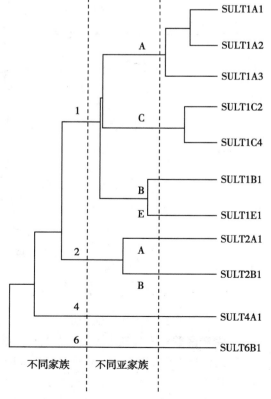

图 5-17　葡萄糖醛酸结合反应机制

分为醚型、酯型、N-型和 S-型葡萄糖醛酸苷结合反应。其反应机制见图 5-17。

2. 易被葡萄糖醛酸化的药物　UGTs 的底物范围非常广,包括许多内源性物质(雌激素和雄激素等)和药物。酚类和醇类物质最容易发生葡萄糖醛酸化反应。此外,一些羟胺类物质和脂肪酸也可作为 UGTs 的底物。

二、磺基结合反应

（一）　磺基转移酶及组织分布

磺基转移酶(sulfotransferases,SULTs)是机体催化多种内源性和外源性物质磺酸化代谢的关键酶。SULTs 由 SULT1 和 SULT2 两个亚家族组成。SULT1 主要参与酚类物质的反应,至少存在 11 个亚型,在肝脏中有很高的表达量;SULT2 主要参与类固醇的反应,主要存在于肾上腺皮质、肝脏及肾脏。目前已发现的人类 SULTs 酶见图 5-18。

SULT1A1 作为重要的解毒酶,是 SULT1 亚家族的主要成员之一,参与某些有毒化学物质的磺酸化,从而形成亲电子的硫酸酯复合物;还可催化雌激素及其代谢产物磺酸化代谢,形成无活性的水溶性硫酸酯化雌激素。位于 SULT1A1 基因外显子 7 编码区 638 位核苷酸的 G→A 多态性,可引起 213 位密码子精氨酸(Arg)→组氨酸(His)的改变,这种改变可显著降低 SULT1A1 酶的活性及热稳定性。

（二）　磺酸化结合反应

1. 磺基转移酶的催化原理　药物发生磺酸化反应的部位主要是羟基和氨基。与羟基结合的产物称为硫酸酯;与氨基结合的产物称为氨基硫酸酯。发生硫酸结合反应时,ATP 和 SO_4^{2-} 在 Mg^{2+} 和转移酶的作用下,生成

图 5-18　人类 SULTs 酶系统分类图

笔记

磺酸基的活性供体 3′-磷酸腺苷-5′-磷酸硫酸酯（PAPS），然后在酶的作用下，与药物结构中的功能基团结合生成硫酸结合物。如抗高血压药物米诺地尔可在磺基转移酶作用下，形成稳定的 N-O-硫酸酯，见图 5-19。

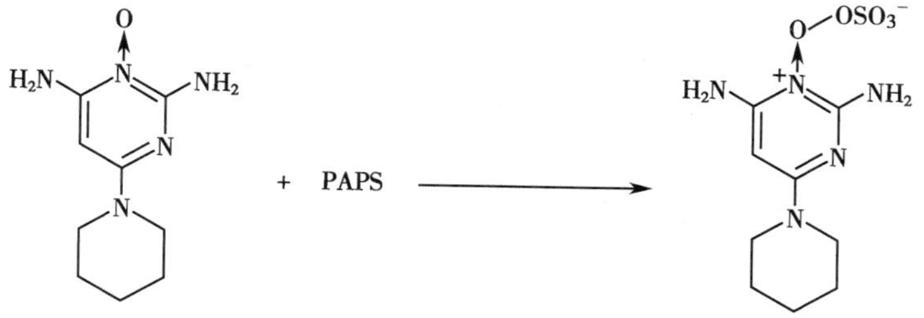

图 5-19　米诺地尔的磺酸化结合反应过程

2. 易被磺酸化的药物　SULTs 可以对多种不同物质产生催化作用，包括酚类、酒精、氨基酸等。这些底物亦包括许多内源性物质（儿茶酚胺、类固醇和胆汁酸）、膳食成分（类黄酮）和杂环芳香胺等。

三、甲基化结合反应

（一）甲基转移酶及组织分布

儿茶酚-O-甲基转移酶（catechol-O-methyltransferases，COMTs）是在机体各组织中广泛存在的甲基转移酶，在肝脏、肾脏、血细胞、脑、子宫内膜、乳腺以及中枢神经系统中含量较高。COMTs 是具有生物活性或者毒性的儿茶酚胺类化合物的主要代谢酶，在镁离子的作用下，COMTs 催化 S-腺苷-L-甲硫氨酸的甲基转移到儿茶酚胺类化合物的 3 位羟基上，使多巴胺等神经递质失去生物活性。COMTs 有两种同工酶，在中枢神经系统中主要表达膜结合型酶 COMT（MB-COMT），而在外周则以可溶型酶 COMT（S-COMT）为主。

巯嘌呤甲基转移酶（thiopurinemethyltransferases，TPMTs）是硫唑嘌呤（azathioprine，Aza）、6-巯基嘌呤（6-mercaptopurine，6-MP）、6-硫鸟嘌呤（6-thioguanine，6-TG）等嘌呤类药物代谢过程中的重要代谢酶。TPMTs 具有遗传多态性，这种遗传多态性控制着红细胞 TPMTs 的活性，也控制着其他组织和细胞中此酶的活性。TPMTs 的活性由单个位点上的两个等位基因决定，它在不同人群及人体不同组织器官中的分布具有很明显的个体差异，甚至有约 0.3% ～ 0.6% 的人群存在 TPMTs 活性缺失。

N-甲基转移酶（N-methyltransferases）是一种胞内蛋白质，主要分布于消化系统、支气管、肾脏和大脑。在体内发生 N-甲基化的药物为数不多，组胺和烟酰胺是该酶底物。N-甲基转移酶对人体的药物代谢过程也具有重要意义。

（二）甲基化结合反应

1. 甲基转移酶催化原理　药物甲基化的部位通常在药物结构中的 N、O、和 S 等杂原子上，在甲基化作用的过程中，甲基的主要来源是蛋氨酸，经 ATP 活化后作为甲基供体，在甲基转移酶作用下发生结合反应，甲基化后的代谢产物极性减小，如烟酰胺在体内经甲基转移酶作用下生成 N-甲基烟酰胺，见图 5-20。

2. 易被甲基化的药物　参与 O-甲基化的 COMTs 主要在细胞内表达，它的底物包括许多外源性物质以及一些药物（如多巴胺）；N-甲基转移酶的底物则主要是伯胺以及部分仲胺类物质；巯嘌呤甲基转移酶则以硫唑嘌呤、6-巯基嘌呤、6-硫鸟嘌呤等嘌呤类药物为底物。

笔记

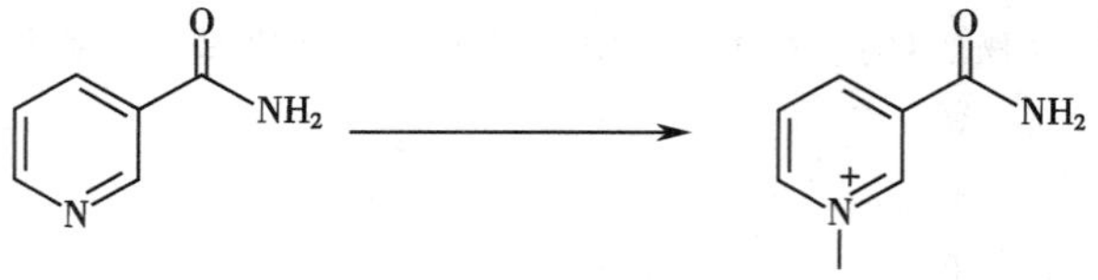

图 5-20　烟酰胺的甲基化结合反应过程

四、乙酰基结合反应

（一）　N-乙酰基转移酶及组织分布

N-乙酰基转移酶（N-acetyltransferases，NATs）是机体催化体内含氮物质使其发生乙酰化的酶系，对含氮外源性物质在体内的生物转化、活化及降解都有很重要的影响。

NATs 是由 281 个氨基酸残基组成的一个特异性三维结构，其活性中心是由半胱氨酸残基（Cys69）-组氨酸残基（His107）-天冬氨酸残基（Asp122）组成的三联体。半胱氨酸残基在活性中心催化过程中具有重要作用，它的硫醇键是半胱氨酸亚基活性的核心部位。人类 NATs 家族由 NAT1、NAT2 和 NATP 三个亚家族组成。NAT1 和 NAT2 两个基因高度同源（DNA 水平上 87% 相同），三者的基因编码均集中在人第 8 号染色体一个小区段内，其中 NAT1 和 NAT2 能编码功能性 NAT 酶，而 NATP 因不能编码功能性 NAT 酶而被称为假基因。NATs 在人体多种组织器官中均有分布，主要分布在肝脏、脾、肺和肠的网状内皮细胞中，具有显著的种族、家族和个体差异。NATs 参与芳香胺物质形成加合物的反应，这个反应往往导致一些致癌物质的形成，如 22 氨基芴（22AF）本身并无致癌性，但可通过 NATs 转化成乙酰化-22 氨基芴（22AAF），22AAF 又被其他酶类所活化后，与细胞 DNA 反应形成共价致癌物质。

（二）　乙酰基结合反应

在乙酰化结合反应的过程中，乙酰辅酶 A（CoA）具有很重要的作用。首先 CoA 通过它的游离巯基与活泼型羧酸反应生成乙酰 CoA 衍生物，然后把乙酰基转移到合适的受体上。通常情况下，药物发生乙酰化后其水溶性降低。

乙酰化结合反应的主要底物为中等碱性的伯胺类物质，包括磺胺类药物、异烟肼以及一些具有致癌性的联苯物质。下面以磺胺类药物为例，简单说明其代谢作用，见图 5-21。

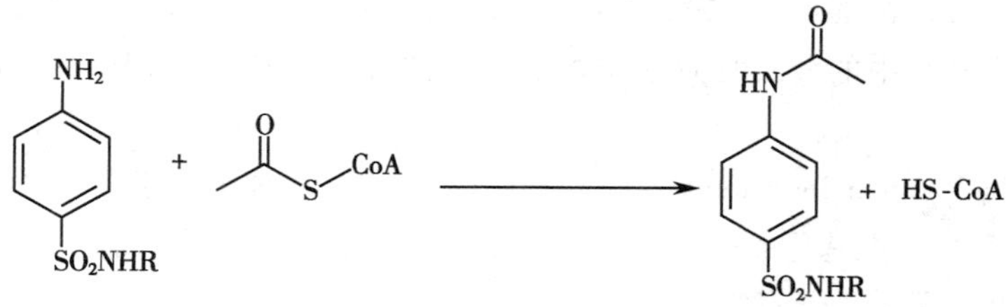

图 5-21　磺胺类药物的乙酰化结合反应过程

五、谷胱甘肽结合反应

（一）　谷胱甘肽-S-转移酶及组织分布

谷胱甘肽-S-转移酶（glutathione-S-transferases，GSTs）是一种球状二聚体蛋白，由两个同源二聚体亚基组成的超基因家族。GSTs 可催化机体内某些内源性及外源性物质的亲电基团与还原型谷胱甘肽（GSH）结合，将亲电子疏水性物质与 GSH 结合成易于排泄的物质；GSTs 本身还可作为结合蛋白，以较高亲和力结合、转运多种疏水性物质。GSTs 主要存在于细胞液中，在哺乳类动物各组织中均有不同种类和不同水平的表达，在哺乳动物的胎盘及肝脏中表达水平最高，约占肝脏可溶性蛋白的 5%。

笔记

（二）谷胱甘肽结合反应

1. 谷胱甘肽转移酶（GSTs）催化原理　谷胱甘肽在体内以还原和氧化形式存在,它的代谢过程相当复杂,而且由多种代谢酶参与。谷胱甘肽的结合活性取决于它的巯基,通过去质子作用可增强巯基的亲核性。

作为 GSTs 的一个重要的作用机制,谷胱甘肽中的巯基通过与代谢酶的活性位点结合后增强其酸性,GSTs 再将谷胱甘肽转变成各种不同的亲电子基团。由于底物的性质不同,GSTs 可以催化发生亲核取代反应或亲核加成反应,生成不同的代谢产物。谷胱甘肽在发生结合反应的过程中主要对电子缺失的 C 原子进行亲核攻击,N 和 S 原子也是谷胱甘肽的靶原子。

2. 易发生谷胱甘肽结合反应的药物　醌和醌亚胺类药物在结构上与 α, β-不饱和羰基类似,它们与谷胱甘肽的反应是两个具有竞争性的途径:一个是将醌或醌亚胺还原形成氢醌或氨基酚;另一个则是通过亲核加成形成相应的结合物。如利尿药依他尼酸在体内可经 GSTs 作用,生成相应的谷胱甘肽结合物,见图 5-22。

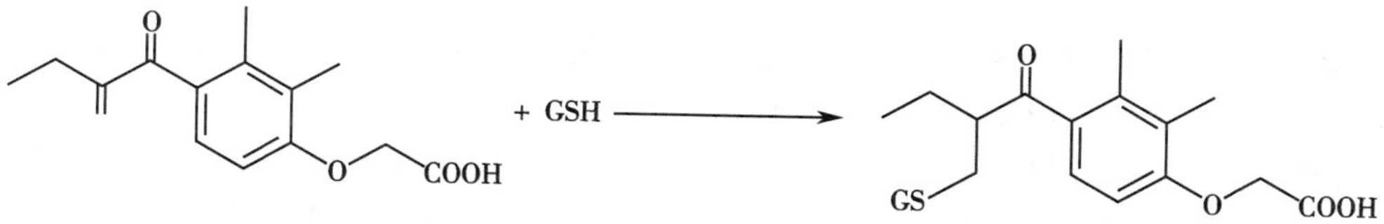

图 5-22　依他尼酸的谷胱甘肽结合反应过程

药物在体内的代谢反应是一个很复杂的过程,许多药物在人体内并不只发生一种类型代谢反应,而是既可以发生 Ⅰ 相代谢,又可以发生 Ⅱ 相代谢。如阿司匹林进入体内后,它既可以在水解酶的催化作用下发生水解反应,同时也可以在 UGTs 的催化作用下与体内的葡萄糖醛酸发生结合反应,见图 5-23。

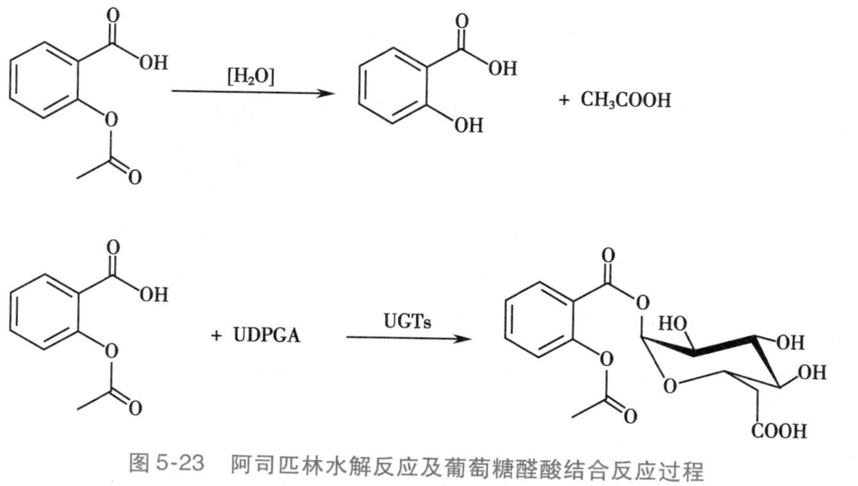

图 5-23　阿司匹林水解反应及葡萄糖醛酸结合反应过程

第四节　影响药物代谢的因素

影响药物代谢的因素很多,主要有生理因素、病理因素和药物相互作用等。生理因素包括种属、种族、年龄、性别与妊娠等;病理因素主要是指疾病特别是肝脏疾病对药物代谢的影响;药物相互作用包括酶的诱导作用和酶的抑制作用。此外,药物剂型、食物以及环境等因素也会对药物的代谢产生一定影响。

笔记

一、生理因素

(一) 种属

对于同一种药物,在不同物种间的代谢存在种属差异。一般来说,不同种属动物的某些同工酶在蛋白质结构和催化能力上高度一致,其底物在不同种属间的代谢动力学表现出类似性,而对于不一致的酶,其底物的代谢则更多地表现出种属差异。

CYP3A4 是重要的药物代谢酶,它具有可调节的活性部位,主要通过疏水基团相互作用与底物键合,其底物几乎包括所有亲脂性药物。CYP3A4 在不同种属间明显一致,但大鼠体内不具有该酶。

CYP2D 在不同种属间相当一致。该酶主要代谢清除芳香基烷基胺,其特征是固有清除率高并容易饱和,酶与底物的离子型键合使羟基化代谢出现部位选择性。大鼠的酶在底物需求上更灵活,所以,许多胺类药物的芳环羟基化代谢反应在大鼠体内进行的速度远大于其他种属(如豚鼠、兔、狗、猴、人)。

CYP2C 在种属间的差异较大。狗体内缺乏相关的酶,所以对诸如甲苯磺丁脲及其他许多酸性药物(如非甾体抗炎药)不能进行羟基化代谢。

Ⅱ相代谢反应所涉及的代谢途径的数目少于Ⅰ相代谢,种属差异表现得更为明显。体内代谢所需核酸中间体的生物合成能力、转移酶的活性与含量、内源性结合物质的产生速度以及药物的性质等,都可导致结合反应出现种属间差异。

(二) 个体差异与种族差异

药物代谢酶在人群中广泛存在着遗传多态性现象,这是造成人群中药物代谢个体差异明显的主要原因。所谓遗传多态性(genetic polymorphism)是指一个或多个等位基因发生突变而产生遗传变异,在人群中呈不连续多峰分布,其代谢药物的能力明显不同,根据其代谢快慢的不同,可分为超快代谢型(ultrarapid metabolizer, UM)、快代谢型(extensive metabolizer, EM)、中间代谢型(intermediate metabolizer, IM)和慢代谢型(poor metabolizer, PM),后者发生药物不良反应的概率通常较高。

参与Ⅰ相反应的主要 CYP450 酶如 CYP2C19、CYP2C9、CYP3A4、CYP2D6、CYP1A2、CYP2E1等都具有不同程度的遗传多态性。其中,CYP2C19 和 CYP2D6 是比较典型的例子,已研究得较为清楚,PM 的比例根据人种不同而不同。CYP2C19 的 PM 在日本人群中的发生率约为25%,中国人群约为13.6%,而北美和欧洲白人仅约为2%。主要由 CYP2D6 介导的降压药异喹胍的4-羟基化代谢,在人群中存在双峰分布,有 EM 和 PM 两种人群,5%～10%的北美和欧洲白人以及约1%的亚洲人为 PM。除 CYP450 外,N-乙酰基转移酶、巯嘌呤甲基转移酶、谷胱甘肽-S-转移酶M1、丁酰胆碱酯酶、二氢嘧啶脱氢酶、葡萄糖醛酸转移酶等也都存在遗传多态性。在高加索人中,52%为快乙酰化代谢型,而其他民族中慢乙酰化的比例不尽相同,其主要原因是肝中 N-乙酰基转移酶的活性不同引起的代谢差异。日本人、爱斯基摩人、美洲印第安人主要为快乙酰化者,而斯堪的那维亚人、犹太人及北非的高加索人多为慢乙酰化者。乙酰化率低的人服用异烟肼后,多神经炎等副作用的发生率较高。

(三) 年龄

新生儿与老年人对药物的清除能力同其他年龄段的人群有很大差异。对新生儿,特别是早产儿,药物代谢酶系统尚未发育完全,因此胎儿及新生儿用药时,多数情况下不仅药效高,而且容易产生毒性。例如,新生儿黄疸是由于胆红素的葡萄糖醛酸化代谢不充分引起。葡萄糖醛酸转移酶直到出生时才开始表达,约3岁才达到正常水平,所以新生儿的葡萄糖醛酸化能力非常有限。又如新生儿肝中内质网发育不完全,CYP450 含量低,CYP450 和 NADPH-CYP450 还原酶的活性约为成年人的50%,使得药物的氧化代谢速度较慢。此外,参与新生儿肝中羟基化反应、

笔记

N-脱甲基反应、O-脱烷基反应及硝基还原反应等的有关酶也表达不充分。

药物在老年人体内的代谢表现为速度减慢，耐受性减弱。一般认为是代谢酶活性降低，或者是由于内源性辅助因子的减少所致，但缺乏足够的证据。老年人的肝血流量仅为青年人肝血流量的40%～50%，这也是造成药物代谢减慢的原因之一。此外，老年人功能性肝细胞减少也会影响药物的代谢。由于药物在老年人体内代谢比青年人慢，半衰期延长，因此相同剂量的药物，老年人血药浓度相对偏高，容易引起不良反应和毒性反应。

（四）性别

性别对药物代谢的影响主要受激素的控制。这种差异早在1932年被 Nicholas 和 Barron 发现，他们在给予雌性大鼠的巴比妥酸盐剂量仅为雄性大鼠的一半时即可达到同样效果的诱导睡眠时间，这是由于雌性大鼠对巴比妥酸盐的代谢能力低于雄性大鼠。大鼠体内的肝微粒体药物代谢酶的活性有性别差异，葡萄糖醛酸化、乙酰化和水解反应等也发现有性别差异，一般情况下，雄性大鼠的代谢活性比雌性大鼠要高。

有50%以上治疗药物是由 CYP3A4 介导代谢，此酶在女性体内的代谢活性比男性要高，但 CYP2C19、CYP2D6、CYP2E1 在男性体内的代谢活性较高。

（五）妊娠

妊娠期雌性体内激素平衡发生巨大变化，血液中肽和甾体类激素的水平也有很大的变化，这些都会影响药物的代谢，而妊娠也会使一些药物的血药浓度和清除半衰期发生变化。此外，孕妇机体的代谢能力也发生了变化，如由某些 CYP450（如 CYP3A4、CYP2D6、CYP2C9）和 UGTs（如 UGT1A4 和 UGT2B7）催化的药物代谢增加，而 CYP1A2 和 CYP2C19 的活性降低。研究发现对乙酰氨基酚葡萄糖醛酸结合物的血浆清除率和代谢清除率，在怀孕妇女体内比非怀孕妇女分别高58%和75%。

二、病理因素

许多疾病影响药物的代谢，如肝硬化、酒精性肝疾病、病毒性肝炎、黄疸、肝细胞瘤、感染、心血管疾病和其他非肝肿瘤等，其中肝脏疾病是最主要的病理因素。

（一）肝脏疾病

肝脏是药物代谢的主要器官，肝脏发生病变显然会导致药物的生物转化能力降低。肝脏病变对 CYP450 酶活性造成不良的影响，例如 CYP1A、CYP2C19 和 CYP3A 的含量和活性在肝病状态下特别容易受影响，而 CYP2D6、CYP2C9 和 CYP2E1 则不那么明显。代谢受肝功能影响较大的药物有苯巴比妥、镇痛药、β-受体阻断药等。可能的影响机制包括肝药酶活性降低、肝血流量下降、血浆蛋白结合率降低（低蛋白血症）和肝组织对药物的结合能力改变等。首过效应大的药物受肝功能状态的影响较大。

（二）非肝脏疾病

许多非肝脏疾病如心血管疾病、癌症和感染等也可影响药物的代谢。应用咖啡因、美芬妥英、右美沙芬和氯唑沙宗为探针，分别反映 CYP1A2、CYP2C19、CYP2D6 和 CYP2E1 的活性，发现这些患者的 TNF-α 和 IL-6 水平显著增加，且它们血浆浓度与 CYP2C19 活性呈显著负相关，IL-6 血浆浓度与 CYP1A2 活性也呈显著负相关。

CYP1B1 是代谢 17-β 雌二醇羟化的主要酶，但它只在各种人类肿瘤组织中高表达，包括激素相关的肿瘤如乳腺癌和卵巢癌等，非激素相关的肿瘤如肺癌和结肠癌等。近年来它被作为肿瘤治疗新的靶点和肿瘤表型的生物标记物。

在感染或炎症反应受激发时，导致肝和其他器官的大多数 CYP450 代谢药物和一些内源性化合物的能力下降。而这种药物代谢能力的损失，主要是由于细胞活素类物质的产生以及转录因子调控 CYPs 表达造成的。

笔记

三、基于代谢的药物-药物相互作用

基于代谢的药物-药物相互作用(metabolism-mediated drug-drug interactions,MDDIs)是指两种或两种以上药物在同时或前后序贯用药时,在代谢环节发生了相互作用,是影响药物代谢的重要因素。根据对药物代谢酶的作用结果,可分为酶诱导作用和酶抑制作用。

（一）诱导作用

许多药物特别是在肝中停留时间长且脂溶性好的药物,能够使某些药物代谢酶过量生成,从而促进自身或其他药物的代谢,这种现象被称为酶诱导作用,这些药物称为酶诱导剂。酶的诱导作用是机体组织对外源物刺激的一种适应性调节过程,不同的药物可能诱导不同的酶系,根据药物类别将诱导剂分为几类,其中最重要的两类是:苯巴比妥类和甲基胆蒽类。常见的酶诱导剂见表5-1。

表 5-1　常见的药物代谢诱导剂

诱导剂	受影响的药物
乙醇	双香豆素类抗凝药
巴比妥类	氯丙嗪、皮质类甾醇、双香豆素类、多西环素、口服避孕药、苯妥英、巴比妥类
二氯醛比林	华法林
格鲁米特	双香豆素类
灰黄霉素	华法林
邻甲苯海拉明	氯丙嗪
保泰松	皮质类甾醇、双香豆素类、氨基比林
苯妥英	皮质类甾醇、双香豆素类、口服避孕药、甲苯磺丁脲
利福平	双香豆素类、口服避孕药、甲苯磺丁脲
3-甲基胆蒽*	3-羟基苯并[α]芘、7-乙氧基异吩噁唑

* 实验用试剂,具有致癌性

酶诱导作用对药物治疗尤其是合并用药具有较大影响。与具有酶诱导作用的药物合用时,若剂量保持不变,则达不到治疗所需的血药水平;若代谢物的活性比母体药物低,则药物作用降低,反之则有可能产生毒性。停用诱导剂后,会使其他合用药物的血药浓度迅速升高,导致中毒发生。代谢酶的诱导机制主要有两类:第一类是 mRNA 或酶的稳定性和基因转录增加。如乙醇诱导 CYP2E1 主要是通过抑制 CYP2E1 脱辅基蛋白的降解实现,而 3-甲基胆蒽通过增加 mRNA 的稳定性从而增加 CYP1A2 转录等。第二类与核受体介导的转录有关。大部分药物代谢酶的诱导主要与核受体介导的转录有关,相关的核受体如孕烷 X 受体(pregnane X receptor,PXR)、组成型雄烷受体(constitutive androstane receptor,CAR)、芳香烃受体(aryl hydrocarbon receptor,AhR)、维甲酸 X 受体(retinoid X receptor,RXR)等。以苯巴比妥诱导 CYP3A4 为例,其诱导过程如图 5-24,苯巴比妥(PXR 配体)进入细胞后,直接进入细胞核与 PXR 配体结合物发生结合,后者再与 RXR 形成异二聚体,结合到 CYP3A4 基因上游的反应元件上,诱导 CYP3A4 基因的表达,此外,CAR 和 GR 也参与调控。因此,核受体可作为药物作用的良好靶标,对阐明调控药物代谢酶表达和药物相互作用的分子机制具有重要意义。

（二）抑制作用

正如药物可以产生酶诱导作用一样,而一些药物对代谢酶具有抑制作用,使其他药物代谢减慢,作用时间延长,导致药理活性或毒副作用增强。临床常见的代谢抑制剂有氯霉素、双香豆素、异烟肼、对氨基水杨酸、西咪替丁、保泰松以及乙酰苯胺等。如氯霉素通过抑制肝微粒体酶

笔记

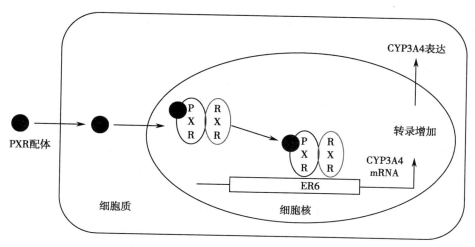

图 5-24 PXR 配体激活的 CYP3A4 诱导机制

的作用,能抑制甲苯磺丁脲的代谢,引起低血糖昏迷;也能抑制苯妥英钠的代谢,可能产生眼球震颤及精神错乱等苯妥英钠的中毒症状。

酶抑制作用主要有两种形式,一种是不可逆的,如有些药物可破坏 CYP450,不可逆地抑制 CYP450 的活性。这些药物有炔雌醇、炔诺酮、螺内酯、三氟乙烯醚、司可巴比妥和二烯丙巴比妥等。另一种是可逆性抑制剂,代表为 β-二乙氨乙基二苯丙乙酸酯(proadifen,简称 SKF-525A),该化合物最初是由于它可以延长环己巴比妥的催眠作用而被发现。在环己巴比妥给药前给予 SKF-525A,能使环己巴比妥的半衰期显著延长。SKF-525A 可抑制大多数药物的氧化作用,主要通过和细胞色素分子紧密结合,从而竞争性抑制药物的代谢。此外,内源性化合物也可以抑制药物代谢,例如病毒感染后产生的干扰素和白细胞介素等细胞因子能够在转录水平下调 CYP450 mRNA。cAMP 依赖的蛋白激酶和丝氨酸残基的磷酸化也能降低 CYP450 的活性。

四、其他因素

（一）剂型因素

不同给药途径的制剂对药物代谢的影响主要与是否有首过效应有关,而药物代谢饱和与剂量有关。水杨酰胺口服时血药浓度-时间曲线下面积比静注时小得多,原因是水杨酰胺有 60% 以上在消化道黏膜发生结合反应,从而影响其吸收。普萘洛尔在人和其他动物体内可代谢产生 4-羟基普萘洛尔和萘氧乳酸两个代谢物,且前者与普萘洛尔有相同的作用,而后者没有药理作用。普萘洛尔静注后,血液中未检测到 4-羟基普萘洛尔,口服后却能检测到两种代谢产物的血药浓度几乎相等。因此,同样的剂量,口服时的药理作用比静注时强 2~5 倍。说明口服后,由于首过效应,产生了活性代谢产物 4-羟基普萘洛尔,导致药理作用增强。

（二）饮食

饮食对药物代谢的影响主要取决于饮食中糖、蛋白质、脂肪、微量元素和维生素等营养成分。

虽然有报告提出葡萄糖能减慢巴比妥酸盐的代谢,导致该药引起嗜睡反应,但不是主要影响因素。食物蛋白对药物的代谢影响更为重要。蛋白质缺乏时,可使肝细胞分化减慢,同时 CYP450 及 NADPH-CYP450 还原酶活性下降,导致药物代谢能力降低。

脂类作为膜组成部分影响药物代谢酶的催化能力,因此,食物中的脂肪会影响药物的代谢。食物中缺少亚油酸或胆碱类时,都可能影响微粒体中磷脂的产生,这不仅影响混合功能氧化酶的功能,也影响诱导作用,使药物代谢酶系统不适应性增强,从而影响药物的代谢。

微量元素如铁、锌、钙、镁、铜、硒和碘等,对药物代谢有一定影响。多数情况下微量元素缺乏会导致药物代谢能力下降。但缺铁时,CYP450等含量有明显变化,还可增加环己巴比妥或氨基比林的代谢。一般认为铁过多会破坏内质网上脂质而使混合功能氧化酶作用受影响,因此,缺铁反而能增加一些药物的代谢。

维生素是合成蛋白质和脂质的必需成分,后两者又是药物代谢酶系统的重要组成部分,许多维生素能影响药物代谢,但不像蛋白质那样明显,仅在严重缺乏时才表现出来,其机制仍不清楚。

(三) 环境

环境中存在多种能影响药物代谢的物质,如放射性物质、重金属、工业污染物、杀虫剂和除草剂等。

大鼠长期饮用铀污染水后,CYP3A1/A2和CYP2B1分别在代谢器官中的表达显著增高。动物长期接触铅可诱导CYP450,而短期与铅接触则会降低药物代谢能力。长期摄入无机汞可能诱导药物代谢,而有机汞则抑制药物代谢。镉作为蔬菜中的污染物及铝制品的杂质,大量摄入会抑制药物代谢酶,机制可能是镉能诱导血红蛋白氧化酶的活性。

2,3,7,8-四氯二苯二噁英(TCDD)是一个具有刚性平面结构的多环类工业污染物,对多环烃类的代谢的Ⅰ相酶、葡萄糖醛酸转移酶、δ-氨基乙酰丙酸合成酶和谷胱甘肽-S-转移酶有诱导作用,因此它对Ⅰ相代谢和Ⅱ相代谢都会造成影响。

杀虫剂是空气、食物和水中普遍存在的一种环境污染物,如全氯五环癸烷和开蓬对CYP450有一定诱导作用,可增加联二苯及华法林的代谢;而马拉硫磷和对磷酸则对药物代谢有抑制作用。

第五节   药物代谢的研究方法

药物代谢关系到药物的药效、作用时间及毒性等,因此药物的代谢研究对于开发更安全有效的新药、研究药物作用机制、药效与毒性、药物相互作用及合理用药等均有重要意义。药物代谢研究的内容主要包括代谢产物的分离鉴定、代谢途径的推断、参与药物代谢的酶系、代谢速度和程度的评价以及药物对代谢酶的诱导或抑制作用等。药物代谢的研究方法分为体内法和体外法,二者相辅相成。由于药物在体内和体外的代谢性质因代谢条件而不同,要正确评价药物的代谢行为与规律,应在体外代谢研究的基础上进一步研究其体内代谢。

一、体   外   法

与体内代谢研究相比,体外代谢研究有很多优点。其一,可以排除体内诸多的干扰因素,直接观察到代谢酶对底物的选择性,为体内代谢研究提供重要的线索和依据;其二,对于体内代谢转化率低,且缺乏灵敏检测手段的药物来说,体外代谢是一种很好的研究手段;其三,体外代谢研究具有快速简便特点,适合于高通量药物筛选;其四,不需要消耗大量的试验样品和实验动物,研究费用相对较低。肝脏是药物主要和重要的代谢器官,大多数药物的Ⅰ相和Ⅱ相代谢反应都是在肝药酶系统的参与下发生的,因此,药物的体外代谢模型主要以肝脏为靶标器官。

(一) 离体肝灌流法

在能够获得整个新鲜肝组织的情况下,可以考虑采用离体肝灌流法。离体肝灌流试验在一定程度上保留了肝细胞结构和功能的完整性,同时又能排除其他脏器的干扰,动态地监测肝脏对药物的处置。该法是将肝组织分离移至体外并保持37℃,迅速将灌流液经门静脉插管进入肝脏,由出肝静脉插管流出并循环,在一定时间取灌流液,测定药物及其代谢物的浓度。灌流状态基本保持了肝脏的正常生理状态,为保证肝药物代谢酶的活性,插管时间应迅速并于插管后灌流供氧。离体肝灌流法是研究药物代谢和作用机制的有效工具,但该法需要一定的灌流设备,对操作技术的要求比较高。

（二）肝细胞培养法

肝细胞培养法是通过制备的肝细胞辅以氧化还原型辅酶,在模拟生理温度和生理条件下进行生化反应。HepG2 是人肝癌细胞株,目前最常用于药物代谢研究。由于 HepG2 细胞内的代谢酶根据来源和培养条件不同会呈现出不同的形式,这限制了它作为一个真正肝细胞替代品的应用。其他的细胞系,例如 HLE、THLE、BC2 或者 Fa2N-4 能表达部分代谢酶,但都不完整。肝癌细胞系 HepaRG,在形态学上与新鲜的肝细胞具有高度的相似性,尤其是在代谢酶、转运体和核受体表达上等,是一个比较可靠的肝细胞替代品。

肝细胞培养法基本可较好地保持完整细胞的功能,与正常生理状况接近,并与体内具有一定的相关性,不足之处是肝细胞制备技术较复杂。此外,在细胞培养过程中,部分 CYP450 难以表达,体外肝细胞活性仅能维持 4 小时,不利于储存和反复使用。

（三）过表达特定酶亚型的细胞系

利用基因转染技术构建表达特定代谢酶的细胞系具有专一性强、便于高通量筛选的优点,可以排除其他代谢酶等因素干扰,尤其是药物代谢酶和转运体共转染模型,即在表达特定药物转运体的细胞模型基础上引入Ⅰ相或Ⅱ相代谢酶已被广泛用于药物的代谢和转运研究,探索药物代谢酶与转运体之间的相互作用,从而预测潜在的药物-药物相互作用。

CYP3A4 与 P-糖蛋白的底物谱具有广泛的重叠,构建同时表达 CYP3A4 和 P-糖蛋白的细胞模型可以研究药物-药物间相互作用,如共表达 P-糖蛋白和 CYP3A4 的 MDCK 细胞模型等。然而,该类细胞模型并不能完全模拟药物在体内的实际处置情况,为了更好地预测药物在体内的代谢性质,还需要考虑蛋白在体内的表达水平、种属差异等影响因素。

（四）肝切片法

肝切片技术是指将新鲜肝组织用切片机切成一定厚度的切片,实验时与药物共同孵育。该法可以完整地保留所有肝药酶及细胞器活性、细胞与细胞间的联系,能够真实反映药物在体内生理情况下的代谢过程。此外,该技术更能耐受体外孵育环境,长时间保持代谢活性（8～12 小时）。随着切片机技术的发展,目前的肝切片技术已达到精确切割的水平,好的切片机价格昂贵,因此切片机的应用仍未被广泛使用。

（五）亚细胞片段法

亚细胞片段是把组织的匀浆液采用差速离心法而制得。当用于体外研究时,酶在-80℃下保存两年仍有较高的活性。该法易于操作,重现性好,特别适用于药物研究早期阶段的代谢研究与高能量筛选。

1. 肝微粒体法　肝组织匀浆通过差速离心,即先高速（2000×g）,后超速（100 000×g）离心,抽取肝微粒体成分,用适当缓冲液悬浮后用于代谢研究。肝微粒体包含了Ⅰ相和Ⅱ相代谢酶,是目前应用最多的体外代谢模型。

2. S9 片段（S9 fraction）　S9 片段是把肝组织匀浆液 9000×g 离心获得,它包括微粒体和细胞溶质成分。然而,相对于微粒体,S9 片段的酶活性较低,限制了其使用。

（六）重组代谢酶

基因重组代谢酶是利用基因工程及细胞工程将调控代谢酶表达的基因整合到大肠杆菌或昆虫细胞,经细胞培养,表达高水平的代谢酶,然后经过分离纯化得到纯度较高的单一代谢同工酶（亚型）。是用于鉴别参与药物代谢的主要代谢同工酶、药物代谢多态性和药物的代谢相互作用研究的重要模型。

二、体　内　法

体内药物代谢研究,一般指受试者（人或动物）给药后,在一定时间内采集血浆、尿、粪便、胆

笔记

汁等生理体液和排泄物,分离鉴定其中的代谢产物,解析药物的代谢途径;测定代谢物在生物样品中的浓度,计算清除率、生物半衰期等有关代谢速率的参数。

（一）　药物探针法

清除率常作为药物代谢能力的指标,对主要经肝代谢的药物而言,该参数可直接反映肝代谢能力,如安替比林。还有些药物选择性地经某一种同工酶代谢,其清除率则可作为该同工酶的活性指标。如咖啡因、茶碱主要经 CYP1A 代谢,美芬妥英主要经 CYP2C9 代谢,红霉素经 CYP3A 代谢,这些药物均可作为相应同工酶的在体探针药物,用其清除率反映同工酶的活性,用于研究与该同工酶有关的其他药物代谢。

（二）　体内指标法

该法不借助任何探针药物,利用某些内源性物质及其代谢的水平变化,来反映某些药物代谢酶或代谢途径的变化。血浆中的胆红素和尿中的 6-β-羟基可的松与药物的代谢相关性较好,是经常选用的体内指标。胆红素依靠在肝脏中与葡萄糖苷酸结合而从血浆中清除,可作为肝葡萄糖苷酸结合的指标,当 UGT 酶活性下降时,血浆中胆红素水平将升高。可的松由肝微粒体 CYP3A 催化生成 6-β-羟基可的松,经尿排泄,可以 6-β-羟基可的松或以 6-β-羟基可的松/17-羟基可的松的比值作为 CYP3A 的指标。

（三）　基因敲除动物

近年来,利用基因敲除（gene knock-out）技术构建的代谢酶基因敲除动物为药物代谢研究提供了一个与人体内环境近似而又基于整体动物水平的高通量筛选模型。目前已有多种 CYP450 基因敲除整体动物模型成功构建,并用于在特定 CYP 亚型基因缺失条件下动物对药物的代谢研究。例如研究对乙酰氨基酚在 CYP2E1 基因敲除小鼠和野生型小鼠体内的代谢行为时,发现对乙酰氨基酚的肝毒性很可能是由于 CYP2E1 在肝脏中形成的活性代谢物所致。

尽管基因敲除动物在药物代谢研究中发挥着重要作用,但目前也存在着建模周期长、转入外源基因的随机性大、传代难而无法大规模生产、供货渠道单一且价格昂贵等问题,使其应用受到了限制。

第六节　药物代谢在合理用药及新药研发中的应用

各种影响药物代谢酶活性的因素都可能导致临床药物治疗时产生代谢差异,使药物在不同个体内的疗效和毒副作用产生差异。随着药物代谢酶的遗传多态性被理解,使人们可以预测潜在个体间处置的差异,为临床合理个体化用药提供依据。药物代谢在机体处置药物中起到重要作用,在新药研发中使用药物代谢的方法可以快速筛选出代谢稳定、具有多种清除途径、相互作用可能性低的化合物,加快新药研发进程。通过对药物代谢性质的研究,探索药物代谢的规律,可有目的地提高药物的生物利用度和药效,避免和降低药物的毒副作用。由此可见药物代谢不仅与药效和毒副作用相关,而且与药物制剂设计和提高药物的有效性和安全性密切相关。

一、个体化用药和药物毒性的预测

（一）　药物代谢酶与个体化用药

大多数药物代谢酶均产生具有临床意义的遗传多态性,包括Ⅰ相代谢酶（主要为 CYP450）和Ⅱ相代谢酶（包括葡萄糖醛酸转移酶、N-乙酰基转移酶、磺基转移酶和谷胱甘肽-S-转移酶）,代谢酶编码基因的多态性通常会导致酶的活性的降低或丧失,偶尔可导致酶活性增加,可能改变对底物特异性识别。如氯吡格雷,该药为前体药物,主要依赖 CYP2C19 代谢生成活性代谢产物,发挥抗血小板凝聚作用。CYP2C19 的基因多态性,其酶具有四种不同的代谢表型:超快代谢型、快代谢型、中间代谢型和慢代谢型。常规剂量的氯吡格雷,在慢代谢型患者中产生的活性代

笔记

谢产物少,抑制血小板聚集作用下降,形成血栓的风险增加;而在超快代谢患者中,出血风险增加,因此 CYP2C19 基因表型检测结果可以为临床制订治疗方案提供参考。

（二）　基于代谢的药物毒性预测

许多药物的毒性是由其代谢产物所产生的,且药物代谢存在种属差异,因此,选择何种动物进行毒性研究显得十分重要。在新药研发早期进行体外代谢研究可以了解药物在实验动物和人之间的代谢方式和途径及差异,为毒性研究特别是实验动物选择等提供重要依据,即尽可能选择与人代谢相近的实验动物进行毒性研究。如生物反应调节剂腈美克松(ciamexon)在小鼠体内可形成细胞毒代谢物,而在大鼠和人体内则无此代谢物,故不宜用小鼠进行其毒性研究。

谷胱甘肽-S-转移酶(GSTs)是机体的重要解毒代谢酶,GSTs 超家族存在明显的遗传多态性,对药物的不良反应有严重影响。如他克林是用于治疗阿尔茨海默病的药物,使用该药的患者约 50% 可发生转氨酶水平升高,更严重的是具有 $GSTM1$ 和 $GSTT1$ 遗传缺陷的患者易发生肝毒性和转氨酶升高的风险最大。

（三）　基于代谢的药物-药物相互作用的合理用药

临床上联合用药或应用数种药物的联合疗法已越来越常见,因此发生药物-药物的相互作用是不可避免的,已成为安全用药的一个重要问题。基于药物代谢的相互作用包括对药物代谢酶活性的诱导或抑制,当药物主要经具有多态性的代谢酶代谢消除时,或由单一被诱导或抑制的代谢酶代谢时,基于代谢的药物相互作用对于临床用药至关重要。黑点叶金丝桃是治疗抑郁症的常用中药,其活性成分贯叶金丝桃素是 CYP3A4 的诱导剂。当与 CYP3A4 底物如环孢素、口服避孕药、抗惊厥药物及羟甲基戊二酰辅酶 A 还原酶抑制剂等合用时,会因血药浓度低于有效浓度而失去疗效。

又如抗惊厥药物卡马西平是 CYP3A4 诱导剂,又是其底物,它能诱导患者体内的 CYP3A4,提高自身的代谢清除率。卡马西平的清除率从第 1 天的 0.028L/（h·kg）增加至第 17 天的 0.056L/（h·kg）,其稳态血药浓度下降,一段时间后,需增加卡马西平的剂量才可得到新的有效治疗浓度。

药物的相互作用有可能产生毒性,这种毒性是十分危险的,应尽量避免。如特非那定与酮康唑合用时,酮康唑可以显著地抑制特非那定的代谢,造成特非那定的血药浓度显著升高,导致致命性的室性心律失常。对于那些治疗窗窄的药物如抗凝药、抗忧郁药和心脑血管药物在联合用药时应格外小心。

二、药物代谢研究在新药研发中的应用

通过药物代谢研究,可以确定药物在体内的主要代谢方式、代谢途径及代谢产物,在此基础上对原形药物及其代谢物的活性和毒性进行比较与分析,阐明药效或毒性产生的物质基础。由于联合用药已成为临床上的一种重要的治疗手段,因此药物间的相互作用研究已成为新药研究的一个重要内容。在新药的开发研究阶段就应了解何种代谢酶参与了药物代谢及其本身对代谢酶的影响,对于那些治疗指数小又常与其他药物合用的药物尤为重要。近年来,建立了许多体外代谢模型,在体外进行大规模、高效率和低成本的代谢筛选成为可能,这加快了新药筛选和研发,提高了创新药物研发的成功率,缩短研究周期,降低开发成本。

（一）　新药研发中药物代谢研究的作用

在一个药物的整个研发周期中,进行药物代谢研究的类型取决于药物研发的阶段。在药物发现早期,药物代谢实验主要用于筛选化合物和发现其潜在的弱点,而在发现化合物后,进行的代谢实验可以为药物申报提供必要的材料。国家食品药品监督管理总局（CFDA）和美国 FDA 对于药物的研究,要求了解其在体内的代谢情况,包括代谢类型、主要代谢途径及其可能涉及的代谢酶。对于新的前体药物,除对其代谢途径和主要活性代谢物结构进行研究外,尚应对原形

笔记

药物和活性代谢物进行系统的药代动力学研究。而对主要在体内以代谢消除为主的药物(原形药排泄<50%),代谢研究则可分为两个阶段:临床前先采用色谱方法或放射性核素标记方法分析和分离可能存在的代谢产物,并用色谱-质谱联用等方法初步推测其结构。如果Ⅱ期临床研究提示其在有效性和安全性方面有开发前景,在申报生产前需弄清主要代谢产物的可能代谢途径、结构及代谢酶。但当多种迹象提示可能存在有较强活性的代谢产物时,应尽早开展活性代谢产物的研究,以确定开展代谢物动力学试验的必要性。

(二) 筛选新的化学实体

有效的药物不仅要有较高的体外活性,还应具有理想的药动学性质,即较高的生物利用度和理想的生物半衰期。药物早期发现阶段的代谢研究主要作用是筛选一系类化合物,它们具有高度的代谢稳定性、多重清除途径、酶的抑制或诱导可能性低以及生成反应性中间体可能性低。

药物的代谢研究还可预知候选药物在体内的可能代谢物及其潜在的活性与毒性,从而合成更为安全有效的候选药物。一些药物在体内可以形成活性代谢物,其中有些已被开发成为新药而用于临床,如对乙酰氨基酚是非那西丁在体内的活性代谢物,与非那西丁相比,其镇痛作用更好,且无高铁血红蛋白血症和溶血性贫血等副作用。因此,活性代谢物可为寻找更为安全有效的药物提供重要线索。

(三) 药物代谢与前体药物设计

前体药物(pro-drug)是指将活性药物衍生化成药理惰性物质,但该惰性物质在体内经化学反应或酶反应后,能够转化为原来的母体药物,再发挥治疗作用。如左旋多巴在体内经酶解脱羧后再生成多巴胺,而发挥治疗作用。这就是在弄清药物代谢规律后,利用代谢进行新药的设计与开发研究。

又如氨苄西林虽然比青霉素 G 稳定得多,但在胃中还是易被胃酸所分解。为增加氨苄西林在胃液中的稳定性,将其制成酞氨西林(talampicillin)前体药物,酞氨西林对胃酸稳定,进入肠道后,可被肠道非特异性酯酶水解转化成氨苄西林而吸收。另外匹氨西林也与酞氨西林有一样的性质。

替加氟是5-FU(5-氟尿嘧啶)的前体药物,是在5-FU 的 N1 位上接上一个四氢呋喃而得,脂溶性增加。替加氟体外抗癌活性较弱,但在体内能缓缓释放出5-FU 而发挥作用。替加氟与5-FU 相比具有以下优点:①吸收好,不仅可口服,而且能直肠给药;②毒性低,对造血器官和消化道的副作用轻,局部给药的障碍作用小,免疫抑制作用也少,能通过血脑屏障;③半衰期长,作用持久。

(四) 药物代谢与制剂设计

大部分药物通过代谢清除,目前许多药物不能口服给药或口服给药后生物利用度低的一个重要原因是被首过代谢清除。因此,如何利用制剂技术,尽量减少和避免首过效应,提高药物生物利用度对临床应用具有重要意义。

当药物代谢酶达到最大代谢能力时,会出现饱和现象,此时表现出代谢能力下降的特征。消化道黏膜中的代谢酶较易被饱和,可通过增大给药量或利用某种制剂技术,造成代谢部位局部高浓度,使药酶饱和来降低代谢的速度,增加药物的吸收量。例如,多巴胺是治疗帕金森病的首选药物,但它很难通过血脑屏障,临床应用其前体药物左旋多巴,转运到脑内后,被脑内脱羧酶脱去羧基转变成多巴胺而发挥作用。但左旋多巴不仅被脑内的脱羧酶脱羧,也能被消化道、肝中存在的脱羧酶脱羧,故口服左旋多巴首过效应强烈,生物利用度只有静脉注射的约30%。临床常常通过加大给药剂量来维持有效血药浓度,导致恶心、呕吐、食欲不振等副作用明显增多。肠壁内脱羧酶的活性在小肠回肠末端最高,而左旋多巴的主要吸收部位在十二指肠,该部位脱羧酶的活性较低,并有饱和现象。因此,设计成十二指肠迅速释放的制剂,就能提高左旋多巴的生物利用度。左旋多巴的肠溶性泡腾片即能符合上述要求,这种片剂设计将普通的左旋多巴泡腾片用肠溶材料包衣,该肠衣材料在十二指肠环境(pH 5)下能迅速溶解,同时发泡剂产生作用使片剂迅速崩解并释放药物,在十二指肠部位造成高的药物浓度,使该处的脱羧酶饱和,减少脱羧作用,增加左旋多巴吸收。

通过上述剂型改进,效果显著。但未从根本上解决脱羧酶对左旋多巴的代谢问题,因而通过该方法要进一步提高左旋多巴的血药浓度特别是脑内浓度显然是比较困难的。药酶抑制剂可以减少或延缓药物的代谢,提高药物疗效或延长作用时间。同样以左旋多巴为例,为了减少脱羧酶的脱羧作用,设计将左旋多巴与脱羧酶抑制剂卡比多巴或盐酸苄丝肼合用,组成复方片剂。这两种脱羧酶抑制剂可抑制小肠、肝、肾中的脱羧酶的活性;同时,那两种脱羧酶抑制剂不能透过血-脑屏障,因而不会影响脑内脱羧酶的活性。结果是既能抑制外周的左旋多巴的代谢,增加进入中枢的左旋多巴的量,又能使摄入脑内的左旋多巴顺利转换成多巴胺而发挥药理作用,明显降低了左旋多巴的给药剂量,日维持量可降低到 600~750mg。与单用左旋多巴相比,剂量下降了约 80%,副作用减轻,使一些因左旋多巴副作用大而不能使用的患者可继续应用。图 5-25 比较了左旋多巴复方片剂和普通片剂给药后体内左旋多巴和多巴胺的血药浓度的差异,服用复方片剂的血浆左旋多巴比普通片剂的高约 4 倍,而且有一定的持续性作用;而血浆多巴胺浓度正好相反,与普通片剂相比减少了约 30%。这是药酶抑制剂成功应用于制剂设计的典型例子。

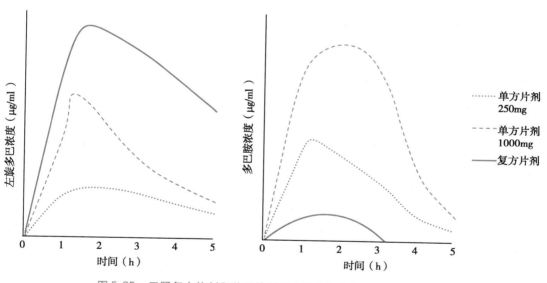

图 5-25　口服复方片剂和普通片剂后左旋多巴和多巴胺的血药浓度
(复方片剂的组成:左旋多巴 250mg+卡比多巴 25mg)

肝脏是各种代谢酶含量最高的器官,大部分药物的代谢都是在肝中进行的。因此,研究口服药物在肝中的代谢性质及其对血药浓度的影响,对制剂设计和剂型改革有重要的意义。许多在肝中有首过效应而失效的药物,为避免肝药酶对药物的代谢,可考虑改变剂型以增加这类药物的适用范围。如睾酮和黄体酮口服时几乎无效,这是由于它们易被消化道和肝中的药酶代谢所致,故只能制成注射剂应用。若将它们制成舌下片口腔给药,其效果可比口服片高出 20~30 倍。又如口服硝酸甘油片无效而采用舌下片,该片虽然可在 1~2 分钟内产生作用,但维持时间太短。近年来,研制成功了各种硝酸甘油的经皮给药制剂,如软膏剂、贴片等,将药物贴敷于患者胸部,使硝酸甘油逐渐透过皮肤吸收,直接进入体循环。这样不仅能避免硝酸甘油在消化道的大量代谢,而且由于其经皮缓慢吸收作用,不断补充血中代谢消除的硝酸甘油而起到长效作用。

笔记

三、与药物代谢酶密切相关的转运体

（一）外排转运体在药物代谢中的作用

外排转运体（efflux transporters）是一类功能性蛋白质，将内源性和外源性物质转运透过生物膜以维持细胞和生理溶质浓度和液体的平衡，排除细胞中可能产生有害作用的异物，是机体解毒的重要机制。外排转运蛋白主要分为 ATP 结合盒转运体超家族和溶质载体蛋白家族两大类（详见第二章）。P-糖蛋白和 CYP3A 在底物特异性和组织分布上有很大的交叉。P-糖蛋白通过控制底物与 CYP450 酶的接触而与 CYP450 酶共同影响药物的代谢。例如，在表达 CYP3A4 的 Caco-2 的单层细胞顶层加入 0.5mmol/L P-糖蛋白抑制剂 LY33599，与空白对照组比较，沙奎那韦在细胞内的含量及代谢产物的生成率上升。

大多数药物的葡萄糖醛酸结合物是 MRP2 或 BCRP 的底物，而大多数磺基结合物是 BCRP 的底物；因此外排转运体在调节胞内药物浓度及代谢产物的浓度中起到重要作用。

（二）基于外排转运体和代谢的药物-药物相互作用

外排转运体在肝肠细胞摄取与外排药物中发挥重要作用。如环孢素能增加所有他汀类药物的体内暴露量，这就是肝中代谢酶和外排转运蛋白共同介导的药物-药物相互作用。瑞舒伐他汀是人肝转运体 OATP2 和 BCRP 的底物，主要由 CYP2C9 代谢；器官移植患者服用环孢素后，与对照组比较，瑞舒伐他汀（10mg）的 AUC_{0-2h} 和 C_{max} 分别增加了 7.1 倍和 10.6 倍，这与环孢素抑制了 OATP2 而介导瑞舒伐他汀的肝脏摄取和减少其肝内的代谢有关。

（刘中秋）

参考文献

［1］梁文权. 生物药剂学与药物动力学. 第 3 版. 北京：人民卫生出版社，2007

［2］刘建平. 生物药剂学与药物动力学. 第 4 版. 北京：人民卫生出版社，2011

［3］Crettol S，Petrovic N，Murray M. Pharmacogenetics of phase Ⅰ and phase Ⅱ drug metabolism. Curr Pharm Des，2010，16（2）：204-219

［4］曾苏. 临床药物代谢动力学. 北京：人民卫生出版社，2007

［5］郭涛. 新编药物动力学. 北京：中国科学技术出版社，2005

［6］成碟，徐为人，刘昌孝. 细胞色素 P450（CYP450）遗传多态性研究进展. 中国药理学通报，2006，22（12）：1409-1414

［7］John B Taylor，David Triggle. ADME-Tox Approaches. Elsevier Inc，2006：231-255

［8］张礼和. 药物的吸收、分布、代谢、排泄及毒性的研究方法. 北京：科学出版社，2007

［9］陈西敬. 药物代谢动力学研究进展. 北京：化学工业出版社，2008

［10］王广基. 药物代谢动力学. 北京：化学工业出版社，2005

［11］Zhang D，Zhu MS，Griggith Humphreys W. Drug metabolism in drug design and development：basic concepts and practice. John Wiley & Sons，Inc. 2007，137-202

笔记

第六章 药 物 排 泄

药物经机体吸收、分布及代谢等一系列过程,最终排出体外。排泄(excretion)是指体内药物或其代谢物排出体外的过程,它与生物转化统称为药物消除(elimination)。肾排泄(renal excretion)与胆汁排泄(biliary excretion)是最重要的排泄途径。某些药物也可从肠、肺、乳腺、唾液腺或汗腺排出。头孢菌素类、庆大霉素抗生素等药物主要通过肾脏排泄。β-胆甾醇类药物、水飞蓟素、吲哚美辛等药物主要通过胆汁排泄。气体性以及挥发性药物如吸入麻醉剂、乙醇可以随肺呼气排出体外。地西泮、茶碱从乳汁中排泄的量较大。盐类(主要是氯化物)、水杨酸、尿素可以通过汗液分泌而排出体外。

药物的排泄与药效、药效维持时间及药物毒副作用等密切相关。当药物的排泄速度增大时,血中药物量减少,药效降低甚至不能产生药效。由于药物相互作用或疾病等因素使排泄速度降低时,血中药物量增大,此时如不调整剂量,往往会产生副作用,甚至出现中毒现象。多数药物经肾脏排泄,肾功能减退导致药物及其代谢产物在体内的蓄积是引起药物发生不良反应的重要原因之一。例如,去甲哌替啶是哌替啶的代谢物,其镇痛作用虽弱于母体药物但却有致惊厥活性,肾功能不足时去甲哌替啶半衰期显著延长,且易出现激动、震颤、抽搐、惊厥等不良反应;老年人由于肾功能减退,在应用对乙酰氨基酚时,该药半衰期延长可能致肾毒性,如慢性肾炎和肾乳头坏死,长期服用还可能造成肝坏死。因此,若不重视此类患者用药剂量的调整,往往造成药物在体内蓄积中毒而给患者带来严重的毒副作用。

第一节 药物的肾排泄

药物的肾排泄是许多药物的主要消除途径。水溶性药物、分子量小的药物(<300)以及肝生物转化慢的药物均由肾排泄消除。肾是机体排泄药物及其代谢产物最重要的器官。

肾的基本解剖单位是肾单位,如图6-1所示,人的左右肾分别有100万~150万个肾单位。肾单位由肾小体、近曲小管、髓袢和远曲小管及集合管组成。肾小体包括肾小球和肾小囊两部分。肾小球是一团毛细血管网,其峡谷端分别与入球小动脉和出球小动脉相连。肾小球的包囊称为肾小囊。它有两层上皮细胞,内层(脏层)紧贴在毛细血管壁上,外层(壁层)与肾小管壁相连;两层上皮之间的腔隙称为囊腔,与肾小管管腔相通。尿的生成有赖于肾小球的滤过作用以及肾小管的重吸收和分泌作用。集合管在功能上和远曲小管密切相关,它在尿生成过程中,特别是在尿液浓缩过程中起着重要作用,每一集合管接受多条远曲小管运来的液体。许多集合管又汇入乳头管,最后形成的尿液经肾盏、肾盂、输尿管而进入膀胱,由膀胱排出体外。

肾的血液供应很丰富。正常成人安静时每分钟有1200ml血液流过两侧肾,相当于心排血量的1/5~1/4。来自肾动脉的血液,由入球小动脉进入肾小球,肾小球毛细血管汇合于出球小动脉离开肾小体。此后,出球小动脉又再次分成毛细血管网,缠绕于肾小管和集合管的周围。由此可见,进入肾脏的血液要两次经过毛细血管网后才进入静脉,离开肾脏。肾小球毛细血管网介于入球小动脉和出球小动脉之间,而且皮质肾单位入球小动脉的口径比出球小动脉的粗1倍。因此,肾小球毛细血管内血压较高,有利于肾小球的滤过作用;肾小管周围的毛细血管网的血压较低,可促进肾小管的重吸收。

药物的肾排泄模式如图6-2所示。药物的肾排泄是指肾小球滤过、肾小管分泌、肾小管重吸收的总和。前两个过程是将药物排入肾小管腔内,后一过程是将肾小管内的药物重新返回至血

笔记

139

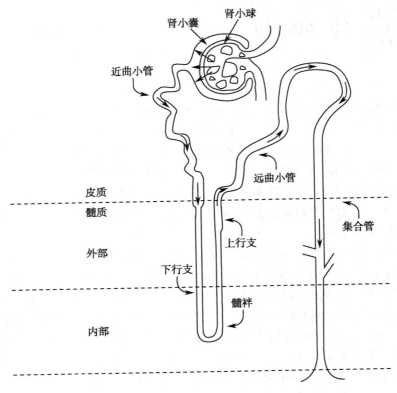

图 6-1　肾单位示意图

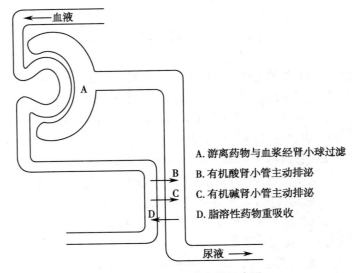

A. 游离药物与血浆经肾小球过滤

B. 有机酸肾小管主动排泌

C. 有机碱肾小管主动排泌

D. 脂溶性药物重吸收

图 6-2　肾脏排泄药物的示意图

液中。所以总的排泄率可表示为：

$$药物肾排泄 = 药物滤过 + 药物分泌 - 药物重吸收$$

一、肾小球的滤过

（一）肾小球滤过

肾小球毛细血管内皮极薄,其上分布着许多直径 6～10nm 的小孔,通透性较高,药物可以以膜孔扩散的方式滤过。当循环血液经过肾小球毛细血管时,血浆中的水和小分子溶质,包括少量分子

笔记

量较小的血浆蛋白,可以被滤入肾小囊的囊腔而形成滤过液。肾小球滤过示意图如图6-3所示。

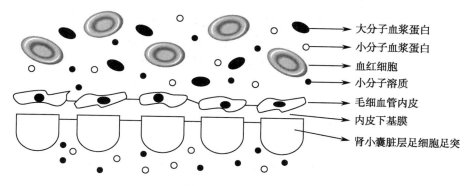

大分子血浆蛋白
小分子血浆蛋白
血红细胞
小分子溶质
毛细血管内皮
内皮下基膜
肾小囊脏层足细胞足突

图6-3　肾小球滤过示意图

肾小球滤过膜小孔的大小是决定其通透性的因素,一般只允许相当于或小于白蛋白分子量大小(约68 000)的分子滤过,因而滤过的蛋白质主要为白蛋白以及其他低分子量的蛋白如溶菌酶(分子量14 000)、β_2-微球蛋白(分子量11 800)及胰岛素等。这些滤过的蛋白质绝大部分又都在近曲小管被重吸收。

肾小球滤过膜的通透性增高是引起蛋白尿的重要原因。肾炎时产生的抗原-抗体复合物可沉积于基底膜,引起基底膜中分子聚合物结构的改变,从而使其通透性增高,可出现蛋白尿。肾小球滤过膜上皮细胞的间隙变宽时,也会增加肾小球滤过膜的通透性。近年发现,某一物质能否经肾小球滤过,不仅取决于该物质的分子量,而且还和物质所带的电荷有关。因为肾小球滤过膜表面覆盖一层带负电荷的黏多糖,所以带负电荷的分子如白蛋白因受静电排斥作用,正常生理条件下滤过极少。只有在病理情况下,滤过膜表面黏多糖减少或消失时,才会出现蛋白尿。

（二）　肾小球滤过率

单位时间内(每分钟)两肾生成的超滤液量称为肾小球滤过率(glomerular filtration rate,GFR)。肾小球滤过率受肾血流量、肾小球有效滤过压及肾小球滤过膜的面积和通透性等因素的影响。如果药物只经肾小球滤过,并全部从尿中排出,则药物排泄率与滤过率相等。肾小球滤过率可通过测定菊粉清除率和内生肌酐清除率等方法来测定。外源性物质菊粉(inulin)仅由肾小球滤过而被完全清除,既不存在肾小管重吸收也不存在肾小管主动分泌,所以常用菊粉的清除率来表示肾小球滤过率。内生肌酐在血浆中的浓度相当低(仅0.1mg/100ml),近曲小管分泌的肌酐量可忽略不计,因此内生肌酐清除率与菊粉清除率相近,可以代表肾小球滤过率。据测定,体表面积为1.73m^2的个体,其肾小球滤过率为125ml/min左右。菊粉清除率有性别和动物的种属差异,正常成年男子肾小球滤过率约为125ml/min,妇女大约低10%。某些疾病状态造成肾功能不全时,肾小球滤过率常常降低。

二、肾小管重吸收

（一）　肾小管重吸收过程

肾小管重吸收是指肾小管上皮细胞将小管液中的水分和某些溶质,部分或全部地转运到血液的过程。正常人每天流过肾的血液为1700~1800L,其中由肾小球滤过的血液为170~180L(120~130ml/min)。但正常人的每日排尿量只有1.5L(1ml/min)左右,可见滤过的绝大部分液体(约99%)被重吸收。溶解于血浆中的机体必需成分和药物等也反复进行滤过和重吸收。例如,每天由肾小球滤过的葡萄糖约250g,在近曲小管几乎被全部重吸收。此外,氯化钠(1kg以上)、碳酸氢钠(500g)、游离氨基酸(100g)、维生素C(4g)等许多机体所需成分每天都被大量滤过,但绝大部分都被重吸收。氯化钠虽然每天从尿中排出5~10g,但是排泄量与滤过量相比很少,几乎可以

笔记

忽略不计。代谢产生的废物、尿酸,几乎不被重吸收,而肌酸酐则完全不被重吸收。

（二）肾小管重吸收方式

如果药物的肾清除率小于预期滤过清除率,则一定有重吸收过程存在。药物的肾小管重吸收有两种方式,主动重吸收(active reabsorption)和被动重吸收(passive reabsorption),如图6-4所示。主动重吸收的物质主要是身体必需的维生素、电解质、糖及氨基酸。维生素C在肾小管的重吸收依赖于钠离子依赖型载体(Slc23a1),其重吸收具有饱和性,当剂量过大时(大于200mg/d)重吸收不完全,尿液中会发现大量维生素C。所以单次过量服用并不能达到提高维生素C摄入量的目的,应改为小剂量多次服用。

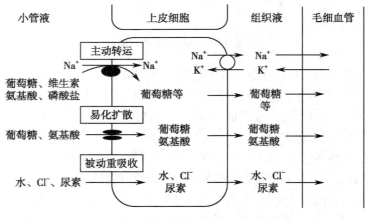

图6-4　肾小管重吸收示意图

肾脏在葡萄糖代谢中有重要作用。葡萄糖转运体是一类镶嵌在细胞膜上转运葡萄糖的载体蛋白质,它广泛分布于体内各种组织。根据转运葡萄糖的方式分为两类:一类是SGLT,以主动转运的方式逆浓度梯度转运葡萄糖;由于基底膜一侧膜上钠泵的活动导致肾小管上皮细胞内的低Na^+环境,参与此过程的转运体是SGLT六种亚型中的SGLT1和SGLT2,其中以低亲和力但高转运效率的SGLT2为主。也有研究者认为,SGLT3也可能参与肾小管刷状缘的葡萄糖跨膜转运。另一类为GLUT,以易化扩散的方式顺浓度梯度转运葡萄糖,其转运过程不消耗能量。

在生理条件下,葡萄糖的重吸收几乎是完全彻底的,几乎没有葡萄糖从尿液中排出。当血浆葡萄糖浓度增加时,肾葡萄糖滤过率和重吸收率呈进行性线性增加。当血浆葡萄糖浓度<11mmol/L时,所有过滤的葡萄糖都将重吸收,没有葡萄糖从尿液中排出,每天只有不到0.5g葡萄糖从尿中排出。但当血浆葡萄糖浓度在11.0~13.8mmol/L时,上述关系不再是线性关系,因为肾葡萄糖转运体(主要是SGLT2)的重吸收能力达到饱和,多余的葡萄糖则从尿中排出,出现糖尿。健康受试者中的最大转运能力的范围是260~350mg/(min·1.73m²),相应的血浆葡萄糖水平为11.0~13.8mmol/L,即常说的肾糖阈。

同葡萄糖相似,氨基酸同样不能自由通过细胞膜,需要细胞膜上相应转运蛋白的协助。在这个过程中,相关转运体的活性起着关键的作用。根据转运体的底物特异性和动力学特性,目前已经确定的氨基酸转运系统有15种以上。根据其转运氨基酸种类的不同,可以分为三大类:中性氨基酸转运体、碱性氨基酸转运体和酸性氨基酸转运体。再根据载体转运是否依赖于Na^+,每大类载体又可以分为Na^+依赖和非Na^+依赖两类。其中与Na^+协同的继发性主动转运体主要参与氨基酸在小肠纹状缘和肾小管刷状缘的转运。载体介导的易化扩散主要参与全身组织细胞对氨基酸的摄取利用,以及小肠上皮细胞内和肾小管上皮细胞内的氨基酸向细胞间隙的转运。

小肽转运体(PepT)属于依赖质子的寡肽转运体(POT)家族的成员,它主要转运绝大多数的二肽和三肽,以及一些肽类药物。它是一种以H^+梯度为动力,将小肽从细胞外转运到细胞内的

笔记

一种蛋白质。动物体内的肽转运体主要是 PepT1 和 PepT2，PepT1 主要是肠肽转运载体，PepT2 主要是肾脏肽转运载体。PepT2 是一种高亲和力、低容量的跨膜转运蛋白，分布广泛。除了在肾脏表达较多外，在肺部、大脑和乳腺中也有表达。PepT2 是依靠质子梯度为动力的跨膜转运，而不是以 Na^+ 梯度作为驱动力，通过 Na^+/H^+ 交换系统泵出质子维持细胞外的质子梯度。PepT2 不仅以小肽为底物，也转运仿肽类药物，如 β-内酰胺类抗生素、抗肿瘤药物血管紧缩素、血管紧张素转换酶和肾素抑制剂等，是仿肽类药物肾脏重吸收的重要转运者。

被动重吸收是指物质顺电位梯度、浓度梯度或电化学梯度，从肾小管腔转运到小管外组织间隙液中的过程。被动重吸收无须消耗能量。一般说来，水、大部分 Cl^- 和尿素等都属于被动重吸收。被动重吸收取决于小管上皮细胞对所吸收的物质所具有的一定的通透性，被动重吸收主要在远曲小管进行。通过肾小球滤过的水分 80%～90% 在近曲小管被重吸收，其余水分可在远曲小管和集合管重吸收。随着水分的重吸收，药物在原尿中浓缩，在管腔内液和肾小管体液间产生浓度梯度，有利于被动转运药物的重吸收。大多数外源性物质如药物的重吸收主要是被动过程，其重吸收的程度取决于药物的脂溶性、pK_a、尿量和尿的 pH。

三、肾小管主动分泌

（一）肾小管的主动分泌过程

肾小管分泌是将药物转运至尿中排泄，该过程是主动转运过程。肾小管和集合管上皮细胞除了重吸收机体需要的物质外，还可将自身代谢产生的物质，以及某些进入体内的物质通过分泌过程排入小管液，以保证机体内环境的相对恒定。分泌时物质转运的方向与重吸收相反，如果药物的清除率超过肾小球滤过率，则提示该药有肾小管分泌现象存在。许多有机弱酸性和弱碱性药物都可以通过这种机制转运到尿中，如对氨基马尿酸等有机弱酸，胍和胆碱类有机弱碱等都在近曲小管处通过主动分泌排泄到尿中。青霉素、呋塞米和依他尼酸等药物由于血浆蛋白结合率高，很少被肾小球滤过，主要由近曲小管排入肾小管液，因而不经过肝代谢也能很快被消除。

（二）肾小管的主动分泌机制

肾小管分泌具有如下特征：①需要载体参与；②需要能量，可受 ATP 酶抑制剂二硝基酚（DNP）抑制；③由低浓度向高浓度逆浓度梯度转运，某些药物如青霉素 G 只需要通过一次肾血液循环就可以从血浆中几乎完全被清除；④存在竞争抑制作用；⑤有饱和现象，当血药浓度逐渐升高时，肾小管分泌量将达到特定值；⑥血浆蛋白结合率一般不影响肾小管分泌速度，是由于在主动分泌部位，未结合型药物转运后，结合型药物能很快解离之故。

从肾小管分泌的药物主要为有机酸和有机碱，它们是通过两种不同的机制进行分泌的。属于同一分泌机制的物质间可能存在竞争性抑制，但两种分泌机制之间不干扰，也互不影响。

肾小管分泌的部分药物见表6-1。

表6-1　肾小管分泌的部分药物

有机弱酸类	对氨基马尿酸、草酸、吲哚乙酸、乙酰基酰胺、水杨酸、对氨基水杨酸、酚红、硝基呋喃、磺胺类、溴丙胺太林、呋塞米、乙酰唑胺、对氯苯基-8-氨基戊酸、青霉素 G、苯磺酸酯、氯噻嗪、保泰松、乳清酸、千金藤素、靛胭脂、氨苯砜、氯磺丙脲、甲苯磺丁脲、磺胺吡嗪、双香豆素、香豆素等
有机弱碱类	多巴胺、胆碱、N-甲基烟酰胺、四丁铵、六甲季铵、维生素 B_1、胰岛素、胍乙啶、妥拉唑林、潘必啶、美卡拉明、普鲁卡因、米帕林等

1. 阴离子分泌机制　有机酸的分泌主要是通过阴离子分泌机制进行，故阴离子的分泌机制亦称为有机酸分泌机制。有机阴离子转运体（organic anion transports，OATs）可以表达在体内多

笔记

种组织器官的细胞膜上,尤以肝、肾、小肠等排泄器官为主。OATs 具有相似的底物专属性,小分子的有机阴离子如对氨基马尿酸(aminohippuric acid,PAH)、甲氨蝶呤(methotrexate,MTX)、非甾体抗炎药以及抗病毒核苷类似物等均为 OATs 的底物。这些有机酸以 PAH 为代表,所以也可称为 PAH 机制。通过该机制分泌的物质有磺胺类、马尿酸类、酰胺类、噻嗪类、杂环羧酸类、烯醇类等。另外,一些亲脂性的有机阴离子药物如赭曲毒素 A(ochratoxin A)甚至有机阳离子如西咪替丁等也经 OATs 转运。

尿酸在肾脏的转运直接调控血浆尿酸水平的高低。近曲肾小管是尿酸重吸收和分泌的主要场所,其上皮细胞刷状缘和基侧膜上多个阴离子转运体共同参与了尿酸的转运过程。尿酸盐转运子 1(urate anion transporter 1,URAT1)是一个重要的肾脏尿酸盐转运体。URAT1 只能特异表达在肾脏近曲小管上皮细胞的刷状缘侧,尚未在其他地方发现有 URAT1 的表达。URAT1 是一种尿酸-阴离子交换体,重吸收尿酸的同时可将上皮细胞内的有机阴离子排入小管腔内。近曲肾小管 S1 段是重吸收的场所,98%~100% 滤过的尿酸在此处通过小管上皮细胞刷状缘膜上的 URAT1 进入上皮细胞。URAT1 只能结合尿酸,以及与尿酸结构相类似的、具有芳香族碳链同时包含嘧啶环和咪唑基团的阴离子,如吡嗪酰胺、烟酸等。

由于转运阴离子的载体特异性较差,许多阴离子都可与之结合而转运,同时根据其与载体的亲和力大小出现竞争性抑制作用。丙磺舒与转运体的亲和力较大,所以大部分有机酸的肾小管分泌具有竞争性抑制作用。青霉素属有机酸,它在肾小管有分泌作用,但丙磺舒与其有竞争作用,能阻断青霉素在肾小管的分泌,因而青霉素体内有效浓度维持较久,延长了其抗菌作用时间。

2. 阳离子分泌机制　有机碱的分泌通过阳离子分泌机制进行,故阳离子的分泌机制亦称为有机碱分泌机制。许多有机胺类化合物,在生理条件下呈阳离子状态,可通过近曲小管主动分泌,使其在尿液中的排泄速度增加。如烟酰胺的代谢产物 N-甲基烟酰胺、吗啡的代谢产物二羟基吗啡,排泄量都大于肾小球滤过量。

肾脏有机阳离子转运体家族主要包括有机阳离子转运体(organic anion transporters,OCTs)、有机阳离子/肉毒碱转运体(organic cation/carnitine transporters,OCTNs)、多药及毒素外排转运体(multidrug and toxin extrusion transporters,MATEs)和多药耐药蛋白 1(multidrug resistance proteins 1,MDR1)等。OCT2 在肾脏表达最高,是肾脏排泄阳离子药物过程中重要的摄取转运体。OCT2 的底物包括二甲双胍、苯乙双胍、金刚烷胺、美金刚、西咪替丁、胆素、奎宁等。OCT2 的抑制剂包括可卡因、地昔帕明、丙米嗪、格帕沙星、甲哌苯庚醇、N-1-甲基烟酰胺、萘莫司他、尼古丁、酚苄明、普鲁卡因胺、奎尼丁、甲氧苄啶、维拉帕米等。临床有 120 种以上药物与 OCTs 有关。

MDR1 因其是肿瘤细胞耐药的重要原因之一并能够识别和转运多种结构的各类药物而得名。在肾脏,其主要分布于近端肾小管刷状缘侧膜并且介导肾小管细胞内的底物药物外排至尿液。甲氨蝶呤、乌苯美司、罗丹明 123、地高辛、环孢素 A 等均是其底物。多药耐药蛋白 2(MDR2)大量分布于肾脏近端肾小管 S1、S2、S3 段的刷状缘侧膜,并且其作用于 MDR1 相似,是将底物药物由血液侧分泌至尿液。底物以有机阴离子为主以及两性阴离子和内源性物质等,例如长春碱、雌二醇-17β-葡萄糖醛酸苷(E217G)、S-谷胱甘肽基 2,4-二硝基苯(GSDNP)、普伐他汀等。

四、肾清除率

(一)清除率的概念

各种不同的药物通过肾排泄而被清除的情况差别很大。为了解肾对各种药物消除的贡献,常用肾清除率(renal clearance,Cl_r)定量地描述药物通过肾的排泄效率。严格地说,肾清除率应称为"肾脏排泄血浆清除率",是指肾脏在单位时间内能将多少容量(通常以 ml 为单位)血浆中

笔记

所含的某物质完全清除出去,这个被完全清除了某物质的血浆容积(ml)就称为该物质的血浆清除率(常以 ml/min 表示)。在实际工作中血浆和排泄这些词常被省略,简称为肾清除率。肾清除率能够反映肾脏对不同物质的清除能力,肾对某药物清除能力强时,就有较多血浆中的药物被清除掉。

(二) 清除率的加和性

符合线性药物动力学的药物的清除率具有加和性,即药物的清除率等于药物的肾清除率与非肾清除率的总和,可以用公式表示:

$$Cl_{\text{T}} = Cl_{\text{R}} + Cl_{\text{NR}}$$ (6-1)

式中,Cl_{R} 为肾清除率;Cl_{NR} 为经非肾途径药物的清除率。

(三) 肾清除率的计算

当药物的尿排泄率与血浆药物浓度成正比例时,其排泄率为:

肾排泄率(每分钟肾排泄率)= 血浆浓度(C)×肾清除率(Cl_r)

假定 U 为尿中某药物的浓度(mg/ml),V 为每分钟的尿量(ml/min),则每分钟从尿中排出该药物的尿量为 $U \cdot V$ 除以该药物在每毫升血浆中的浓度 C(mg/ml),就可以得到肾每分钟清除了 Cl_r 毫升的药物,故肾清除率应为:

$$Cl_r = \frac{排泄速度}{血药浓度} = \frac{U \cdot V}{C}$$ (6-2)

从生理机制来看,肾清除率可以看作:

$$Cl_r = \frac{滤过速度+分泌速度-重吸收速度}{血浆药物浓度}$$ (6-3)

肾清除率是一个抽象的概念,所谓每分钟被完全清除了的某物质的毫升数,仅是一个推算的数值。实际上,肾并不一定把 1ml 血浆中的某药物完全清除掉,可能仅仅清除其中的一部分。但是,肾清除该药物的量可用相当于多少毫升血浆中所含的该物质的量表示,可见肾清除率所表示的血浆毫升数是一个相当量。以青霉素为例,例如青霉素在血浆中的浓度为 2μg/ml,尿中青霉素浓度为 30μg/ml,每分钟排出的尿液为 2ml,那么每分钟排泄的青霉素量就是 30(μg/ml) ×2(ml/min) = 60(μg/min),则青霉素的清除率为 $Cl_{青霉素}$ = 60(μg/min)/2(μg/ml) = 30(ml/min),即肾每分钟能将 30ml 血浆中的青霉素排出体外。

(四) 肾清除率与肾功能

影响肾清除率的因素包括血浆药物浓度、药物-血浆蛋白结合率、尿液的酸碱度、尿量和肾脏疾病状态等。药物通过肾小球滤过和分泌进入肾小管,而滤过的药物仅为未与蛋白结合的药物。当肾小球的滤过能力由于疾病的影响减弱时,主要依靠此机制排泄的药物排泄量减少,药物的半衰期延长。

(五) 基于肾清除率推测排泄机制

通过肾清除率能够推测药物排泄的机制。若一种药物只有肾小球滤过而没有肾小管分泌或重吸收,则该药肾清除率等于肾小球的滤过率,即该药的肾清除率的正常值为 125ml/min。实际工作中可以采用肾小球滤过率 GFR 为指标,来推测其他各种物质通过肾的变化。若某一物质在血浆中未结合药物的比例分数为 f_u,且只有肾小球滤过,所有滤过的物质均随尿排泄,则肾清除率等于 $f_u \cdot$ GFR(125ml/min)。若某一物质的肾清除率低于 $f_u \cdot$ GFR,则表示该物质从肾小球滤过后有一定的肾小管重吸收。反之若肾清除率高于 $f_u \cdot$ GFR,则表示除肾小球滤过外,肯定存在肾小管分泌排泄,可能同时存在重吸收,但必定小于分泌。表6-2 总结了肾清除率和肾排泄机制间的关系,例如尿素的肾清除率为 78ml/min,由此可判断尿素可被肾小管重吸收;菊粉的肾清除率为 125ml/min,可以推断菊粉仅由肾小球滤过排泄,无肾小管重吸收和肾小管分泌;肌酐能自由通过肾小球滤过,在肾小管中很少被重吸收,但有少量是由近曲小管分泌的。给正常人滴注肌酐,使血浆中浓度高达 0.1 ~ 1mg/ml 时,近曲小管分泌肌酐的量增多,此时肌酐清除率达 175mg/ml。这表明这时肾小管必定能分泌该物质。但是,不能由此推断说该物质不会被重吸收,因为只要分泌量大于重吸收量,其清除率仍可大于 125ml/min。

表 6-2　肾清除率和肾排泄机制间的关系

肾清除率 (ml/min)	(肾清除率/肾小球 滤过率)	肾排泄机制	举　例
0	0	肾小球完全滤过但是又被肾小管完全重吸收	葡萄糖
<125	0 ~ 1	肾小球滤过和部分肾小管重吸收	尿素,脂溶性药物
125	1	只有肾小球滤过	菊粉
>125	>1	肾小球滤过加上肾小管主动分泌	高浓度肌酐,离子药物
650	5	肾清除和肾血流速度相等	对氨基马尿素(PAH)

五、研究药物肾排泄的方法

研究药物从尿中排泄多采用在体法。对象是人或动物。通常是在给药后,不同时间收集尿量,记录尿量,测定尿浓度,计算累积排泄量,直至排泄完成。利用尿药总排泄量与给药剂量比为尿药排泄分数,可同时计算尿药排泄速率。离体法采用离体肾灌流(isolated perfused kidney,IPK)技术。IPK 技术是应用比较早的离体器官实验方法,最早被用来研究肾脏的生理和生化功能,现在成为药物处置研究的常用方法,主要用于研究药物肾脏排泄机制、药物肾脏代谢、排泄及药物的相互作用和肾功能等方面,对发现和评价药物肾脏排泄及其相互作用具有特别的价值。IPK 的研究方法是取麻醉后的大鼠,分离血管和输尿管,全身肝素化和渗透利尿,进行输尿管插管、腹主静脉插管和腹主动脉插管等操作,进行灌流实验。按时收集尿液和灌流液,实时监测灌流压力,检测或测定尿量、药物量、尿蛋白含量、肾小球滤过率等参数。

第二节　药物的胆汁排泄

胆汁排泄是肾外排泄中最主要的途径。对于那些极性太强而不能在肠内重吸收的有机阴离子和阳离子来说,胆汁排泄是其重要的消除机制。

一般来说,药物通过门静脉或肝动脉进入肝脏血液循环,经肝细胞的血管侧膜摄取进入肝细胞内,在肝细胞内药物经过氧化、还原、水解和结合等代谢反应后其最终产物经肝细胞的胆管侧膜排泄入胆汁,最后经胆汁排入肠道。在肝细胞的血管侧膜和胆管侧膜上存在着很多药物转运蛋白,这些药物转运蛋白将药物从血管侧膜摄取入肝脏,然后通过胆管侧膜向胆汁分泌以排至肝外。

机体中重要的物质如维生素 A、D、E、B_{12}、性激素、甲状腺素及这些物质的代谢产物从胆汁中排泄非常显著。某些药物及食品附加剂也主要从胆汁中排泄。药物包括其代谢产物都可以由胆汁排泄,并往往是主动分泌过程。多数药物的胆汁清除率很低,但也有一些药物胆汁清除率较高。高胆汁清除的药物往往具有以下特点:能主动分泌;药物是极性物质;相对分子量超过 300。

肾和肝胆是机体重要的排泄器官,二者的排泄能力存在相互代偿现象。如大鼠结扎肾动脉和静脉后,头孢唑林经胆汁排泄增加 4.5 倍。而结扎胆管,头孢唑林的肾排泄从 16% 增加到

笔记

50%。经四氯化碳处理的大鼠,胆汁中丙米嗪(imipramine)的排泄降低,而尿中排泄增加。对肾排泄与肝胆排泄间相互代偿现象的研究具有实际意义,对于肾功能或肝功能不全的患者临床用药有一定的指导作用。

一、药物胆汁排泄的过程与特性

(一) 胆汁清除率

胆汁中未被重吸收的药物通过粪便排出体外,其排泄率可用清除率来表示:

$$胆汁清除率=\frac{胆汁排泄速度}{血浆药物浓度}=\frac{胆汁流量×胆汁药物浓度}{血浆药物浓度} \tag{6-4}$$

胆汁由肝细胞分泌产生,经毛细胆管、小叶间胆管、左右胆管汇总入肝总管,再经胆囊管流入胆囊中贮存和浓缩。当消化活动开始时,胆汁从胆囊排出至十二指肠上部。成年人一昼夜分泌胆汁 800~1000ml。

(二) 药物胆汁排泄的机制

药物胆汁排泄是一种通过细胞膜的转运过程,其转运机制可分为主动转运和被动转运。

1. 胆汁排泄的被动转运 血液中的药物向胆汁被动转运有两种途径:一种是通过细胞膜上的小孔扩散,即膜孔滤过,小分子药物通过此种方式转运;另一种是通过细胞膜类脂质部分扩散,油/水分配系数大和脂溶性高的药物通过此种方式转运。被动转运在药物胆汁排泄中所占比重很小。甘露醇、蔗糖、菊粉的胆汁排泄均属于被动转运过程。这类物质从胆汁中的排泄量较少。

2. 胆汁排泄的主动分泌 许多药物或其代谢物在胆汁中的浓度显著高于血液浓度,它们从胆汁中的排泄属于主动转运过程。通常情况下,药物经血液进入肝脏,在肝细胞内通过Ⅰ相或Ⅱ相酶介导的代谢反应转化为多种氧化或结合代谢产物,或以原形或其代谢物通过胆汁分泌过程排至体外。在这一系列过程中,除被动扩散外,肝细胞血窦侧的摄取转运体协助底物运输至肝细胞内;而胆小管侧和血窦侧的外排转运体则负责将药物或代谢物排至胆汁或重新转运回血液。目前已知肝细胞至少存在 5 个转运系统,分别转运有机酸(如对氨基马尿酸、磺溴酞、青霉素、丙磺舒、酚红、噻嗪类药物等)、有机碱(如普鲁卡因胺、红霉素等)、中性化合物(如强心苷、甾体激素等)、胆酸及胆汁酸盐和重金属(如铅、镁、汞、铜、锌等)。肝脏中外排转运体包括表达于血窦侧的 MRP3、MRP4、MRP6 以及 OSTα-OSTβ,和胆小管侧的 P-gp、MRP2、BCRP、BSEP 以及 MATE1,见表 6-3。

表 6-3 肝脏胆管侧膜药物转运体

转运体	转运物质	典型底物
P-糖蛋白(P-gp)	脂溶性较高的阳性或中性药物	多柔比星、长春新碱、红霉素、塞利洛尔、地西泮等
多药耐药相关蛋白 2(MRP2)	阴离子化合物及共轭代谢物	普伐他汀、替莫普利拉、甲氨蝶呤、多柔比星、顺铂
胆酸盐外排转运蛋白(BSEP)	未共轭结合的胆酸盐	牛磺胆酸盐、甘氨胆酸盐、胆酸盐、牛磺石胆酸、牛磺鹅去氧胆酸盐、牛磺脱氧胆酸盐、牛磺熊去氧胆酸盐、他莫昔芬
乳腺癌耐药蛋白(BCRP)	某些药物的胆汁排泄	多种抗癌药如甲基蝶呤、多柔比星等

肝脏中 P-gp 的主要作用是介导底物药物的胆汁排泄,因此,肝脏 P-gp 功能的改变可能会对药物的胆汁排泄过程产生影响。乳癌耐性蛋白(BCRP,ABCG2)最初是在长期暴露于抗癌药物多柔比星和维拉帕米中的肿瘤细胞中发现的。在肝脏中,BCRP 表达于肝细胞的胆小管侧,介导

笔记

药物从肝脏向胆汁分泌。BCRP 的底物谱中有很大一部分是抗肿瘤药物,例如米托蒽醌、甲氨蝶呤以及多种喜树碱衍生物等。除此之外,BCRP 的底物还包括抗病毒药物如阿昔洛韦、拉米夫定、齐多夫定等,他汀类药物如阿托伐他汀、西立伐他汀、匹伐他汀等,抗生素类药物如环丙沙星等,以及某些钙离子通道拮抗剂。

二、肠 肝 循 环

(一) 肠肝循环的概念

从胆汁排出的药物,先贮存在胆囊中,然后释放进入十二指肠。有些药物可由小肠上皮细胞吸收,有些在肝代谢为与葡萄糖醛酸结合后的代谢产物,在肠道被菌丛水解成母体药物而被重吸收。如氯霉素、酚酞等在肝内与葡萄糖醛酸结合后,水溶性增高,分泌入胆汁,排入肠道,在肠道细菌酶作用下水解释放出原形药物,又被肠道吸收进入肝脏。这种经胆汁或部分经胆汁排入肠道的药物,在肠道中又重新被吸收,经门静脉又返回肝脏的现象,称为肠肝循环(enterohepatic cycle)。吲哚美辛是一种人工合成的非甾体类解热镇痛抗炎药,在胆汁中以葡萄糖醛酸-吲哚美辛的形式出现,吸收后进入肝肠循环经胆道排泄入肠,再由肠道吸收,其肠肝循环途径如图 6-5 所示。此外,己烯雌酚、洋地黄毒苷、氨苄西林、卡马西平、螺内酯、胺碘酮、雌二醇、多柔比星、氯丙嗪等药物都存在肠肝循环。

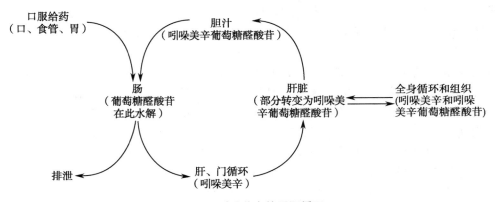

图 6-5　吲哚美辛的肠肝循环

肠肝循环的影响因素包括:药物的性质(化学性质、极性以及分子大小),肝内生物转化作用,在胆小管内的重吸收,肠道内吸收的程度,肠壁上 P-gp 的数量以及肠壁的代谢作用等。例如葡萄糖醛酸化是对乙酰氨基酚在肝内所进行的主要代谢反应,对乙酰氨基酚-葡萄糖醛酸由胆汁排泄,到达小肠后受肠道菌群作用随即进行水解,释放出游离的对乙酰氨基酚被大量重吸收,从而形成肠肝循环。对乙酰氨基酚-葡萄糖醛酸的胆汁排泄受多药耐药相关蛋白 3(MRP3)的调节,上调 MRP3 的表达可在一定程度上降低该药的肠肝循环作用。另外,他汀类药物如普伐他汀的胆汁排泄受肝细胞摄取转运蛋白和外排转运蛋白产生的协同作用的影响。因而,上述转运蛋白的活性就会影响普伐他汀的胆汁排泄,进而影响到药物的肠肝循环。

吲哚菁绿、地高辛、红霉素等药物以原形形式从胆汁排出。吲哚美辛、酚酞、吗啡等药物则以葡萄糖醛酸苷形式从胆汁排泄,在消化道中受消化酶、肠壁酶或肠内菌丛分解转变为原来的化合物,脂溶性增大,被肠道重吸收入肝静脉。如果这些酶或肠道内菌丛被抑制,则肠肝循环减少,药物体内半衰期缩短。若用葡萄糖二酸 1,4-内酯抑制肠内 β-葡萄糖醛酸苷转移酶,则肠肝循环受抑制。又如用新霉素或卡那霉素抑制肠内细菌,则肠肝循环也减少。

(二) 药物的双峰现象

某些药物因肠肝循环可出现第二个血药浓度高峰,被称为双峰现象(如图 6-6 所示)。安普那韦是一种抗 HIV 蛋白酶抑制剂,其和葡萄糖醛酸的结合物通过胆汁排泄到小肠,在肠道内受

笔记

酶和细菌的作用分解为原形药物,脂溶性增大,被肠道重新吸收进入门静脉,随后进入全身血液循环,出现第二个血药浓度高峰并且药物的清除速率减慢。

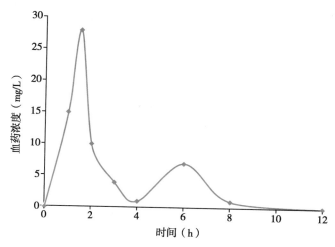

图6-6 肠肝循环引起血药浓度-时间曲线图出现双峰现象

对某些口服给药的药物来说,肠肝循环是引起血药浓度-时间曲线双峰现象最主要的原因。此外出现双峰现象的原因还有:胃排空延迟;药物在不同部位吸收速率不同;制剂原因,如同时含有速释成分和缓释成分等。

（三）肠肝循环的意义

具有肠肝循环的药物,药物血药浓度下降减慢,药物作用时间延长,药物的生物利用度提高。如果阻断药物的肠肝循环,则会加速该药物的排泄。有的抗菌药物存在胆汁排泄,因而在胆道内浓度较高,有利于胆道感染的治疗,如红霉素、四环素等。再如酚酞口服后部分由胆汁排泄,肠内再吸收形成肠肝循环,故给药一次作用可维持3～4天。由于存在肠肝循环,使得胆汁排泄成为药物在体内消长的重要因素之一,对药物的血药浓度、药物疗效的强度和维持时间长短,以及是否出现毒性等均具有重要意义。

1. 对药效及毒性的影响 药物的肠肝循环是药物排泄和重吸收的一种形式,能增加药物在体内的存留时间,保证药物在作用部位(或靶器官)有较高的浓度,它对维持有效血药浓度,提高疗效有一定临床意义。肠肝循环可使药物反复循环于肝、胆汁、肠道之间,延缓排泄而使血药浓度维持时间延长,可以提高药物的利用效率,但也可能会造成药物在体内的蓄积,引起药物中毒反应。临床应用时应该对这一类药物进行血药浓度监测,必要时可应用考来烯胺等药物人为中止肠肝循环。

肠肝循环与药物不良反应关系密切。治疗风湿性关节炎的来氟米特,活性代谢物从血浆中缓慢消除。考来烯胺或活性炭可与肠道内来氟米特的活性代谢物结合,阻断肠肝循环,阻止其重吸收并促进消除,避免产生严重的毒副作用。又如,非甾体消炎药具有显著肠肝循环,由于其严重的胃肠道副作用,如易引起胃肠溃疡,其临床应用受到限制。但是胆管结扎阻断肠肝循环后,则不会出现胃肠溃疡。当通过胆汁引流手术使胆汁流逐渐远离十二指肠壶腹时,小鼠腹腔内注射吲哚美辛引起的胃溃疡症状也会随之逐渐减轻。

2. 对给药间隔及合并用药的影响 由于具有肠肝循环的药物体内作用时间延长,因此在药物的给药剂量和给药时间间隔上均与无肠肝循环的药物不同,特别是具备多次肠肝循环的药物,应适当延长给药间隔,防止药物过量服用。

另外,合并用药时也应考虑肠肝循环因素。如利福平可促进雌激素的代谢或减少其肠肝循环,降低口服避孕药的作用,导致月经不规则,月经间期出血和计划外妊娠。所以,患者服用利

笔记

福平时,应改用其他避孕方法。

3. 对前药设计的意义　肠肝循环是人体内最重要的循环路径之一。该循环是一个复杂的过程,涉及大量转运蛋白的参与,它们将胆汁酸从小肠内转运到门静脉,继而到达肝细胞,而后到达胆汁中,再运至小肠中,如此进行反复的循环。胆酸具有刚性的甾体骨架结构,对映异构体纯度高,易于制备成各种衍生物,运载药物能力强以及具有肠肝循环的器官特异性。这些特点使得胆酸成为研发具有药理活性前体药物和杂交分子很受欢迎的工具。为了改善药物的肠道吸收,提高药物(尤其具有肠肝循环现象的药物)制剂的代谢稳定性,也为了将活性药物的血药浓度长期维持在合理的治疗范围内,可以将胆酸和药物连接制备胆酸-药物杂交分子或者是开发属于胆酸衍生物的前药。例如,胆酸的肠肝循环需要一种钠离子依赖性转运蛋白(ASBT)的参与。Taslim A. Al-Hilal 等人,将低分子量肝素与脱氧胆酸的单体、二聚物、三聚物、四聚物相连,得到四种前药。低分子量肝素-脱氧胆酸四聚物与 ASBT 的亲和性最高,且 ASBT 介导的药物细胞摄取增加,细胞穿透能力也增强。实验表明与低分子肝素单药相比,低分子量肝素-脱氧胆酸四聚物具有更显著的抗血栓作用,且口服时生物利用度提高了三倍。

肿瘤治疗中化疗药物因为不能有效地在肿瘤细胞中聚积,应用受到限制。氟脲苷常用于肝癌的治疗,Diana Vivian 等人将其与鹅去氧胆酸连接制备了一种前药,并且证明该前药的细胞摄入依赖于 Na^+ 依赖性胆酸载体,即 Na^+ 牛磺胆酸盐-同向转运多肽(NTCP)的作用。NTCP 在很多种肝肿瘤细胞表面均有表达,能够以高亲和性的方式有效地介导肝细胞对氟脲苷-鹅去氧胆酸的摄取,达到靶向肝组织治疗癌症的目的。

在前药设计中,制备葡萄糖醛酸苷化的药物是非常重要的一类前药设计原则,如抗肿瘤药物发生苷化反应制备的 β-葡萄糖醛酸-药物结合物。将多柔比星用葡萄糖醛酸苷化制备多柔比星前药,该药能选择性的在肿瘤细胞中被细胞外的 β-葡萄糖醛酸酶激活,其治疗作用也相应地提高。另外,靶向肠肝循环中胆盐再吸收相关载体,也是前药设计中非常重要的设计原则之一。

三、研究药物胆汁排泄的方法

对于新药而言,研究药物胆汁排泄的主要方法是胆汁引流,动物通常选用清醒大鼠。大鼠用乙醚麻醉后,做胆管插管手术,等动物清醒后给药,按一定的时间间隔收集胆汁至药物排泄完全。记录胆汁体积,测定胆汁中药物浓度。计算累积排泄量和排泄分数。近年来,新型"三明治"模型用于体外研究药物的胆汁排泄,"三明治"模型在体外原代肝细胞培养的基础上,底层铺鼠尾胶使肝细胞贴壁,上层铺 Matrigen 胶使其形成肝索样结构,并逐渐形成胆小管网络,可以模拟肝脏的功能,是研究药物代谢和代谢酶诱导相互作用的主要体外工具之一。由"三明治"模型体外测得的体外的内在胆汁清除率和体内试验之间有较好的相关性,可以用于预测药物体内的内在胆汁清除率。

第三节　药物的其他排泄途径

一、药物从乳汁排泄

化学物质通过乳汁排泄可使婴儿的安全受到一定影响,在新药开发过程中往往要求进行乳汁排泄试验。有些药物从乳汁中排泄量较大,如红霉素、地西泮、卡马西平、磺胺异噁唑和巴比妥盐等。

药物从母血通过乳腺转运,血浆和乳汁被乳腺的上皮细胞膜分隔开,药物的转运主要受下列因素影响:

(1) 药物的浓度梯度:乳汁中药物的浓度与母体的血药浓度有关,未与蛋白结合的游离药

笔记

物浓度越高,从血浆到乳汁的转运越快。

(2) 药物的脂溶性:乳汁中脂肪含量比血浆高,脂溶性大的药物容易穿过生物膜进入乳汁中。

(3) 血浆与乳汁的 pH:人乳 pH 为 6.8~7.3,转运到乳汁中的药物量由药物的解离常数决定。正常 pH 情况下,弱酸性药物在乳汁中的浓度比其血浆浓度低,而某些弱碱性药物可等于或高于血浆中浓度。

(4) 药物分子量大小:分子量越小,越容易转运。

虽然大多数药物进入乳汁的量不多,但由于婴儿的肝、肾功能未发育完全,对药物的代谢与排泄能力低,有可能造成一些药物在婴儿体内蓄积,导致婴儿产生毒副作用。如磺胺可引起新生儿黄疸,抗生素可引起婴儿重复感染,四环素可引起婴儿牙斑,尼古丁可引起婴儿惊厥、呕吐等。这些药物应禁用或慎用于哺乳期妇女。如果哺乳期需要服用一些比较安全的药物,最好在婴儿哺乳后或下次哺乳前 3~4 小时用药。

二、药物从唾液排泄

唾液易于收集,药物从唾液中排泄也受到一定重视。唾液中药物浓度一般低于血药浓度。唾液由腮腺、舌下腺、颌下腺及口腔黏膜分泌液混合所组成,其分泌量及成分有明显个体差异,同一人日内和日间也有很大差异。一般日分泌量为 1~1.5L,平均 pH 约为 6.5,比血浆 pH 低。药物主要通过被动扩散方式由血浆向唾液转运。转运速率与药物的脂溶性、pK_a 和蛋白结合率等因素有关。游离的脂溶性药物以原形在唾液与血浆之间形成扩散平衡,与蛋白结合的药物和非脂溶性药物不能进入唾液,因此药物在唾液中的浓度近似于血浆中游离药物的浓度,对于蛋白结合率高的药物,则唾液浓度较血浆低得多。

对于脂溶性的弱酸性或弱碱性药物,其唾液排出还受药物在唾液和血浆中解离的影响。利用 Henderson-Hasselbalch 方程式可以推导出这些药物的唾液浓度与血浆浓度(包括结合型与游离型)的理论关系式:

弱酸性药物

$$\frac{C_s}{C_p} = \frac{1 + 10^{(pH_s - pK_a)}}{1 + 10^{(pH_p - pK_a)}} \times \frac{f_p}{f_s} \tag{6-5}$$

弱碱性药物

$$\frac{C_s}{C_p} = \frac{1 + 10^{(pK_a - pH_s)}}{1 + 10^{(pK_a - pH_p)}} \times \frac{f_p}{f_s} \tag{6-6}$$

式(6-5)和式(6-6)中,C_s 和 C_p 分别为唾液中和血浆中的药物浓度;pH_s 和 pH_p 是唾液与血浆的 pH;f_s 和 f_p 分别是唾液和血浆中游离药物浓度对总浓度的比值。

由于 pH、f_s 和 f_p 几乎比较恒定,而 pK_a 为常数,因此唾液 pH 是影响解离型药物唾液浓度的主要因素。

也有一些药物是以主动转运方式,由血浆向唾液转运,例如锂。患者服用碳酸锂后,唾液中锂离子的浓度是血浆中浓度的 2~3 倍,即使唾液增加 10 倍,此比值也不会变化。

可以利用唾液中药物浓度与血浆药物浓度比值相对稳定的规律,以唾液代替血浆样品,研究药物动力学。已有研究表明,水杨酸盐、苯妥英钠、奎尼丁、对乙酰氨基酚、甲苯磺丁脲、茶碱、地西泮、苯巴比妥、锂等药物唾液浓度与血浓度有很好的相关性。因此这些药物的唾液浓度可以很好地反映血浆中的药物浓度。

三、药物从肺排泄

吸入麻醉剂、二甲亚砜以及某些代谢废气可随肺呼气排出,该类物质的共同特点是分子量

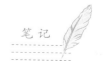
笔记

较小、沸点较低。其排泄量视肺活量及吸入量而异。影响药物肺排泄量的因素有肺部的血流量,呼吸的频率,挥发性药物的溶解性等。其中药物在血液中的溶解度是决定药物经呼吸系统排泄速率的判断指标。比如水溶性较差的气体 NO 由肺排泄较快。相反,在血液和组织中溶解性较好的药物排泄速度较慢。当心输出量增加时,肺部血流量增加,气体的排出量显著地增加,导致经呼吸排泄的药物量也增加。经肺途径排泄的药物大多数为完整的药物(而非代谢物)。通过测定驾驶司机呼出气体中酒精的浓度可判断驾驶员是否酒后驾车,该排泄途径还具有法医学检测的意义。

四、药物从汗腺和毛发排泄

某些药物及机体正常代谢产物如磺胺类、盐类(主要是氯化物)、苯甲酸、水杨酸、乳酸及氮的代谢物、尿素等可以随汗液向外界排泄。药物由汗液排泄主要依赖于分子型的被动扩散。毛发中虽然只有微量的药物排泄,但对于某些有毒物质的检测来说,测定毛发中的药物排泄具有重要意义。如微量的汞和砷在毛发中是可以检测到的。

第四节 影响药物排泄的因素

影响药物排泄的因素:主要探讨影响药物肾排泄和胆汁排泄的因素。

一、生 理 因 素

(一) 血流量

当肾脏血流量增加,经肾小球滤过和肾小管主动分泌两种机制排泄的药物量都将随之增加。血流量对肾小球滤过率影响较大,肾血流量增加时有效滤过压和滤过面积增加,肾小球滤过率将随之增加。在通常情况下,在一般的血压变化范围内,肾主要依靠自身调节来保持血流量的相对稳定,以维持正常的泌尿功能。实验证明,当全身平均动脉压波动在 10.7 ~ 24kPa(80 ~ 180mmHg)时,通过肾脏的自身调节,肾脏血液灌流量仍可维持相对恒定。但当平均动脉压低于 8.0kPa(60mmHg)时,肾脏血液灌流量即明显减少,并有肾小动脉的收缩,因而可使 GFR 减少,使药物排泄量明显减少。

对于肝提取率高的药物,肝血流量增加,药物经肝消除加快;对于肝提取率低的药物,肝血流量对肝清除率影响不大。主要通过主动扩散被肝细胞摄取的药物,其胆汁排泄主要是受药物向肝中的运输速度,比如血流量所限制。但是对于极性大的药物,通过主动转运机制进入细胞的药物来说受肝血流量的影响不大。

(二) 胆汁流量

胆汁流量的改变会影响经胆汁排泄药物的排泄。胆汁的生成过程非常复杂,每天的生成量为 100 ~ 200ml,随着人们的活动、饮食的质和量以及饮水量的不同而变化,进餐时肝脏产生的胆汁比平时要多。如在蛋白质分解产物、脂肪等物质作用下,小肠上部的黏膜可生成胆囊收缩素,它通过血液循环兴奋胆囊平滑肌,引起胆囊的强烈收缩和括约肌的舒张,因而促进胆汁的排出。当胆汁流量增加时,肝细胞中药物扩散进入胆汁的量以及由胆囊排泄进入肠道内的药物量均增加,因此主要经胆汁排泄途径排出的药物量增加。降低胆汁流量,则会降低某些以胆汁排泄为主要排泄途径的药物的排泄量。

(三) 尿量

尿量增加时,药物在尿液中的浓度下降,重吸收减少;尿量减少时,药物浓度增大,重吸收也增多。临床上有时通过增加液体摄入合并应用甘露醇等利尿剂,以增加尿量而促进某些药物的排泄。这种方法对于某些因药物过量而中毒的患者解毒是有益的。但在强迫利尿时,肾排泄必

笔记

须是药物的主要排泄途径。如果药物的重吸收对 pH 敏感,那么在强迫利尿的同时控制尿液 pH 将会更有效。如尿液呈酸性和碱性时,苯巴比妥(pK_a = 7.2)的肾清除率均与尿量呈线性关系;当采用渗透性利尿药或甘露醇增加利尿作用,使 24 小时内尿量达 12L,并用碳酸氢钠或乳酸钠碱化尿液时,苯巴比妥离子化程度提高,肾小管重吸收量减少,尿排泄量增加,可使苯巴比妥中毒昏迷的时间缩短 2/3 左右。苯巴比妥肾清除率随尿量的变化如图 6-7 所示,可见其肾清除率既对尿 pH 敏感,又呈尿量依赖性。

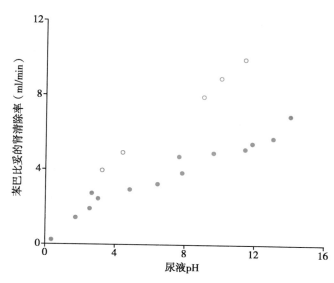

图 6-7　苯巴比妥肾清除率随尿液和尿 pH 值的变化
○ 碱化尿液　● 未碱化尿液

（四）　尿的 pH

对于弱酸和弱碱来说,尿 pH 是影响重吸收的另一因素,尿液 pH 影响药物的解离度,从而影响药物的重吸收。临床上可用调节尿液 pH 的方法影响药物的解离度,从而影响药物的重吸收。例如巴比妥类、水杨酸类等弱酸性药物中毒,可服用碳酸氢钠碱化尿液,加速药物的排出;相反,氨茶碱、哌替啶及阿托品等弱碱性药物中毒,酸化尿液可加速药物的排泄。

通常尿液的 pH 接近 6.3,但受饮食、病理学因素以及应用的药物影响,可在一定范围内变化。在强行酸化或碱化尿液时,尿的 pH 可分别达到 4.5 和 8.5 的极限。尿液的 pH 的变化能够改变药物的重吸收和药物排泄。药物的游离形式有利于它们穿透脂质细胞膜,而离子化药物容易滞留在尿液中,随后由肾脏清除。尿液 pH 对弱酸性药物和弱碱性药物离子化程度的影响如图 6-8 所示。

弱酸性药物通过肾小管膜时分子型与离子型的比例可根据 Henderson-Hasselbalch 公式计算:

$$pH = pK_a + \lg \frac{[A^-]}{[HA]} \tag{6-7}$$

其中,pH 为尿液的 pH;[A^-]为弱酸离子的浓度;[HA]为弱酸的浓度。下式可以计算弱酸在任一 pH 尿液下的离子型浓度。

$$\lg \frac{[A^-]}{[HA]} = pH - pK_a$$

$$[A^-] = [HA] 10^{(pH - pK_a)} \tag{6-8}$$

对于弱酸来说,pH 升高将增加解离程度,因此重吸收减少,肾清除率增加。pK_a 等于或小于

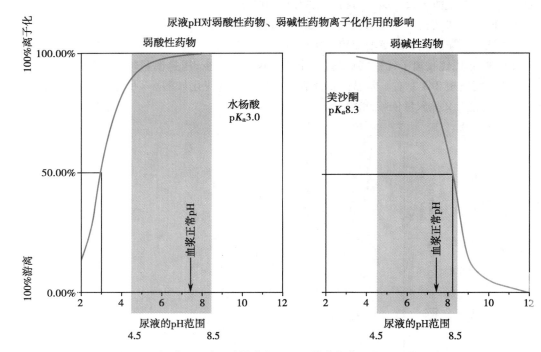

图 6-8　尿液 pH 对弱酸性药物和弱碱性药物离子化程度的影响

2 的弱酸,如 Chromoglycic 酸(一种抗过敏药物),在通常尿 pH 环境下完全解离,因此不被重吸收,其肾清除率通常较高且对尿 pH 变化不敏感。反之,pK_a 大于 8.0 的弱酸,如苯妥英,在正常尿 pH 范围内基本不解离,其清除率始终较低,对尿液 pH 变化不敏感。只有 pK_a 介于 3 和 7.5 之间的非极性酸,其肾清除率与尿的 pH 的变化密切相关。

　　例如水杨酸 pK_a 等于 3,在 pH 7.4 时,解离度大于 99.9%,在 pH 5.0 时,仍有 99% 解离,因此假定将肾小管中的尿液酸化至 pH 5.0 时,水杨酸的离子化程度仍然很高,但此时其重吸收的速度却大大增加,排泄量减少。图 6-9 为尿液 pH 对水杨酸肾清除率的影响,当尿液 pH 低于 6.5 时,水杨酸的肾清除率大大降低。

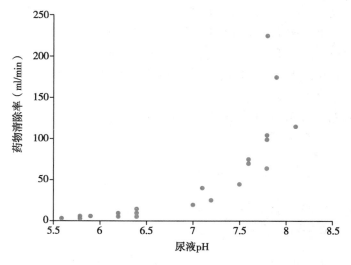

图 6-9　尿液 pH 对弱酸性药物水杨酸肾清除率的影响

笔记

　　一般来说,pK_a 接近或大于 12 的强碱性药物,如胍乙啶,在尿的任何 pH 范围内均呈解离状态,几乎不被重吸收,其肾清除率也不受尿液 pH 的影响。pK_a 等于或小于 6 的弱碱非极性药物,如丙氧酚,由于其解离部分具有足够的通透能力,在尿的任何 pH 时均可被重吸收。这类药物的肾清除率可能会随尿的 pH 有所波动,但清除率仍然很低,尤其是在血浆蛋白结合率较高时。pK_a 介于 6 与 12 之间的非极性药物的重吸收变化较大,可以从无重吸收到完全重吸收,其肾清除率可随尿 pH 的变化而波动。

药物的重吸收会受到食物(如肉类能使尿酸化)或某些药物(会改变尿 pH 值)的影响。碳酸氢钠能解救巴比妥类药物中毒,是由于提高了尿的 pH,降低了巴比妥类非解离型的浓度,从而减少了重吸收,促使药物大量排泄。

尿液 pH 对弱碱性药物苯丙醇胺(pK_a=9.4)血药浓度的影响如图 6-10 所示。分别用氯化铵酸化尿液,用碳酸氢钠碱化尿液。与生理盐水组对照发现:曲线吸收形状相似,达峰时间与达峰浓度几乎一致,但是偏酸组血浆中苯丙醇胺的浓度下降速度明显加快并且在体内的滞留时间缩短;偏碱组血药浓度下降速度减慢,药物在血液中滞留的时间也延长。显然,尿 pH 值是决定该弱碱性药物肾排泄的主要因素。

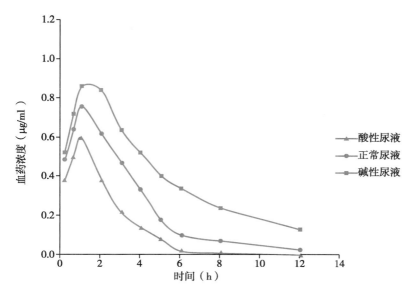

图 6-10　尿液 pH 对弱碱性药物芬氟拉明(pK_a=10)血药浓度的影响

(五) 药物转运体

转运体(transporters)在药物的吸收、分布和排泄过程中起着非常重要的作用。根据转运底物跨膜转运方向的不同将药物转运体分为摄取性转运体和外排性转运体。摄取性转运体(uptake transporters)包括葡萄糖转运体、氨基酸转运体、小肽转运体、一元羧酸转运体、有机阴离子及阳离子转运体等。该类转运体是将底物摄取至靶位以发挥药效,亦属于可溶性载体,也是提高药物生物利用度的最重要靶点。外排性转运体(efflux transporters)包括 P-糖蛋白、多药耐药相关转运体、乳腺癌耐药转运体及胆酸盐外排泵等,属于 ATP 结合转运体(ATP binding cassette transporters,ABC)。

肾脏转运体在肾脏处置药物过程中发挥重要作用。药物经肾脏的排泄过程包括肾小球滤过、肾小管分泌和重吸收三个过程,而肾小管分泌和重吸收过程是由多种转运体介导的。肾小管分泌主要是由位于基底侧膜的摄取型转运体和位于刷状缘侧膜的外排型转运体介导的,摄取型转运体包括 OATs、OCT;外排型转运体包括 OCT4、P-gp、多药耐药相关蛋白(MRPs)等。肾小管重吸收转运体包括 OAT-K2、OAT4、PepT2、GLUTs 等。在药物排泄中,有机阴离子和有机阳离子转运体是参与肾小管分泌的两大主要载体系统;葡萄糖转运体、氨基酸转运体和小肽转运体是参与肾小管药物重吸收的重要载体系统。如口服 β-内酰胺类抗生素既有肾小管的主动分泌又有肾小管重吸收,肾小管的主动分泌主要是由有机阳离子和有机阴离子转运体所介导,而它从肾小球滤过液之中的重吸收主要由位于近端肾小管上皮细胞刷状缘膜上的 PepT2 所介导。

目前已知有很多位于肝窦状隙和肝小管膜转运体家族成员在药物胆汁排泄中发挥着重要的作用。由于药物的胆汁排泄绝大多数情况下是主动转运机制,因此,影响到主动转运过程的因素都会影响到药物的胆汁排泄。如在药物胆汁排泄过程中涉及的转运蛋白的活性高低,会极大影响相关药物的胆汁排泄。位于胆管侧膜上负责将药物排泄入胆汁的蛋白是 ATP 结合盒超家族成员,包括 MRPs,P-gp 等。这些转运蛋白可转运许多内源性物质和外源性物质(如药物),许多药物也可调节转运蛋白的表达。如头孢妥仑是第四代头孢菌素类抗生素,研究表明,MRP2 在头孢妥仑的胆汁排泄过程中起主要作用,BCRP 也参与其胆汁排泄过程,而 P-gp 不介导头孢妥仑的胆汁排泄。转运体抑制剂或拮抗剂可影响药物的排泄速率和排泄量。如抗癫痫药唑南帕奈通过有机阴离子转运体清除,当同时给予有机阴离子转运体拮抗剂丙磺舒时,唑南帕奈的肾清除率从 33.8% 降至 17.4%。

肝脏中的摄取和外排转运体在药物的肝脏清除中均发挥着十分重要的作用。它们与肝脏代谢酶相互配合加速药物的体内清除,一方面,摄取转运体能加速药物进入肝细胞的过程,使其与代谢酶充分作用并进行代谢转化,另一方面,原形药物的 II 相结合物更容易成为外排转运体的底物而通过胆汁排出。

(六) 其他(年龄、种族、性别等)

经肝肾消除的药物量也受年龄和性别的影响,幼儿和老年人的肝肾功能均低于成年人,所以药物消除能力也较低。研究发现成年男性肾脏清除能力比女性要高 10%。其他的因素如遗传因素(基因组成)、生理节律、种属差异等也会影响药物的排泄特征。

二、药物及其剂型因素

(一) 药物理化性质

1. **分子量**　药物的分子量是影响药物排泄的重要理化因素。分子量<300 的药物主要经肾脏排泄,分子量 300~500 的药物既经肾脏排泄也经胆汁排泄,分子量>500 的药物主要经胆汁排泄。药物分子量亦有上限阈值,分子量超过 5000 的大分子化合物胆汁排泄量极少。

药物及其代谢物的胆汁排泄对分子量要求非常严格。对于大鼠、豚鼠及家兔来说,分子量 200 以上的季铵化合物,分子量 300 以上的芳香族阴离子易从胆汁排泄。对于人体,季铵化合物分子量只有大于 300 时才易从胆汁排泄,此称季铵化合物分子量的下限阈值。一般分子量低于 300 的药物很难从胆汁排泄,主要从尿中排泄。药物分子量亦有上限阈值,分子量超过 5000 的大分子化合物难以向肝细胞内转运,故胆汁排泄量极少。分子量在 500 左右的药物有较大的胆汁排泄率。

2. **水溶性/脂溶性**　与体内其他生物膜一样,肾小管管腔壁细胞的类脂膜结构是水溶性电解质物质的屏障。因此,脂溶性大的非解离型药物重吸收程度大,如脂溶性大的硫喷妥,经肾小球滤过后,几乎全部通过肾小管的重吸收返回血液循环,自尿中排泄量很小。相反,一些季铵盐类药物脂溶性很小,几乎不被重吸收,能迅速自尿中排泄。又如脂溶性不同的磺胺类药物在肾小管的重吸收率也不同,脂溶性大的磺胺类药物在肾小管的重吸收率大,如图 6-11 所示。

磺胺甲氧嗪脂溶性大,重吸收好,在体内存在的时间长,故称为长效磺胺。多数药物经过体内代谢后,变成极性大的水溶性代谢物,使肾小管的重吸收减少,有利于机体将这种异物清除。

对于胆汁排泄来说,一般极性大的药物易于从胆汁排泄。如磺胺噻唑及其 N_4-乙酰化物的胆汁排泄率极少,在 N_4 上引入羧酰基时排泄量增大。利福霉素是胆汁排泄显著的药物,给药后不能充分向体内组织转运,口服时这种倾向更加显著。但只要把利福霉素的结构适当改造,使其极性减小,胆汁排泄就会发生明显变化。根据这一理论合成的衍生物利福平胆汁排泄量少,

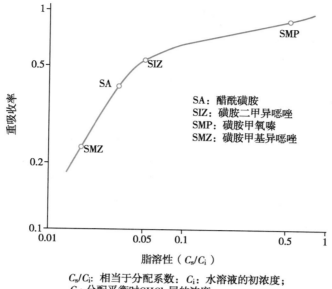

C_s/C_i：相当于分配系数；C_i：水溶液的初浓度；
C_s：分配平衡时$CHCl_3$层的浓度

图 6-11　磺胺的脂溶性和肾小管重吸收

口服能达到预期效果。

3. 药物的 pK_a 和解离状态　药物由于其 pK_a 不同，在体内不同的 pH 环境中解离状态不同，影响药物的扩散或重吸收而影响经肾脏或胆汁排泄。对于弱酸来说，pH 升高将增加解离程度，因此重吸收减少，肾清除率增加。对于弱碱性药物来说，pH 升高解离程度减少，重吸收增加，肾清除率减少。但是强酸性、强碱性药物以及在尿液 pH 范围内不会发生解离的弱酸和弱碱类非极性药物受 pH 的影响较小。

（二）药物血浆蛋白结合率

药物和血浆蛋白结合后不能经肾小球滤过消除，经肾小球滤过的原尿中主要含游离的原形药物和代谢物，所以主要依靠肾小球滤过排泄的药物量减少，如胆囊造影剂碘酚酸与血浆白蛋白高度结合，半衰期长达 2.5 年。但是经主动分泌机制排泄的药物量受其影响较小。通过扩散过程进入肝细胞被代谢消除的药物与药物和血浆蛋白的结合率成反比，如果涉及主动转运机制其消除不受结合影响。

（三）药物体内代谢过程及代谢产物的性质对排泄的影响

到达肝脏的药物与葡萄糖醛酸、谷胱甘肽结合或者是发生其他生物转化后，可使药物的极性或水溶性增加，有利于从尿或胆汁排出；但是甲基化和乙酰化会使药物的极性下降，不利于排泄。

（四）药物制剂因素对排泄的影响

1. 不同剂型和给药途径对药物排泄的影响　剂型对药物的排泄也有重要影响。服用不同剂型的（颗粒剂、混悬剂、溶液剂）水杨酰胺 1g 后，发现颗粒剂中药物的硫酸结合物排泄量最多，混悬剂次之，溶液剂最少。颗粒剂服用后药物要经一个溶出过程才能到达吸收面，有一个逐渐吸收的过程，因而不易出现药物-硫酸结合反应的饱和状态，最终使尿中药物-硫酸结合物排泄量明显增加。给药途径也会影响药物的胆汁排泄，比如，口服给药与静脉注射给药相比，药物更大程度上被运入肝脏，经胆汁排泄途径而排出体外。

2. 制剂中不同药用辅料或赋形剂对药物排泄的影响　制剂中一些常用的辅料如二甲亚砜（DMSO）、丙二醇、Tween 80 等也会影响药物的排泄。DMSO 具有渗透性利尿作用，可以使肾小球的滤过率增加。丙二醇作为注射剂的辅料使用时具有肾毒性，可以改变药物的肾脏排泄。研究报道 Tween 80 可以增加甲氨蝶呤在尿液和胆汁中的排泄量。非离子表面活性剂如 Tween 80、PEG 400、聚氧乙烯蓖麻油、聚氧乙烯醚(40)可以通过抑制细胞色素 P450 的活性,影响药物在肝内的生物转化作用,间接影响药物的排泄。

3. 新型制剂对药物排泄的影响　近年来,药物被装载于纳米载体中制备新型制剂应用于临床疾病治疗,载体的粒径大小会影响药物的排泄。载体在肾小球滤过需要通过血管内皮细胞膜、肾小球基膜和肾小球上皮细胞膜三层,通过三层膜的生理空隙约为 4.5～5nm,因而,一般认为粒径小于 6nm 的纳米药物载体会被肾脏滤出清除。一些具有主动靶向的纳米药物载体可靶向递送药物于特定器官或组织,对药物的排泄具有一定影响。如肾靶向前体药物雷公藤内酯醇-溶菌酶结合物,其可以靶向于肾脏近端小管细胞,因而倾向于通过肾脏排泄。

根据药物排泄的理念可以用于设计新型药物递送载体。纳米药物粒径在 60nm 以上可以有效避免肾脏的清除,粒径在 200nm 以下可以降低药物在肝脏和脾脏的摄取。因此,纳米载体一般设计在 100～150nm 之间可以提高药物体内循环时间。另外,肾排泄分子量的限制可以用于指导药物载体材料的选取。聚乙二醇[(Poly(ethylene-glycol),PEG]修饰于纳米载体表面可用于避免体内网状内皮系统对载体的识别,提高载体体内循环时间。由于 PEG 为生物不可降解材料,因此,设计使用的 PEG 分子量一般不大于 5000,从而可以实现 PEG 的体内清除排泄。

三、疾 病 因 素

(一) 肾脏疾病

肾脏的急性病或者是外伤会使肾小球滤过受损或下降,导致药物排泄量减少,体内血药浓度和含氮产物蓄积。例如,糖尿病肾病患者由于肾小球滤过率下降,体内代谢产物肌酐在体内积累,血清肌酐浓度为正常组的 2～3 倍。当肾小球的滤过或主动分泌能力降低时,导致弱酸/弱碱性药物经肾排泄降低,血药浓度增加,使药效/毒性增加,从而引起尿毒症。例如,对于肾功能不全及老年患者,不适宜食用磺酰脲类降血糖药物格列本脲,因格列本脲作用维持时间 15 小时,肾功能不全时,其在体内的活性代谢产物排泄减少,使降血糖作用相对增强,易发生低血糖反应。此外,一些有机酸类利尿剂(如呋塞米)必须经主动分泌进入肾小管发挥作用,故尿毒症患者应用利尿剂必须加大剂量。

(二) 肝脏疾病

肝脏疾病,如肝炎、胆汁淤积症、肝脏血管疾病等会造成胆汁排泄障碍、肝药酶功能降低、蛋白质结合能力降低、门脉血流量减少,这些疾病都将降低肝脏清除药物的能力。如对于肝脏功能减退的患者,其肝细胞对药物(如地高辛、红霉素、利福平等)的贮存、分泌能力降低,药物胆汁排泄降低,使药物血浆浓度增加,易产生药物中毒现象。

大部分的肝消除反应同时伴随着肝代谢的发生,形成的代谢物的极性一般比母体药物要大。因此即使对于那些仅通过肝脏代谢而消除的药物来说,其最终代谢物也是通过肾脏排泄最终排出体外。因此肾脏疾病也会影响一些经肝代谢消除的药物的排泄。在给患有肾脏疾病但是肝脏正常的患者用药时,应选用主要通过胆汁排泄的药物,避免使用排泄依赖于肾脏的药物。

四、药物相互作用对排泄的影响

(一) 对血浆蛋白结合的影响

血浆蛋白和药物的结合会影响药物的消除行为。药物和血浆蛋白亲和力的强弱是影响药物相互作用的重要因素,如阿司匹林、依他尼酸、水合氯醛等均具有较强的血浆蛋白结合力,与口服磺酰脲类降糖药、抗凝血药、抗肿瘤药等合用时可竞争与血浆蛋白的结合,使后三者的游离型药物增加,血浆药物浓度升高,排泄速度加快。

笔记

（二） 对肾脏排泄的影响

药物相互作用在以下几种水平上影响药物的肾脏排泄。

1. 影响药物的肾小球滤过　有些药物可以通过影响肾脏的血液供应,如普利类可以提高肾血流量来影响其他药物或者其代谢产物经过肾脏的排泄速率。

2. 影响药物在肾小管的主动分泌　由肾小管分泌排泄的药物与同一排泄机制药物间可出现竞争性抑制排泄。两种或两种以上通过同种机制排泄的药物联合应用时,就可在排泄部位发生竞争,易于排泄的药物占据了载体或孔道,使那些相对较不容易排泄的药物排出量减少而潴留。OATs 在多种药物的体内消除过程中起关键性作用,在消除过程中产生的药物相互作用也不容忽视。头孢菌素类与丙磺舒相互作用的报道很多。由于丙磺舒可竞争性抑制肾脏 OATs 对头孢类的摄取,降低了肾清除率,减少药物在肾小管细胞中的蓄积,从而显著延长其体内半衰期并降低其肾毒性。同时给予丙磺舒后,头孢羟氨苄的药代动力学参数发生显著变化。头孢羟氨苄的峰浓度及半衰期分别增加 1.4 和 1.3 倍;尿排泄速率常数下降 58%,提示 OATs 介导了这两种药物的排泄过程。另外,甲氨蝶呤与青霉素、丙磺舒及非甾体抗炎药联用的不良药物相互作用较常见,其原因可能为:①非结合型甲氨蝶呤的增加;②对前列腺素合成的抑制导致其尿中流出速率的下降;③甲氨蝶呤的肾小管分泌受到抑制。

3. 药物竞争性结合重吸收位点　导致重吸收减少,排泄增加。PepT2 在药物的肾脏重吸收过程中发挥着不可或缺的作用。各种沙坦类药物可不同程度抑制二肽模型药物 Gly-Sar 在 PepT2 高表达 SKPT 细胞中的摄取。其机制为沙坦类药物与二肽在肾脏排泄过程中竞争 PepT2 结合位点,导致二肽重吸收减少,即细胞内摄取减少。再如,当 Gly-Sar 与头孢妥仑合用后,头孢妥仑的肾清除率是单独给药的 3.1 倍。

利尿药(diuretics)是一类直接作用于肾脏,影响尿液生成过程,促进电解质和水的排出,消除水肿的药物,利尿药也用于高血压等某些非水肿性疾病的治疗,其利尿作用可通过影响肾小球的过滤、肾小管的再吸收和分泌等功能而实现,主要是影响肾小管的再吸收。因此,当其他药物与之合用时,其他药物的肾排泄过程必定受到利尿药物的影响。

4. 尿液的 pH 或尿量变化导致解离型药物排泄量的变化　药物的相互作用也可以通过改变尿液的 pH,影响弱酸性和弱碱性药物的离子化程度来改变这些药物的肾脏排泄。氯化铵可以酸化尿液提高弱碱性药物的肾脏排泄。碳酸氢钠可碱化尿液加速弱酸性药物的肾脏排泄。利尿药通过增加尿量可提高水溶性药物的胆汁排泄。

（三） 对胆汁排泄的影响

药物相互作用在以下几种水平上影响药物的胆汁排泄:

1. 影响胆汁流量　胆汁贮存在胆囊内,当人吃了食物后,胆汁才直接从肝脏和胆囊内大量排出至十二指肠,帮助食物的消化和吸收。有些药物可影响胆道的运动,如吗啡可使括约肌收缩,硫酸镁可使胆囊收缩和括约肌松弛,而阿托品、硝酸甘油等又能使胆囊和括约肌同时获得松弛。所以,这些药物会影响胆汁流量,从而影响到同服药物的胆汁排泄。再如利胆药物茵陈、郁金、金钱草等,都可促进胆汁的分泌,前列腺素(prostaglandin)也是利胆剂,而生长抑素(somatostatin)是胆汁分泌的强烈抑制剂等。

2. 竞争性的和载体蛋白结合　肝细胞和肠道上皮上存在大量的转运蛋白(如表达在肝细胞基底膜的 Na^+/牛磺胆盐共转运体(NTCP)和表达在回肠壁腔侧膜上的顶膜钠依赖性胆盐转运体(ASBT)参与药物的胆汁排泄和肠肝循环,使用和这些载体亲和力大的药物可以影响其他药物的胆汁排泄。

3. 改变胆汁排泄中相关药物转运体的表达　一种药物使转运体的表达水平上调,即诱导该转运体的生成,同时服用另一种底物导致后者吸收或分泌增多;一种药物抑制了转运体的表达使合用的另一种药物的吸收或分泌减少。例如,利福平是肝窦状隙细胞转运蛋白的抑制剂,它

笔记

能够显著地减少肝脏对瑞舒伐他汀的摄取,因而增加了血液中瑞舒伐他汀的浓度。但是,他汀类药物在肝外血浆中浓度过高时可以引发一些严重的副作用,在少数情况下还可能发展为横纹肌溶解症。因此,控制由于药物和药物之间相互作用引发的药物胆汁排泄减少现象具有重要的临床意义。

4. 影响肠道中相关细菌中酶的活性　抗生素可以影响肠道内菌丛的活性,干扰药物和葡萄糖醛酸结合物的水解反应和其他代谢反应,从而影响药物的胆汁排泄。

（张　娜）

参考文献

［1］刘建平. 生物药剂学与药物动力学. 第 4 版. 北京:人民卫生出版社,2011

［2］Paradkar, A. Biopharmaceutics & Pharmacokinetics. Pune:Pragati Books Pvt. Ltd,2008;5-9

［3］Corpe CP. Vitamin C transporter Slc23a1 links renal reabsorption,vitamin C tissue accumulation,and perinatal survival in mice. J Clin Invest,2010,120(4):1069-1083

［4］赵东欣,薛永亮,卢奎,等. 寡肽转运蛋白 PepT2 及其药物转运. 中国生物化学与分子生物学报,2010,26(1):1-8

［5］张健,刘克辛. 药物转运体介导的小肠吸收、肾脏排泄与药物相互作用的关系. 药学学报,2010,45(9):1089-1094

［6］陈伟,唐德棠. 人肾脏尿酸转运机制及影响因素的研究进展. 广东医学院学报,2009,27(6):678-681

［7］谭朝丹,马越鸣,钟杰. 肾脏有机阳离子转运体家族研究进展. 中国临床药理学杂志,2012,28(9):704-706

［8］徐庆翰,刘克辛. 肾脏转运体及其研究方法. 药品评价,2013,10(14):40-45

［9］Shargel L,Wu-Pong S,Yu A. Apllied Biopharmaceutics & Pharmacokinetics. 5th Ed. New York:Appleton & Large,2005

［10］王广基. 药物代谢动力学. 北京:化学工业出版社,2005

［11］Sievänen E. Exploitation of Bile Acid Transport Systems in Prodrug Design. Molecules,2007,12(8):1859-1889

［12］Al-Hilal TA,Park J,Alam F,et al. Oligomeric bile acid-mediated oral delivery of low molecular weight heparin. Journal of Controlled Release,2014,175(7):17-24

［13］Vivian D,Polli J E. Synthesis and in vitro evaluation of bile acid prodrugs of floxuridine to target the liver. International Journal of Pharmaceutics,2014,475(1-2):597-604

［14］孙晨,奇锦峰,张娜,等. 膜转运体在肾清除药物过程中的作用研究进展. 中国药理学与毒理学杂志,2014,28(4):625-631

［15］马莉,饶志,武新安. 药物转运体在药物排泄中的作用. 中国药学杂志,2013,48(8):582-586

［16］Christiansen A,Backensfeld T,Denner K,et al. Effects of non-ionic surfactants on cytochrome P450-mediated metabolism in vitro. European Journal of Pharmaceutics and Biopharmaceutics,2011,78(1):166-172

［17］韩静,郑强,鞠静红,等. 雷公藤内酯醇-溶菌酶偶联物的性能研究及体外评价. 华西药学杂志,2008,23(5):505-508

［18］Atkinson,A. Principles of clinical pharmacology. 2th Ed. Salt Lake City:Academic Pr,2007

笔记

第七章 药物动力学概述

第一节 药物动力学的概念及发展概况

一、药物动力学的概念

药物动力学(pharmacokinetics)是应用动力学(kinetics)原理与数学处理方法,研究药物在体内的吸收、分布、代谢和排泄过程(即 ADME 过程)量变规律的学科,即药物动力学是研究药物体内过程动态变化规律的一门学科。药物动力学创建人之一 John G. Wagner 指出,pharmacokinetics 是指将 kinetics 的原理用于 pharmakon,pharmakon 一词源于希腊文,指药物和毒物。药物动力学致力于研究和建立机体内不同部位药物浓度(数量)与时间之间的函数关系,阐明药物在体内量变的规律,为新药、新剂型、新型递药系统的研发以及药物的临床合理应用提供科学依据。

药物动力学,简称药动学,又称药物代谢动力学或药代动力学。1999 年全国科学技术名词审定委员会公布了药学名词,"药动学"为汉语推荐使用规范名词,其英文等价术语为"pharmacokinetics"。本教材称"pharmacokinetics"为药物动力学或药动学。

二、药物动力学的发展概况

药物动力学起源于 20 世纪初。1913 年,Leonor Michaelis 和 Maud Leonora Menten 提出了有关药物在机体内随时间变化的动力学方程。1919 年,E. Widmark 利用数学方程式对药物在体内的动态规律进行了分析。1924 年,E. Widmark 和 J. Tandberg 提出了开放式单室模型。1937 年,Torsten Teorell 提出了药物体内过程的双室模型,用数学方程式详细描述了双室模型药物的动力学规律。上述工作为药物动力学的研究发展奠定了基础。

20 世纪 50 至 60 年代,临床医学、药剂学、药理学、毒理学、生物化学等学科的发展对体内药物定量化提出了迫切需求,加之体内微量药物分析检测手段的进步、计算机与数据处理技术的重大突破与普及,促进了药物动力学的形成与迅速发展。在此过程中,Friedrich Hartmut Dost、Ekkehard Krüger-Thiemer、Eino Nelson、John G. Wagner、E. Riegelman、Gerhard Levy、Leslie Z. Benet、M. Gibaldi、Kakemi Kiichiro、Hanano Manabu 等科学家作出了卓越贡献,使药物动力学在理论、实验方法和应用上都有了飞速发展。20 世纪 70 年代初,伴随着狭义和广义 N 室线性乳突模型通解的突破,经典药物动力学隔室模型的解析基本完成。

1972 年,由国际卫生科学研究中心(International Center for Advanced Study in the Health Sciences)的 John E. Fogarty 发起,在美国马里兰州国立卫生科学研究院(National Institutes of Health,NIH)召开了药理学与药物动力学国际会议,此次会议第一次正式将药物动力学确认为一门独立学科。

1978 年,Kiyoshi Yamaoka 和 David J. Cutler 分别发表了将统计矩方法应用于药物动力学的研究论文;1980 年,Sidney Riegelman 等人将统计矩原理应用于药物的吸收研究。统计矩方法属于非隔室模型,只要药物的体内过程符合线性动力学过程,就可以采用统计矩方法进行数据分析。

20 世纪 60 年代以来,人们致力于建立一种接近机体真实生理过程的药物动力学模型,即生理药动学模型(physiological pharmacokinetic models)。Kenneth J. Himmelstein 等人于 1979 年首先介绍了这种模型的发展历史与应用。生理药动学模型是以已知的机体生理学和解剖学数据为

笔记

依据,根据器官组织大小、血流速度以及实际测定的组织与血液间的药量比,预测其他各组织中药物的浓度。它能反映机体生理条件变化对体内药物分布的影响,可以将动物实验数据推论到人体。

药物动力学和药效动力学(pharmacodynamics,PD)是药物进入体内后同时进行着的两个密切相关的动力学过程,前者着重阐明机体对药物的作用,后者重点揭示药物对机体的作用。在相当长的一段时间内药物动力学和药效动力学的研究缺乏相互沟通,两者之间的内在联系被忽视。Lewis B. Sheiner 等人于 1979 年首次提出了药动学和药效学结合模型(pharmacokinetic-pharmacodynamic link model,PK-PD model)。PK-PD 模型借助传统的药动学和药效学模型,通过效应室将两者有机结合,揭示药物浓度-时间-效应三者之间的相互关系,从而全面和准确地了解药物的效应随剂量(或浓度)和时间变化的规律。

随着临床药物治疗研究的不断深入,人们发现为了达到理想的治疗效果,除了选用适当的药物外,还必须制订合理的用药方案(包括剂量、给药间隔、疗程),使血药浓度维持在“治疗窗”内,才能发挥最佳治疗作用。在这种背景下,Malcolm Rowland 和 Thomas N. Tozer 于 1980 年合著了《临床药物动力学(clinical pharmacokinetics)》。该著作首次阐明了药物动力学分支学科——临床药物动力学的概念和应用,对临床药物动力学的发展产生了积极地推动与指导作用。

临床实践表明,某些疾病的病理生理特征能有规律地改变剂量-血药浓度之间的关系。例如主要通过肾脏消除的药物,肾功能衰竭通常会引起患者稳态血药浓度明显升高。为了研究患者个体间血药浓度差异的来源和联系,揭示引起剂量-血药浓度关系改变的病理生理因素,为临床个体化给药提供依据,自 20 世纪 70 年代起,Lewis B. Sheiner 等人进行了一系列研究,并创建了群体药物动力学(population pharmacokinetics,PPK)。群体药物动力学即药物动力学群体分析法,是应用药物动力学基本原理结合统计学方法研究某一群体药物动力学参数的分布特征,即群体典型患者的药物动力学参数和群体中存在的变异性。这种变异性包括确定性变异和随机性变异。确定性变异指年龄、体重、体表面积、性别、种族、肝肾等主要脏器功能、疾病状况,以及用药史、合并用药、吸烟和饮酒等对药物处置的影响,又称固定效应。随机性变异包括个体间和个体自身变异,指不同患者间、不同实验者、实验方法和患者自身随时间的变异,这些变异又称随机效应。确定性变异通过固定效应模型估算,随机性变异由统计学模型确定,将固定效应和随机效应统一考察,即为混合效应模型。由 Lewis B. Sheiner 等编制成的非线性混合效应模型(NONMEM)软件,已成为群体药物动力学分析中的重要工具。在临床上只要在一个给药间隔内,采集血样 1~2 次,总共 2~4 次,就能通过少量血药浓度数据,利用 NONMEM 程序进行群体药代动力学研究。目前,群体药物动力学已经成为美国 FDA 新药评价的重要方法之一。

随着对人体生理的深入研究,发现人体许多生理功能存在明显的昼夜节律性变化,如心排血量、各种体液分泌量、胃肠运动、肝肾血流量、酶含量和活性等,从而引起某些药动学参数发生昼夜节律性变化,于是出现了药物动力学的新分支—时辰药物动力学(chronopharmacokinetics)。与普通药物动力学不同,时辰药物动力学重点研究在相同剂量下于不同时间给药后,药物体内过程的节律性变化规律和机制。机体的生理节律性可引起体内药物浓度发生节律性变化,从而影响药物的治疗效果。时辰药物动力学研究为合理设计给药方案,设计和评价具有节律性释药特点的新剂型提供了依据。

人工神经网络(artificial neural network,ANN)是模拟生物的神经网络结构和功能而对信息进行处理的一种方法学。ANN 不需事先假定特定的模型,只需从提供的数据中学习建立输入与输出的关系,从而避免了传统药代动力学方法必须依赖于数学模型的弊端,减少了人为因素的干扰,是一种极有潜力的药代动力学研究方法。但是随着数据数量的增加,ANN 易出现训练时间过长、过度拟合、不稳定等问题。目前,ANN 还不能取代以动物实验或临床试验为基础的研究方法,仅能作为一种辅助研究手段。

笔记

　　近年来,中药药代动力学得到了长足的发展,基于药物浓度法、生物效应法以及PK/PD结合模型的各种中药药代动力学研究方法与思路已经在不同的中药中得到了应用和验证。在上述基础上,研究者们提出了中药整合药代动力学、药代标志物、指征药代动力学和中药复方谱动学等中药药代动力学研究新方法、新思路,大大推进了中药药代动力学的研究。中药特别是中药复方是一个复杂体系,不能生搬硬套地将化学药物的药代动力学研究方法应用于中药药代动力学的研究,因此中药药代动力学研究的思路和方法学仍亟待进一步突破和创新。

　　大约40%全合成药物为手性药物,但目前这些手性药物中90%是以外消旋体的形式在临床中使用。在人体的手性环境中,对映体与生物大分子间相互识别、相互作用的立体选择性导致了对映体间药动学和药效学的差异。在某些情况下,劣映体(distomer)不但无效,而且还可能抵消优映体(eutomer)的作用,甚至产生严重的毒副作用。因此,研究手性药物的体内过程,对指导新药研发以及临床合理用药均有重要的意义。

　　生物技术药物已广泛应用于临床,与传统的化学药物相比,生物技术药物具有用量小、降解代谢途径复杂、内源性干扰强等特点,这使其药代动力学研究受到诸多因素的限制,尤其是测定方法的建立面临很大挑战,选择合适的药代动力学研究方法至关重要。

　　总之,药物动力学作为一门新兴交叉学科,经过几十年的发展,在理论研究、实验技术、研究对象等方面均已取得了飞速的发展。目前药物动力学研究已贯穿于新药研发和药物临床应用过程中。在我国,药物动力学在新剂型、新制剂的研发以及指导临床合理用药等方面的应用与日俱增,取得了令人鼓舞的成就。随着药物化学、药理学、分子生物学、基因组学、蛋白质组学、代谢组学、计算机等科学及高灵敏度分析方法的不断发展,药物动力学必将取得新的发展与突破。

第二节　药物动力学的研究内容及与相关学科的关系

一、药物动力学的研究内容

1. 药物动力学的基础理论研究

　　(1) 创建数学模型:数学模型是药物动力学研究的基础,根据药物体内过程的实际情况,并结合机体生理特点、解剖结构以及药物效应动力学特征,提出能够合理解释药物体内过程和药物效应动力学的数学模型,获得体内药物量(或浓度)与时间之间的函数关系。

　　(2) 药物动力学模型的实践验证:任何一个新的具有实用价值的药物动力学模型都需要经历一个实践反复验证、反复修订、不断完善的过程。模型的验证是通过对模型的实际应用和考察确认的。通过比较模型预测值和实际观测值的差异,确定模型的稳定性和精确度。

　　(3) 药物动力学参数求算:药物动力学参数定量描述了药物在体内的动力学特点。药动学参数是临床制订合理给药方案的主要依据之一,同时也是评价药物制剂质量的重要指标。对于新的化学实体或新制剂,根据机体给药后检测到的药物浓度经时数据,选择合适的数学模型,可求出模型中的具体参数,为新药研发和临床用药提供依据。

2. 药物动力学在新药研发和指导临床用药等领域的应用研究

　　(1) 指导制剂研究与质量评价:新剂型和新制剂是药剂学研究的核心内容之一,通过剂型和制剂处方改进,可以改善药物的疗效,降低不良反应的发生率,提高患者的顺应性。药物动力学是新剂型和新制剂研究过程中不可或缺的研究手段,通过研究新剂型和新制剂给药后药物在机体内的药物动力学,获得药动学参数,评价其生物利用度或生物等效性,从而指导新剂型和新制剂的处方和工艺改进。根据药物效应特点及其对血药浓度-时间曲线特征的要求,可推算出制剂发挥最佳疗效所需的理想药物释放规律,为缓释、控释、速释、靶向、择时等各种药物传输系统

笔记

(drug delivery systems,DDS)的研究提供理论依据。同时,药物制剂在体内的药时曲线特征及分布特性,是上述药物传输系统研究成功与否的重要评价指标。通过研究制剂体外药物释放曲线与体内血药浓度-时间曲线之间的相关性,可获得便捷可靠的体外方法,合理地控制药物制剂质量。

(2) 指导新药合成:对候选药物的 ADME 特征进行研究,探讨"药物结构-药动学-药效学"之间的关系,指导新药的定向合成,将大大提高药物最终进入临床应用的成功率。

(3) 指导临床用药:根据患者个体生理病理情况,结合药物的药物动力学参数,制订给药方案(包括首剂剂量、维持剂量、给药间隔等),提高临床用药的科学性。对于一些安全范围小的药物,通过采用治疗药物监测(therapeutic drug monitoring,TDM)手段,了解药物在某一具体患者体内的药物动力学特征,制订更加合理、安全、有效的个体化给药方案。通过研究合用药物的药物动力学特征,比较合用前后药动学参数的差异,可判断合用药物在体内是否存在相互作用。若两种药物合用后,药动学参数发生了显著变化,则可推断两药在体内存在相互作用,应在制订给药方案时给予充分重视。

二、药物动力学与相关学科的关系

药物动力学作为一门交叉学科,与药剂学、生物药剂学、药理学、毒理学、临床药学、药物化学、分析化学、数学等多个学科关系密切,它们相互渗透,推动药学学科不断向前发展。

1. 药物动力学与药剂学、生物药剂学　药物动力学是药剂学学科体系中的重要学科之一,药物动力学研究对于保证药物制剂的有效性和安全性发挥着重要的作用。药物动力学与药剂学结合,形成和发展了生物药剂学。药物动力学对认识药物的剂型因素、生物因素和药物效应三者之间的关系,以及药物制剂的剂型设计、剂量设计、处方工艺设计、制剂质量评价等提供了理论依据和有力的研究手段。

药物动力学与生物药剂学对揭示药物体内过程的规律发挥着积极作用。药物动力学侧重研究机体不同部位、不同时间药物的量变规律,生物药剂学则侧重于药物在体内 ADME 各环节的规律研究。两个学科相互结合,全面阐述了药物的体内规律。如在药物代谢研究过程中,既要进行代谢速率方面的药物动力学研究,也要进行代谢部位、代谢机制等方面的生物药剂学研究。

2. 药物动力学与药理学、毒理学　药理学(pharmacology)是研究药物与机体相互作用规律的学科。药理学包括药效动力学(pharmacodynamics)和药物动力学两大部分。因此药物动力学是药理学的重要组成部分。大多数药物的药理效应强度与血药浓度呈平行关系,例如水杨酸的血药浓度在 50~100μg/ml 时出现镇痛作用,大于 250μg/ml 则有抗风湿作用,在 350~400μg/ml 之间具有抗炎作用,达到 500μg/ml 则出现毒性,当达到 1600~1800μg/ml 则引起中毒死亡。所以研究血药浓度的变化规律对于临床合理用药具有重要的指导作用。值得注意的是,有些药物不能用血药浓度简单地代替作用部位浓度来反映药物效应的变化情况,此时则需要将药物动力学与药效动力学有机地结合在一起,应用药动学和药效学结合模型进行研究。该模型可构筑血药浓度与作用部位药物浓度的关系,建立药理效应强度与时间的关系,通过血药浓度-时间数据和药理效应-时间数据来预测药物的药效。将药代动力学的研究手段应用于毒理学研究中,形成了一个新兴的研究领域——毒代动力学(toxicokinetics,TK)。毒代动力学的研究目的是获知受试物在毒性试验中不同剂量水平下的全身暴露程度和持续时间,预测受试物在人体内的潜在风险。毒代动力学的研究重点是解释毒性试验结果并预测人体安全性,而不是简单描述受试物的基本动力学特征。毒代动力学已经成为新药非临床毒性试验的重要研究内容之一。

3. 药物动力学与临床药学　临床药学是研究药物治疗的合理性和有效性的新兴药学学科。随着医药科技事业的发展,大量药物制剂应用于临床,它们的副作用、毒性以及长期使用的安全

笔记

性日趋复杂。为了确保患者用药安全有效,提高医疗水平,临床药学应运而生。药物动力学是临床药学的重要理论基础,也是临床药学的重要研究手段。药物动力学在临床药学实践活动中的运用,促进了临床药物动力学的产生和发展。临床药物动力学是研究药物在人体内的动力学规律并将其应用于合理设计个体给药方案的一门学科,它根据药物动力学原理,采用血药浓度和药效学等指标优化药物治疗方案。例如,对治疗窗窄的药物或特殊生理病理条件下的患者,通过采用治疗药物监测,可优化药效并降低毒副作用。治疗药物监测的目的在于使血药浓度维持在最低有效浓度以上和最低中毒浓度以下。监测内容包括血药浓度(如苯妥英钠)或特定的药效学终点(如服用华法林后凝血酶原时间)。

4. 药物动力学与药物化学 一个候选化合物不仅要有较高的生物活性,还应具有理想的药动学性质,即较高的生物利用度和理想的半衰期。药物的化学结构不同,其体内过程也存在差异。药物动力学研究能够揭示化合物结构与体内过程的关系,从而为新药的设计、合成提供科学依据。另外,药物动力学研究在新药筛选过程中也发挥重要作用。在 20 世纪 90 年代以前,药物动力学的研究处于新药研发的后期,统计结果发现大约有 40% 的化合物因为存在体内药物动力学问题(如口服吸收差、生物利用度低、半衰期过短等)而被淘汰,居各类淘汰因素的首位。20 世纪 90 年代以后,由于重视化合物早期 ADME 特性筛选,因药物动力学问题被淘汰的化合物降至 20%。因此,在新药开发的早期阶段,可利用各种体内和体外模型对候选化合物的药动学特征进行初筛,在研究开发早期就确定该候选化合物是否具有继续开发的价值,并可根据筛选结果对先导化合物进行结构改造,获得具有良好药动学特性的新候选化合物。

5. 药物动力学与分析化学、数学 受试对象给予药物后,测定不同时间点血液、尿液、组织等生物样品中药物的浓度,是研究药物动力学特征以及获得各种药物动力学参数的基础。分析化学为药物动力学研究提供了药物分析方法支撑,是药物动力学研究的基础学科。高选择性与高灵敏度分析方法的出现,实现了对浓度低、样品量少、干扰多的生物样品中药物及其代谢物的检测,显著提高了药物动力学的研究水平。目前,液相色谱-质谱联用技术(LC-MS,特别是 LC-MS/MS)、气相色谱-质谱联用技术(GC-MS)、毛细管电泳-质谱联用技术(CE-MS)、高效毛细管电泳技术(HPCE)、微透析技术、放射标记示踪技术等已成为药物动力学研究中常用的分析手段。此外,超临界流体色谱(SFC),多种色谱-磁共振联用技术在鉴定药物及代谢产物结构方面的报道也不断增多。事实上,生物体内药物分析等分析化学分支学科的产生和发展,很大程度上都与药物动力学的发展密切相关。

对于得到的体内药物浓度-时间数据,如何选择与建立模型、快速准确地进行数据处理以揭示药物动力学规律,离不开数学知识与计算机技术。计算机技术的应用为药物动力学的发展提供了可靠、快速的数据处理工具。同时,药物动力学的发展,也促进了数学学科的发展。

第三节 药物动力学的基本理论

一、药物体内转运的速率过程

药物进入体内后,体内不同部位的药物量或血药浓度随时间而发生变化。药物在体内转运的速率过程可借鉴化学反应动力学的方法进行描述,即药物在体内某一部位的转运速率$\left(\dfrac{\mathrm{d}X}{\mathrm{d}t}\right)$与该部位药量($X$)的关系符合下式:

$$\frac{\mathrm{d}X}{\mathrm{d}t} = -k \cdot X^n \tag{7-1}$$

上式这种速率过程称为 n 级速率过程;k 称为 n 级速率常数;负号表示药物的体内转运朝该部位

笔记

药量减少的方向进行。当 n=1 时,称为一级速率过程,此时 k 为一级速率常数;当 n=0 时,称为零级速率过程,此时 k 为零级速率常数。

在药物动力学研究中,通常将药物体内转运的速率过程分为如下三种类型。

1. 一级速率过程　一级速率过程(first order rate processes)是指药物在体内某部位的转运速率与该部位的药量或浓度的一次方成正比,也称为一级动力学过程或线性速率过程。多数药物在常用剂量时,其体内的吸收、分布、代谢、排泄等动态变化过程都呈现一级速率过程。由于经典的药物动力学主要利用线性速率的原理,将药物在体内的过程用线性微积分方程来描述,故经典的药物动力学也称为线性药动学(linear pharmacokinetics)。

一级速率过程具有以下特点:①药物的生物半衰期与给药剂量无关;②一次给药的血药浓度-时间曲线下面积与给药剂量成正比;③一次给药情况下,尿药排泄量与给药剂量成正比。

2. 零级速率过程　零级速度过程(zero order rate processes)是指药物的转运速率在任何时间都是恒定的,与药物量或药物浓度无关。临床上恒速静脉滴注的给药速率以及控释制剂中药物的释放速率均为零级速率过程。零级速率过程亦称零级动力学过程。

零级速率过程的药物,其生物半衰期随剂量的增加而延长;药物从体内消除的时间取决于剂量的大小。

3. 非线性速率过程　当药物半衰期与给药剂量有关,血药浓度-时间曲线下面积与给药剂量不成正比时,其速率过程被称为非线性速率过程(nonlinear rate processes)。药物在体内的非线性速率过程可用米氏方程(Michaelis-Menten 方程)进行描述,因而也称 Michaelis-Menten 型速率过程或米氏动力学过程。

当药物代谢酶被饱和或参与药物转运的载体被饱和时,药物的体内过程呈现非线性速率过程。因此,非线性速率过程的产生大多与给药剂量有关。在非线性速率过程中,药物浓度较高而出现药物代谢酶被饱和的速率过程称为能力限定过程(capacity limited processes)。

二、药物动力学模型

用数学方法模拟药物体内过程而建立的数学模型,称为药物动力学模型,目前已建立的模型包括隔室模型、基于统计矩原理的非隔室模型、非线性药动学模型、生理药动学模型、药动学和药效学结合模型等。

(一) 隔室模型

1. 隔室模型的定义与分类　将整个机体(人或其他动物)按药物转运速率特征划分为若干个独立的隔室(compartment),这些隔室连接起来构成的一个完整的系统,反映药物在机体的动力学特征,称为隔室模型(compartment model)。隔室模型亦称房室模型,是最经典的药物动力学模型,它为经典药物动力学研究奠定了基础。

根据药物在体内的动力学特性,隔室模型可分为单室模型(single compartment model)、双室模型(two compartment model)和多室模型。

机体给药后药物立即分布至全身各体液和组织中,并在体内迅速达到动态平衡,此时整个机体可视为一个隔室(如图 7-1 所示),称为单室模型或一室模型。符合单室模型的药物并不意味着机体各组织中的药物浓度在任何时刻都一样,但是机体各组织中的药物浓度能随血药浓度的变化平行发生变化,即药物在机体各组织中的转运速率相同。

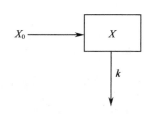

图 7-1　单室模型示意图
X_0 为给药剂量;X 为体内药量;k 为一级消除速率常数

如图 7-2 所示,机体给药后药物首先迅速分布于血流比较丰富的中央室(central compartment),并且瞬间达到动态平衡,然后再分布于血流不太丰富的外周室(peripheral compartment,又称外室,周

笔记

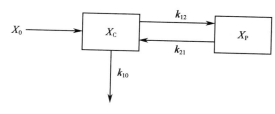

图 7-2 双室模型示意图

X_0 为给药剂量；X_c 为中央室药量；X_p 为外周室药量；k_{12} 为药物从中央室向外周室转运的一级速率常数；k_{21} 为药物从外周室向中央室转运的一级速率常数；k_{10} 为药物从中央室消除的一级消除速率常数

边室），此类体内过程称为双室模型又称二室模型。中央室可由心、肝、肾、肺等器官组成。外周室可由皮肤、脂肪、肌肉、骨骼等组织组成。药物只从中央室消除，药物在中央室与外周室之间能够可逆转运，外周室中的药物与血液中的药物需经过一段时间方能达到动态平衡。

双室以上的模型称为多室模型，它把机体看成由药物转运速率不同的多个单元组成的体系。多室模型的数学处理相当烦琐，而单室模型和双室模型的数学处理相对简单，故多室模型不如单室模型和双室模型应用广泛。从对药物体内过程理解的角度看，体内的隔室数一般不宜多于 3 个。

2. 隔室模型的划分 隔室的划分不是随意的，它是按药物转运速率划分的，并不具有解剖学意义。只要体内某些部位药物转运的速率常数相同或相似，不管这些部位的解剖位置与生理功能如何，都可视为一个隔室。所以，同一隔室可由不同的器官、组织组成，而同一器官的不同结构或组织，可能分属不同的隔室。此外，不同药物的隔室模型及组成可能会不同；同一隔室内各组织器官之间的药物浓度可以不同，各组织器官的药物处于动态平衡。

隔室的划分具有客观性和相对性。药物在体内的动态过程是有一定规律的，可通过一种最佳的房室模型和参数反映其体内过程，此即为房室模型客观性。同一药物用不同的房室模型处理，得到的药物动力学参数不同；由于实验条件或数据处理能力不同，同一药物文献报导的隔室模型可能不同，上述现象即为隔室划分的相对性。

3. 隔室模型的相关概念

（1）开放室与封闭室：既有药物"来"（可来自体外或体内其他隔室）又有药物"去"（可从本隔室消除，也可转运到其他隔室）的隔室称为开放室或传动室。反之，若只有药物"来"，没有药物"去"的隔室，称为封闭室或收集室。

（2）开放型模型与封闭型模型：既有药物"来"，又有药物"去"的模型称为开放型模型；只有药物"来"，没有药物"去"的模型称为封闭型模型。

在药动学解析中，封闭型模型通常都处于无足轻重的地位。因此若无特殊说明，在 N 室模型中，N 个隔室都是开放室，而不将封闭室计算在内。

（3）N 室线性乳突模型：N 室线性乳突模型是一类重要的隔室模型，其特征为：①模型中包括 N 个体内开放隔室；②药物体内的转运和消除过程都是线性的；③体内仅有一个室处于特殊地位，它与体内其他各室都有直接的药物交换联系，而其他诸室之间一般并无直接联系，这个特殊室为中央室，其他各室均称为外周室；④通常情况下药物仅从中央室消除。

凡符合条件①~④者，称为 N 室线性乳突模型；仅符合条件①~③者，称为广义 N 室线性乳突模型。它们均包括单室模型、双室模型等简单模型。

4. 隔室模型的局限性 尽管经典隔室模型在临床药动学研究中已得到广泛的应用，但隔室模型和机体的解剖结构、生理功能间没有直接联系，只能通过血药浓度来推测靶器官的药物浓度，而某些对组织具有高亲和力的药物如单克隆抗体药物，或具有特异靶组织、靶器官效应的药物如靶向药物，经典的房室模型无法客观表征作用部位的药物浓度，致使药动学与药效学之间难以进行关联分析。此外，经典隔室模型数据分析结果依赖于隔室模型的选择，而隔室模型的选择带有一定的不确定性。同一种药物用不同的隔室模型来解释，相应的参数可能显著不同。

（二）　生理药动学模型

生理药动学模型是一种整体模型。它是根据生理学、生物化学和解剖学的知识,将机体的每个器官组织单独作为一个隔室看待,隔室间的药物转运借助于血液循环连接并形成一个整体。药物在每一器官或组织(隔室)的分布和消除遵循物质平衡原理。生理药动学模型可描述任何器官或组织内药物浓度的经时变化,可以提供药物体内分布的数据,得到药物对靶器官作用的信息,并可以模拟肝、肾功能,提供药物体内生物转化的数据,有利于阐明药物的作用机制。

各种哺乳动物的大多数生理参数,如组织容积、血液流量等都是体重的函数,以此为基础采用生理药动学模型,可将不同种属的动物实验(或临床前试验)结果外推到人(或临床试验),也可将健康个体的实验结果外推到生理条件改变(如血流速率、年龄、体重变化等)或病理条件下(如肝、肾功能减退,器官移植等)的个体,从而有利于药理学和毒理学研究结果的应用。随着药动学模型研究的不断深入,以及计算机运算速度和容量的不断升级,生理药代动力学模型在指导药物研发与临床合理用药中得到了广泛应用。

生理药动学模型虽然比较符合药物在体内的动态变化,但该模型具有以下缺点:①模型结构复杂,建立的数学方程求解困难,限制了模型的推广和应用;②建立模型时需要大量的动物生理参数,增大了研究的工作量和难度;③进行模型验证和调整时,需要不同时间间隔的大量组织样本数据;④生理药动学模型无法完全模拟机体生理条件,尤其是在简化模型或降低计算难度的情况下。

（三）　药动学和药效学结合模型

药物动力学与药物效应动力学关系密切,体内药物量的动态变化直接影响其药效强度和持续时间。药动学和药效学结合模型(PK-PD 模型)把药动学与药效学所描述的时间、药物浓度、药物效应有机地结合在一起进行研究。利用这一模型可以同时探讨机体对药物的作用(PK)及药物对机体的作用(PD),即明确药物浓度-时间-效应三者之间的相互关系。根据药物作用方式和机制的不同,完整 PK-PD 模型可分为四类:直接连接与间接连接模型、直接反应与间接反应模型、软连接与硬连接模型、时间依赖和时间非依赖模型。

对 PK-PD 研究一方面可为临床用药的安全性和有效性提供更为科学的理论依据;另一方面则有助于阐明药物作用机制以及导致药效个体差异的因素。近些年来,PK-PD 模型在新药研发、个体化给药以及临床药物监测中得到了广泛的应用,尤其是在指导抗菌药物、抗结核药物、心血管系统药物、作用于神经系统药物等药物的临床合理应用及优化给药方案上应用较多。

三、基本药物动力学参数

（一）　速率常数

速率常数(rate constant)是描述速率过程变化快慢的重要参数。一级速率常数以“时间”的倒数为单位,如 min^{-1} 或 h^{-1}。零级速率常数单位是“浓度·时间 $^{-1}$”。

速率常数有多种,用于描述不同的药物转运过程,常见的速率常数有:

k_a:一级吸收速率常数;

k:一级总消除速率常数;

k_e:肾排泄速率常数;

k_{12}:双室模型中,药物从中央室向周边室转运的一级速率常数;

k_{21}:双室模型中,药物从周边室向中央室转运的一级速率常数;

k_{10}:双室模型中,药物从中央室消除的一级消除速率常数;

k_b:生物转化速率常数。

笔记

此外，α、β 分别表示分布相和消除相的混杂参数，亦是表示速率过程的重要参数。

药物在体内的消除途径包括肾排泄、胆汁排泄、肺排泄、生物转化以及一切其他可能的途径。药物在体内的总消除速率常数 k 具有加和性，k 为各个消除速率常数之和：

$$k = k_e + k_b + k_{bi} + k_{lu} + \cdots \tag{7-2}$$

式中 k_e 为肾排泄速率常数；k_b 为生物转化速率常数；k_{bi} 为胆汁排泄速率常数；k_{lu} 为肺消除速率常数。

（二）　生物半衰期

生物半衰期（biological half life）是指药物在体内的量或血药浓度下降一半所需要的时间，以 $t_{1/2}$ 表示。生物半衰期是衡量药物从体内消除快慢的指标。因这一过程发生在生物体内（人或动物），且为了与放射性同位素的半衰期相区别，故称之为生物半衰期，本教材统一简称为半衰期。

一般来说，代谢快、排泄快的药物，其 $t_{1/2}$ 短；代谢慢、排泄慢的药物，其 $t_{1/2}$ 长。对具有线性动力学特征的药物而言，$t_{1/2}$ 是药物的特征参数，不因药物剂型或给药方法（剂量、途径）而改变。同一药物用于不同患者时，由于生理与病理情况不同，$t_{1/2}$ 可能发生变化，故对于安全范围小的药物应根据患者病理生理情况制订个体化给药方案。在联合用药情况下，可能产生药物相互作用而使药物 $t_{1/2}$ 改变，此时也应调整给药方案。

（三）　表观分布容积

表观分布容积（apparent volume of distribution）是体内药量与血药浓度间的一个比例常数，用"V"表示。它可以定义为体内的药物按血浆药物浓度分布时，所需要体液的体积。表观分布容积与体内药物量之间的关系如下式所示：

$$X = VC \tag{7-3}$$

式中，X 为体内药物量；V 为表观分布容积；C 为血药浓度。表观分布容积的单位通常以"L"或"L/kg"表示。

（四）　清除率

清除率（clearance）是指在单位时间内机体能将相当于多少体积血液中的药物完全清除，即单位时间内从体内消除的药物的表观分布容积。清除率常用"Cl"表示。整个机体的清除率称为体内总清除率（total body clearance，TBCL）。在临床药物动力学中，总清除率是个非常重要的参数，它是制订或调整肝/肾功能不全患者给药方案的主要依据。

清除率的计算公式如下：

$$Cl = \frac{-dX/dt}{C} = \frac{kX}{C} = kV \tag{7-4}$$

上式中，$-dX/dt$ 代表机体或消除器官中单位时间内消除的药物量，除以浓度 C 后，换算为体积数，单位用"体积/时间"表示。

清除率具有加和性，体内总清除率等于药物经各个途径的清除率总和。多数药物主要以肝的生物转化和肾的排泄两种途径从体内消除，因此药物在体内的总清除率 TBCL 等于肝清除率 Cl_h 与肾清除率 Cl_r 之和。

（五）　血药浓度-时间曲线下面积

药物进入体内后，血药浓度随时间发生变化，以血药浓度为纵坐标，以时间为横坐标绘制的曲线称为血药浓度-时间曲线。由该曲线和横轴围成的面积称为血药浓度-时间曲线下面积（area under curve，AUC），如图 7-3 所示。血药浓度-时间曲线下面积表示一段时间内药物在血浆中的相对累积量。曲线下面积越大，说明药物在血浆中的相对累积量越大。血药浓度-时间曲线下面积是评价制剂生物利用度和生物等效性的重要参数。

笔记

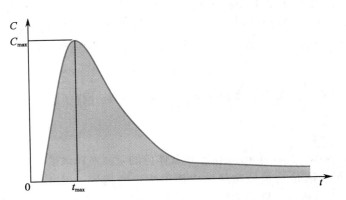

图 7-3　单次血管外给药后血药浓度-时间曲线下面积示意图
阴影区为血药浓度-时间曲线下面积

（周四元）

参考文献

［1］药学名词审定委员会.药学名词.北京:科学出版社,2001

［2］Wagner JG. History of pharmacokinetics. Pharmacol Ther,1981,12（3）:537-562

［3］刘建平.生物药剂学与药物动力学.第4版.北京:人民卫生出版社,2011

［4］刘昌孝.实用药物动力学.北京:中国医药科技出版社,2003

［5］Teorell T. Kinetics of distribution of substances administered to the body,I. The extravasular modes of administration. Arch Int Pharmacodyn,1937,57（1）:205-225

［6］Teorell T. Kinetics of distribution of substances administered to the body,Ⅱ. The intravasular modes of administration. Arch Int Pharmacodyn,1937,57:226-240

［7］Cutler,D. J. Theory of the mean absorption time,an adjunct to conventional bioavailability studies. J Pharm Pharmacol,1978,30（1）:476-478

［8］Riegelman S,Collier P. The application of statistical moment theory to the evaluation of in vivo dissolution time and absorption time. J Pharmacokin Biopharm,1980,8（5）:509-534

［9］Himmelstein KJ,Lutz RJ. A review of the applications of physiologically based pharmacokinetic modeling. J Pharmacokin Biopharm,1979,7（2）:127-145

［10］Sheiner LB,Stanski DR,Vozeh S,et al. Simultaneous modeling of pharmacokinetics and pharmacodynamics:application to d-tubocurarine. Clin Pharmacol Ther,1979,25（3）:358-429

［11］Malcolm Rowland,Thomas N. Tozer. Clinical Pharmacokinetics and Pharmacodynamics:Concepts and Applications. Wolters Kluwer Health/Lippincott Williams & Wilkins;4[th]edition（January 28,2010）

［12］Sheiner LB,Beal S L. Evaluation of methods for estimating population pharmacokinetic parameters.Ⅲ. Monoexponential model:routine clinical pharmacokinetic data. Journal of Pharmacokinetics & Pharmacodynamics,1983,11（3）:303-319

［13］Lemmer B. Chronopharmacokinetics:Implications for drug treatment. J Pharm Pharmacol,1999,51（8）:887-890

［14］刘朝晖,李明亚,黄榕波.药代动力学建模的人工神经网络新方法.中国临床药理学杂志,2008,24（4）:334-338

［15］余健,辛艳飞,宣尧仙.中药药代动力学研究进展.中华中医药学刊,2014,32（6）:1337-1340

笔记

［16］ Bernd Meibohm, Derendorf Hartmut. Pharmacokinetics and Pharmacodynamics of Biotech Drugs. John Wiley & Sons Inc. 2006

［17］ 刘昌孝. 我国药代动力学研究发展的回顾. 中国药学杂志,2010,45(2):81-89

［18］ Gerlowski LE,Jain RK. Physiologically based pharmacokinetic modeling:principles and applications. J Pharm Sci,1983,72(10):1103-1127

［19］ Meibohm B,Derendorf H. Pharmacokinetic/pharmacodynamic studies in drug product development. J Pharm Sci,2002,91(1):18-31

第八章 单室模型

药物进入体内后迅速分布到全身各部位,药物在血液与组织之间处于动态平衡,药物在机体内各部位的转运速率处于"均一状态"。这种将整个机体视为一个隔室而建立的药动学模型称为单室模型。体内过程符合单室模型的药物称为单室模型药物。单室模型并不意味机体中各组织或体液内的药物浓度完全相等,但是药物在机体各组织中的转运速率相同或者相近,机体各组织中的药物浓度能随血浆药物浓度的变化而平行发生变化。也就是说,如果在一定时间内血药浓度下降20%,药物在他其组织和体液中的浓度也下降20%。单室模型是隔室模型中最基本、最简单的一种,应用十分广泛。

第一节 静脉注射给药

一、血药浓度的经时变化

（一）模型的建立

单室模型药物静脉注射给药后,药物迅速完成分布,只有消除过程,如图8-1所示。药物在体内的消除为一级速率过程。

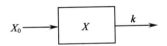

图 8-1 单室模型药物静脉注射给药的动力学模型图
X_0 为给药剂量;X 为体内药量;k 为一级消除速率常数

单室模型药物静注给药后,药物的消除速率与体内该时刻药物的量成正比:

$$\frac{\mathrm{d}X}{\mathrm{d}t} = -kX \tag{8-1}$$

上式中,$\frac{\mathrm{d}X}{\mathrm{d}t}$ 表示体内药物的消除速率;k 为一级消除速率常数;负号表示体内药量随时间延长不断减少。

（二）血药浓度与时间的关系

微分方程式(8-1)经拉氏变换,得:

$$S\overline{X} - X_0 = -k\overline{X} \tag{8-2}$$

$$\overline{X} = \frac{X_0}{S+k} \tag{8-3}$$

上式中,S 为拉氏运算子;$\overline{X}$ 为原函数 X 的拉氏变换,即 X 的象函数。

用拉氏变换求原函数,得:

$$X = X_0 \mathrm{e}^{-kt} \tag{8-4}$$

上式两端除以表观分布容积 V,得:

$$C = C_0 \mathrm{e}^{-kt} \tag{8-5}$$

笔记

其中：

$$C = \frac{X}{V} \tag{8-6}$$

$$C_0 = \frac{X_0}{V} \tag{8-7}$$

将式(8-5)两边取自然对数,得：

$$\ln C = -kt + \ln C_0 \tag{8-8}$$

将式(8-5)两边取常用对数,得：

$$\lg C = -\frac{k}{2.303}t + \lg C_0 \tag{8-9}$$

式(8-5)、(8-8)和(8-9)为单室模型药物静脉注射给药后,体内药物浓度随时间变化的基本函数方程式,C_0 是 $t = 0$ 时的血药浓度,即初始血药浓度。单室模型药物静脉注射给药后,血药浓度-时间曲线如图 8-2 所示。

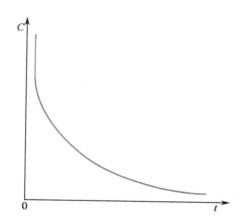

图 8-2　单室模型药物静脉注射给药血药浓度-时间曲线

（三）　药物动力学参数的计算

1. 总消除速率常数 k 与初始血药浓度 C_0 的求算　根据(8-9)式,当单室模型药物静脉注射给药以后,测得不同时间 t_i 的血药浓度 $C_i(i = 1, 2, \cdots, n)$,以 $\lg C$ 对 t 作图,可得到一条直线,如图 8-3 所示,该直线的斜率为 b,截距为 a。

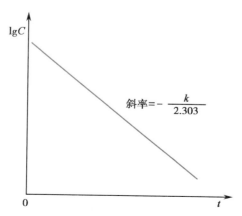

图 8-3　单室模型药物静脉注射给药血药浓度的对数-时间图

笔　记

作图法误差较大,现在多采用具有线性回归功能的计算器或 Excel 等软件,对 $\lg C$-t 数据进行线性回归,得到直线的线性回归方程 $\lg C = bt + a$(或 $\ln C = bt + a$),根据直线斜率 b 和截距 a,按下式求得总消除速率常数 k 和初始血药浓度 C_0:

$$k = -2.303b \quad (若取自然对数,则 k = -b) \tag{8-10}$$

$$C_0 = 10^a \quad (若取自然对数,则 C_0 = e^a) \tag{8-11}$$

2. 其他参数的求算

(1) 半衰期($t_{1/2}$):$t_{1/2}$ 表示药物在体内消除一半所需要的时间。将 $t = t_{1/2}$,$C = C_0/2$ 代入(8-8)式,得:

$$\ln \frac{C_0}{2} = -kt_{1/2} + \ln C_0 \tag{8-12}$$

整理得:

$$t_{1/2} = \frac{\ln 2}{k} \approx \frac{0.693}{k} \tag{8-13}$$

从上式可见,如果药物在体内呈一级消除过程,其半衰期与给药剂量和给药途径无关。

根据(8-8)式,药物从体内消除若干百分数所需的时间(亦可描述为所需半衰期的个数)可用下法计算:

$$t = \frac{\ln C_0 - \ln C}{k} = \frac{\ln(C_0/C)}{\ln 2/t_{1/2}} = \frac{\ln(C_0/C)}{\ln 2}t_{1/2} \tag{8-14}$$

例如,消除 90%($C = C_0/10$)所需时间为 $3.32t_{1/2}$。上式也可用于计算经历若干个半衰期后药物从体内消除的百分数,见表 8-1。

表 8-1　经历若干个半衰期后药物从体内消除的百分数

半衰期个数	剩余(%)	消除(%)	半衰期个数	剩余(%)	消除(%)
0	100	0	4	6.25	93.75
1	50	50	5	3.12	96.88
2	25	75	6	1.56	98.44
3	12.5	87.5	7	0.78	99.22

(2) 表观分布容积(V):

$$V = \frac{X_0}{C_0} \tag{8-15}$$

(3) 血药浓度-时间曲线下面积(AUC)

$$AUC_{0 \to \infty} = \int_0^\infty C \mathrm{d}t \tag{8-16}$$

将(8-5)式代入,得:

$$AUC_{0 \to \infty} = \int_0^\infty C_0 \cdot e^{-kt} \mathrm{d}t = C_0 \int_0^\infty e^{-kt} \mathrm{d}t$$

解得:

$$AUC_{0 \to \infty} = \frac{C_0}{k} \tag{8-17}$$

将(8-7)式代入上式,得:

笔记

$$AUC_{0\to\infty} = \frac{X_0}{kV} \tag{8-18}$$

（4）体内总清除率:体内总清除率(Cl)是指在单位时间内机体能将相当于多少体积血液中的药物完全清除。

用数学式表示为:

$$Cl = \frac{-\mathrm{d}X/\mathrm{d}t}{C} \tag{8-19}$$

将(8-1)式代入上式,得:

$$Cl = \frac{kX}{C} \tag{8-20}$$

将(8-6)式代入上式,得:

$$Cl = kV \tag{8-21}$$

根据(8-18)式,整理可得:

$$kV = \frac{X_0}{AUC_{0\to\infty}} \tag{8-22}$$

将式(8-22)代入式(8-21),得总清除率的另一个计算公式:

$$Cl = \frac{X_0}{AUC_{0\to\infty}} \tag{8-23}$$

例 8-1 某患者快速静注一单室模型药物 100mg,立即测得血药浓度为 10mg/ml,4 小时后,血药浓度为 7.5mg/ml。求该药在此患者体内的半衰期。

解:已知 $C_0 = 10\text{mg/ml}, t = 4\text{h}, C = 7.5\text{mg/ml}$,

$$\lg C = -\frac{kt}{2.303} + \lg C_0$$

$$k = \frac{2.303}{t}\lg\frac{C_0}{C} = \frac{2.303}{4}\lg\frac{10}{7.5} = 0.072(\text{h}^{-1})$$

$$t_{1/2} = \frac{0.693}{k} = \frac{0.693}{0.072} = 9.6(\text{h})$$

答:该药在此患者体内的半衰期为 9.6 小时。

例 8-2 给某患者静脉注射某单室模型药物,剂量 1050mg,测得不同时刻血药浓度数据如下:

$t(\text{h})$	1.0	2.0	3.0	4.0	6.0	8.0	10.0
$C(\mu\text{g/ml})$	109.78	80.35	58.81	43.04	23.05	12.35	6.61

试求该药物的 $k, t_{1/2}, V, Cl, AUC_{0\to\infty}$ 以及 12 小时的血药浓度。

解:血药浓度数据取对数得:

$t(\text{h})$	1.0	2.0	3.0	4.0	6.0	8.0	10.0
$\lg C$	2.0405	1.9050	1.7695	1.6339	1.3627	1.0917	0.8202

（1）图解法求 $\lg C\text{-}t$ 直线的斜率与截距

以 $\lg C$ 对时间 t 作图,得直线（如图 8-4 所示）。

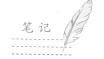

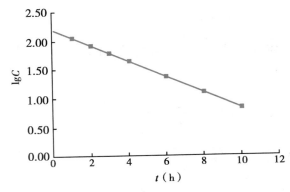

图 8-4　图解法求参数

在直线上取两点(例如取 3h 和 8h 两点,即第 3、6 个点)求斜率 b:

$$b = \frac{\lg C_6 - \lg C_3}{t_6 - t_3} = \frac{1.0917 - 1.7695}{8 - 3} = -0.1356$$

当 $t = 0$ 时,目测法估算直线在 $\lg C$ 轴的截距 $a \approx 2.2$,从而得到药物在患者体内的动力学方程:

$$\lg C = -0.1356t + 2.2$$

（2）线性回归法求 $\lg C\text{-}t$ 直线的斜率与截距

使用具有线性回归功能的计算器或 Excel 等软件,求得 $\lg C\text{-}t$ 直线的回归方程为 $\lg C = -0.1356t + 2.1762$,从回归方程可知:

$$斜率\ b = -0.1356$$
$$截距\ a = 2.1762$$

（3）计算药动学参数

根据线性回归方程求得的斜率与截距,计算药物动力学参数。

$$k = -2.303b = -2.303 \times (-0.1356) = 0.3123(\text{h}^{-1})$$

$$t_{1/2} = \frac{0.693}{k} = \frac{0.693}{0.3123} = 2.22(\text{h})$$

$$C_0 = 10^a = 10^{2.1762} = 150.04(\mu\text{g/ml}) = 150.04(\text{mg/L})$$

$$V = \frac{X_0}{C_0} = \frac{1050}{150.04} = 7.00(\text{L})$$

$$Cl = KV = 0.3123 \times 7.00 = 2.19(\text{L/h})$$

$$AUC_{0 \to \infty} = \frac{C_0}{k} = \frac{150.04}{0.3123} = 480.44(\text{h} \cdot \mu\text{g/ml})$$

将 $t = 12\text{h}$ 代入方程 $\lg C = -0.1356t + 2.1762$,即:

$$\lg C = -0.1356t + 2.1762 = -0.1356 \times 12 + 2.1762 = 0.5490$$

$C = 10^{0.5490} = 3.54(\mu\text{g/ml})$,此即为 12h 的血药浓度。

答:该药物的 k 为 0.3123h^{-1},$t_{1/2}$ 为 2.22h,V 为 7.00L,Cl 为 2.19L/h。静脉注射该药物 1050mg 后 $AUC_{0 \to \infty}$ 为 480.44h·μg/ml,12 小时的血药浓度为 3.54μg/ml。

二、尿药排泄的经时变化

血药浓度是药物动力学研究以及求算药动学参数的主要方法。但在某些情况下血药浓度测定存在困难,例如:①血药浓度低,难以准确测定;②血浆成分对药物测定干扰严重;③多次采集血样对人体有损伤,患者依从性差。

尿液取样方便,对人体无损伤,因而在有些情况下,可采用尿药排泄数据求算药动学参数。但是该方法须符合以下条件:①大部分药物以原形从尿中排泄;②药物经肾排泄符合一级速率过程,即尿中原形药物产生的速率与体内的药量成正比。

尿药排泄数据处理方法包括速率法(rate method)和亏量法(sigma-minus method)。

（一）尿药排泄速率与时间的关系（速率法）

药物在体内的排泄如图8-5所示。大部分药物在体内主要通过肾脏排泄,尿中原形药物的产生不是恒速的。尿中原形药物产生的速率与体内的药量 X 和药物的肾排泄速率常数 k_e 密切相关。

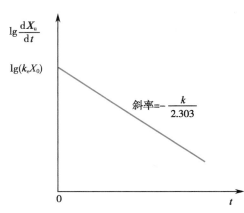

图8-5 静脉注射给药后药物排泄示意图

X 为体内药量;k_e 为肾排泄速率常数;k_{nr} 为非肾途径消除速率常数;X_u 为尿中原形药物累积量;X_{nr} 为非肾途径排泄的原形药物累积量

肾排泄速率常数 k_e 反映了药物经肾消除的快慢,而药物总的消除速率常数 k 应是 k_e 与 k_{nr} 之和,即 $k=k_e+k_{nr}$。

根据上述条件,静脉注射单室模型药物,原形药物经肾排泄的速率可用微分方程表示为:

$$\frac{\mathrm{d}X_u}{\mathrm{d}t}=k_e X \qquad (8-24)$$

式中,$\frac{\mathrm{d}X_u}{\mathrm{d}t}$ 为原形药物经肾排泄速率;X_u 为 t 时刻尿中原形药物累积量;X 为 t 时刻体内药物量;k_e 为肾排泄速率常数。

将(8-4)式代入式(8-24),得:

$$\frac{\mathrm{d}X_u}{\mathrm{d}t}=k_e X_0 \mathrm{e}^{-kt} \qquad (8-25)$$

上式两边取常用对数,得:

$$\lg \frac{\mathrm{d}X_u}{\mathrm{d}t}=-\frac{k}{2.303}t+\lg(k_e X_0) \qquad (8-26)$$

以 $\lg \frac{\mathrm{d}X_u}{\mathrm{d}t}$ 对 t 进行线性回归,可以得到一条直线如图8-6所示。通过直线的斜率即可求出药物的总消除速率常数 k。

直线在纵轴的截距等于 $\lg(k_e X_0)$。若设该截距为 $\lg I_0$,则可求出肾排泄速率常数 k_e:$k_e=\frac{I_0}{X_0}$。

式(8-26)中,$\frac{\mathrm{d}X_u}{\mathrm{d}t}$ 为 t 时刻的瞬时尿药排泄速率,而尿药浓度只能反映集尿期间的累积排泄药量,因此 $\frac{\mathrm{d}X_u}{\mathrm{d}t}$ 无法准确获得。实际工作中采用集尿时间间隔($t_i \to t_{i+1}$)内的平均尿药排泄速率 $\frac{\Delta X_u}{\Delta t}$ 代替 $\frac{\mathrm{d}X_u}{\mathrm{d}t}$,以集尿期的中点时间 t_c 代替 t,即

图8-6 单室模型静脉注射给药后尿药排泄速率-时间半对数图

将集尿时间段内的平均尿药排泄速率,近似地看作该段集尿时间内中点时间的瞬时尿药排泄速率。于是式(8-26)改写为:

$$\lg\frac{\Delta X_{\mathrm{u}}}{\Delta t}=-\frac{k}{2.303}t_{\mathrm{c}}+\lg(k_{\mathrm{e}}X_0) \tag{8-27}$$

式中,Δt 为集尿时间;ΔX_{u}为该集尿时间段内排泄的原形药物量;t_{c}为集尿期的中点时间。

以 $\lg\dfrac{\Delta X_{\mathrm{u}}}{\Delta t}$对 t_{c}作图时,实验数据常因测定误差出现较大的散乱波动,偏离直线较明显,也就是说,速率法对实验测定误差敏感。另外,采用尿排泄速率获取药物动力学参数时,收集尿样的时间间隔对药物动力学参数的准确性影响较大,当收集尿样的时间间隔为 1 个、2 个和 3 个半衰期时,误差分别约为 2%、8% 和 19% 。因此,应合理设计收集尿样的时间间隔,收集尿样时间间隔一般控制在 2 个半衰期以内较为合适。若药物半衰期很短以致于无法在小于 2 个半衰期的时间间隔内收集尿样时,则最好采用相等的集尿时间间隔。

（二）尿药排泄量与时间的关系（亏量法）

尿药排泄速率法中,数据波动性大,有时难以准确估算药物的消除速率常数。为克服这一缺点,可采用亏量法。

对式(8-24)作拉氏变换,得:

$$S\overline{X}_{\mathrm{u}}=k_{\mathrm{e}}\overline{X} \tag{8-28}$$

将 $\overline{X}=\dfrac{X_0}{S+k}$代入上式并整理,得:

$$\overline{X}_{\mathrm{u}}=\frac{k_{\mathrm{e}}X_0}{S(S+k)} \tag{8-29}$$

应用拉氏变换表解出 X_{u}:

$$X_{\mathrm{u}}=\frac{k_{\mathrm{e}}X_0}{k}(1-\mathrm{e}^{-kt}) \tag{8-30}$$

这种关系可用图8-7表示。当 $t\rightarrow\infty$ 时,$\mathrm{e}^{-kt}\rightarrow0$,故最终经肾排泄的原形药物总量 X_{u}^{∞} 为:

$$X_{\mathrm{u}}^{\infty}=\frac{k_{\mathrm{e}}X_0}{k}(1-\mathrm{e}^{-kt\infty})=\frac{k_{\mathrm{e}}X_0}{k} \tag{8-31}$$

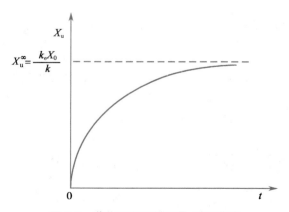

图8-7　药物累积尿排泄量-时间曲线

将式(8-31)整理,得:

$$\frac{X_{\mathrm{u}}^{\infty}}{X_0}=\frac{k_{\mathrm{e}}}{k} \tag{8-32}$$

$\dfrac{k_e}{k}$称为药物的肾排泄率,它反映了药物的肾排泄在药物的总消除中所占的比率,用符号f_r表示,式(8-32)可以写为:

$$f_r = \frac{X_u^\infty}{X_0} \tag{8-33}$$

当$k=k_e$时,药物完全以原形经肾排泄,即尿中原形药物排泄总量等于静脉注射的给药剂量:

$$X_u^\infty = X_0 \tag{8-34}$$

用式(8-31)减去式(8-30),得:

$$X_u^\infty - X_u = \frac{k_e X_0}{k} - \frac{k_e X_0}{k}(1-e^{-kt})$$

$$X_u^\infty - X_u = \frac{k_e X_0}{k}e^{-kt} \tag{8-35}$$

上式两边取常用对数,得:

$$\lg(X_u^\infty - X_u) = -\frac{k}{2.303}t + \lg\frac{k_e X_0}{k} \tag{8-36}$$

将式(8-31)代入,得:

$$\lg(X_u^\infty - X_u) = -\frac{k}{2.303}t + \lg X_u^\infty \tag{8-37}$$

上两式中,$(X_u^\infty - X_u)$称为体内经肾待排泄原形药物量,或称亏量。

单室模型药物静脉注射给药后,以体内经肾待排泄原形药物量(亏量)的常用对数$\lg(X_u^\infty - X_u)$对时间t作图,可得到一条直线(如图8-8所示),该直线的斜率为$-\dfrac{k}{2.303}$,截距为$\lg\dfrac{k_e X_0}{k}$。根据斜率,可求出总消除速率常数k;根据截距、静脉注射给药剂量X_0及k,可求出肾排泄速率常数k_e。

亏量法有如下特点:①亏量法对药物消除速率的波动和实验测定误差不敏感,以$\lg(X_u^\infty - X_u)$对时间t作图时,实验数据点偏离直线不远,比较规则,求得总消除速率常数k值较尿药排泄速率法准确;②亏量法中为了得到X_u^∞,要求收集尿样的时间要足够长(至少为药物的7个半衰期),而且不得丢失任何一份尿样数据。对于半衰期长的药物采用亏量法,完成实验所需的时间较长。相比之下,速率法

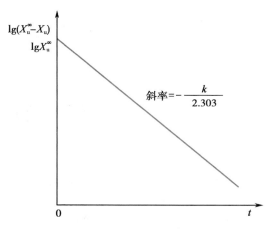

图8-8　尿药亏量-时间半对数图

的集尿时间只需3~4个半衰期,并且作图确定一个点只需要收集一次尿样,而不必要收集全过程的尿样。

综上所述,单室模型药物静脉注射给药后,可采用三种方法求算药物动力学参数:①以血药浓度的对数对时间作图或进行线性回归;②以平均尿药排泄速率的对数对集尿中点时间作图或进行线性回归;③以尿药排泄亏量的对数对时间作图或进行线性回归。这三种方法均可获得直线图或直线回归方程,直线斜率均为$-\dfrac{k}{2.303}$,进而根据斜率求出总消除速率常数k。研究工作中,可根据实际情况选择。

例 8-3 某单室模型药物给患者静脉注射 200mg 后,定时收集尿液,测得尿药累积排泄量 X_u 如下表,试求该药的 k, $t_{1/2}$ 和 k_e 值。

t(h)	0	1	2	3	6	12	24	36	48	60	72
X_u(mg)	0	4.02	7.77	11.26	20.41	33.88	48.63	55.05	57.84	59.06	59.58

解法 1：速率法

根据不同时间间隔的尿药量计算出平均尿药排泄速率 $\Delta X_u/\Delta t$ 和中点时间 t_c 的数据,列表如下：

Δt(h)	ΔX_u(mg)	$\Delta X_u/\Delta t$(mg/h)	lg($\Delta X_u/\Delta t$)	t_c(h)
1	4.02	4.020	0.6042	0.5
1	3.75	3.750	0.5740	1.5
1	3.49	3.490	0.5428	2.5
3	9.15	3.050	0.4843	4.5
6	13.47	2.245	0.3512	9.0
12	14.75	1.229	0.0896	18.0
12	6.42	0.535	−0.2716	30.0
12	2.79	0.233	−0.6336	42.0
12	1.22	0.102	−0.9928	54.0
12	0.52	0.043	−1.3632	66.0

以 lg($\Delta X_u/\Delta t$) 对 t_c 进行线性回归,得回归方程：

$$y = -0.0299x + 0.6212 \quad (R^2 = 1)$$

得斜率 $b = -0.0299$,截距 $a = 0.6212$。因此：

$$k = -2.303b = -2.303 \times (-0.0299) \approx 0.069(\text{h}^{-1})$$

$$t_{1/2} = \frac{0.693}{k} = \frac{0.693}{0.069} \approx 10.0(\text{h})$$

又从直线的截距得到：$I_0 = 10^a = 10^{0.6212} \approx 4.18$,因此：

$$k_e = \frac{I_0}{X_0} = \frac{4.18}{200} \approx 0.021(\text{h}^{-1})$$

答：该药物的 k 为 0.069h^{-1},$t_{1/2}$ 为 10.0h,k_e 为 0.021h^{-1}。

解法 2：亏量法

由不同时间间隔的尿药量,计算待排泄药量 lg($X_u^{\infty} - X_u$),如下：

t(h)	X_u(mg)	$X_u^{\infty} - X_u$(mg)	lg($X_u^{\infty} - X_u$)
1	4.02	55.56	1.745
2	7.77	51.81	1.714
3	11.26	48.32	1.684
6	20.41	39.17	1.593
12	33.88	25.70	1.410
24	48.63	10.95	1.039
36	55.05	4.53	0.656
48	57.84	1.74	0.241
60	59.06	0.52	−0.284
72	59.58	0	

根据(8-36)式,以 $\lg(X_u^\infty - X_u)$ 对 t 进行线性回归,得直线回归方程:

$$y = -0.0334x + 1.8004 \quad (R^2 = 0.9966)$$

得斜率 $b = -0.0334$,截距 $a = 1.8004$。因此:

$$k = -2.303b = -2.303 \times (-0.0334) \approx 0.077(\text{h}^{-1})$$

$$t_{1/2} = \frac{0.693}{k} = \frac{0.693}{0.077} \approx 9.0(\text{h})$$

直线的截距 $\lg\dfrac{k_e X_0}{k} = a$,因此:

$$k_e = \frac{10^a k}{X_0} = \frac{63.15 \times 0.077}{200} \approx 0.024(\text{h}^{-1})$$

答:该药物的 k 为 0.077h^{-1},$t_{1/2}$ 为 9.0h,k_e 为 0.024h^{-1}。

该例中将 72 小时的累积尿药排泄量当作 X_u^∞ 进行处理,随着时间点的推后,计算得到的经肾待排泄药量数值的偏低程度会越来越大,导致斜率与截距的计算数值均偏大,所得到的药物动力学参数与尿药速率法有差异。该例亏量法中若舍去 48 小时、60 小时的数据点,进行线性回归,得:$y = -0.0310x + 1.7783(R^2 = 0.9999)$,该方程更接近于尿药速率法。因此,应用亏量法时,应尽可能延长收集尿样的时间,以保证准确地估算 X_u^∞。

(三)　肾清除率（Cl_r）

肾清除率(renal clearance,Cl_r)系指单位时间内肾将相当于多少体积血浆中的药物全部清除。肾清除率的单位为 ml/min 或 ml/h。药物的肾清除率不超过肾血流量。

根据肾清除率的概念,肾清除率可表示为尿药排泄速率与血药浓度的比值,即:

$$Cl_r = \frac{\mathrm{d}X_u/\mathrm{d}t}{C} \tag{8-38}$$

将式(8-24)代入,得:

$$Cl_r = \frac{k_e X}{C} \tag{8-39}$$

将式(8-6)代入,得:

$$Cl_r = k_e V \tag{8-40}$$

即肾清除率为肾排泄速率常数与表观分布容积的乘积。体内所有器官的清除率都可以用相应的消除速率常数与分布容积的乘积来表示。药物在体内的总清除率是药物在体内各个器官清除率的总和。

将式(8-38)整理,得:

$$\frac{\mathrm{d}X_u}{\mathrm{d}t} = Cl_r C \tag{8-41}$$

从上式可知,用尿药排泄速率对血药浓度 C 作图,可以得到一条直线。在实际工作中,可用实验测得的平均尿药排泄速率 $\dfrac{\Delta X_u}{\Delta t}$ 代替 $\dfrac{\mathrm{d}X_u}{\mathrm{d}t}$,对集尿期中点时间 t_c 的血药浓度 C 作图。直线的斜率即肾清除率(见图 8-9)。

例 8-4　某药 $0\sim0.5\text{h}$ 内从尿中排出的量为 37.5mg,在 0.25h 时血药浓度为 $10\mu\text{g/ml}$,求该药的

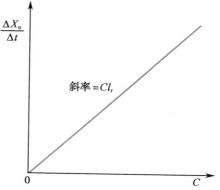

图 8-9　尿药排泄速率-集尿期中点时间血药浓度关系图

肾清除率 Cl_r。

$$解：Cl_r = \frac{\dfrac{dX_u}{dt}}{C} = \frac{\dfrac{37.5 \times 1000}{0.5}}{10} = 7500(\text{ml/h}) = 125(\text{ml/min})$$

答： 该药的肾清除率 Cl_r 为 125ml/min。

例 8-5 某药物静脉注射 200mg 后，定时收集尿液，测得平均尿药排泄速率与中点时间的关系式为 $\lg \dfrac{\Delta X_u}{\Delta t} = -0.0299 t_c + 0.6212$。已知该药属单室模型，分布容积为 30L，求该药的 $t_{1/2}$，k_e，Cl_r 及 80h 的累积尿药量。

解： 从 $\lg \dfrac{\Delta X_u}{\Delta t} = -0.0299 t_c + 0.6212$ 可得：

$$-\frac{k}{2.303} = -0.0299$$

$$k = -2.303 \times (-0.0299) \approx 0.069(\text{h}^{-1})$$

$$t_{1/2} = \frac{0.693}{k} = \frac{0.693}{0.069} \approx 10(\text{h})$$

直线截距：$\lg(k_e X_0) = 0.6212$

因此，$k_e = \dfrac{10^{0.6212}}{X_0} \approx \dfrac{4.2}{200} = 0.021(\text{h}^{-1})$

肾清除率：$Cl_r = k_e V = 0.021 \times 30 = 0.63(\text{L/h})$

将 $t = 80\text{h}$ 代入（8-30）式，即可求得 80h 的累积尿药量：

$$X_u = \frac{k_e X_0}{k}(1 - e^{-kt}) = \frac{10^{0.6212}}{0.069} \times (1 - e^{-0.069 \times 80}) \approx 60.34(\text{mg})$$

答： 该药物的 $t_{1/2}$ 为 10h，k_e 为 0.042h^{-1}，Cl_r 为 1.26L/h。静脉注射 200mg 该药物 80h 后的累积尿药量为 60.34mg。

例 8-6 已知磺胺嘧啶半衰期 $t_{1/2} = 16\text{h}$，分布容积 $V = 20\text{L}$，尿中回收原形药物 60%。求该药总清除率 Cl，肾清除率 Cl_r，非肾清除率 Cl_{nr}。

解： 已知 $t_{1/2} = 16\text{h}$，$V = 20\text{L}$

$$则：Cl = kV = \frac{0.693}{t_{1/2}} V = \frac{0.693}{16} \times 20 = 0.866\text{L/h} = 14.43(\text{ml/min})$$

$$Cl_r = 60\% Cl = 60\% \times 14.43 = 8.66(\text{ml/min})$$

$$Cl_{nr} = Cl - Cl_r = 14.43 - 8.66 = 5.77(\text{ml/min})$$

答： 该药的总清除率为 14.43ml/min，肾清除率为 8.66ml/min，非肾清除率为 5.77ml/min。

第二节 静脉滴注给药

一、血药浓度的经时变化

（一）模型的建立

静脉滴注是以恒定速率向静脉血管内持续给药。单室模型药物静脉滴注进入体内，在滴注时间 T 以内，体内同时存在药量增加和药物消除的过程。当药物滴注结束后，体内只存在药物的消除过程。因此，这种模型包括两个方面：一是药物以恒定速率 k_0 进入体内，二是体内药物以一级消除速率常数 k 从体内消除。静脉滴注给药体内过程的模型如图 8-10 所示。

在 $0 \leqslant t \leqslant T$ 时间内，体内药物量 X 的变化速率 $\dfrac{dX}{dt}$ 是药物静脉滴注速率与消除速率之差：

笔记

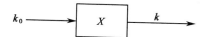

图 8-10 单室模型静脉滴注给药示意图
k_0 为静脉滴注速率;k 为一级消除速率常数

$$\frac{\mathrm{d}X}{\mathrm{d}t} = k_0 - kX \tag{8-42}$$

（二） 血药浓度与时间的关系

将式(8-42)经拉氏变换,得:

$$S\overline{X} = \frac{k_0}{S} - k\overline{X} \tag{8-43}$$

整理后,得:

$$\overline{X} = \frac{k_0}{S(S+k)} \tag{8-44}$$

用拉氏变换求原函数,得:

$$X = \frac{k_0}{k}(1 - e^{-kt}) \tag{8-45}$$

将 $X = VC$ 代入,得到体内血药浓度 C 与时间 t 之间的函数关系式:

$$C = \frac{k_0}{kV}(1 - e^{-kt}) \tag{8-46}$$

（三） 稳态血药浓度与达稳态所需时间

1. 稳态血药浓度（C_{ss}） 在静脉滴注给药初期,血药浓度迅速上升,随着静脉滴注时间的延长,血药浓度上升速度趋于缓慢,当 $t \to \infty$ 时,$e^{-kt} \to 0$,$(1 - e^{-kt}) \to 1$,血药浓度趋于一个恒定浓度,此时的血药浓度值称为稳态血药浓度(steady state plasma drug concentration)或坪浓度,用 C_{ss} 表示。

$$C_{ss} = \frac{k_0}{kV} \tag{8-47}$$

从上式可以看出,稳态血药浓度 C_{ss} 与静滴速率 k_0 成正比(如图 8-11 所示);在达到稳态血药浓度的状态下,药物的静滴速率 k_0 等于体内药物的消除速率。

2. 达稳态所需时间（达坪分数 f_{ss} 与半衰期 $t_{1/2}$ 的关系） 静脉滴注给予单室模型药物时,达到坪浓度以前的血药浓度 C 均小于 C_{ss},因此任何时间 t 的 C 值可用坪浓度 C_{ss} 的某一分数来表示,即达坪分数 f_{ss}。

$$f_{ss} = \frac{C}{C_{ss}} = \frac{\dfrac{k_0}{kV}(1 - e^{-kt})}{\dfrac{k_0}{kV}} = 1 - e^{-kt} \tag{8-48}$$

从上式可见,在相同的滴注时间内,消除速率常数 k 越大,达坪分数 f_{ss} 越快趋近于 1,达到坪浓度越快。也就是说,药物的 $t_{1/2}$ 越短,达到坪浓度越快。

由(8-48)式可求得达到坪浓度某一分数所

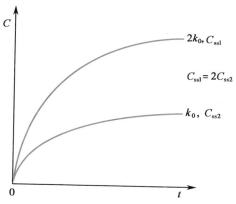

图 8-11 同一单室模型药物不同静脉滴注速率下稳态血药浓度-时间曲线图

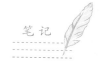
笔记

需要的时间：

$$t = -\frac{\ln(1-f_{ss})}{k} \tag{8-49}$$

当达到坪浓度某一分数所需要的时间以 n 个半衰期 $t_{1/2}$ 来表示时，式（8-49）可写为：

$$nt_{1/2} = -\frac{\ln(1-f_{ss})}{k} \tag{8-50}$$

将式（8-13）代入式（8-50），得：

$$\frac{n\ln2}{k} = -\frac{\ln(1-f_{ss})}{k} \tag{8-51}$$

上式整理，得：

$$n = -\frac{\ln(1-f_{ss})}{\ln2} \tag{8-52}$$

或写为：

$$n = -\frac{2.303\lg(1-f_{ss})}{0.693} = -3.323\lg(1-f_{ss}) \tag{8-53}$$

由式（8-52）或式（8-53）即可求出任何药物达坪浓度 C_{ss} 某一分数 f_{ss} 所需的半衰期 $t_{1/2}$ 的个数。由此式可见，不论药物的半衰期 $t_{1/2}$ 长短如何，达到坪浓度某一分数所需要的半衰期 $t_{1/2}$ 的个数都是一样的。表8-2列出了单室模型药物静脉滴注达坪浓度某一分数所需的半衰期的个数。

表8-2 单室模型药物静脉滴注达坪浓度某一分数所需的半衰期个数

半衰期个数（n）	达坪分数（f_{ss}，%）	半衰期个数（n）	达坪分数（f_{ss}，%）
1	50.00	5	96.88
2	75.00	6	98.44
3	87.50	6.65	99.00
3.32	90.00	7	99.22
4	93.75	8	99.61

例8-7 某一单室模型药物，半衰期为 0.5h，静脉滴注达稳态血药浓度的 95%，需要多少时间？

解： $t = -\dfrac{\ln(1-f_{ss})}{k} = -\dfrac{\ln(1-f_{ss})}{\ln2} \cdot t_{1/2}$

将 $f_{ss} = 0.95$，$t_{1/2} = 0.5h$ 代入上式得：

$$t = -\frac{\ln(1-0.95)}{\ln2} \times 0.5 \approx 2.16(h)$$

答： 该药物静脉滴注达到稳态血药浓度的 95%，需要 2.16h。

例8-8 某患者体重50kg，以每分钟 20mg 的速率静脉滴注单室模型药物普鲁卡因，问稳态血药浓度是多少？滴注经历10h时的血药浓度是多少？（已知 $t_{1/2} = 3.5h$，$V = 2L/kg$）。

解： $C_{ss} = \dfrac{k_0}{kV} = \dfrac{k_0}{(0.693/t_{1/2})V} = \dfrac{k_0 t_{1/2}}{0.693V}$

将已知条件 $k_0 = 20 \times 60 = 1200(mg/h)$，$V = 50 \times 2 = 100L$，$t_{1/2} = 3.5h$ 代入上式，得：

$$C_{ss} = \frac{1200 \times 3.5}{0.693 \times 100} \approx 60.61(mg/L) = 60.61(\mu g/ml)$$

笔记

单室模型药物静脉滴注的血药浓度-时间函数方程为：

$$C = \frac{k_0}{kV}(1-e^{-kt}) = C_{ss}(1-e^{-kt}) = C_{ss}(1-e^{-\frac{0.693}{t_{1/2}}t})$$

将 $C_{ss} = 60.61 \mu g/ml, t_{1/2} = 3.5h, t = 10h$ 代入上式得：

$$C = 60.61 \times (1-e^{-\frac{0.693}{3.5} \times 10}) \approx 52.24(\mu g/ml)$$

答: 该患者以每分钟 20mg 的速率静脉滴注普鲁卡因的稳态血药浓度是 60.61μg/ml，滴注经历 10h 的血药浓度是 52.24μg/ml。

例 8-9 对某患者静脉滴注单室模型药物利多卡因，已知: $t_{1/2} = 1.9h, V = 100L$，若要使稳态血药浓度达到 3μg/ml，静脉滴注速度 k_0 值应为多少？

解: $k_0 = kVC_{ss} = \frac{0.693VC_{ss}}{t_{1/2}}$

将已知条件 $V = 100L, t_{1/2} = 1.9h, C_{ss} = 3\mu g/ml = 3mg/L$ 代入上式得：

$$k_0 = \frac{0.693 \times 100 \times 3}{1.9} \approx 109.42(mg/h)$$

答: 静脉滴注速率 k_0 值应为 109.42mg/h。

例 8-10 利多卡因的有效血药浓度是 2.4～6μg/ml，如分别以 150mg/h 和 300mg/h 的速度进行静脉滴注，问哪种滴注速度合适？ 如果使患者的稳态血药浓度达到 6μg/ml，则最佳滴注速度是多少？ 已知 $k = 1.04h^{-1}, V = 40L$。

解: 以 150mg/h 速度静滴时，稳态血药浓度为：

$$C_{ss} = \frac{k_0}{kV} = 150/(1.04 \times 40) = 3.61(mg/L) = 3.61(\mu g/ml)$$

以 300mg/h 速度滴注时，其稳态血药浓度为：

$$C_{ss} = \frac{k_0}{kV} = 300/(1.04 \times 40) = 7.21(mg/L) = 7.21(\mu g/ml)$$

最佳滴速可由 $k_0 = C_{ss}kV$ 求出：

$$k_0 = 6 \times 1.04 \times 40 = 249.6(mg/h)$$

答: 由于利多卡因血药浓度 ≥7μg/ml 时会产生毒性反应，故以 300mg/h 的速度滴注是不合适的。欲使患者的稳态血药浓度达到 6μg/ml，最佳滴注速度是 249.6mg/h。

（四） 药物动力学参数的计算

当静脉滴注一段时间后停止滴注，体内只存在药物的消除过程。体内血药浓度的变化情况相当于静脉注射后血药浓度的变化，静脉滴注停止后血药浓度与时间的关系为：

$$C = C_0 e^{-kt'} \tag{8-54}$$

式中，t' 为停止静脉滴注给药后的时间；C 为停止静脉滴注给药后 t' 时刻的血药浓度；C_0 为静脉滴注停止时的血药浓度。

1. 稳态后停滴 达稳态时，$C_0 = C_{ss} = \frac{k_0}{kV}$，将此式代入式（8-54），得：

$$C = \frac{k_0}{kV}e^{-kt'} \tag{8-55}$$

上式两边取常用对数，得：

$$\lg C = -\frac{k}{2.303}t' + \lg\frac{k_0}{kV} \tag{8-56}$$

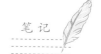
笔记

根据式(8-56),可计算出总消除速率常数 k 及表观分布容积 V。即在停药后不同时间取血,测定血药浓度,以 $\lg C$ 对 t' 作图或进行线性回归,得到一直线(如图 8-12 所示)或直线回归方程。根据直线的斜率 $-k/2.303$,可求出总消除速率常数 k;根据直线截距 $\lg\dfrac{k_0}{kV}$,可求出表观分布容积 V。

2. **稳态前停滴**　假设静脉滴注 T 时间后停药,则式(8-54)中的 C_0 为静脉滴注 T 时间的血药浓度:

$$C_0 = \frac{k_0}{kV}(1-e^{-kT}) \tag{8-57}$$

将式(8-57)代入式(8-54),得:

$$C = \frac{k_0}{kV}(1-e^{-kT})e^{-kt'} \tag{8-58}$$

上式两边取对数,得:

$$\lg C = -\frac{k}{2.303}t' + \lg\frac{k_0}{kV}(1-e^{-kT}) \tag{8-59}$$

以停药后血药浓度的对数 $\lg C$ 对时间 t' 作图,可得到一条直线(如图 8-12 所示),由直线斜率可求出总消除速率常数 k。若滴注速度 k_0、总消除速率常数 k 以及静脉滴注时间 T 已知,则从直线截距可求出表观分布容积 V。

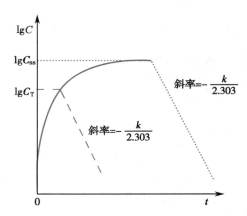

图 8-12　单室模型药物静脉滴注一段时间,停止
滴注后的血药浓度-时间的半对数图
——,静脉滴注;……,达稳态后停药;---,达稳态前停药

例 8-11　某单室模型药物半衰期为 3h,表观分布容积为 10L,今以每小时 30mg 速率给某患者静脉滴注,8h 停止静脉滴注,问停药后 2h 体内血药浓度是多少?

解:滴注 8h(不足 3 个半衰期)停止静脉滴注,未到达稳态(参见表 8-2),故用达稳态前停滴的公式(8-57)计算停止静脉滴注时的血药浓度 C_0:

$$C_0 = \frac{k_0}{kV}(1-e^{-kT})$$

将已知条件 $t_{1/2}=3h$,$V=10L$,$k_0=30mg/h$,$k=0.693/t_{1/2}=0.693/3(h^{-1})$,静脉滴注时间 $T=8h$ 代入上式得:

$$C_0 = \frac{30\times3}{0.693\times10}\left(1-e^{-\frac{0.693\times8}{3}}\right) \approx 10.94(mg/L) = 10.94(\mu g/ml)$$

笔记

停滴后2h的血药浓度按下式计算：

$$C = C_0 e^{-kt'} = C_0 e^{-\frac{0.693t'}{t_{1/2}}}$$

将已知条件 $C_0 = 10.94\mu g/ml$，$t_{1/2} = 3h$，$t' = 2h$，代入上式得：

$$C = 10.94 \times e^{-\frac{0.693 \times 2}{3}} \approx 6.89 \,(\mu g/ml)$$

答：停药后2h体内血药浓度为 $6.89\mu g/ml$。

二、负荷剂量

临床上常将药物的有效治疗血药浓度设定为稳态血药浓度，但是药物要接近稳态浓度一般需要4~5个半衰期。半衰期为4小时的药物，达稳态血药浓度的90%需要13.3小时。为了使血药浓度迅速达到或接近稳态血药浓度 C_{ss}，快速发挥疗效，在静脉滴注开始时，需要静脉注射一个负荷剂量（loading dose），亦称首剂量，常用 X_0^* 表示。

若静脉注射某负荷剂量 X_0^*，同时以某恒速 k_0 静脉滴注，则此时体内药量的经时变化为静脉注射和静脉滴注过程之和，可用式（8-4）及式（8-45）之和来表示，即：

$$X = X_0^* e^{-kt} + \frac{k_0}{k}(1 - e^{-kt}) \tag{8-60}$$

若期望体内血药浓度在静脉滴注期间始终恒定在某稳态血药浓度 C_{ss}，负荷剂量 X_0^* 按下式计算：

$$X_0^* = VC_{ss} \tag{8-61}$$

若控制负荷剂量 $X_0^* = VC_{ss}$，同时控制静脉滴注速率 $k_0 = X_0^* k$，则从0时间直至停止静脉滴注的这段时间内，体内药量 X 恒定不变，$X = X_0^* = VC_{ss}$，血药浓度可维持在期望的稳态浓度 C_{ss}。

例8-12 给某患者静脉注射某单室模型药物200mg，同时以 20mg/h 速率静脉滴注该药物，问经过4h和8h内血药浓度分别是多少？（已知 $V = 50L$，$t_{1/2} = 6.93h$）

解：由题可知体内血药浓度与时间之间的函数方程应为：

$$C = \frac{X_0^*}{V}e^{-kt} + \frac{k_0}{Vk}(1 - e^{-kt}) = \frac{X_0^*}{V}e^{-\frac{0.693t}{t_{1/2}}} + \frac{k_0 t_{1/2}}{0.693V}(1 - e^{-\frac{0.693t}{t_{1/2}}})$$

已知，$X_0^* = 200mg$，$k_0 = 20mg/h$，$t_{1/2} = 6.93h$，$V = 50L$

当 $t = 4h$ 时，体内血药浓度：

$$C = \frac{200}{50} \times e^{-\frac{0.693 \times 4}{6.93}} + \frac{20 \times 6.93}{0.693 \times 50}(1 - e^{-\frac{0.693 \times 4}{6.93}}) = 4.00\,(mg/L) = 4.00\,(\mu g/ml)$$

当 $t = 8h$ 时，体内血药浓度：

$$C = \frac{200}{50} \times e^{-\frac{0.693 \times 8}{6.93}} + \frac{20 \times 6.93}{0.693 \times 50}(1 - e^{-\frac{0.693 \times 8}{6.93}}) = 4.00\,(mg/L) = 4.00\,(\mu g/ml)$$

答：经过4h和8h体内血药浓度均为 $4.00\mu g/ml$。

例8-13 已知某药物 $t_{1/2}$ 为50h，V 为60L，治疗所需血药浓度为 $0.9 \sim 2.8\mu g/ml$，临床用药时，给患者静脉注射20mg，同时以 20mg/h 速度静脉滴注给药，试问滴注后4h能否达到治疗所需浓度？

解：由题可知体内血药浓度与时间之间的函数方程应为：

$$C = \frac{X_0^*}{V}e^{-kt} + \frac{k_0}{kV}(1 - e^{-kt})$$

已知 $X_0^* = 20mg$，$V = 60L$，$k_0 = 20mg/h$，$t_{1/2} = 50h$，$k = 0.693/t_{1/2}$，$t = 4h$

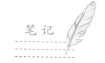

$$C = \frac{20}{60} \times e^{-\frac{0.693}{50} \times 4} + \frac{20}{\frac{0.693}{50} \times 60}(1 - e^{-\frac{0.693}{50} \times 4}) = 1.612(\text{mg/L}) = 1.612(\mu\text{g/ml})$$

答:静脉滴注后 4h 的血药浓度为 $1.612\mu\text{g/ml}$,能够达到治疗所需浓度。

例 8-14　已知某药物 $t_{1/2}$ 为 55h,V 为 60L,有效治疗血药浓度为 $0.5 \sim 2.5\text{mg/L}$,住院患者治疗时,首先静脉注射给药 10mg,0.5h 后,以 10mg/h 速度静脉滴注给药,试计算静脉滴注 3h,血药浓度是否在治疗所需范围之内?

解:由题可知体内血药浓度与时间之间的函数方程应为:

$$C = \left(\frac{X_0^*}{V}e^{-kt}\right)e^{-kt'} + \frac{k_0}{kV}(1 - e^{-kt'})$$

已知 $X_0^* = 10\text{mg}, V = 60\text{L}, k_0 = 10\text{mg/h}, t_{1/2} = 55\text{h}, k = 0.693/t_{1/2}, t = 0.5\text{h}, t' = 3\text{h}$

$$C = \left(\frac{10}{60}e^{-\frac{0.693}{55} \times 0.5}\right) \times e^{-\frac{0.693}{55} \times 3} + \frac{10}{\frac{0.693}{55} \times 60}(1 - e^{-\frac{0.693}{55} \times 3}) = 0.65(\text{mg/L})$$

答:滴注后 3h 的血药浓度为 0.65mg/L,血药浓度在治疗所需范围之内。

第三节　血管外给药

一、血药浓度的经时变化

(一) 模型的建立

血管外给药后,药物逐渐被吸收进入血液循环,药物的吸收和消除常用一级速率过程描述,这种模型称为一级吸收模型,如图 8-13 所示。

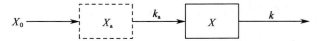

图 8-13　单室模型药物血管外给药的动力学模型图

X_0 是给药剂量;X_a 为吸收部位可被吸收进入全身循环的药量;k_a 为一级吸收速率常数;X 为体内药量;k 为一级消除速率常数

(二) 血药浓度与时间的关系

在血管外给药的一级吸收模型中,吸收部位药量的变化速率与吸收部位的药量成正比,用微分方程表示为:

$$\frac{\mathrm{d}X_a}{\mathrm{d}t} = -k_a X_a \tag{8-62}$$

上式经拉氏变换得:

$$S\overline{X}_a - FX_0 = -k_a\overline{X}_a \tag{8-63}$$

上式中,F 为吸收率。由于血管外给药吸收不一定充分,因此,给药部位可被吸收进入体内的药量应为给药剂量乘以吸收率。

体内药量的变化速率则等于吸收速率与消除速率的代数和,即:

$$\frac{\mathrm{d}X}{\mathrm{d}t} = k_a X_a - kX \tag{8-64}$$

笔记

上式中,因吸收过程使体内药量增加,故取正号;因消除过程使体内药量减少,故取负号。

上式经拉氏变换得:

$$S\overline{X} = k_a\overline{X}_a - k\overline{X}$$ (8-65)

由式(8-63)解出 $\overline{X}_a$ 代入(8-65)式,解得 $\overline{X}$:

$$\overline{X} = \frac{k_a F X_0}{(S+k)(S+k_a)}$$ (8-66)

上式应用拉氏变换表,得到体内药量与时间的关系式:

$$X = \frac{k_a F X_0}{k_a - k}(e^{-kt} - e^{-k_a t})$$ (8-67)

上式两端除以药物的表观分布容积 V,得单室模型药物血管外给药后,体内药物浓度 C 与时间 t 的关系式:

$$C = \frac{k_a F X_0}{V(k_a - k)}(e^{-kt} - e^{-k_a t})$$ (8-68)

式(8-68)也常简写为以下的形式:

$$C = A(e^{-kt} - e^{-k_a t})$$ (8-69)

上式中,$A = \dfrac{k_a F X_0}{V(k_a - k)}$。

例 8-15 已知某单室模型药物口服的生物利用度为 70%,吸收速率常数 k_a 为 $0.8h^{-1}$,消除速率常数 k 为 $0.07h^{-1}$,表观分布容积 V 为 10L。若口服剂量为 200mg,试求服药后 3h 的血药浓度。若已知该药物在体内的最低有效血药浓度为 $8\mu g/ml$,则什么时候第二次服药比较合适?

解: 根据(8-68)式,单室模型药物口服后血药浓度与时间 t 的关系:

$$C = \frac{k_a F X_0}{V(k_a - k)}(e^{-kt} - e^{-k_a t})$$

将已知条件 $F=0.7$,$X_0=200mg$,$k_a=0.8h^{-1}$,$k=0.07h^{-1}$,$V=10L$ 代入上式,得:

$$C = \frac{0.8 \times 0.7 \times 200}{10 \times (0.8 - 0.07)}(e^{-0.07 \times 3} - e^{-0.8 \times 3}) \approx 11.03(mg/L) = 11.03(\mu g/ml)$$

临床用药时,为达到持续治疗和减少不良反应目的,应使血药浓度维持在高于最低有效血药浓度的水平,因此第二次服药应在血药浓度降至 $8\mu g/ml$ 之前。

第一次服药后血药浓度降至 $8\mu g/ml$ 时所需的时间为:

$$8 = \frac{0.8 \times 0.7 \times 200}{(0.8 - 0.07) \times 10}(e^{-0.07t} - e^{-0.8t})$$

上式是一个超越方程,只能寻求近似解。当 t 足够大时,因 $e^{-0.07t} \gg e^{-0.8t}$,故 $e^{-0.8t}$ 可忽略不计,上式可以简化为:

$$8 = \frac{0.8 \times 0.7 \times 200}{(0.8 - 0.07) \times 10}e^{-0.07t}$$

$$e^{-0.07t} = \frac{8 \times 7.3}{112}$$

$$t = -\frac{\ln 8 + \ln 7.3 - \ln 112}{0.07} = 9.30(h)$$

笔记

答: 服药后 3h 的血药浓度为 11.03μg/ml。首次给药后 8~8.5h 即可第二次服药。

（三） 药物动力学参数的计算

1. 达峰时间、峰浓度与曲线下面积

（1） 达峰时间和峰浓度：单室模型药物血管外给药,血药浓度-时间曲线如图 8-14 所示。

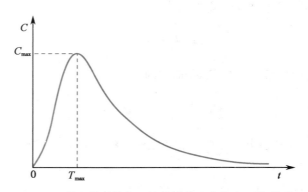

图 8-14   单室模型药物血管外给药血药浓度-时间曲线

在该曲线中,将峰左侧曲线称为吸收相,在此过程中药物的吸收速率大于消除速率,曲线呈上升状态,反映了药物的吸收情况;峰的右侧称为消除相,在此过程中药物的吸收速率小于消除速率,在一定程度上反映了药物的消除情况;在到达峰顶的一瞬间,吸收速率等于消除速率,其峰值血药浓度就是峰浓度(C_{max}),达到峰浓度的时间称为达峰时间(t_{max})。这两个参数可通过血药浓度与时间 t 的关系进行估算。

展开式(8-68),得:

$$C = \frac{k_a F X_0}{V(k_a-k)} e^{-kt} - \frac{k_a F X_0}{V(k_a-k)} e^{-k_a t} \tag{8-70}$$

上式对时间取微分,得:

$$\frac{dC}{dt} = \frac{k_a^2 F X_0}{V(k_a-k)} e^{-k_a t} - \frac{k_a k F X_0}{V(k_a-k)} e^{-kt} \tag{8-71}$$

在 t_{max} 时,$\dfrac{dC}{dt}=0$,得:

$$\frac{k_a^2 F X_0}{V(k_a-k)} e^{-k_a t_{max}} = \frac{k_a k F X_0}{V(k_a-k)} e^{-kt_{max}} \tag{8-72}$$

上式简化,得:

$$\frac{k_a}{k} = \frac{e^{-kt_{max}}}{e^{-k_a t_{max}}} \tag{8-73}$$

上式两边取自然对数,并解出 t_{max},得:

$$t_{max} = \frac{\ln k_a - \ln k}{k_a - k}$$

或写为:

$$t_{max} = \frac{2.303}{k_a - k} \lg \frac{k_a}{k} \tag{8-74}$$

由上式可见,药物的 t_{max} 由吸收速率常数 k_a 和消除速率常数 k 决定,与剂量大小无关。若消除速率常数 k 不变,吸收速率常数 k_a 增大,达峰时间缩短。

将 t_{max} 代替式(8-68)中的 t,可求得最大血药浓度:

$$C_{\max} = \frac{k_a F X_0}{V(k_a - k)} (e^{-k t_{\max}} - e^{-k_a t_{\max}}) \tag{8-75}$$

将式(8-73)整理为 $e^{-k_a t_{\max}} = \frac{k}{k_a} e^{-k t_{\max}}$ 并代入式(8-75),得:

$$C_{\max} = \frac{F X_0}{V} e^{-k t_{\max}} \tag{8-76}$$

可见,$C_{\max}$ 与 X_0 成正比。药物制剂的达峰时间 $t_{\max}$ 和峰浓度 $C_{\max}$ 分别反映制剂中药物吸收的速度和程度。如果口服固体制剂在胃肠道中能很快崩解和较快地被吸收,一般情况下达峰时间短、峰值血药浓度高。

(2) 血药浓度-时间曲线下面积:血药浓度-时间曲线下面积(AUC)的大小反映药物吸收入血的相对量,它可由血药浓度的时间函数式从时间 $0 \to \infty$ 内定积分求得,即:

$$AUC_{0 \to \infty} = \int_0^\infty C \mathrm{d}t = \int_0^\infty \frac{k_a F X_0}{V(k_a - k)} (e^{-k t} - e^{-k_a t}) \mathrm{d}t \tag{8-77}$$

运算后,得:

$$AUC_{0 \to \infty} = \frac{F X_0}{k V} \tag{8-78}$$

AUC 也可根据 $0 \to t$ 内的实测数据点 (t_i, C_i) $(i = 0, 1, 2, \cdots, n)$ 用梯形法求得 $AUC_{0 \to t_n}$,再加上实测最后一点 (t_n, C_n) 以后的面积 $AUC_{t_n \to \infty}$,即 $AUC_{0 \to \infty} = AUC_{0 \to t_n} + AUC_{t_n \to \infty}$。

梯形法求 $0 \to t$ 内 AUC:

$$AUC_{0 \to t_n} = \sum_{i=0}^{n-1} \frac{(C_{i+1} + C_i)(t_{i+1} - t_i)}{2} \tag{8-79}$$

剩余面积:

$$AUC_{t_n \to \infty} = \int_{t_n}^\infty C \mathrm{d}t = \int_{t_n}^\infty \frac{k_a F X_0}{V(k_a - k)} (e^{-k t} - e^{-k_a t}) \mathrm{d}t \tag{8-80}$$

若 $k_a \gg k$,当 t_n 足够大时,$e^{-k_a t} \to 0$,此时上式可以简化为:

$$AUC_{t_n \to \infty} = \int_{t_n}^\infty \frac{k_a F X_0}{V(k_a - k)} e^{-k t} \mathrm{d}t = \frac{k_a F X_0}{V(k_a - k)} \cdot \frac{e^{-k t_n}}{k} \tag{8-81}$$

若 $k_a \gg k$,当 t_n 足够大时,最后一个时间点的血药浓度:

$$C_n = \frac{k_a F X_0}{V(k_a - k)} (e^{-k t_n} - e^{-k_a t_n}) = \frac{k_a F X_0}{V(k_a - k)} \cdot e^{-k t_n} \tag{8-82}$$

整理得:

$$\frac{k_a F X_0}{V(k_a - k)} = \frac{C_n}{e^{-k t_n}} \tag{8-83}$$

将式(8-83)代入式(8-81),再加上式(8-79),得:

$$AUC_{0 \to \infty} = \sum_{i=0}^{n-1} \frac{(C_{i+1} + C_i)(t_{i+1} - t_i)}{2} + \frac{C_n}{k} \tag{8-84}$$

例 8-16 已知大鼠口服单室模型药物蒿苯酯的 $k_a = 1.905 \mathrm{h}^{-1}$,$k = 0.182 \mathrm{h}^{-1}$,$V = 4.25 \mathrm{L}$,$F = 0.80$,如口服剂量为 $150 \mathrm{mg}$,试计算 $t_{\max}$、$C_{\max}$ 及 $AUC_{0 \to \infty}$。

解:

$$t_{\max} = \frac{\ln k_a - \ln k}{k_a - k} = \frac{\ln 1.905 - \ln 0.182}{1.905 - 0.182} \approx 1.36 (\mathrm{h})$$

笔记

$$C_{\max}=\frac{FX_0}{V}e^{-kt_{\max}}=\frac{0.80\times150}{4.25}e^{-0.182\times1.36}\approx22.04(\text{mg/L})$$

$$AUC_{0\to\infty}=\frac{FX_0}{kV}=\frac{0.80\times150}{0.182\times4.25}\approx155.14(\text{h}\cdot\text{mg/L})$$

答:蒿苯酯的$t_{\max}$为1.36h,$C_{\max}$为22.04mg/L,$AUC_{0\to\infty}$为155.14h·mg/L。

2. 残数法求消除速率常数k和吸收速率常数k_a　残数法是药物动力学中把一条多项指数曲线分解成各个指数函数的一种常用方法,又称羽毛法、削去法或剩余法等。一般来说,血药浓度-时间曲线由多项指数式表示时,均可采用残数法求出各指数项中的参数。残数法在单室模型、双室模型中应用普遍。

若$k_a\gg k$,当t充分大时,e^{-k_at}首先趋于零,则(8-68)式简化为:

$$C=\frac{Fk_aX_0}{V(k_a-k)}e^{-kt} \tag{8-85}$$

上式两端取常用对数,得:

$$\lg C=-\frac{k}{2.303}t+\lg\frac{k_aFX_0}{V(k_a-k)} \tag{8-86}$$

以血药浓度的对数$\lg C$对时间t作图得二项指数曲线,如图8-15所示,其尾段为一条直线,直线的斜率为$-\dfrac{k}{2.303}$,该直线外推至零时间的截距为$\lg\dfrac{k_aFX_0}{V(k_a-k)}$,从直线的斜率可求出总消除速率常数$k$值;若$F$、$V$已知,从截距可求出$k_a$。

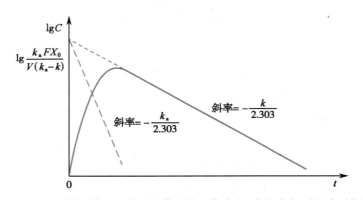

图8-15　单室模型药物血管外给药后的血药浓度、残数浓度-时间半对数图
——,血药浓度;--,残数浓度

如果F、V是未知的,此时可应用残数法求出吸收速率常数k_a。方法如下:
将式(8-68)移项,得:

$$\frac{k_aFX_0}{V(k_a-k)}e^{-kt}-C=\frac{k_aFX_0}{V(k_a-k)}e^{-k_at} \tag{8-87}$$

由(8-85)式可以看出,$\dfrac{k_aFX_0}{V(k_a-k)}e^{-kt}$为根据消除相尾段直线($\lg C$-$t$直线)外推至吸收相中$t$时刻的血药浓度推算值,而$C$为吸收相中$t$时刻血药浓度的实测值,它们的差值即为残数浓度$C_r$,残数法的名称由此而来。

设$C_r=\dfrac{k_aFX_0}{V(k_a-k)}e^{-kt}-C$,代入式(8-87),并两端取常用对数,得:

笔记

$$\lg C_r = -\frac{k_a}{2.303}t + \lg\frac{k_a FX_0}{V(k_a - k)}$$ (8-88)

以 $\lg C_r$ 对时间 t 作图,可得到第二条直线(见图 8-15),称为"残数线",该直线的斜率为 $-\frac{k_a}{2.303}$,可求出吸收速率常数 k_a;截距为 $\lg\frac{k_a FX_0}{V(k_a - k)}$,若吸收分数 F、给药剂量 X_0 已知,从截距可求出表观分布容积 V。

残数法求消除速率常数 k、吸收速率常数 k_a 等参数的步骤总结如下:

(1)根据 $\lg C$-t 数据,采用线性回归求得消除相尾段直线回归方程 $\lg C = -\frac{k}{2.303}t + \lg A$,式中 $A = \frac{k_a FX_0}{V(k_a - k)}$,根据斜率求得消除速率常数 k、消除半衰期 $t_{1/2}$,根据截距求得 A。

(2)将吸收相中的时间点代入消除相尾端直线回归方程,求得该时间点在尾端直线外推线上的血药浓度值 $C = Ae^{-kt}$。

(3)用外推线上血药浓度值减去吸收相中同一时间点的实测血药浓度值,即得一系列残数浓度值 C_r。

(4)根据 $\lg C_r$-t 数据,采用线性回归求得残数线回归方程 $\lg C_r = -\frac{k_a}{2.303}t + \lg A$,根据斜率求得吸收速率常数 k_a、吸收半衰期 $t_{1/2(a)}$。

(5)若已知 F、X_0,根据 A 可求出 V 值。

残数法求吸收速率常数 k_a,药物的吸收必须符合一级速率过程,而且要求 $k_a \gg k$,取样时间 t 应充分长,这样才能使 $e^{-k_a t} \to 0$,大多数药物满足此条件。因为一般药物制剂的吸收半衰期 $t_{1/2(a)}$ 总是短于消除半衰期 $t_{1/2}$,但缓释剂型除外。此外,用残数法求 k_a,必须在吸收相内测定足够的数据,一般不少于 3 个时间点。

例 8-17　口服单室模型药物 100mg 的溶液剂后,测得各时间的血药浓度如下,试求该药物的 k、$t_{1/2}$ 及 k_a、$t_{1/2(a)}$ 值。

t(h)	0.5	1.0	2.0	4.0	8.0	12.0	18.0	24.0	36.0	48.0	72.0
C(μg/ml)	5.36	9.95	17.18	25.78	29.78	26.63	19.40	13.26	5.88	2.56	0.49

解:根据残数法,对血药浓度-时间数据进行处理,结果如下表所示:

t(h)	C(μg/ml)	$\lg C$	Ae^{-kt}	$C_r = Ae^{-kt} - C$	$\lg(Ae^{-kt} - C)$
0.5	5.36		67.12	61.76	1.7907
1.0	9.95		64.85	54.90	1.7396
2.0	17.18		60.54	43.36	1.6371
4.0	25.78		52.76	26.98	1.4310
8.0	29.78				
12.0	26.63				
18.0	19.40				
24.0	13.26	1.1225			
36.0	5.88	0.7694			
48.0	2.56	0.4082			
72.0	0.49	-0.3098			

采用消除相尾段后 4 个点的 $\lg C$-t 数据进行线性回归,求得尾段直线回归方程:

$$y = -0.0299x + 1.8418 \, (R^2 = 1)$$

由尾段直线的斜率 $b = -0.0299$,截距 $a = 1.8418$,得:

$$k = -2.303b = 0.0688 \, (\mathrm{h}^{-1})$$

$$t_{1/2} = \frac{0.693}{k} = \frac{0.693}{0.0688} \approx 10.07 \, (\mathrm{h})$$

$$A = 10^a = 10^{1.8418} = 69.47$$

根据 A 值与 k 值,计算吸收相前 4 个点的残数浓度 C_r,并填入表中,对 $\lg C_r$-t 数据进行线性回归,求得残数线回归方程:

$$y = -0.1028x + 1.8423 \, (R^2 = 1)$$

由残数线的斜率 $b = -0.1028$,得:

$$k_a = -2.303b = 0.2367 \, (\mathrm{h}^{-1})$$

$$t_{1/2(a)} = \frac{0.693}{k_a} = \frac{0.693}{0.2367} \approx 2.93 \, (\mathrm{h})$$

答:该药物的 k 为 $0.0688\mathrm{h}^{-1}$,$t_{1/2}$ 为 $10.07\mathrm{h}$,k_a 为 $0.2367\mathrm{h}^{-1}$,$t_{1/2(a)}$ 为 $2.93\mathrm{h}$。

3. **Wagner-Nelson 法求 k_a**   Wagner-Nelson 法,简称 W-N 法,也称为待吸收分数法,是求算吸收速率常数 k_a 的经典方法。若药物的吸收过程为零级或零级与一级混合的过程(如缓释制剂),用 Wagner-Nelson 法求算吸收速率常数 k_a 较为有利。因为采用残数法求吸收速率常数 k_a,药物的吸收必须符合一级速率过程。Wagner-Nelson 法求算吸收速率常数 k_a 对吸收模型无要求,但对药动学模型有要求,主要适用于单室模型药物。对于双室模型药物,应采用 Loo-Riegelman 法(L-R 法)。

在口服给药后的任一时刻,机体已吸收的药量 X_A,等于该时刻的体内药量 X 与该时刻的累积消除药量 X_E 之和:

$$X_A = X + X_E \tag{8-89}$$

上式对时间 t 微分,得:

$$\frac{\mathrm{d}X_A}{\mathrm{d}t} = \frac{\mathrm{d}X}{\mathrm{d}t} + \frac{\mathrm{d}X_E}{\mathrm{d}t} \tag{8-90}$$

药物在体内的消除符合一级速率过程,故上式中 $\frac{\mathrm{d}X_E}{\mathrm{d}t} = kX$,代入上式,得:

$$\frac{\mathrm{d}X_A}{\mathrm{d}t} = \frac{\mathrm{d}X}{\mathrm{d}t} + kX \tag{8-91}$$

因 $X = VC$,故上式可写为:

$$\frac{\mathrm{d}X_A}{\mathrm{d}t} = V\frac{\mathrm{d}C}{\mathrm{d}t} + kVC \tag{8-92}$$

对上式在时间 $0 \sim t$ 内积分,得:

$$(X_A)_t = VC_t + kV\int_0^t C\mathrm{d}t \tag{8-93}$$

上式中,$(X_A)_t$ 为给药后 t 时刻吸收的药物量;C_t 为 t 时刻的血药浓度;$\int_0^t C\mathrm{d}t$ 为时间 $0 \sim t$ 内血药浓度-时间曲线下面积。

对(8-92)式在时间 0→∞ 内积分,得:

$$(X_A)_\infty = kV\int_0^\infty C\mathrm{d}t \tag{8-94}$$

上式中,$(X_A)_\infty$ 为给药后 ∞ 时间吸收的药量,即吸收的总药量;$\int_0^\infty C\mathrm{d}t$ 为血药浓度-时间曲线下总面积。

式(8-93)除以式(8-94),即得 t 时刻的药物吸收分数(percent of drug absorbed):

$$\frac{(X_A)_t}{(X_A)_\infty} = \frac{C_t + k\int_0^t C\mathrm{d}t}{k\int_0^\infty C\mathrm{d}t} \tag{8-95}$$

药物吸收分数 $\dfrac{(X_A)_t}{(X_A)_\infty}$ 表示给药后 t 时间内已吸收的药物量占全部吸收药物量的比例。

对于单室模型药物血管外给药,式(8-95)中分子可作如下变化:

$$
\begin{aligned}
C_t + k\int_0^t C\mathrm{d}t &= \frac{k_a FX_0}{V(k_a - k)}(\mathrm{e}^{-kt} - \mathrm{e}^{-k_a t}) + k\int_0^t \frac{k_a FX_0}{V(k_a - k)}(\mathrm{e}^{-kt} - \mathrm{e}^{-k_a t})\mathrm{d}t \\
&= \frac{k_a FX_0}{V(k_a - k)}\left[(\mathrm{e}^{-kt} - \mathrm{e}^{-k_a t}) + k\int_0^t (\mathrm{e}^{-kt} - \mathrm{e}^{-k_a t})\mathrm{d}t\right] \\
&= \frac{k_a FX_0}{V(k_a - k)}\left[(\mathrm{e}^{-kt} - \mathrm{e}^{-k_a t}) + k\left(\frac{\mathrm{e}^{-kt}}{-k}\Big|_0^t - \frac{\mathrm{e}^{-k_a t}}{-k_a}\Big|_0^t\right)\right] \\
&= \frac{k_a FX_0}{V(k_a - k)}\left\{(\mathrm{e}^{-kt} - \mathrm{e}^{-k_a t}) + k\left[\left(\frac{\mathrm{e}^{-kt}}{-k} - \frac{1}{-k}\right) - \left(\frac{\mathrm{e}^{-k_a t}}{-k_a} - \frac{1}{-k_a}\right)\right]\right\} \\
&= \frac{k_a FX_0}{V(k_a - k)}\left[\frac{k_a - k}{k_a}(1 - \mathrm{e}^{-k_a t})\right] \\
&= \frac{FX_0}{V}(1 - \mathrm{e}^{-k_a t}) \tag{8-96}
\end{aligned}
$$

对于单室模型药物血管外给药,将式(8-78)代入式(8-95)中的分母,得:

$$k\int_0^\infty C\mathrm{d}t = k\frac{FX_0}{kV} = \frac{FX_0}{V} \tag{8-97}$$

将式(8-96)和式(8-97)代入式(8-95),式(8-95)可变化为:

$$\frac{(X_A)_t}{(X_A)_\infty} = 1 - \mathrm{e}^{-k_a t} \tag{8-98}$$

$$1 - \frac{(X_A)_t}{(X_A)_\infty} = \mathrm{e}^{-k_a t} \tag{8-99}$$

上式两边取常用对数,得:

$$\lg\left[1 - \frac{(X_A)_t}{(X_A)_\infty}\right] = -\frac{k_a}{2.303}t \tag{8-100}$$

上式中,$1 - \dfrac{(X_A)_t}{(X_A)_\infty}$ 为待吸收分数。以 $\lg\left[1 - \dfrac{(X_A)_t}{(X_A)_\infty}\right]$ 对 t 作图,可得一条过原点的直线,由该直线的斜率求得吸收速率常数 k_a。

采用 Wagner-Nelson 法求吸收速率常数 k_a 的步骤如下:

(1)选用尾段消除相的实测 C_i-t_i($i = 0, 1, 2, \cdots, n$)数据,以 $\lg C_i$ 对 t_i 作图,对采用线性回归法求得尾段直线回归方程,根据直线斜率求得消除速率常数 k。

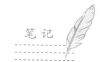
笔记

（2）根据 $C\text{-}t$ 实测数据，用梯形法分别求得 t 从 $0(t_0)$ 到 t_i 时间点的 $AUC_{0\rightarrow t_i}$ 以及 $C_{t_i}+k\int_0^{t_i}Cdt$ $=C_{t_i}+k\cdot AUC_{0\rightarrow t_i}$。

（3）根据最后一点实测血药浓度（C_n）与 k 值，求得

$$k\int_0^\infty Cdt = k(AUC_{0\rightarrow t_n} + AUC_{t_n\rightarrow\infty}) = k\cdot AUC_{0\rightarrow t_n} + C_n。$$

（4）计算 t_i 时间点的药物吸收分数 $\dfrac{(X_A)_{t_i}}{(X_A)_\infty} = \dfrac{C_{t_i}+k\int_0^{t_i}Cdt}{k\int_0^\infty Cdt} = \dfrac{C_{t_i}+k\cdot AUC_{0\rightarrow t_i}}{C_n+k\cdot AUC_{0\rightarrow t_n}}$ （$i=0,1,2,\cdots,\text{n}$）。

（5）计算 t_i 时间点的待吸收分数 $1-\dfrac{(X_A)_{t_i}}{(X_A)_\infty}$，对 $\lg\left[1-\dfrac{(X_A)_{t_i}}{(X_A)_\infty}\right]\text{-}t_i$ 数据进行线性回归求得直线回归方程，直线的斜率为 $-k_a/2.303$，可求得吸收速率常数 k_a。

此外，若以体内吸收分数 $\dfrac{(X_A)_{t_i}}{(X_A)_\infty}$ 与体外释放百分数进行相关性分析，可得出体内吸收与体外释放之间的关系，可用于药物制剂质量的体外评价。

例 8-18　口服单室模型药物 100mg 的溶液剂后，测得各时间的血药浓度，数据见本章例 8-17，试用 Wagner-Nelson 法求吸收速率常数。

解：按照本章例 8-17 的方法，求得 k 为 0.0688h^{-1}。

根据前述 Wagner-Nelson 法求吸收速率常数的步骤，对原始数据进行处理，填入下表：

$t(\text{h})$	$C(\mu\text{g/ml})$	$\int_0^t Cdt$	$k\int_0^t Cdt$	$C_t+k\int_0^t Cdt$	$\dfrac{(X_A)_t}{(X_A)_\infty}$	$1-\dfrac{(X_A)_t}{(X_A)_\infty}$	$\lg\left[1-\dfrac{(X_A)_t}{(X_A)_\infty}\right]$
0	0				0	1	
0.5	5.36	1.34	0.09	5.45	0.1085	0.8915	−0.0499
1.0	9.95	5.17	0.36	10.31	0.2050	0.7950	−0.0996
2.0	17.18	18.73	1.29	18.47	0.3674	0.6326	−0.1989
4.0	25.78	61.69	4.24	30.02	0.5972	0.4028	−0.3949
8.0	29.78	172.81	11.89	41.67	0.8288	0.1712	−0.7665
12.0	26.63	285.63	19.65	46.28	0.9205	0.0795	−1.0996
18.0	19.40	423.72	29.14	48.54	0.9656	0.0344	−1.4634
24.0	13.26	521.70	35.88	49.14	0.9775	0.0225	−1.6478
36.0	5.88	636.54	43.78	49.66	0.9879	0.0121	−1.9172
48.0	2.56	687.18	47.27	49.83	0.9911	0.0089	−2.0506
72	0.49	723.78	49.78	50.27	1	0	
∞		730.91	50.27				

根据式（8-99），对 $\lg\left[1-\dfrac{(X_A)_t}{(X_A)_\infty}\right]\text{-}t$ 数据进行线性回归，不同数据点求得的直线回归方程如下：

前 4 个点，$y=-0.0985x-0.0011$　（$R^2=1.0000$）

前 5 个点，$y=-0.0955x-0.0058$　（$R^2=0.9998$）

前 6 个点，$y=-0.0918x-0.0144$　（$R^2=0.9990$）

笔记

比较三条直线回归方程可见,取前 4 个点(吸收相)时线性较好($R^2 = 1$)、截距较小(因理想直线过原点),故按照该直线方程的斜率求吸收速率常数较为准确:

$$k_a = -0.0985 \times (-2.303) = 0.2268(\,h^{-1})$$

答:该药物的 k_a 为 0.2268 h^{-1}。

4. 滞后时间(lag time) 血管外给药后,药物往往要经过一段时间才能吸收进入血液循环。从给药开始到血液中出现药物所需的时间,称为滞后时间,常用 t_{lag} 或 t_0 表示。

若 t_{lag} 超过一定数值,则在药物动力学参数计算时应对时间数据进行校正。

对于单室模型血管外给药,考虑滞后时间后,式(8-68)可改写为:

$$C = \frac{k_a F X_0}{V(k_a - k)}\left[\,e^{-k(t - t_{lag})} - e^{-k_a(t - t_{lag})}\,\right] \tag{8-101}$$

滞后时间的求法有图解法、参数计算法及抛物线法等。

(1)图解法:过血药浓度对数-时间($\lg C$-t)曲线的尾段直线的外推线与残数线的交点,作横轴(时间轴)的垂线,垂足所对应的时间便为 t_{lag},如图 8-16 所示。

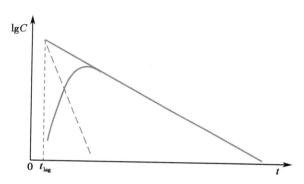

图 8-16 图解法求单室模型血管外给药的滞后时间

(2)参数计算法:此法原理与图解法相同。

式(8-86)中若设其截距为 $\lg A_1$,则可写为:

$$\lg C = \lg A_1 - \frac{kt}{2.303} \tag{8-102}$$

残数线方程(8-88)式,若设其截距为 $\lg A_2$,则可写为:

$$\lg C_r = \lg A_2 - \frac{k_a t}{2.303} \tag{8-103}$$

从理论上讲 $A_1 = A_2$,但实际情况常出现 $A_1 \neq A_2$ 的现象,这是因为药物吸收前有一释放过程,药物吸收存在一个滞后时间。

当 $\lg C_r = \lg C$,此时的时间即为 t_{lag},故有:

$$-kt_{lag} + 2.303\lg A_1 = -k_a t_{lag} + 2.303\lg A_2 \tag{8-104}$$

整理得:

$$t_{lag} = \frac{\lg A_2 - \lg A_1}{k_a - k} \times 2.303 \tag{8-105}$$

因此,通过血药浓度-时间数据求得尾段直线方程和残数线方程,即可求得 k、k_a、$\lg A_1$ 和 $\lg A_2$,进而求得滞后时间 t_{lag}。

例 8-19 计算例 8-17 中口服某单室模型药物溶液剂后的滞后时间。

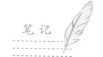

解： 由于

$$t_{\text{lag}} = \frac{\lg A_2 - \lg A_1}{k_a - k} \times 2.303$$

从例 8-17 中可知：$\lg A_1 = 1.8418$，$\lg A_2 = 1.8423$，$k_a = 0.2367\text{h}^{-1}$，$k = 0.0688\text{h}^{-1}$

$$t_{\text{lag}} = \frac{1.8423 - 1.8418}{0.2367 - 0.0688} \times 2.303$$

$$= 0.0068(\text{h}) = 0.41(\text{min})$$

答： 口服某单室模型药物溶液剂后的滞后时间为 0.41min。

二、尿药排泄的经时变化

(一) 尿药排泄速率与时间的关系（速度法）

血管外给药后若大部分药物以原形从尿中排出，且药物经肾排泄符合一级速率过程，则尿药排泄速率与当时体内的药量成正比：$\dfrac{\mathrm{d}X_u}{\mathrm{d}t} = k_e X$。

将 $X = \dfrac{k_a F X_0}{k_a - k}(e^{-kt} - e^{-k_a t})$ 代入 $\dfrac{\mathrm{d}X_u}{\mathrm{d}t} = k_e X$，得：

$$\frac{\mathrm{d}X_u}{\mathrm{d}t} = k_e X = \frac{k_e k_a F X_0}{k_a - k}(e^{-kt} - e^{-k_a t}) \tag{8-106}$$

若 $k_a \gg k$，当 $t \to \infty$ 时，$e^{-k_a t} \to 0$，则上式简化为：

$$\frac{\mathrm{d}X_u}{\mathrm{d}t} = \frac{k_e k_a F X_0}{k_a - k} e^{-kt} \tag{8-107}$$

上式两边取常用对数，得：

$$\lg \frac{\mathrm{d}X_u}{\mathrm{d}t} = -\frac{k}{2.303}t + \lg \frac{k_e k_a F X_0}{k_a - k} \tag{8-108}$$

与静脉注射给药的尿药排泄数据处理方法一样，以 $\dfrac{\Delta X_u}{\Delta t}$ 代替 $\dfrac{\mathrm{d}X_u}{\mathrm{d}t}$，以 t_c 代替 t，以 $\dfrac{\Delta X_u}{\Delta t}$ 的对数对 t_c 作图，从直线的斜率可以求出消除速率常数 k 值。

根据式（8-106），还可求得尿药排泄总量，以及集尿结束后的剩余尿药排泄量。

对式（8-106）从时间 $0 \to \infty$ 积分，得到尿药排泄总量：

$$X_u^{\infty} = \int_0^{\infty} \frac{k_e k_a F X_0}{k_a - k}(e^{-kt} - e^{-k_a t})\mathrm{d}t = \frac{k_e F X_0}{k} \tag{8-109}$$

对式（8-106）从时间 $t \to \infty$ 积分，得：

$$(X_u)_{t \to \infty} = \int_t^{\infty} \frac{k_e k_a F X_0}{k_a - k}(e^{-kt} - e^{-k_a t})\mathrm{d}t \tag{8-110}$$

若 $k_a \gg k$ 以及 t 足够大时，$e^{-k_a t} \to 0$，式（8-110）可以简化为：

$$(X_u)_{t \to \infty} = \frac{k_e k_a F X_0}{k_a - k}\int_t^{\infty} e^{-kt}\mathrm{d}t = \frac{k_e k_a F X_0}{k_a - k} \cdot \frac{e^{-kt}}{k} \tag{8-111}$$

在式（8-106）中，当 t 足够大时，$e^{-k_a t} \to 0$ 时，可得到最后一点 t 的尿药排泄速率：

$$\left(\frac{\mathrm{d}X_u}{\mathrm{d}t}\right)_t = \frac{k_e k_a F X_0}{k_a - k}(e^{-kt} - e^{-k_a t}) = \frac{k_e k_a F X_0}{k_a - k} \cdot e^{-kt} \tag{8-112}$$

笔记

将式(8-112)代入式(8-111),得到最后一点后的剩余尿药排泄量:

$$(X_u)_{t\to\infty} = \frac{(dX_u/dt)_t}{k} \tag{8-113}$$

例8-20 某抗生素为单室模型药物,单次口服250mg后,于各时间段收集尿样,测定各时间段的尿药量,实验数据如下表所示。求消除速率常数k,消除半衰期$t_{1/2}$以及尿药排泄百分数。

$t(h)$	$\Delta t(h)$	$\Delta X_u(mg)$	$\Delta X_u/\Delta t$	$t_c(h)$	$lg(\Delta X_u/\Delta t)$
0					
1.0	1.0	4.12	4.12	0.5	0.6149
2.0	1.0	5.26	5.26	1.5	0.7210
3.0	1.0	5.98	5.98	2.5	0.7767
6.0	3.0	17.86	5.95	4.5	0.7748
10.0	4.0	14.30	3.58	8.0	0.5533
15.0	5.0	8.32	1.66	12.5	0.2212
24.0	9.0	4.88	0.54	19.5	-0.2658

解:根据式(8-108),对数据进行处理,绘制$lg(\Delta X_u/\Delta t)-t_c$曲线,见图8-17。

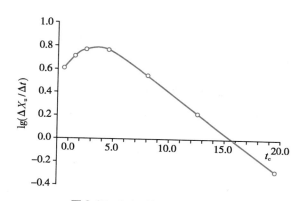

图8-17 $lg(\Delta X_u/\Delta t)-t_c$曲线图

对消除相(尾段四个点)的$lg(\Delta X_u/\Delta t)-t_c$数据进行线性回归,得直线方程:

$$lg(\Delta X_u/\Delta t) = -0.0699t_c + 1.0983\,(R^2 = 0.9995)$$

由斜率求k值:

$$k = -(-0.0699) \times 2.303 = 0.1610(h^{-1})$$
$$t_{1/2} = 0.693/0.1610 = 4.30(h)$$

尿药排泄总量:

$$X_u^\infty = (X_u)_{0\to24} + (X_u)_{24\to\infty} = (X_u)_{0\to24} + [(\Delta X/\Delta t)_{24}]/k$$

$$= (4.12 + 5.26 + \cdots + 4.88) + \frac{0.54}{0.1610} = 60.72 + \frac{0.54}{0.1610} = 64.07(mg)$$

尿药排泄百分数:$\dfrac{X_u^\infty}{X_0} \times 100\% = \dfrac{64.07}{250} \times 100\% = 25.63\%$

答:该药物的消除速率常数为$0.1610h^{-1}$,消除半衰期为4.30h,尿药排泄百分数为25.63%。

(二) 尿药排泄量与时间的关系(亏量法)

将血管外给药后体内药量的拉氏变换$\overline{X} = \dfrac{k_a F X_0}{(S+k)(S+k_a)}$代入$S\overline{X_u} = k_e\overline{X}$得:

$$\overline{X}_u = \frac{k_e k_a F X_0}{S(S+k)(S+k_a)} \tag{8-114}$$

解得:

$$X_u = \frac{k_e k_a F X_0}{k}\left[\frac{1}{k_a} + \frac{e^{-kt}}{k-k_a} - \frac{ke^{-k_a t}}{k_a(k-k_a)}\right] \tag{8-115}$$

将式(8-109)代入式(8-115),得:

$$X_u = X_u^\infty k_a\left[\frac{1}{k_a} + \frac{e^{-kt}}{k-k_a} - \frac{ke^{-k_a t}}{k_a(k-k_a)}\right] \tag{8-116}$$

整理,得:

$$X_u^\infty - X_u = \frac{X_u^\infty}{k_a-k}(k_a e^{-kt} - k e^{-k_a t}) \tag{8-117}$$

一般情况下,$k_a \gg k$,当 t 充分大时,$e^{-k_a t}$ 首先趋近于 0,则式(8-117)可简化为:

$$X_u^\infty - X_u = \frac{X_u^\infty k_a}{k_a-k}e^{-kt} \tag{8-118}$$

两边取常用对数,得:

$$\lg(X_u^\infty - X_u) = -\frac{k}{2.303}t + \lg\frac{X_u^\infty k_a}{k_a-k} \tag{8-119}$$

以 $\lg(X_u^\infty - X_u)$ 对 t 作图,由尾段直线的斜率可求出消除速率常数 k 值。

若要继续求出吸收速率常数 k_a,可采用与前述残数法相同的原理。当 $k_a \gg k$ 时,可根据式 (8-117)求残数亏量值 $\frac{X_u^\infty}{k_a-k}k_a e^{-kt} - (X_u^\infty - X_u) = \frac{X_u^\infty}{k_a-k}k e^{-k_a t}$ [其中,$\frac{X_u^\infty}{k_a-k}k_a e^{-kt}$ 为根据式(8-119)的回归方程求得的吸收相 $X_u^\infty - X_u$ 的外推值],两边取对数并作残数线,从残数线的斜率即可求出吸收速率常数 k_a 值。但需要注意,利用血管外给药后的尿药数据,以残数法求吸收速率常数 k_a 时,必须在吸收相内收集足够的尿样,这只有在药物吸收较慢时才有可能。由于多数药物吸收较快,在吸收相内不易获得较多的尿药数据,难以精确求出 k_a,因此采用尿药残数法求 k_a 有局限性,此法只能提供初步的资料。

(三) Wagner-Nelson 法计算药物动力学参数

根据尿药排泄量,运用该法可求算吸收程度和速率。

由 $\frac{dX_u}{dt} = k_e X$,得:

$$X = \frac{1}{k_e} \cdot \frac{dX_u}{dt} \tag{8-120}$$

将上式代入式(8-91)$\left(\frac{dX_A}{dt} = \frac{dX}{dt} + kX\right)$,得:

$$\frac{dX_A}{dt} = \frac{1}{k_e} \cdot \frac{d(dX_u/dt)}{dt} + \frac{k}{k_e} \cdot \frac{dX_u}{dt} \tag{8-121}$$

对上式从时间 0→t 积分,得:

笔记

$$(X_A)_t = \frac{1}{k_e}\left(\frac{dX_u}{dt}\right)_t + \frac{k}{k_e}(X_u)_t \tag{8-122}$$

当 $t \to \infty$ 时，$(dX_u/dt)_\infty \to 0$，上式可写成：

$$(X_A)_\infty = \frac{k}{k_e}X_u^\infty \tag{8-123}$$

式（8-122）除以式（8-123），即得给药后某时间的吸收分数：

$$\frac{(X_A)_t}{(X_A)_\infty} = \frac{(dX_u/dt)_t + k(X_u)_t}{kX_u^\infty} \tag{8-124}$$

由上式可见，根据尿药排泄数据也可求得待吸收分数 $1 - \frac{(X_A)_t}{(X_A)_\infty}$。对于单室模型药物血管外给药，以 $\lg\left[1 - \frac{(X_A)_t}{(X_A)_\infty}\right]$ 对 t 作图为过原点的直线［见式（8-100）］，斜率为 $-k_a/2.303$。

实际应用时，用 $\frac{\Delta X_u}{\Delta t}$ 代替 $\frac{dX_u}{dt}$，用两次集尿期的中点时间 t_c 代替 t，得：

$$\frac{(X_A)_t}{(X_A)_\infty} = \frac{\frac{1}{k}(\Delta X_u/\Delta t)_t + (X_u)_t}{X_u^\infty} \tag{8-125}$$

例 8-21　口服某单室模型药物后，于不同时间收集尿液，测得尿中累积药量 X_u 如下，求该药物的吸收速率常数 k_a。

$t(h)$	1	2	3	4	6	8	10	12	16	20	24
$X_u(mg)$	10	23	46	66	119	166	206	242	293	325	352

解：根据已知的集尿时间点，设计中点时间 t_c 与集尿时间 t 相同，因而已知的累积 X_u 即为相应中点时间的 $(X_u)_t$。

根据式（8-108）和式（8-125），将原始数据处理如下：

t	$(X_u)_t$	t_c	Δt	ΔX_u	$\Delta X_u/\Delta t$	$\lg(\Delta X_u/\Delta t)$	$\dfrac{(X_A)_t}{(X_A)_\infty}$	$\lg\left[1-\dfrac{(X_A)_t}{(X_A)_\infty}\right]$
0								
1	10	1	2～0	23	11.50		0.3217	−0.1686
2	23	2	3～1	36	18.00		0.5217	−0.3203
3	46	3	4～2	43	21.50		0.6690	−0.4802
4	66	4	6～2	96	24.00		0.7831	−0.6638
6	119	6	8～4	100	25.00		0.9403	−1.2240
8	166	8	10～6	87	21.75	1.337	0.9729	−1.5665
10	206	10	12～8	76	19.00	1.279		
12	242	12	16～8	127	15.88	1.201		
16	293	16	20～12	83	10.38	1.016		
20	325	20	24～16	59	7.38	0.868		
24	352							
∞	403.51							

笔记

根据式（8-108），采用消除相尾段后四个点的 $\lg(\Delta X_u/\Delta t)-t_c$ 数据进行线性回归，得：

$$\lg\frac{\Delta X_u}{\Delta t}=-0.0417t_c+1.6950(R^2=0.9978)$$

因此，$k=-2.303\times(-0.0417)=0.0960(\text{h}^{-1})$

将 $t=24\text{h}$ 代入方程 $\lg\dfrac{\Delta X_u}{\Delta t}=-0.0417t_c+1.6950$，得：

$$\left(\frac{\Delta X_u}{\Delta t}\right)_{24}=4.9454$$

由于 $(X_u)_{t\to\infty}=\dfrac{(\mathrm{d}X_u/\mathrm{d}t)_t}{k}$

因此，$(X_u)_{t\to\infty}=4.9454/0.0960=51.51(\text{mg})$

尿药排泄总量：$X_u^{\infty}=(X_u)_{0\to t}+(X_u)_{t\to\infty}=352+51.51=403.51(\text{mg})$

根据式（8-100），采用前四点（吸收相）的 $\lg\left[1-\dfrac{(X_A)_t}{(X_A)_\infty}\right]-t_c$ 数据进行线性回归，得：

$$y=-0.1646x+0.0032(R^2=0.9980)$$

因此，$k_a=-2.303\times(-0.1646)=0.3791(\text{h}^{-1})$

答：该药物的吸收速率常数为 0.3791h^{-1}。

三、血药浓度与尿药浓度的关系

一般来说，血药浓度与药效关系紧密，根据血药浓度计算得到的药动学参数比较准确，但取血会给受试者带来损伤。尿药排泄数据法取样简便、对受试者无损伤，患者易接受，但应用此方法的前提是要求大部分活性药物以原形从尿中排泄。那么能否用尿药浓度代替血药浓度来估算药动学参数呢？这里以某单室模型药物溶液剂口服给药后所测得的血药浓度与尿药浓度数据为例，采用不同方法计算同一药物的动力学参数，以探讨并建立血药浓度法与尿药浓度法之间的相关关系。

口服某药溶液剂 500mg 后按表 8-3 所列时间取血集尿，测定血药及尿药浓度，并计算有关数据。

表 8-3　血药浓度与尿药浓度的关系（单室模型口服给药）

t	t_c	C	X_u	$X_u^{t_c}$	$\int_0^{t_c}C\mathrm{d}t$	ΔX_u	$\dfrac{\Delta X_u}{\Delta t}$	$X_u^\infty-X_u$	$\dfrac{\Delta X_u}{\Delta t}\Big/C$	$\dfrac{X_u^{t_c}}{\int_0^{t_c}C\mathrm{d}t}$
0~2	1	4.057	26.02	14.26	2.028	26.02	13.01	279.84	3.21	7.03
2~4	3	7.223	66.79	38.85	13.308	40.77	20.39	239.07	2.82	2.92
4~8	6	6.603	142.63	104.3	34.048	75.84	18.96	163.23	2.87	3.06
8~14	11	4.488	205.63	187.45	61.775	63.00	10.50	100.23	2.34	3.03
14~24	19	2.576	253.28	240.66	90.030	47.65	4.77	52.58	1.85	2.67
24~48	36	0.498	294.13	280.72	116.160	40.85	1.70	11.73	3.42	2.42
48~72	60	0.062	303.34	301.99	122.880	9.21	0.38	2.52	6.19	2.46
∞			305.86		123.588					

表中,t 为集尿时间段(h);t_c 为集尿中点时间(h);C 为 t_c 时的实测血药浓度(mg/L);X_u 为 t 时的实测累积尿药量(mg);$X_u^{t_c}$ 为 t_c 时的实测累积尿药量(mg);ΔX_u 为集尿时间段内的尿药量(mg);$\int_0^{t_c} C \mathrm{d}t$ 为 $0 \to t_c$ 的血药浓度-时间曲线下面积(mg·h/L);$\dfrac{\Delta X_u}{\Delta t}$ 为集尿时间段内的平均尿药排泄速率,即 t_c 时的尿药排泄速率(mg/h)。

1. 消除速率常数 k 的求算

（1）血药浓度法求 k:将后5点血药浓度 C 的对数值对 t_c 作线性回归,得:

$$\lg C = -0.038 t_c + 1.0774 \ (R^2 = 0.9985)$$

$$k = -2.303 \times (-0.038) = 0.0875 \ (\mathrm{h}^{-1})$$

按面积法计算 AUC:

$$AUC_{0 \to \infty} = \int_0^\infty C \mathrm{d}t = \int_0^t C \mathrm{d}t + \int_t^\infty C \mathrm{d}t = \int_0^t C \mathrm{d}t + C_n/k$$

将 $\int_0^{60} C \mathrm{d}t = 122.880 \ \mathrm{mg \cdot h/L}$,$C_{60} = 0.062 \ \mathrm{mg/L}$,$k = 0.0875 \ \mathrm{h}^{-1}$ 代入上式,得:

$$AUC_{0 \to \infty} = 122.880 + 0.062/0.0875 = 123.588 \ (\mathrm{mg \cdot h/L})$$

（2）尿药排泄速率法求 k:对于单室模型血管外给药,将表中尿药速率 $\dfrac{\Delta X_u}{\Delta t}$ 的后四点取对数后对 t_c 作线性回归,得:

$$\lg \frac{\Delta X_u}{\Delta t} = -0.0286 t_c + 1.2797 \ (R^2 = 0.9939)$$

$$k = -2.303 \times (-0.0286) = 0.0659 \ (\mathrm{h}^{-1})$$

将 $t = 72\mathrm{h}$ 代入方程 $\lg \dfrac{\Delta X_u}{\Delta t} = -0.0286 t_c + 1.2797$,得:

$$\left(\frac{\Delta X_u}{\Delta t} \right)_{72} = 0.1662$$

由于 $(X_u)_{t \to \infty} = \dfrac{(\mathrm{d}X_u/\mathrm{d}t)_t}{k}$

因此,$(X_u)_{t \to \infty} = 0.1662/0.0659 = 2.52 \ (\mathrm{mg})$

尿药排泄总量:$X_u^\infty = (X_u)_{0 \to t} + (X_u)_{t \to \infty} = 303.34 + 2.52 = 305.86 \ (\mathrm{mg})$

（3）尿药亏量法求 k:使用集尿末端时间的尿药量 X_u 及上述求得的尿药排泄总量 X_u^∞,计算尿药亏量(见表中 $X_u^\infty - X_u$),以集尿尾段(后5个时间段)的尿药亏量的对数对集尿时间段的末端时间 t 作线性回归,得:

$$\lg (X_u^\infty - X_u) = -0.0279 t + 2.4090 \ (R^2 = 0.9994)$$

$$k = -2.303 \times (-0.0279) = 0.0642 \ (\mathrm{h}^{-1})$$

2. 肾清除率的求算

（1）根据尿药排泄速率与血药浓度求 Cl_r:

由于 $Cl_r = \dfrac{\mathrm{d}X_u/\mathrm{d}t}{C} \approx \dfrac{\Delta X_u/\Delta t}{C}$,故表中 $\dfrac{\Delta X_u}{\Delta t} \Big/ C$ 一列数据即为肾清除率,取其平均值(舍去最后一点)即得肾清除率:

$$Cl_r = 2.75 \ \mathrm{L/h} = 45.83 \ (\mathrm{ml/min})$$

又因 $\Delta X_u/\Delta t \approx Cl_r C$

因此,将表中 $\Delta X_u/\Delta t - C$ 数据进行线性回归,得:

笔记

$$\Delta X_{\mathrm{u}}/\Delta t = 2.8396C - 0.3885\,(R^2 = 0.9667)$$

直线的斜率即为肾清除率：$Cl_{\mathrm{r}} = 2.84\,\mathrm{L/h} = 47.33\,(\mathrm{ml/min})$

（2）根据尿药排泄量与血药浓度求 Cl_{r}：

由 $Cl_{\mathrm{r}} = \dfrac{\mathrm{d}X_{\mathrm{u}}/\mathrm{d}t}{C}$ 整理得：

$\mathrm{d}X_{\mathrm{u}} = Cl_{\mathrm{r}}C\mathrm{d}t$，按时间 $0 \to t_{\mathrm{c}}$ 积分得：

$$X_{\mathrm{u}}^{t_{\mathrm{c}}} = Cl_{\mathrm{r}}\int_0^{t_{\mathrm{c}}} C\mathrm{d}t$$

因此，表中 $X_{\mathrm{u}}^{t_{\mathrm{c}}}\big/\int_0^{t_{\mathrm{c}}} C\mathrm{d}t$ 一列数据亦为肾清除率。

将 $X_{\mathrm{u}}^{t_{\mathrm{c}}} - \int_0^{t_{\mathrm{c}}} C\mathrm{d}t$ 数据进行线性回归，得：

$$X_{\mathrm{u}}^{t_{\mathrm{c}}} = 2.3708\int_0^{t_{\mathrm{c}}} C\mathrm{d}t + 17.793\,(R^2 = 0.9870)$$

直线的斜率即为肾清除率：$Cl_{\mathrm{r}} = 2.37\,(\mathrm{L/h}) = 39.50\,(\mathrm{ml/min})$

（3）根据 X_{u}^{∞} 与 $AUC_{0\to\infty}$ 求 Cl_{r}：

由 $\mathrm{d}X_{\mathrm{u}} = Cl_{\mathrm{r}}C\mathrm{d}t$ 按时间 $0\to\infty$ 积分得：

$$X_{\mathrm{u}}^{\infty} = Cl_{\mathrm{r}}\int_0^{\infty} C\mathrm{d}t$$

$$Cl_{\mathrm{r}} = \frac{X_{\mathrm{u}}^{\infty}}{\displaystyle\int_0^{\infty} C\mathrm{d}t} = 305.86/123.588 = 2.47\,(\mathrm{L/h}) = 41.17\,(\mathrm{ml/min})$$

3. 血药浓度与尿药浓度的相关式　从前面的计算可以看出，t_{c} 时的平均尿排泄速率 $\Delta X_{\mathrm{u}}/\Delta t$ 与 t_{c} 时的血药浓度 C 呈良好的线性关系。血药浓度与尿药排泄速率的关系式如下：

$$C = 0.3404\frac{\Delta X_{\mathrm{u}}}{\Delta t} + 0.2535\,(R^2 = 0.9667)$$

利用上式，可从尿药浓度求出血药浓度。由于药物的排泄速率与血药浓度成正比，出现最大药物排泄速率的时间也就是出现最高血药浓度的时间（即达峰时间）。因此，药物最大排泄速率与肾清除率的比值即为峰值血药浓度 $C_{\max}$，再根据 $C\text{-}t$ 关系式求出达峰时间 $t_{\max}$。

同样，t_{c} 时的累积尿药量 $X_{\mathrm{u}}^{t_{\mathrm{c}}}$ 与 AUC 即 $\int_0^{t_{\mathrm{c}}} C\mathrm{d}t$ 亦呈良好线性关系，其关系式为：

$$\int_0^{t_{\mathrm{c}}} C\mathrm{d}t = 0.4163X_{\mathrm{u}}^{t_{\mathrm{c}}} - 6.5924\,(R^2 = 0.9870)$$

综上所述，由尿药浓度可以推算出 $C_{\max}$、$t_{\max}$、$AUC_{0\to\infty}$ 及其他药动学参数，而 $C_{\max}$、$t_{\max}$、$AUC_{0\to\infty}$ 是目前评价药物制剂生物利用度及生物等效性的主要指标。因此，当大部分药物以原形从尿中排泄时，可根据实际情况，应用尿药排泄数据对药物制剂的生物利用度及生物等效性进行初步评价。

例 8-22　500mg 单室模型药物口服给药并测定血药浓度，采用单室药动学模型分析得出药物动力学方程：$C = 40\,(e^{-0.1155t} - e^{-1.386t})$。在给药 7 个半衰期之后，测得经肾排泄的原形药物总量为 350mg。已知该药物在体内的表观分布容积为 10L，试求算该药体内的吸收率和肾排泄速率常数。

解：由于 $C = \dfrac{k_{\mathrm{a}}FX_0}{V(k_{\mathrm{a}} - k)}(e^{-kt} - e^{-k_{\mathrm{a}}t})$

笔记

将已知药物动力学方程与上式对照,可知:

$\dfrac{k_a F X_0}{V(k_a - k)} = 40\,\text{mg/L}, k = 0.1155\,\text{h}^{-1}, k_a = 0.1386\,\text{h}^{-1}$,因此有:

$$F = \frac{40 V(k_a - k)}{k_a X_0} = \frac{40 \times 10 \times (1.386 - 0.1155)}{1.386 \times 500} = 0.7333 = 73.33\%$$

口服药物的肾排泄率 $f_r = \dfrac{X_u^\infty}{F X_0} = \dfrac{k_e}{k}$,因此,肾排泄速率常数:

$$k_e = \frac{k X_u^\infty}{F X_0} = \frac{0.1155 \times 350}{0.7333 \times 500} = 0.1102\,(\text{h}^{-1})$$

答: 该药物的吸收率为73.33%,肾排泄速率常数为0.1102h^{-1}。

(周四元)

参考文献

[1] 刘建平.生物药剂学与药物动力学.第4版.北京:人民卫生出版社,2011

[2] 魏树礼,张强.生物药剂学与药物动力学.第2版.北京:北京大学医学出版社,2004

[3] Gibaldi 著.药物动力学.第2版.朱家璧译.北京:科学出版社,1987

[4] Sunil S Jambhekar, Philip J Breen. Basic Pharmacokinetics. London:Pharmaceutical Press,2009

[5] Milo Gibaldi, Donald Perrier. Pharmacokinetics. 2nd Ed, Revised and Expanded. New York:Informa Healthcare USA, Inc. 2007

[6] Leon Shargel, Susanna Wu-Long, Andrew B. C. Yu. Applied Biopharmaceutics & Pharmacokinetics. 5th Ed. New York:McGraw-Hill, Medical Pub. Division,2005

[7] Mehdi Boroujerdi. Pharmacokinetics:Principles and Applications. New York:McGraw-Hill Medical Pub. Division,2001

[8] David Z D'Argenio. Advanced Methods of Pharmacokinetic and Pharmacodynamic Systems Analysis. Dordrecht:Kluwer Academic Publishers(Vol. 3),2004

[9] Peter I. D. Lee, Gordon L. Amidon. Pharmacokinetic Analysis:a practical approach. Technomic Pub,1996

[10] Wagner J G. Fundamentals of clinical Pharmacokinetics. Drug Intelligence Publications,1975

[11] 林宁.生物药剂学与药物动力学.北京:中国中医药出版社,2011

笔记

第九章　多室模型

单室模型是将整个机体视为一个隔室,假设药物进入体循环后,能够在体内各个可分布的组织、器官及体液之间迅速达到动态分布平衡,血药浓度的变化可以定量反映组织或体液中药物浓度的变化。但实际上,由于体内各组织、器官的血流灌注速度不同,药物与各组织、器官的亲和力不同,使得药物在各组织、器官及体液中达到分布平衡所需要的时间也不同。因此,对于由血浆向体内各部位分布速率差异比较显著的药物,需用多室模型来描述其体内过程。

为了简化数学处理,隔室模型理论把机体中药物分布速度相差不大的组织、器官及体液合并成一个隔室,使机体内的隔室数减少到最低限度。一般来说,药物在血流丰富的组织、器官中的分布较快,能够与血液间迅速达到分布平衡,这些血流丰富的组织、器官与血液一起组成"中央室",如心、肝、脾、肺、肾和血浆,药物消除一般发生在中央室;而药物在另一些组织、器官和体液中的分布较慢,需要较长的时间才能达到分布平衡,这些药物分布较慢、血流灌注差的组织、器官或体液构成"周边室",如肌肉、骨骼、皮下脂肪,从而构成"二室模型"。三室模型是二室模型的扩展,由中央室与两个周边室组成。药物以很快的速度分布到中央室(第1室),以较慢的速度进入浅外室(第2室),以更慢的速度进入深外室(第3室),此处中央室的含义与二室模型中相同,一般为血流高灌注隔室;浅外室为血流灌注较差的组织或器官,又称组织隔室;深外室为血流灌注更差的组织或器官,如骨髓、脂肪,又称深部组织隔室,也包括那些与药物结合牢固的组织。与二室模型相同,药物消除也发生在中央室。对于组织或器官的隔室划分,还要视药物的特性而定。例如,脑组织血流丰富,但它具有亲脂性的血脑屏障,对于脂溶性药物,脑组织属于中央室,而对于极性药物,它可能属于周边室。

可见,隔室模型的划分主要是由药物的体内分布特征所决定的。从理论上讲,药物动力学可以建立任何多室模型,但从实用角度看,隔室数越多,数学处理越复杂,参数的药理学意义越不明确,四室以上的模型很少见,多数药动学数据可以用单室或双室模型较好地描述。应用多室模型进行药物动力学分析,一般假设药物在隔室间的分布与消除过程都是一级动力学速率过程,多室模型的血药浓度-时间曲线方程可以用几个指数项之和来描述,每个指数项代表一个一级动力学速率过程。本章主要介绍各给药途径的二室模型。

第一节　二室模型静脉注射给药

一、模型的建立

符合二室模型的药物静脉注射给药后,首先进入中央室,并在中央室很快达到分布平衡,同时发生与周边室之间的转运(分布)。由于药物的消除主要发生在肝、肾等血流丰富的器官,故一般二室模型假定药物按一级速率过程从中央室消除,药物在中央室与周边室之间的转运是可逆的一级动力学过程,其动力学模型如图9-1所示。

图9-1中,X_0为静脉注射给药剂量;X_C为中央室的药量;V_C为中央室表观分布容积;X_P为周边室的药量;V_P为周边室表观分布容积;k_{12}和k_{21}为药物在中央室和周边室间转运的一级速率常数;k_{10}为药物从中央室消除的一级速率常数。

从图9-1可见,中央室药物量随时间的变化率(dX_C/dt)等于药物从周边室向中央室返回的速率减去药物从中央室向周边室的转运速率及药物从中央室的消除速率;而周边室药物量随时

笔记

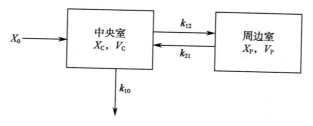

图 9-1　静脉注射给药二室模型图

间的变化率(dX_P/dt)为药物从中央室向周边室的转运速率减去周边室向中央室的转运速率;当 $t=0$ 时,体内所有药物都在中央室,故 $X_C=X_0$, $X_P=0$;中央室和周边室药物的转运速率可用下列微分方程组描述:

$$\begin{cases} \dfrac{dX_C}{dt} = k_{21}X_P - k_{12}X_C - k_{10}X_C & (9\text{-}1) \\[2mm] \dfrac{dX_P}{dt} = k_{12}X_C - k_{21}X_P & (9\text{-}2) \end{cases}$$

二、血药浓度与时间的关系

对式(9-1)和式(9-2)微分方程组进行拉氏变换和解线性方程组,整理后可得:

$$X_C = \frac{X_0(\alpha - k_{21})}{\alpha - \beta} \cdot e^{-\alpha t} + \frac{X_0(k_{21} - \beta)}{\alpha - \beta} \cdot e^{-\beta t} \tag{9-3}$$

$$X_P = \frac{k_{12}X_0}{\alpha - \beta}(e^{-\beta t} - e^{-\alpha t}) \tag{9-4}$$

式(9-3)和式(9-4)中,α 称为分布相混合一级速率常数或快配置速率常数;β 称为消除相混合一级速率常数或慢配置速率常数。α 和 β 又称为混杂参数(hybrid parameters),分别代表两个指数项即分布相和消除相的特征,由模型参数(k_{12}、k_{21}、k_{10})构成,可由式(9-5)和式(9-6)表示:

$$\alpha = \frac{(k_{12}+k_{21}+k_{10}) + \sqrt{(k_{12}+k_{21}+k_{10})^2 - 4k_{21} \cdot k_{10}}}{2} \tag{9-5}$$

$$\beta = \frac{(k_{12}+k_{21}+k_{10}) - \sqrt{(k_{12}+k_{21}+k_{10})^2 - 4k_{21} \cdot k_{10}}}{2} \tag{9-6}$$

α 和 β 与模型参数之间的关系如下:

$$\alpha + \beta = k_{12} + k_{21} + k_{10} \tag{9-7}$$

$$\alpha \cdot \beta = k_{21} \cdot k_{10} \tag{9-8}$$

血药浓度为中央室内的药量与中央室表观分布容积的比值,因此根据式(9-3)可得到血药浓度与时间的关系式为:

$$C = \frac{X_0(\alpha - k_{21})}{V_C(\alpha - \beta)} \cdot e^{-\alpha t} + \frac{X_0(k_{21} - \beta)}{V_C(\alpha - \beta)} \cdot e^{-\beta t} \tag{9-9}$$

式(9-9)中,令:

$$A = \frac{X_0(\alpha - k_{21})}{V_C(\alpha - \beta)}, B = \frac{X_0(k_{21} - \beta)}{V_C(\alpha - \beta)} \tag{9-10}$$

则式(9-9)可表示为:

$$C = A \cdot e^{-\alpha t} + B \cdot e^{-\beta t} \tag{9-11}$$

笔记

符合二室模型特征的药物血药浓度-时间曲线可分为两部分,即分布相和消除相,如图9-2所示。快速静脉注射给药后,药物在中央室迅速达到分布平衡,药物从中央室向周边室的分布速度大于周边室向中央室的分布速度,同时还有中央室的消除,因此中央室血药浓度曲线的分布相一般表现为血药浓度下降较快,而周边室组织药物浓度逐渐增大,这一过程称为分布相;随着分布的进行,中央室与周边室的分布逐渐达到动态平衡,周边室组织药物浓度达到最大值,之后主要是药物从中央室消除,中央室与周边室药物浓度平行下降,这一过程称为消除相。

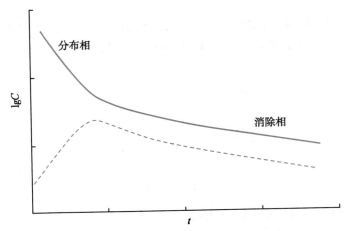

图9-2　二室模型静脉注射血药浓度-时间关系示意图
—血药浓度-时间半对数曲线;--周边室药物浓度-时间半对数曲线

三、药物动力学参数的估算

1. 残数法估算基本参数　采用残数法可以把多项指数曲线分段分解成若干个单指数函数,从而求得每个指数项参数。一般来说,分布相血药浓度的下降较消除相快得多,即 $\alpha \gg \beta$。当 t 充分大时(曲线末端),$A \cdot e^{-\alpha t}$ 更快地趋向于零,则根据式(9-11),曲线末端 C'-t 方程简化为:

$$C' = B \cdot e^{-\beta t} \tag{9-12}$$

两边取对数,得:

$$\lg C' = -\frac{\beta}{2.303}t + \lg B \tag{9-13}$$

(1) 根据曲线消除相数据求 β 和 B。以 $\lg C'$-t(消除相末端浓度对数-时间)回归为一直线,即图9-3中的末端直线,根据直线截距 $\ln B$ 的反对数即可求得参数 B;根据直线斜率可求得参数 β。根据 β 值可求出消除相半衰期 $t_{1/2(\beta)}$ 为:

$$t_{1/2(\beta)} = \frac{0.693}{\beta} \tag{9-14}$$

(2) 根据残数浓度 C_r 求 α 和 A。根据该直线方程求出曲线前相(分布相)各对应时间点的外推浓度值 C',以对应时间点的实测浓度 C 减去外推浓度 C',即以式(9-11)减去式(9-12)得残数浓度 C_r:

$$C_r = C - C' = A \cdot e^{-\alpha t} \tag{9-15}$$

对式(9-15)取对数得:

$$\lg C_r = -\frac{\alpha}{2.303}t + \lg A \tag{9-16}$$

笔记

式(9-16)中，C_r 为残数浓度；C' 为外推浓度。以 $\lg C_r - t$ 回归得直线方程，根据直线的斜率 $\left(-\dfrac{\alpha}{2.303}\right)$ 和截距($\lg A$)可分别求得 α 和 A，分布相半衰期可按式(9-17)求出：

$$t_{1/2(\alpha)} = \frac{0.693}{\alpha} \tag{9-17}$$

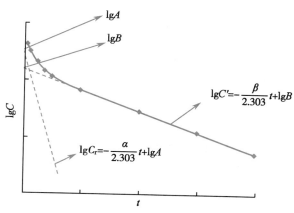

图9-3　二室模型静脉注射给药血药浓度-时间半对数曲线示意图

采用残数法估算混杂参数 α、β、A 和 B 时，也可以用曲线末端 $\ln C'$ 对 t 回归，则对应的斜率和截距分别为 β 和 $\ln B$，以 $\ln C_r$ 对 t 回归对应的斜率和截距分别为 α 和 $\ln A$。应该注意的是：分布相可持续一定的时间，若取样太迟或取样点太少，可能错过分布相而将二室模型当成单室模型处理。

2. 模型参数及其他参数的求法

（1）中央室表观分布容积 V_c。当时间 $t = 0$ 时，$C = C_0$，根据式(9-11)，得：

$$C_0 = A + B \tag{9-18}$$

零时间时体内所有药物都在中央室，给药剂量为 X_0，所以零时间的血药浓度 C_0 为：

$$C_0 = \frac{X_0}{V_c} \tag{9-19}$$

则：

$$V_c = \frac{X_0}{A+B} \tag{9-20}$$

（2）速率常数 k_{12}、k_{21}、k_{10}。将式(9-20)代入式(9-10)中，整理得：

$$k_{21} = \frac{A\beta + B\alpha}{A+B} \tag{9-21}$$

将式(9-21)代入式(9-8)中，可求出中央室的消除速率常数 k_{10}，即：

$$k_{10} = \frac{\alpha\beta(A+B)}{A\beta + B\alpha} \tag{9-22}$$

将 k_{21}、k_{10} 值代入式(9-7)中，进一步求出 k_{12}，即：

$$k_{12} = \alpha + \beta - k_{21} - k_{10} \tag{9-23}$$

根据基本参数 α、β、A、B 即可求出 V_c、k_{12}、k_{21}、k_{10} 等模型参数，这些参数可以基本反映药物的体内药动力学特征，代入式(9-11)可以求出单剂量静脉注射给药后任何时间的血药浓度。

在静脉注射给药二室模型中，k_{10} 表示药物从中央室的消除，而 β 表示分布基本完成后在消除相的药物消除。由于药物从组织向血浆再分布,故消除相中血药浓度的下降一般慢于单纯的消除,所以一般 $\beta < k_{10}$,k_{10} 是真正的消除速度常数,β 是混杂的消除速率常数,受药物消除速率和进出周边隔室速率的影响。

（3）血药浓度-时间曲线下面积 AUC。根据 AUC 的定义,以血药浓度对时间进行定积分可得：

$$AUC = \frac{A}{\alpha} + \frac{B}{\beta} \tag{9-24}$$

（4）总体清除率 Cl。二室模型药物总体清除率的定义与单室模型相同,清除率的计算不依赖隔室模型,可用非隔室模型法计算。

$$Cl = \frac{X_0}{AUC} = \beta \cdot V_\beta \tag{9-25}$$

式（9-25）中,V_β 表示总表观分布容积,为 V_c 和 V_p 之和。

例 9-1　给体重 70kg 的健康成年男性快速静脉注射某抗生素 100mg,定时采集血样,测得各时间的血药浓度如下。

$t(h)$	0.25	0.5	1	1.5	2	4	6	8	12	16
$C(\mu g/ml)$	42.9	32.2	20.5	14.3	11.2	6.51	4.26	2.78	1.22	0.50

试判断其隔室模型,并求出有关动力学参数。

解：（1）以血药浓度对数对时间作图,判断符合二室模型,见图 9-4。

（2）根据后 5 点血药浓度对数-时间直线段数据,根据截距求得 $B = 15.3\mu g/ml$;根据斜率求得 $\beta = 0.213h^{-1}$。

（3）根据残数浓度求 α 和 A。根据上述直线方程,求得曲线前各时间点对应的外推浓度,以曲线上实测浓度减去外推浓度即得残数浓度（表 9-1）,以 $\lg C_r - t$ 作图即为残数线（见图 9-4）,求得残数线的截距 $A = 45.9\mu g/ml$;根据斜率求得 $\alpha = 1.798h^{-1}$。

表 9-1　血药浓度实测数据及根据残数法原理求得的残数浓度

$t(h)$	0.25	0.5	1	1.5	2	4	6	8	12	16
$C(\mu g/ml)$	42.9	32.2	20.5	14.3	11.2	6.51	4.26	2.78	1.22	0.50
$C'(\mu g/ml)$	14.5	13.8	12.4	11.1	10.0					
$C_r(\mu g/ml)$	28.4	18.4	8.10	3.20	1.20					

（4）根据 α、β、A、B,可计算其他参数。

$$t_{1/2(\alpha)} = \frac{0.693}{\alpha} = \frac{0.693}{1.798} = 0.39(h)$$

$$t_{1/2(\beta)} = \frac{0.693}{\beta} = \frac{0.693}{0.213} = 3.25(h)$$

$$C_0 = A + B = 45.9 + 15.3 = 61.2(\mu g/ml)$$

$$V_c = \frac{X_0}{C_0} = \frac{100}{61.2} = 1.63(L)$$

$$k_{21} = \frac{A\beta + B\alpha}{A + B} = \frac{45.9 \times 0.213 + 15.3 \times 1.798}{45.9 + 15.3} = 0.609(h^{-1})$$

$$k_{10} = \frac{\alpha\beta}{k_{21}} = \frac{1.798 \times 0.213}{0.609} = 0.629(h^{-1})$$

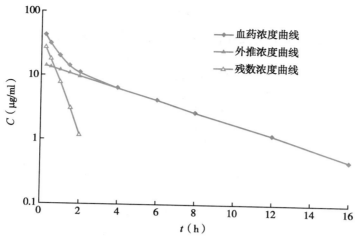

图9-4 例9-1 二室模型静脉注射给药血药浓度-时间半对数曲线

$$k_{12} = \alpha + \beta - k_{21} - k_{10} = 1.798 + 0.213 - 0.609 - 0.629 = 0.773\,(\mathrm{h}^{-1})$$

答：$\alpha = 1.798\mathrm{h}^{-1}$，$\beta = 0.213\mathrm{h}^{-1}$，$A = 45.9\mu\mathrm{g/ml}$，$B = 15.3\mu\mathrm{g/ml}$；$t_{1/2(\alpha)} = 0.39\mathrm{h}$，$t_{1/2(\beta)} = 3.25\mathrm{h}$；$V_C = 1.63\mathrm{L}$，$k_{21} = 0.609\mathrm{h}^{-1}$，$k_{12} = 0.773\mathrm{h}^{-1}$，$k_{10} = 0.629\mathrm{h}^{-1}$。

第二节　三室模型静脉注射给药

一、模型的建立

实际工作中三室模型较少遇见，仅作简单介绍。三室模型如图9-5所示，药物在血液高灌注的中央室很快达到分布平衡，进入浅外组织隔室的分布较慢，进入深外组织隔室的分布最慢，药物的消除主要发生在中央室。

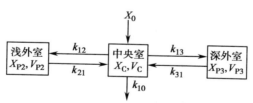

图9-5　静脉注射给药三室模型图

与二室模型类似，$t=0$ 时，$X_C = X_0$，$X_{P2} = 0$，$X_{P3} = 0$，中央室和两个周边室药物的转运速率方程组应为：

$$\frac{\mathrm{d}X_C}{\mathrm{d}t} = k_{21}X_{P2} + k_{31}X_{P3} - k_{12}X_C - k_{13}X_C - k_{10}X_C \tag{9-26}$$

$$\frac{\mathrm{d}X_{P2}}{\mathrm{d}t} = k_{12}X_C - k_{21}X_{P2} \tag{9-27}$$

$$\frac{\mathrm{d}X_{P3}}{\mathrm{d}t} = k_{13}X_C - k_{31}X_{P3} \tag{9-28}$$

二、血药浓度-时间关系

对式（9-26）、式（9-27）和式（9-28）微分方程组进行拉氏变换和解线性方程组，整理后可求得血药浓度-时间关系式：

笔记

$$C = A \cdot e^{-\alpha t} + B \cdot e^{-\beta t} + P \cdot e^{-\pi t} \tag{9-29}$$

采用两次残数法可求得 A、B、P 及 α、β、π。根据以上基本参数可求得其他参数如下：

$$k_{21} = \alpha + \frac{A(\pi-\alpha)(\alpha-\beta)}{(P+A+B)(\alpha-k_{31})} \tag{9-30}$$

$$k_{31} = \beta + \frac{B(\pi-\beta)(\alpha-\beta)}{(P+A+B)(k_{31}-\beta)} \tag{9-31}$$

$$k_{10} = \frac{\alpha\beta\pi}{k_{21}k_{31}} \tag{9-32}$$

$$k_{12} = \frac{(\alpha\beta+\alpha\pi+\beta\pi) - k_{21}(\alpha+\beta+\pi) - k_{10}k_{31} + k_{21}^2}{k_{31}-k_{21}} \tag{9-33}$$

$$k_{13} = \alpha + \beta + \pi - (k_{10}+k_{12}+k_{31}+k_{21}) \tag{9-34}$$

第三节　二室模型静脉滴注给药

一、模型建立

在二室模型中，当静脉滴注给药时，一方面药物以恒定速度进入中央室；另一方面，同时发生药物在中央室与周边室间转运及从中央室消除。因此，二室模型药物静脉滴注给药的动力学模型如图9-6所示。剂量为 X_0 的药物，在总滴注时间 T 内，以恒速 $k_0(=X_0/T)$ 进入中央室，设滴注经历的时间变量为 $t(0 \leqslant t \leqslant T)$，除恒速滴注过程为零级速率过程外，其他转运过程均符合一级速率过程。

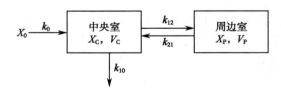

图 9-6　静脉滴注给药二室模型图

图9-6中 k_0 为静脉滴注给药的速率；X_0、X_C、X_P、V_C、V_P、k_{12}、k_{21}、k_{10} 等符号的意义同二室模型静脉注射给药。

根据模型图9-6，滴注刚开始时，体内药量应为零，故 $t=0$ 时，$X_C=0$，$X_P=0$，各隔室间药物的转运速率方程为：

$$\begin{cases} \dfrac{\mathrm{d}X_C}{\mathrm{d}t} = k_0 + k_{21}X_P - (k_{12}+k_{10})X_C & (9\text{-}35) \\[3mm] \dfrac{\mathrm{d}X_P}{\mathrm{d}t} = k_{12}X_C - k_{21}X_P & (9\text{-}36) \end{cases}$$

二、滴注期间血药浓度与时间的关系

对式(9-35)和式(9-36)微分方程组进行拉氏变换、解方程组等，可求得血药浓度与时间的关系式：

$$X_C = \frac{k_0(\alpha-k_{21})}{\alpha(\alpha-\beta)}(1-e^{-\alpha t}) + \frac{k_0(k_{21}-\beta)}{\beta(\alpha-\beta)}(1-e^{-\beta t}) \tag{9-37}$$

$$C = \frac{k_0(\alpha-k_{21})}{V_C \cdot \alpha(\alpha-\beta)}(1-e^{-\alpha t}) + \frac{k_0(k_{21}-\beta)}{V_C \cdot \beta(\alpha-\beta)}(1-e^{-\beta t}) \tag{9-38}$$

笔记

整理后得:

$$C=\frac{k_0}{V_C k_{10}}\left(1-\frac{k_{10}-\beta}{\alpha-\beta}\cdot e^{-\alpha t}-\frac{\alpha-k_{10}}{\alpha-\beta}\cdot e^{-\beta t}\right) \tag{9-39}$$

式(9-39)反映了滴注给药过程中血药浓度随滴注时间延长而升高的情况。当滴注时间 $t\to\infty$,则 $e^{-\alpha t}$ 和 $e^{-\beta t}$ 均趋于零,血药浓度趋近于稳态血药浓度(C_{ss}):

$$C_{ss}=\frac{k_0}{V_C\cdot k_{10}} \tag{9-40}$$

由式(9-40)可见,稳态血药浓度与静脉滴注速度成正比。与单室模型药物静脉滴注时一样,当滴注时间达药物消除半衰期的 3.32 倍及 6.64 倍时,血药浓度分别可达稳态水平的 90% 及 99%。

设机体总表观分布容积为 V_β ,消除仅发生在中央室,总体清除率 $V_\beta\cdot\beta$ 应与中央室清除率 $V_C\cdot k_{10}$ 相等,故有如下关系:

$$V_\beta\cdot\beta=V_C\cdot k_{10} \tag{9-41}$$

式(9-40)还可表示为:

$$C_{ss}=\frac{k_0}{V_\beta\cdot\beta} \tag{9-42}$$

当药物的总表观分布容积(V_β)、混杂消除速率常数(β)已知后,可根据临床所要求的血药浓度(C_{ss}),计算所需要的静脉滴注速度(k_0);同样,若已知静脉滴注速度 k_0、稳态血药浓度 C_{ss},并且从停止滴注后的血药浓度-时间曲线上求出 β,则可根据式(9-42)求出药物的总表观分布容积 V_β。

三、滴注停止后的血药浓度-时间过程

设停滴后所经历的时间为 t'。当静脉滴注停止后,药物的体内过程与静脉注射相同,相当于在停滴时($t=T, t'=0$)静脉注射一定剂量的药物,停滴时的浓度即相当于静脉注射给药后的初浓度,则停滴后血药浓度与时间的关系式为:

$$C=\frac{k_0(\alpha-k_{21})(1-e^{-\alpha T})}{V_C\alpha(\alpha-\beta)}\cdot e^{-\alpha t'}+\frac{k_0(k_{21}-\beta)(1-e^{-\beta T})}{V_C\beta(\alpha-\beta)}\cdot e^{-\beta t'} \tag{9-43}$$

令:

$$R=\frac{k_0(\alpha-k_{21})(1-e^{-\alpha T})}{V_C\alpha(\alpha-\beta)},S=\frac{k_0(k_{21}-\beta)(1-e^{-\beta T})}{V_C\beta(\alpha-\beta)} \tag{9-44}$$

则式(9-43)可写为:

$$C=R\cdot e^{-\alpha t'}+S\cdot e^{-\beta t'} \tag{9-45}$$

R 和 S 与静脉注射二室模型中 A 和 B 的关系为:

$$A=\frac{\alpha T}{1-e^{-\alpha T}}\cdot R,B=\frac{\beta T}{1-e^{-\beta T}}\cdot S \tag{9-46}$$

根据式(9-45),静脉滴注结束后,在一定时间采血,测定血药浓度,以血药浓度的对数对时间作图,根据残数法原理,与二室模型静脉注射给药相似,可求得基本参数 α、β、R 和 S 及模型参数 k_{21}、k_{10}、k_{12} 和 V_β 等参数(图9-7)。

描述静脉滴注结束后血药浓度经时过程的关系式(9-45),在临床实践中有较大应用价值。因为有些药物的溶解度小(需要注入较大体积的容量)或有副作用,快速静脉注射有困难,此时

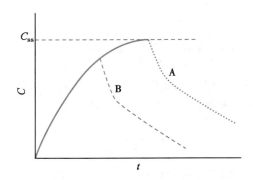

图 9-7   二室模型恒速静脉滴注给药血药浓度-
时间曲线示意图
A. 达稳态后停止滴注；B. 达稳态前停止滴注

静脉滴注给药是较为方便和安全的给药方式。

第四节   二室模型血管外给药

一、模型的建立

二室模型药物以血管外途径给药时，药物首先通过吸收部位吸收进入血液循环即进入中央室，然后进行中央室消除及其与周边室的转运。与二室模型静脉注射给药动力学过程相比，增加了从吸收部位进入中央室的一级吸收速率过程。因此，血管外途径给药的二室模型图见图9-8。

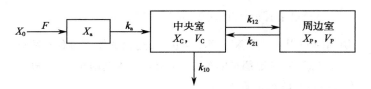

图 9-8   血管外给药二室模型图

图 9-8 中，F 为吸收百分数；X_a 为吸收部位的药量；k_a 为一级吸收速率常数；X_0、X_C、V_C、X_P、V_P、k_{12}、k_{21} 和 k_{10} 含义同二室模型静脉注射给药。

二室模型药物血管外途径给药刚开始时，给药部位待吸收的药物量应为 FX_0，而体内药量应为零；故 $t=0$ 时，$X_a = FX_0$，$X_C = 0$，$X_P = 0$，隔室间药物的转运速率方程如下：

$$\frac{\mathrm{d}X_a}{\mathrm{d}t} = -k_a X_a \tag{9-47}$$

$$\frac{\mathrm{d}X_C}{\mathrm{d}t} = k_a X_a - (k_{12} + k_{10}) X_C + k_{21} X_P \tag{9-48}$$

$$\frac{\mathrm{d}X_P}{\mathrm{d}t} = k_{12} X_C - k_{21} X_P \tag{9-49}$$

其中，$\mathrm{d}X_a/\mathrm{d}t$ 为吸收部位药物量的变化率；$\mathrm{d}X_C/\mathrm{d}t$ 为中央室药物量的变化率；$\mathrm{d}X_P/\mathrm{d}t$ 为周边室药物量的变化率。

二、血药浓度与时间的关系

上述方程组利用拉氏变换和解线性方程组等方法可得：

笔记

$$X_C = \frac{k_a FX_0(k_{21}-k_a)}{(\alpha-k_a)(\beta-k_a)} \cdot e^{-k_a t} + \frac{k_a FX_0(k_{21}-\alpha)}{(k_a-\alpha)(\beta-\alpha)} \cdot e^{-\alpha t} + \frac{k_a FX_0(k_{21}-\beta)}{(k_a-\beta)(\alpha-\beta)} \cdot e^{-\beta t} \tag{9-50}$$

以 $X_C = V_C \cdot C$ 代入式(9-50)，得到血药浓度 C 与时间 t 的关系式如下：

$$C = \frac{k_a FX_0(k_{21}-k_a)}{V_C(\alpha-k_a)(\beta-k_a)} \cdot e^{-k_a t} + \frac{k_a FX_0(k_{21}-\alpha)}{V_C(k_a-\alpha)(\beta-\alpha)} \cdot e^{-\alpha t} + \frac{k_a FX_0(k_{21}-\beta)}{V_C(k_a-\beta)(\alpha-\beta)} \cdot e^{-\beta t} \tag{9-51}$$

式(9-51)反映了二室模型特征的药物经血管外途径给药后，血药浓度随时间的变化规律，其血药浓度曲线如图9-9所示。

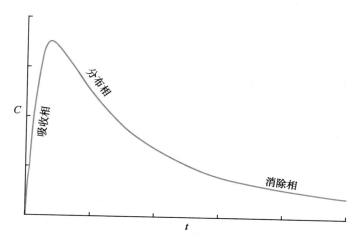

图9-9　二室模型血管外给药后血药浓度-时间曲线示意图

从血药浓度-时间曲线（图9-9）中可以看出，药物浓度先是上升，后较快速下降，最后缓慢下降，可将曲线分为3个时相。①吸收相：给药初期药物浓度持续上升，药物吸收过程占主导地位，分布和消除对血药浓度的影响较小；②分布相：吸收至一定程度后，以药物从中央室向周边室的转运为主，药物分布是主要过程，药物浓度开始下降；③消除相：药物浓度逐渐降低，吸收过程基本完成，中央室与周边室的分布趋于平衡，体内过程以消除为主。

三、药物动力学参数的估算

1. 基本参数的估算　将式(9-51)简写成如下形式：

$$C = N \cdot e^{-k_a t} + L \cdot e^{-\alpha t} + M \cdot e^{-\beta t} \tag{9-52}$$

式(9-52)中：

$$N = \frac{k_a FX_0(k_{21}-k_a)}{V_C(\alpha-k_a)(\beta-k_a)} \tag{9-53}$$

$$L = \frac{k_a FX_0(k_{21}-\alpha)}{V_C(k_a-\alpha)(\beta-\alpha)} \tag{9-54}$$

$$M = \frac{k_a FX_0(k_{21}-\beta)}{V_C(k_a-\beta)(\alpha-\beta)} \tag{9-55}$$

式(9-52)包含三项指数函数，以血药浓度的对数对时间作图，如图9-10所示，与静脉注射给药数据的处理方法类似，也可以采用残数法来求算基本参数。

对于血管外途径给药的剂型来说，通常吸收速度远大于消除速度，即 $k_a \gg \beta$，又因为 $\alpha \gg \beta$，因此当 t 充分大时，$e^{-k_a t}$ 和 $e^{-\alpha t}$ 均趋于零，以 C' 表示曲线末端血药浓度，式(9-52)可简化为：

$$C' = M e^{-\beta t} \tag{9-56}$$

笔记

对式(9-56)取对数得:

$$\lg C' = -\frac{\beta}{2.303}t + \lg M \tag{9-57}$$

以 $\lg C'\text{-}t$ 回归得直线方程,其斜率为 $-\dfrac{\beta}{2.303}$,外推至与纵轴相交,得截距为 $\lg M$(图 9-10),由斜率和截距即可求出 β 和 M。

根据 $\lg C'\text{-}t$ 直线方程外推,可求出曲线前相各时间点对应的外推血药浓度值,以曲线前相实测血药浓度数据 C 减去外推直线上对应时间点的 C',即式(9-52)减去式(9-56),得到第一残数浓度 C_{r1},残数浓度的方程:

$$C_{r1} = N \cdot e^{-k_a t} + L \cdot e^{-\alpha t} \tag{9-58}$$

通常,$k_a \gg \alpha$,当 t 较大时,$e^{-k_a t} \to 0$,以 C_{r1}' 表示末端残数浓度,则式(9-58)简化为:

$$C_{r1}' = L \cdot e^{-\alpha t} \tag{9-59}$$

两边取对数,得到:

$$\lg C_{r1}' = -\frac{\alpha}{2.303}t + \lg L \tag{9-60}$$

以 $\lg C_{r1}'$ 对 t 作图,得残数半对数曲线,该残数半对数曲线尾段为直线($\lg C_{r1}'\text{-}t$),其斜率为 $-\dfrac{\alpha}{2.303}$,外推至与纵轴相交点的截距为 $\lg L$,通过斜率和截距,可求出 α 和 L。

该残数线可依据上述方法进一步分解,以尾段直线方程 $\lg C_{r1}'\text{-}t$ 外推曲线前相对应的浓度值 C_{r1}' 减去第一残数曲线前相浓度值 C_{r1},得到第二残数浓度 C_{r2},将式(9-59)减去式(9-58),即得第二残数线方程:

$$C_{r2} = -N \cdot e^{-k_a t} \tag{9-61}$$

两边取对数得:

$$\lg C_{r2} = -\frac{k_a}{2.303}t + \lg(-N) \tag{9-62}$$

C_{r2} 代表第二残数浓度值。同样两边取对数后,以 $\lg C_{r2}$ 对 t 作图,得到一直线,从其斜率和截距即可求 k_a 和 N,N 为负值。

可见,通过两次应用残数法,可将式(9-52)的三项指数曲线分解出它的三个指数项,从而求出参数 k_a、α、β、N、L 和 M。

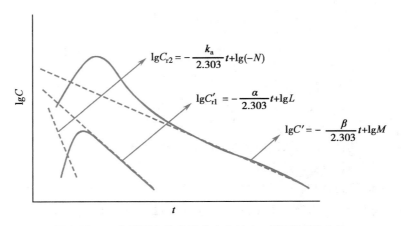

图 9-10   二室模型血管外给药血药浓度-时间半对数曲线

笔记

例9-2　口服某药物500mg,体内药物动力学特征符合二室模型,设$F=0.85$,测得不同时间的血药浓度如表所示,试求该药的β、M、α、L、k_a和N等基本参数。

$t(h)$	0.25	0.5	1.0	2.5	3.5	5.0	7.5	10	15	20	25	30	40	50	60
$C(mg/L)$	14.0	19.5	37.5	61.5	71.5	69.2	59.5	50.1	36.6	27.5	21.5	16.4	11.5	8.30	5.90

解:(1) 以血药浓度对数对时间作图(图9-11),以曲线尾端直线段后4点的血药浓度对数对时间回归,$\lg C'=-\dfrac{\beta}{2.303}t+\lg M$,根据直线的斜率和截距求得$\beta=0.034(h^{-1})$,$M=45.1(mg/L)$。

(2) 将上述直线外推至纵轴,求出曲线前各时间点的浓度C',以C'减去曲线前相相应时间点的浓度C即为C_{r1}(表9-2)。以$\lg C_{r1}$对t作图得第一条半对数残数线(图9-11),以半对数残数线末端直线段后3点的血药浓度对数对时间回归,$\lg C_{r1}'=-\dfrac{\alpha}{2.303}t+\lg L$,根据直线的斜率和截距分别求得$\alpha=0.146(h^{-1})$,$L=85.4(mg/L)$。

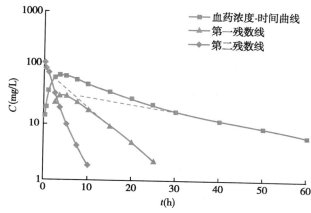

图 9-11　例 9-2 二室模型口服给药血药浓度-时间半对数曲线

(3) 依上法将上述直线外推求出残数曲线前相相应时间点的浓度C_{r1}',以C_{r1}'减去相应时间点的C_{r1}即得C_{r2},列于表9-2中。以$\lg C_{r2}$对时间回归,$\lg C_{r2}=-\dfrac{k_a}{2.303}t+\lg(-N)$,根据直线的斜率和截距分别求得$k_a=0.432(h^{-1})$,$N=-113(mg/L)$。

表 9-2　血药浓度实测数据及根据残数法原理求得的残数浓度

$t(h)$	$C(mg/L)$	$C'(mg/L)$	$C_{r1}(mg/L)$	$C_{r1}'(mg/L)$	$C_{r2}(mg/L)$
0.25	14.0	44.7	−30.7	82.3	113
0.5	19.5	44.4	−24.9	79.4	104
1.0	37.5	43.6	−6.10	73.8	79.9
2.5	65.5	41.5	24.0	59.2	35.2
3.5	71.5	40.1	31.4	51.2	19.8
5.0	69.2	38.1	31.1	41.1	10.0
7.5	59.5	35.0	24.5	28.5	4.00
10	50.1	32.1	18.0	19.8	1.80
15	36.6	27.1	9.50		
20	27.5	22.9	4.60		

续表

$t(\mathrm{h})$	$C(\mathrm{mg/L})$	$C'(\mathrm{mg/L})$	$C_{r1}(\mathrm{mg/L})$	$C_{r1}'(\mathrm{mg/L})$	$C_{r2}(\mathrm{mg/L})$
25	21.5	19.3	2.20		
30	16.4				
40	11.5				
50	8.30				
60	5.90				

答：$\alpha=0.146\mathrm{h^{-1}}$，$\beta=0.034\mathrm{h^{-1}}$，$k_a=0.432\mathrm{h^{-1}}$；$L=85.4\mathrm{mg/L}$，$M=45.1\mathrm{mg/L}$，$N=-113\mathrm{mg/L}$。该药物的动力学方程为：$C=85.4\mathrm{e}^{-0.146t}+45.1\mathrm{e}^{-0.034t}-113\mathrm{e}^{-0.432t}$。

2. 模型参数及其他参数的求法

（1）转运速率常数 k_{12}、k_{21}、k_{10} 将式（9-54）除以式（9-55），得：

$$\frac{L}{M}=\frac{(\alpha-k_{21})(k_a-\beta)}{(k_a-\alpha)(k_{21}-\beta)} \tag{9-63}$$

整理式（9-63），可解出 k_{21} 如下：

$$k_{21}=\frac{\dfrac{L}{M}\beta+\dfrac{k_a-\beta}{k_a-\alpha}\alpha}{\dfrac{L}{M}+\dfrac{k_a-\beta}{k_a-\alpha}}=\frac{L\beta(k_a-\alpha)+M\alpha(k_a-\beta)}{L(k_a-\alpha)+M(k_a-\beta)} \tag{9-64}$$

从而可继续求出 k_{10} 和 k_{12}，即：

$$k_{10}=\frac{\alpha\beta}{k_{21}} \tag{9-65}$$

$$k_{12}=\alpha+\beta-k_{21}-k_{10} \tag{9-66}$$

（2）中央室表观分布容积 V_C

根据式（9-54）$L=\dfrac{k_aFX_0(k_{21}-\alpha)}{V_C(k_a-\alpha)(\beta-\alpha)}$，因此：

$$V_C=\frac{k_aFX_0(k_{21}-\alpha)}{(k_a-\alpha)(\beta-\alpha)L} \tag{9-67}$$

（3）半衰期：根据血管外途径给药二室模型的 3 个时相，相应有 3 个半衰期，即：

吸收相半衰期： $t_{1/2(a)}=\dfrac{0.693}{k_a}$ $\tag{9-68}$

分布相半衰期： $t_{1/2(\alpha)}=\dfrac{0.693}{\alpha}$ $\tag{9-69}$

消除相半衰期： $t_{1/2(\beta)}=\dfrac{0.693}{\beta}$ $\tag{9-70}$

（4）血药浓度-时间曲线下面积：根据 AUC 的定义，有：

$$AUC=\int_0^\infty C\mathrm{d}t=\int_0^\infty(N\mathrm{e}^{-k_at}+L\mathrm{e}^{-\alpha t}+M\mathrm{e}^{-\beta t})\mathrm{d}t$$

所以：

$$AUC=\frac{L}{\alpha}+\frac{M}{\beta}+\frac{N}{k_a} \tag{9-71}$$

根据式（9-53）、式（9-54）、式（9-55），可知 $N=-(L+M)$。

笔记

则 AUC 又可表示为：

$$AUC = \frac{L}{\alpha} + \frac{M}{\beta} - \frac{L+M}{k_a} \tag{9-72}$$

（5）总表观分布容积

$$V_\beta = \frac{FX_0}{\beta \cdot AUC} \tag{9-73}$$

V_β 为 V_C 与 V_P 之和。

（6）总体清除率

$$Cl = \beta \cdot V_\beta = \frac{FX_0}{AUC} \tag{9-74}$$

四、Loo-Riegelman 法估算吸收百分数

Loo-Riegelman（L-R）法是用来求血管外给药二室模型中吸收百分数的经典方法。血管外给药吸收进入体循环的药物量 X_A 等于中央室内药物量 X_C、已消除掉的药物量 X_E 和周边室的药物量 X_P 之和，即：

$$X_A = X_C + X_E + X_P \tag{9-75}$$

对式（9-75）微分后得：

$$\frac{dX_A}{dt} = \frac{dX_C}{dt} + \frac{dX_E}{dt} + \frac{dX_P}{dt} = V_C \frac{dC}{dt} + k_{10} \cdot V_C \cdot C + \frac{dX_P}{dt} \tag{9-76}$$

将式（9-76）积分，可求得在 $0 \sim t$ 和 $0 \sim \infty$ 时间内吸收进入体循环的药物量为：

$$(X_A)_t = V_C C_t + V_C k_{10} \int_0^t C dt + (X_p)_t \tag{9-77}$$

$$(X_A)_\infty = V_C k_{10} \int_0^\infty C dt \tag{9-78}$$

t 时间的吸收百分数 F_a 为：

$$F_a = \frac{(X_A)_t}{(X_A)_\infty} = \frac{C_t + k_{10} \int_0^t C dt + \frac{(X_P)_t}{V_C}}{k_{10} \int_0^\infty C dt} \tag{9-79}$$

经推导：

$$\frac{(X_p)_t}{V_C} = \frac{(X_p)_1}{V_C} \cdot e^{-k_{21}\Delta t} + \frac{k_{12} C_1}{k_{21}} (1 - e^{-k_{21}\Delta t}) + \frac{k_{21} \cdot (\Delta t)^2}{2} \cdot \frac{\Delta C}{\Delta t} \tag{9-80}$$

式（9-80）中，$(X_p)_1$ 为两次连续取样中第一次的周边室药量，$(X_p)_t$ 为两次连续取样中第二次的周边室药量；C_1 为两次连续取样中第一次的血药浓度，ΔC 为两次连续取样的血药浓度差；Δt 为两次连续取样的时间间隔。根据式（9-80），从零时间点开始可以求出每个取样点的 $\frac{(X_p)_t}{V_C}$ 值。

式（9-79）中，V_C 需从静脉注射给药数据中求得，$\int_0^t C dt$ 与 $\frac{(X_p)_t}{V_C}$ 由血管外给药后的血药浓度-时间数据求得，按式（9-79）计算吸收分数 F_a 或待吸收分数 $[1-(X_A)_t]/(X_A)_\infty$。

笔记

第五节 隔室模型的判别

一、血药浓度-时间数据拟合原理

1. 曲线拟合的基本原理 前面介绍的残数法是传统的血药浓度-时间数据的处理方法,是在作图判断隔室模型的基础上,将多项指数函数逐个分解估算有关参数。目前,在实际工作中,对实测的血药浓度-时间曲线数据常采用药物动力学数据处理计算机程序,对血药浓度-时间数据进行拟合,确定其药动学的隔室数,求出药动学参数。

经典的拟合方法是非线性最小二乘法原理,即将实测数据与理论估测值的方差和最小化,通过迭代计算实现残差平方和的最小化,使拟合曲线更好地反映实测数据的分布情况。要确定药物的血药浓度-时间数据符合哪种隔室模型,就是把实测数据分别用定义的模型拟合,根据其拟合值与实测值的符合情况判断,通常采用多种判据综合评判实测数据更符合哪种模型,继而获得有关动力学参数。

2. 影响模型判别的因素 在药物动力学研究中,首先要根据实验测得的血药浓度或尿药浓度-时间数据,确定隔室模型,才能求算各种动力学参数。隔室模型的确定主要取决于给药途径、药物的吸收速率、采样点的安排及采样周期的长短、血药浓度测定分析方法的灵敏度等因素。值得注意的是,静脉注射给药为二室模型的药物,其口服给药可能表现为单室模型,这是由于口服给药的吸收过程可能掩盖或抵消分布相,如茶碱静脉注射给药为二室模型,但口服给药则呈现单室模型特征;采样时间也有较大影响,如果采样点的安排不适当,可能错过分布期,就会误认为是单室模型;如果分析方法的灵敏度不够或采样周期过短,不能测定消除相末端血药浓度,也会影响隔室数的判断。

以隔室模型分析药物体内动态变化过程的基本原则,就是在合理描述实验数据的前提下,采用的隔室数应尽量少,因为每增加一个隔室,即相应增加 2 个模型参数,隔室数越多,参数的求算和解释越难。

二、作 图 判 断

以血药浓度的对数对时间作图进行初步判断。静脉注射给药后,$\lg C$-t(或 $\ln C$-t)作图为一直线,则可能是单室模型;如不呈直线,则可能属于多室模型;血管外给药后,$\lg C$-t(或 $\ln C$-t)作图,曲线后相为一直线,则可能为单室模型;若曲线后相血药浓度先较快下降,之后再缓慢下降,呈明显的分布和消除两相,则可能为二室模型。作图法只能进行初步判断,究竟属于哪种隔室,可采用以下判据作进一步判断。

三、残差平方和与加权残差平方和判据

残差平方和一般记为 RSS(residual sum of squares),其计算公式为:

$$RSS = \sum_{i=1}^{n} (C_i - \hat{C}_i)^2 \tag{9-81}$$

式(9-81)中,C_i 是实测血药浓度值;$\hat{C}_i$ 是假定模型计算出来的血药浓度估算值,RSS 值越小,说明估算值与实测值的差别越小。如果按不同模型分别计算得到多个 RSS,则应选择其中 RSS 最小的那个模型。

在实际情况中,当模型对于高浓度估算的精密度高于对低浓度估算的精密度时,上述 RSS 判据可以较好地判断模型的拟合情况。但有些情况下,模型对于高、低浓度估算的相对误差相近(如均为 10%),则模型对高浓度数据(如为 100)估算的偏差较大(为 10),而对低浓度数据

（如为 10）估算的偏差较小（为 1），此时采用 RSS 作为判据，高浓度数据对 RSS 的贡献大于低浓度数据，因此模型拟合的结果会更接近高浓度数据点，而偏离低浓度数据点。为了减少高低浓度数据所引起的偏离，应对残差平方以浓度权重系数加以校正，即用加权残差平方和 $WRSS$（weighted residual sum of squares）。$WRSS$ 可由式（9-82）求得，$WRSS$ 越小，模型拟合得越好。

$$WRSS = \sum_{i=1}^{n} W_i (C_i - \hat{C}_i)^2 \tag{9-82}$$

式（9-82）中，W_i 为权重系数，当 $W_i = 1$ 时，$WRSS = RSS$。在模型拟合中，常采用 $\frac{1}{C}$ 或 $\frac{1}{C^2}$ 作为权重系数。当模型对高浓度点的估算值高于实测值、而对低浓度点的估算值低于实测值时，用 $\frac{1}{C_i}$ 或 $\frac{1}{\hat{C}_i}$ 作为权重系数可获得较好的拟合。一般情况下，常用 $\frac{1}{\hat{C}_i}$ 或 $\frac{1}{\hat{C}_i^2}$ 作为权重系数，因为 $\frac{1}{\hat{C}_i}$ 或 $\frac{1}{\hat{C}_i^2}$ 来自模型，由模型参数决定，受试验溢出点的影响较小。

此外，还可以通过残差散点图来反映模型对数据的拟合情况。估算值与测定值的残差应均匀分布于零轴的上下，亦即测定值随机而均匀地分布在拟合曲线的两侧。

四、用拟合度（r^2）进行判断

拟合度 r^2 计算公式为：

$$r^2 = \frac{\sum_{i=1}^{n} C_i^2 - \sum_{i=1}^{n} (C_i - \hat{C}_i)^2}{\sum_{i=1}^{n} C_i^2} \tag{9-83}$$

式（9-83）中，C_i、$\hat{C}_i$ 的含义同式（9-81）。其判别标准是 r^2 值越大，说明所选择的模型与数据越有较好的拟合度。

五、AIC 法

有时采用上述残差平方和及拟合度仍不能进行很好的判断，可用 AIC 法进行判断。AIC 法是由 Akaike 等所定义的一种综合判据（Akaike information criteria），其公式为：

$$AIC = N \cdot \ln(WRSS) + 2P \tag{9-84}$$

式（9-84）中，N 为实验数据的组数；$WRSS$ 为加权残差平方和；P 是所设模型参数的个数，其值为模型隔室数的 2 倍。

AIC 判据综合考虑了加权残差平方和、实验数据的组数及模型参数的个数等因素。AIC 值越小，则认为模型拟合越好，特别是当两种模型的残差平方和值很接近时，用 AIC 判据能得到更合理的判断。

六、F 检验

F 检验法也可用于模型的判断。

$$F = \frac{WRSS_1 - WRSS_2}{WRSS_2} \times \frac{df_2}{df_1 - df_2}, (df_1 > df_2) \tag{9-85}$$

式（9-85）中，$WRSS_1$、$WRSS_2$ 分别为由第一种和第二种模型得到的加权残差平方和；df_1 和 df_2 分别为第一种和第二种模型的自由度，即实验数据的组数 N 减去模型参数的个数 P。若试验测得 12 组数据点，则单室模型、二室模型、三室模型的参数的数目分别为 2、4、6，三种模型的自由度分别为 10、8、6。

F 值的显著性可与 F 值表中的列自由度为（$\mathrm{df}_1-\mathrm{df}_2$）、行自由度为 df_2 的 F 界值（$\alpha=0.05$）比较进行判定，若 $F>F_{界值}$，则说明模型 2 优于模型 1。

在实际工作中，主要根据 AIC 值来判断隔室模型，若用 AIC 法判断有困难时，可采用 F 检验、权重残差平方和等方法综合评价。

七、曲线拟合应用举例

例 9-3 某男性志愿者，体重 70kg，年龄 30 岁，静脉注射给予某药物 100mg，测得血药浓度数据如下：

t(min)	5	10	15	20	30	45	60	90
C(mg/L)	1.625	1.384	1.280	1.105	0.973	0.806	0.740	0.582
t(min)	120	150	180	240	300	360	480	600
C(mg/L)	0.530	0.458	0.416	0.342	0.321	0.246	0.176	0.125

试判断该药物静脉注射给药后药物动力学属于几室模型，并求算有关药动学参数。

解：（1）作图判断：以血药浓度的对数对时间作图，不呈直线（如图 9-12 所示）。

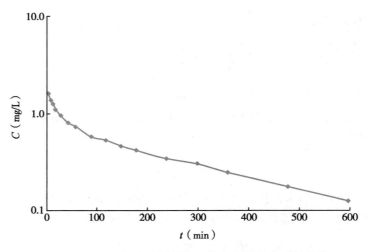

图 9-12　例 9-3 静脉注射给药血药浓度-时间半对数曲线

因此，初步判断该药不符合单室模型，可能为二室模型。

（2）加权残差平方和、拟合度、AIC 法、F 检验等判据：将上述数据分别按单室模型和二室模型处理，两种模型拟合数据如表 9-3 所示。拟合的结果如表 9-4 和图 9-13 所示。

表 9-3　不同隔室模型拟合数据

t(min)	C_i（实测值） （mg/L）	$\hat{C}_i$（单室模型估算值） （mg/L）	$\hat{C}_i$（二室模型估算值） （mg/L）
5	1.625	1.342	1.601
10	1.384	1.291	1.414
15	1.28	1.242	1.263
20	1.105	1.195	1.142
30	0.973	1.106	0.963
45	0.806	0.985	0.797

笔记

续表

t(min)	C_i(实测值) (mg/L)	$\hat{C}_i$(单室模型估算值) (mg/L)	$\hat{C}_i$(二室模型估算值) (mg/L)
60	0.74	0.877	0.700
90	0.582	0.696	0.593
120	0.53	0.552	0.529
150	0.458	0.437	0.478
180	0.416	0.347	0.434
240	0.342	0.218	0.359
300	0.321	0.137	0.298
360	0.246	0.086	0.246
480	0.176	0.034	0.169
600	0.125	0.014	0.116

表 9-4　两种隔室模型拟合所得判据结果

	W_i	WRSS	r^2	AIC	F
单室模型	1	0.2857	0.926	−16.05	249.8
二室模型	1	0.0067	0.998	−71.95	($F_{界值}$=19.4)

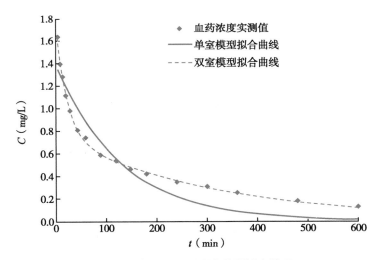

图 9-13　例 9-3 不同隔室模型拟合情况

答:根据拟合曲线和判据综合评价,二室模型拟合结果明显优于单室模型,因此该药物静脉注射给药后药物动力学符合二室模型。按二室模型拟合所得参数见表 9-5。

表 9-5　按二室模型拟合所得参数

参数	估算值	参数	估算值
k_{10}(h^{-1})	0.414	α(h^{-1})	2.781
k_{12}(h^{-1})	1.284	β(h^{-1})	0.189
k_{21}(h^{-1})	1.272	A(mg/L)	1.068
C_0(mg/L)	1.834	B(mg/L)	0.766

（张淑秋）

参考文献

［1］魏树礼.生物药剂学与药物动力学.北京:北京医科大学/中国协和医科大学联合出版社,1997

［2］Gabrielsson J,Weiner D. Pharmacokinetic and Pharmacodynamic Data Analysis:Concepts and Applications,2nd Ed. Stockholm:Swedish Pharmaceutical Press,1997

［3］夏盖尔.应用生物药剂学和药物动力学.北京:化学工业出版社,2006

笔记

临床上,有些疾病的治疗只需用药一次即可达到有效治疗目的(如某些镇痛药、催眠药、止喘药及止吐药等),即单剂量给药。但不少疾病的治疗需频繁给药,即多剂量给药,如抗结核药一般应连续服用半年至一年或更长时间,心血管疾病则需长期多次用药方可达到有效的治疗目的。多剂量给药是指药物按一定的剂量、一定的间隔时间,经多次给药后使血药浓度达到并保持在治疗窗内的给药方法。

对于多剂量给药,如果给药间隔时间大于药物消除半衰期的 7 倍,在下一次给药前体内药物已消除完全,药物在体内的经时过程与单剂量给药相同。如果给药间隔时间较短,下一次给药前体内的药物尚未消除完全,体内药量在多次给药后会逐渐蓄积,随着不断给药,体内药量不断增加,经过一定时间后体内药量不再增加,达到稳态。本章所讨论的内容为给药间隔时间较短的情况。

为了便于研究,规定多剂量给药时每次给药剂量相同,给药间隔时间相等。

第一节 单室模型

一、静脉注射给药

对于符合单室模型且按一级过程处置的药物,连续多次静脉注射给药后,其血药浓度-时间曲线如图 10-1 所示。

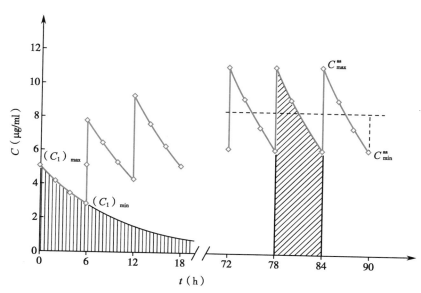

图 10-1 单室模型 n 次静脉注射给药的血药浓度-时间曲线

（一）多剂量函数

当每次静脉注射给药剂量为 X_0,给药间隔时间为 τ 时。第一次静脉注射给药后,体内药量 X_1 与时间 $t(0 \leqslant t \leqslant \tau)$ 的函数关系式为:

$$X_1 = X_0 e^{-kt}$$

（10-1）

式(10-1)中,X_0 为静脉注射给药剂量;k 为一级消除速率常数。

当 $t=0$ 时,体内药量最大,等于静脉注射剂量 X_0,体内最大药量 $(X_1)_{max}$ 为:

$$(X_1)_{max} = X_0 \tag{10-2}$$

当 $t=\tau$ 时,即在一个剂量间隔结束时,体内药物量为 $X_0 e^{-k\tau}$,此时体内药量最小,体内最小药量 $(X_1)_{min}$ 为:

$$(X_1)_{min} = X_0 e^{-k\tau} \tag{10-3}$$

此时亦为给予第二个剂量的时刻,则体内药量即为给予第二个剂量后的体内最大药量 $(X_2)_{max}$,等于静脉注射第一个剂量在体内的剩余量与第二个剂量之和:

$$(X_2)_{max} = (X_1)_{min} + X_0 = X_0 e^{-k\tau} + X_0 = X_0(1+e^{-k\tau}) \tag{10-4}$$

第二次给药后体内最小药量 $(X_2)_{min}$ 为:

$$(X_2)_{min} = (X_2)_{max} e^{-k\tau} = X_0(e^{-k\tau}+e^{-2k\tau}) \tag{10-5}$$

同理,第三次给药后,体内最大药物量 $(X_3)_{max}$ 和体内最小药物量 $(X_3)_{max}$ 为:

$$(X_3)_{max} = X_0(1+e^{-k\tau}+e^{-2k\tau}) \tag{10-6}$$

$$(X_3)_{min} = X_0(e^{-k\tau}+e^{-2k\tau}+e^{-3k\tau}) \tag{10-7}$$

依此类推,第 n 次给药后体内最大药物量 $(X_n)_{max}$ 和体内最小药物量 $(X_n)_{min}$ 为:

$$(X_n)_{max} = X_0(1+e^{-k\tau}+e^{-2k\tau}+\cdots+e^{-(n-1)k\tau}) \tag{10-8}$$

$$(X_n)_{min} = X_0(e^{-k\tau}+e^{-2k\tau}+\cdots+e^{-(n-1)k\tau}+e^{-nk\tau}) \tag{10-9}$$

令

$$r = 1+e^{-k\tau}+e^{-2k\tau}+\cdots+e^{-(n-1)k\tau} \tag{10-10}$$

将式(10-10)乘以 $e^{-k\tau}$,得:

$$r \cdot e^{-k\tau} = e^{-k\tau}+e^{-2k\tau}+\cdots+e^{-(n-1)k\tau}+e^{-nk\tau} \tag{10-11}$$

再将式(10-10)减去式(10-11),整理后得:

$$r = \frac{1-e^{-nk\tau}}{1-e^{-k\tau}} \tag{10-12}$$

将式(10-12)写成一般通式:

$$r = \frac{1-e^{-nk_i\tau}}{1-e^{-k_i\tau}} \tag{10-13}$$

式(10-13)称为多剂量函数,n 为给药次数,K_i 为一级速率常数,τ 为给药间隔时间。

将式(10-12)代入式(10-8)及式(10-9)得:

$$(X_n)_{max} = X_0 \cdot \frac{1-e^{-nk\tau}}{1-e^{-k\tau}} \tag{10-14}$$

$$(X_n)_{min} = X_0 \cdot \frac{1-e^{-nk\tau}}{1-e^{-k\tau}} \cdot e^{-k\tau} \tag{10-15}$$

(二) 血药浓度与时间的关系

多剂量给药的血药浓度公式,等于单剂量给药血药浓度公式中含 t 为指数的各项乘以多剂量函数。

第 n 次静脉注射给药后,体内药量 X_n 与时间 t($0 \leqslant t \leqslant \tau$)的关系式为:

$$X_n = (X_n)_{max} e^{-kt} = X_0 \cdot \frac{1-e^{-nk\tau}}{1-e^{-k\tau}} \cdot e^{-kt} \tag{10-16}$$

则第 n 次给药后血药浓度 C_n 与时间 $t(0 \leqslant t \leqslant \tau)$ 的关系式为：

$$C_n = \frac{X_0}{V} \cdot \frac{1-\mathrm{e}^{-nk\tau}}{1-\mathrm{e}^{-k\tau}} \cdot \mathrm{e}^{-kt} \qquad (10\text{-}17)$$

由式（10-17）可知，多剂量静脉注射给药时，第 n 次给药的血药浓度 C_n 与时间 t 的关系式，可通过将单剂量给药后的血药浓度-时间的关系式，以多剂量函数直接转换得到。只要把单剂量给药公式 $\left(C = \frac{X_0}{V}\mathrm{e}^{-kt}\right)$ 中含 t 为指数的各项乘以多剂量函数 $\frac{1-\mathrm{e}^{-nk\tau}}{1-\mathrm{e}^{-k\tau}}$ 即可。

例 10-1　已知左西孟坦静脉注射符合单室模型特征，一体重为 60kg 的男性患者，静脉注射左西孟坦治疗充血性心力衰竭，每 6 小时静脉注射 3mg，已知左西孟坦的消除半衰期为 1 小时，表观分布容积为 0.15L/kg，请计算注射第 4 次后第 2 小时的血药浓度。

解：已知 $t_{1/2}=1\mathrm{h}$，$V=0.15\times60=9\mathrm{L}$，$\tau=6\mathrm{h}$，$X_0=3\mathrm{mg}$，

根据式（10-17），注射第 4 次后第 2 小时时的血药浓度为：

$$C = \frac{X_0}{V} \cdot \frac{1-\mathrm{e}^{-nk\tau}}{1-\mathrm{e}^{-k\tau}} \cdot \mathrm{e}^{-kt} = \frac{3}{9} \times \left(\frac{1-\mathrm{e}^{-4\times\frac{0.693}{1}\times6}}{1-\mathrm{e}^{-\frac{0.693}{1}\times6}} \right) \times \mathrm{e}^{-\frac{0.693}{1}\times2} = 84.68\,(\mathrm{ng/ml})$$

答：左西孟坦静脉注射第 4 次后第 2 小时的血药浓度为 84.68ng/ml。

（三）稳态血药浓度

以一定的给药剂量、一定的给药间隔时间多次给药时，随着给药次数 n 的增加，血药浓度不断增加，但增加的速度逐渐减慢，当 n 充分大时，达到稳态（steady state），血药浓度不再升高，而是在稳态水平上下波动，血药浓度随每次给药作周期性变化，如图 10-1 所示，此时药物进入体内的速率等于从体内消除的速率，此时的血药浓度称为稳态血药浓度（steady state plasma drug concentration），或称为坪浓度（plateau concentration），以 C_{ss} 表示。

根据式（10-17），当 $n \to \infty$ 时，$\mathrm{e}^{-nk\tau} \to 0$；$C_n$ 即为 C_{ss}，则：

$$C_{\mathrm{ss}} = \frac{X_0}{V(1-\mathrm{e}^{-k\tau})}\mathrm{e}^{-kt} \qquad (10\text{-}18)$$

1. 稳态最大血药浓度　由图 10-1 可知，稳态时，在一个给药周期（τ）内，血药浓度稳定地在一个恒定的水平范围内波动。在给药瞬间（$t=0$），$\mathrm{e}^{-kt} \to 1$，此时的血药浓度最大，称为稳态最大血药浓度，以 $C_{\mathrm{max}}^{\mathrm{ss}}$ 表示。

$$C_{\mathrm{max}}^{\mathrm{ss}} = \frac{X_0}{V(1-\mathrm{e}^{-k\tau})} \qquad (10\text{-}19)$$

2. 稳态最小血药浓度　稳态时，经过一个给药周期（$t=\tau$）时的血药浓度最小，称为稳态最小血药浓度，以 $C_{\mathrm{min}}^{\mathrm{ss}}$ 表示。

$$C_{\mathrm{min}}^{\mathrm{ss}} = \frac{X_0}{V(1-\mathrm{e}^{-k\tau})}\mathrm{e}^{-k\tau} \qquad (10\text{-}20)$$

例 10-2　一男性患者，体重为 70kg，静脉注射 0.2mg 的地高辛治疗充血性心力衰竭，每 8 小时给药一次，其消除半衰期为 30 小时，表观分布容积为 9L/kg，求 $C_{\mathrm{max}}^{\mathrm{ss}}$、$C_{\mathrm{min}}^{\mathrm{ss}}$。

解：已知 $t_{1/2}=30\mathrm{h}$，$V=9\times70=630\mathrm{L}$，$\tau=8\mathrm{h}$，$X_0=0.2\mathrm{mg}$，

$$C_{\mathrm{max}}^{\mathrm{ss}} = \frac{X_0}{V(1-\mathrm{e}^{-k\tau})} = \frac{0.2}{630\times(1-\mathrm{e}^{-\frac{0.693}{30}\times8})} = 1.88\,(\mathrm{ng/ml})$$

$$C_{\mathrm{min}}^{\mathrm{ss}} = \frac{X_0}{V(1-\mathrm{e}^{-k\tau})}\mathrm{e}^{-k\tau} = \frac{0.2}{630\times(1-\mathrm{e}^{-\frac{0.693}{30}\times8})}\mathrm{e}^{-\frac{0.693}{30}\times8} = 1.56\,(\mathrm{ng/ml})$$

笔记

答:该药物 $C_{\max}^{ss}$ 为 1.88ng/ml,$C_{\min}^{ss}$ 为 1.56ng/ml。

（四） 平均稳态血药浓度

多剂量给药达稳态后,稳态血药浓度 C_{ss} 不是单一常数,而是在每个给药时间间隔内随时间而变化,是时间 $t(0 \leqslant t \leqslant \tau)$ 的函数,且在每个时间间隔内,这种波动维持在一个恒定的水平范围。为了能特征性地反映多剂量给药后的血药浓度水平,故提出了"平均稳态血药浓度"这个概念。

当血药浓度达到稳态后,在一个剂量间隔时间内($t=0 \to \tau$),血药浓度-时间曲线下面积除以间隔时间所得的商称为平均稳态血药浓度(average steady state plasma concentration),用 $\overline{C_{ss}}$ 表示。

$$\overline{C_{ss}} = \frac{\int_0^\tau C_{ss} \, dt}{\tau} \tag{10-21}$$

必须注意,平均稳态血药浓度并非稳态最大血药浓度 $C_{\max}^{ss}$ 与稳态最小血药浓度 $C_{\min}^{ss}$ 的算数平均值。

具有单室模型特征的药物,多剂量静脉注射给药达稳态后,在一个给药周期($t=0 \to \tau$)内,血药浓度-时间曲线下的面积为:

$$\int_0^\tau C_{ss} \, dt = \int_0^\tau \frac{X_0}{V}\left(\frac{1}{1-e^{-k\tau}}\right) e^{-kt} \, dt = \frac{X_0}{Vk} \tag{10-22}$$

而单剂量静脉注射给药的血药浓度-时间曲线下面积为:

$$\int_0^\infty C \, dt = \int_0^\infty \left(\frac{X_0}{V}\right) e^{-kt} \, dt = \frac{X_0}{Vk}$$

因此,有:

$$\int_0^\tau C_{ss} \, dt = \int_0^\infty C \, dt$$

可见,多剂量静脉注射给药达稳态后,在一个给药周期($t=0 \to \tau$)内,血药浓度-时间曲线下面积等于单剂量静脉注射给药,时间从 $0 \to \infty$ 范围内的血药浓度-时间曲线下面积(见图10-1)。

平均稳态血药浓度为:

$$\overline{C_{ss}} = \frac{\int_0^\tau C_{ss} \, dt}{\tau} = \frac{\int_0^\infty C \, dt}{\tau} = \frac{X_0}{Vk\tau} \tag{10-23}$$

所以,平均稳态血药浓度既可用多剂量给药的数据,也可用单剂量给药的数据求算。

当药物的表观分布容积及消除速率常数已知,可以计算出按一定给药间隔时间 τ、固定剂量 X_0 多剂量静脉注射给药后的平均稳态血药浓度。

由于 $t_{1/2} = \dfrac{0.693}{k}$,式(10-23)亦可用半衰期表示:

$$\overline{C_{ss}} = \frac{X_0}{V} \times 1.44 \times \frac{t_{1/2}}{\tau} \tag{10-24}$$

则,平均稳态药量 $\overline{X_{ss}}$ 为:

$$\overline{X_{ss}} = X_0 \times 1.44 \times \frac{t_{1/2}}{\tau} \tag{10-25}$$

式(10-24)、式(10-25)中,$\dfrac{t_{1/2}}{\tau}$ 称为给药频数。如果 $t_{1/2} = \tau$,则:

笔记

$$\overline{C_{ss}} = 1.44 \times C_0 \qquad (10\text{-}26)$$

$$\overline{X_{ss}} = 1.44 \times X_0 \qquad (10\text{-}27)$$

从上述公式可知,平均稳态血药浓度$\overline{C_{ss}}$与给药剂量X_0成正比,与半衰期对给药间隔时间的比值$\dfrac{t_{1/2}}{\tau}$成正比,给药剂量X_0和给药间隔时间τ是决定多剂量给药血药浓度的重要因素。临床上可以通过调整给药剂量X_0及给药间隔时间τ来获得合适的平均稳态血药浓度。当第n次给药后尚未达到稳态,则可用C_n代替平均稳态血药浓度公式中的C_{ss},得到给药第n次的平均血药浓度。

$$\overline{C_n} = \frac{\int_0^\tau C_n \mathrm{d}t}{\tau} \qquad (10\text{-}28)$$

（五）达坪分数

在临床实际工作中,人们常常需要知道经过多少个给药周期才能接近稳态血药浓度（坪浓度）或经过一定时间后达到坪浓度的程度如何。因此,引入达坪分数的概念。

对于多剂量静脉注射给药,达坪分数是指n次给药后,血药浓度C_n相当于坪浓度C_{ss}的分数,以$f_{ss(n)}$表示。

$$f_{ss(n)} = \frac{C_n}{C_{ss}} \qquad (10\text{-}29)$$

将式（10-17）和式（10-18）代入式（10-29）,得:

$$f_{ss(n)} = 1 - \mathrm{e}^{-nk\tau} \qquad (10\text{-}30)$$

将$k = \dfrac{0.693}{t_{1/2}}$代入式（10-30）,得:

$$f_{ss(n)} = 1 - \mathrm{e}^{-0.693n\tau/t_{1/2}} \qquad (10\text{-}31)$$

由式（10-31）可知,在每一个给药周期内,相对应时刻的达坪分数都相同。

在实际工作中,还可通过达坪分数计算所需要的半衰期。

将式（10-30）移项,取对数,整理,得:

$$n\tau = -\frac{2.303}{k}\lg(1 - f_{ss(n)}) \qquad (10\text{-}32)$$

或

$$n\tau = -3.32 t_{1/2}\lg(1 - f_{ss(n)}) \qquad (10\text{-}33)$$

当$f_{ss(n)} = 90\%$时,有:

$$n\tau = -3.32 t_{1/2}\lg(1 - f_{ss(n)}) = -3.32 t_{1/2}\lg(1 - 0.9) = 3.32 t_{1/2}$$

当$f_{ss(n)} = 99\%$时,有:

$$n\tau = -3.32 t_{1/2}\lg(1 - f_{ss(n)}) = -3.32 t_{1/2}\lg(1 - 0.99) = 6.64 t_{1/2}$$

由此可知,欲达到坪浓度的90%,需要3.32个$t_{1/2}$;欲达到坪浓度的99%,则需要6.64个$t_{1/2}$。

对于多剂量给药达到稳态时,在一个给药周期（τ）内,稳态血药浓度的波动幅度称为坪幅。将式（10-19）减去式（10-20）,得:

$$C_{max}^{ss} - C_{min}^{ss} = \frac{X_0}{V} \qquad (10\text{-}34)$$

将式（10-34）等号两侧分别乘以表观分布容积V,得:

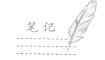
笔记

$$X_{\max}^{ss} - X_{\min}^{ss} = X_0 \qquad\qquad (10\text{-}35)$$

由此可见,稳态时体内药量的最大波动范围等于给药剂量 X_0。

(六) 负荷剂量

多剂量给药时,一般希望稳态血药浓度为治疗有效浓度,但要达到稳态血药浓度的90%,需要3.32个 $t_{1/2}$。若药物的消除半衰期较长,则达到稳态血药浓度所需时间就长,如磺胺嘧啶的 $t_{1/2}$ 为17小时,达稳态血药浓度的90%需要56小时。在此期间,由于血药浓度尚未达到有效浓度范围,将影响药物治疗。为了缩短药物的起效时间,通常第1次给一个较大的剂量,使血药浓度尽快达到有效治疗浓度,之后再按给药周期给予维持剂量,使血药浓度维持恒定(图10-2)。这个首次给予的较大剂量,称为负荷剂量(loading dose)或冲击量,亦称首剂量,常用 X_0^* 表示。维持剂量(X_0)则是在负荷剂量之后,按给药周期给予的用来维持有效血药浓度水平的剂量。

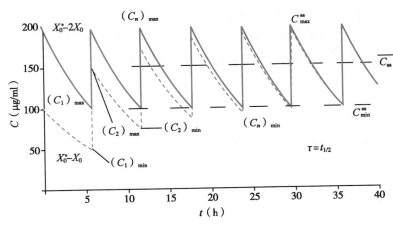

图 10-2　给予负荷剂量后对多剂量静脉注射血药浓度经时变化的影响

第1次静脉注射给予负荷剂量 X_0^*,经过一个给药周期时($t=\tau$)的血药浓度 C_1^* 等于稳态最小血药浓度 $C_{\min}^{ss}$,即:

$$C_1^* = C_{\min}^{ss} \qquad\qquad (10\text{-}36)$$

将 $C_1^* = \dfrac{X_0^*}{V} \cdot e^{-k\tau}$ 及 $C_{\min}^{ss} = \dfrac{X_0}{V(1-e^{-k\tau})}e^{-k\tau}$ 代入(10-36)得:

$$X_0^* = \frac{1}{1-e^{-k\tau}} \cdot X_0 \qquad\qquad (10\text{-}37)$$

$$X_0^* = R \cdot X_0 \qquad\qquad (10\text{-}38)$$

当 $\tau = t_{1/2}$ 时,有:

$$X_0^* = \frac{1}{1-e^{-\frac{0.693}{t_{1/2}} \cdot t_{1/2}}} \cdot X_0$$

$$= \frac{1}{1-e^{-0.693}} \cdot X_0$$

$$X_0^* = 2X_0 \qquad\qquad (10\text{-}39)$$

由此可知,当给药周期 τ 等于该药物的 $t_{1/2}$ 时,负荷剂量是维持剂量的2倍。

例 10-3　已知磺胺噻唑静脉注射呈现单室模型特征,消除半衰期为3小时,稳态最小血药浓度为 $6.68\,\mu g/ml$,表观分布容积为7L,每8小时静脉注射给药1次,请计算患者所需要的负荷剂量。

解:已知 $C_{\min}^{ss}=6.68\,\mu g/ml$,$t_{1/2}=3h$,$\tau=8h$,$V=7000ml$,

根据式(10-20),有:

$$X_0=\frac{C_{\min}^{ss}V(1-e^{-k\tau})}{e^{-k\tau}}=\frac{6.68\times7000\times(1-e^{-\frac{0.693}{3}\times8})}{e^{-\frac{0.693}{3}\times8}}=250.03(mg)$$

根据式(10-37),有:

$$X_0^*=\frac{1}{1-e^{-k\tau}}\cdot X_0=\frac{1}{1-e^{-\frac{0.693}{3}\times8}}\times250.03=296.79(mg)$$

答:患者所需要的负荷剂量为296.79mg。

二、间歇静脉滴注给药

间歇静脉滴注给药如图10-3所示,每次滴注固定时间 T,然后停止滴注 $\tau-T$ 时间,给药间隔时间为 τ,如此重复进行。在每次滴注时血药浓度逐渐升高,停止滴注后血药浓度逐渐下降,由于下一次滴注时,体内药量未完全消除,因此体内药量不断蓄积,血药浓度不断升高,直到达稳态,才维持在一个相应时间上相等的血药浓度水平。

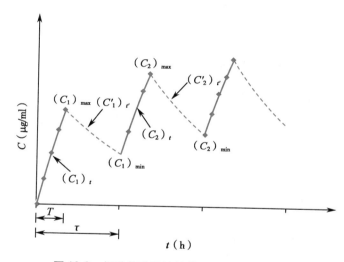

图 10-3　间歇静脉滴注给药血药浓度-时间曲线

(一) 滴注和停止滴注过程的血药浓度

药物静脉滴注的速度为 k_0,滴注时间为 T,滴注停止时间为 $\tau-T$,给药间隔时间为 τ。

对具有单室模型特征的药物,间歇静脉滴注给药,第一次滴注过程中,血药浓度-时间关系式为:

$$C_1=\frac{k_0}{kV}(1-e^{-kt})\quad(0\leqslant t\leqslant T)\tag{10-40}$$

当静脉滴注停止时($t=T$),血药浓度最大,最大血药浓度 $(C_1)_{\max}$ 为:

$$(C_1)_{\max}=\frac{k_0}{kV}(1-e^{-kT})\tag{10-41}$$

滴注停止期间血药浓度与时间 $t'(0\leqslant t'\leqslant\tau-T)$ 的关系式为:

$$C_1'=\frac{k_0}{kV}(1-e^{-kT})\cdot e^{-kt'}\tag{10-42}$$

第二次滴注开始时,即第一次滴注停止经过了$(\tau-T)$时间,此时的血药浓度最小,最小血药

笔记

浓度$(C_1)_{\min}$为：

$$(C_1)_{\min}=\frac{k_0}{kV}(1-e^{-kT})\cdot e^{-k(\tau-T)} \tag{10-43}$$

同理，第二次滴注过程中的血药浓度C_2、最大血药浓度$(C_2)_{\max}$、滴注停止期间的血药浓度C_2'、最小血药浓度$(C_2)_{\min}$为：

$$C_2=(C_1)_{\min}e^{-kt}+\frac{k_0}{kV}(1-e^{-kt})$$

$$=\frac{k_0}{kV}(e^{kT}-1)\cdot e^{-k(\tau+t)}+\frac{k_0}{kV}(1-e^{-kt}) \tag{10-44}$$

$$(C_2)_{\max}=\frac{k_0}{kV}(1-e^{-kT})(e^{-k\tau}+1) \tag{10-45}$$

$$C_2'=\frac{k_0}{kV}(1-e^{-kT})(e^{-k\tau}+1)\cdot e^{-kt'} \tag{10-46}$$

$$(C_2)_{\min}=(C_2)_{\max}e^{-k(\tau-T)}$$

$$=\frac{k_0}{kV}(e^{kT}-1)(e^{-2k\tau}+e^{-k\tau}) \tag{10-47}$$

依此类推，第n次给药，有：

$$C_n=\frac{k_0}{kV}(e^{kT}-1)(e^{-(n-1)k\tau}+e^{-(n-2)k\tau}+\cdots+e^{-2k\tau}+e^{-k\tau})\cdot e^{-kt}+\frac{k_0}{kV}(1-e^{-kt}) \tag{10-48}$$

由式（10-10）、式（10-11）和式（10-12）可知，

$$(e^{-k\tau}+e^{-2k\tau}+\cdots+e^{-(n-2)k\tau}+e^{-(n-1)k\tau})=\left(\frac{1-e^{-(n-1)k\tau}}{1-e^{-k\tau}}\right)e^{-k\tau} \tag{10-49}$$

所以：

$$C_n=\frac{k_0}{kV}(e^{kT}-1)\left(\frac{1-e^{-(n-1)k\tau}}{1-e^{-k\tau}}\right)e^{-k(\tau+t)}+\frac{k_0}{kV}(1-e^{-kt}) \tag{10-50}$$

$$(C_n)_{\max}=\frac{k_0}{kV}(1-e^{-kT})\left(\frac{1-e^{-nk\tau}}{1-e^{-k\tau}}\right) \tag{10-51}$$

$$C_n'=\frac{k_0}{kV}(1-e^{-kT})\left(\frac{1-e^{-nk\tau}}{1-e^{-k\tau}}\right)e^{-kt'} \tag{10-52}$$

$$(C_n)_{\min}=(C_n)_{\max}e^{-k(\tau-T)}$$

$$=\frac{k_0}{kV}(e^{kT}-1)\left(\frac{1-e^{-nk\tau}}{1-e^{-k\tau}}\right)e^{-k\tau} \tag{10-53}$$

（二） 稳态时滴注和停止滴注过程的血药浓度

当给药次数n充分大，达到稳态时的血药浓度-时间曲线如图10-4所示。

在式（10-50）、式（10-52）中，令$n\to\infty$，可得到稳态时的血药浓度与时间关系，结果如下：

滴注过程中，稳态血药浓度C_{ss}为：

$$C_{ss}=\frac{k_0}{kV}(e^{kT}-1)\left(\frac{e^{-k\tau}}{1-e^{-k\tau}}\right)e^{-kt}+\frac{k_0}{kV}(1-e^{-kt})\ (0\leqslant t\leqslant T) \tag{10-54}$$

滴注停止期间的稳态血药浓度C_{ss}'为：

$$C_{ss}'=\frac{k_0}{kV}(1-e^{-kT})\left(\frac{1}{1-e^{-k\tau}}\right)\cdot e^{-kt'}\ (0\leqslant t'\leqslant\tau-T) \tag{10-55}$$

笔记

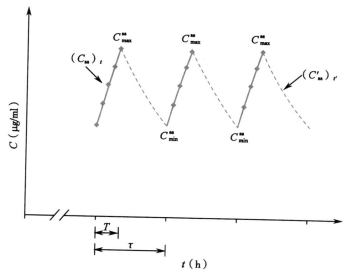

图 10-4 间歇静脉滴注达稳态后的血药浓度-时间曲线

（三）稳态最大血药浓度和稳态最小血药浓度

稳态时，当 $t=T$（即 $t'=0$）时血药浓度最大，稳态最大血药浓度 $C_{\max}^{ss}$ 为：

$$C_{\max}^{ss}=\frac{k_0}{kV}(1-e^{-kT})\left(\frac{1}{1-e^{-k\tau}}\right) \tag{10-56}$$

当 $t'=\tau-T$ 时血药浓度最小，稳态最小血药浓度 $C_{\min}^{ss}$ 为：

$$C_{\min}^{ss}=\frac{k_0}{kV}(e^{kT}-1)\left(\frac{e^{-k\tau}}{1-e^{-k\tau}}\right) \tag{10-57}$$

由于

$$C_{\min}^{ss}=C_{\max}^{ss}e^{-k(\tau-T)} \tag{10-58}$$

由此可得：

$$\tau=T+\frac{1}{k}\ln\frac{C_{\max}^{ss}}{C_{\min}^{ss}} \tag{10-59}$$

若 $C_{\max}^{ss}$ 和 $C_{\min}^{ss}$ 为治疗浓度范围的上、下限，则当 T 与 k 恒定时，对于治疗浓度范围窄的药物，给药时间间隔 τ 的取值应小。

例 10-4 对 60kg 的铜绿假单胞菌感染患者静脉滴注环丙沙星，每次 1 小时，每 12 小时滴注一次，单次给药剂量为 300mg。已知消除半衰期 4 小时，表观分布容积为 2.0L/kg，求 $C_{\max}^{ss}$、$C_{\min}^{ss}$。

解： 已知 $T=1h$，$t_{1/2}=4h$，$V=2.0\times60=120L$，则：

$$k=\frac{0.693}{t_{1/2}}=\frac{0.693}{4}=0.173(h^{-1})$$

$$k_0=\frac{300}{1}=300(mg/h)$$

由式（10-56）得：

$$C_{\max}^{ss}=\frac{k_0}{kV}(1-e^{-kT})\left(\frac{1}{1-e^{-k\tau}}\right)$$

$$=\frac{300}{0.173\times120}(1-e^{-0.173\times1})\left(\frac{1}{1-e^{-0.173\times12}}\right)=2.62(\mu g/ml)$$

笔记

由式(10-57)得：

$$C_{\min}^{ss} = \frac{k_0}{kV}(e^{kT}-1)\left(\frac{e^{-k\tau}}{1-e^{-k\tau}}\right)$$

$$= \frac{300}{0.173\times120}(e^{0.173\times1}-1)\left(\frac{e^{-0.173\times12}}{1-e^{-0.173\times12}}\right) = 0.39(\mu g/ml)$$

答：按上述给药方案滴注环丙沙星的 $C_{\max}^{ss}$ 为 $2.62\mu g/ml$，$C_{\min}^{ss}$ 为 $0.39\mu g/ml$。

三、血管外给药

（一）　血药浓度与时间的关系

对于符合一级吸收单室模型特征的药物，多剂量血管外给药后的血药浓度-时间曲线如图 10-5 所示。

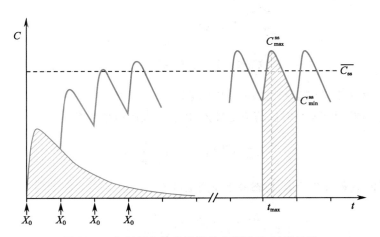

图 10-5　多剂量血管外给药的血药浓度-时间曲线

多剂量血管外给药后的血药浓度公式，等于单剂量给药后的血药浓度公式中每一个含 t 为指数的项乘以多剂量函数 r，该函数的速率常数与指数项的速率常数相同，得：

$$C_n = \frac{k_a F X_0}{V(k_a-k)}\left(\frac{1-e^{-nk\tau}}{1-e^{-k\tau}}\cdot e^{-kt} - \frac{1-e^{-nk_a\tau}}{1-e^{-k_a\tau}}\cdot e^{-k_a t}\right) \tag{10-60}$$

（二）　稳态血药浓度

以一定剂量、一定给药周期多次给药，随着给药次数 n 增加，体内药量不断蓄积，当 n 充分大时，血药浓度逐渐达到稳态。根据式(10-60)，当 $n\to\infty$ 时达到稳态，此时，在一个剂量间隔时间内消除一个剂量的药物，在一个剂量间隔时间内，每一相应时间点上的血药浓度相同，稳态药物浓度 C_{ss} 为：

$$C_{ss} = \frac{k_a F X_0}{V(k_a-k)}\left(\frac{1}{1-e^{-k\tau}}\cdot e^{-kt} - \frac{1}{1-e^{-k_a\tau}}\cdot e^{-k_a t}\right) \tag{10-61}$$

1. 稳态达峰时间与稳态最大血药浓度　对于多剂量血管外给药，由于药物有一个吸收过程，因此，稳态时的最大血药浓度并非在 $t=0$ 时达到（见图 10-5）。在每一个给药周期内，峰浓度出现在两次给药之间的某一时刻，可通过求算函数极大值首先求得稳态达峰时间，进而求得稳态最大血药浓度。

根据式(10-61)，通过对时间求一阶导数，令一阶导数等于零，则该函数取得极大值，由此可求得稳态达峰时间 $t_{\max}$ 和稳态最大血药浓度 $C_{\max}^{ss}$。

笔记

$$\frac{\mathrm{d}C_{ss}}{\mathrm{d}t}=\frac{k_a FX_0}{V(k_a-k)}\left(\frac{-ke^{-kt_{max}}}{1-e^{-k\tau}}-\frac{-k_a e^{-k_a t_{max}}}{1-e^{-k_a\tau}}\right)=0$$

则稳态达峰时间为：

$$t_{max}=\frac{1}{k_a-k}\ln\left[\frac{k_a(1-e^{-k\tau})}{k(1-e^{-k_a\tau})}\right] \tag{10-62}$$

结合第八章中单剂量血管外给药达峰时间的式（8-74），得：

$$(t_{max})_{稳态}-(t_{max})_{单剂量}=\frac{1}{k_a-k}\ln\frac{(1-e^{-k\tau})}{(1-e^{-k_a\tau})}$$

由于 $k_a>k$，则 $(t_{max})_{稳态}<(t_{max})_{单剂量}$，所以，多剂量血管外给药后的稳态达峰时间小于单剂量血管外给药的达峰时间。

稳态最大血药浓度为：

$$C_{max}^{ss}=\frac{FX_0}{V}\left(\frac{e^{-kt_{max}}}{1-e^{-k\tau}}\right) \tag{10-63}$$

2. 稳态最小血药浓度　达稳态后，$t=\tau$ 时的血药浓度即为稳态最小血药浓度 C_{min}^{ss}。根据式（10-61），$t=\tau$ 时得稳态最小血药浓度 C_{min}^{ss} 为：

$$C_{min}^{ss}=\frac{k_a FX_0}{V(k_a-k)}\left(\frac{e^{-k\tau}}{1-e^{-k\tau}}-\frac{e^{-k_a\tau}}{1-e^{-k_a\tau}}\right) \tag{10-64}$$

由于 $k_a\gg k$，$t=\tau$ 时吸收基本结束，故 $e^{-k_a\tau}\to 0$，则式（10-64）可简化为：

$$C_{min}^{ss}=\frac{FX_0}{V}\left(\frac{e^{-k\tau}}{1-e^{-k\tau}}\right) \tag{10-65}$$

例 10-5　一体重为 50kg 的女性患者，口服给予氨茶碱 0.2g 治疗无肌病性皮肌炎伴间质性肺炎，每天服用 3 次。已知氨茶碱的消除半衰期为 10h，生物利用度为 96%，表观分布容积为 0.5L/kg，吸收速率常数为 0.736h^{-1}，分别求：t_{max}、C_{max}^{ss}、C_{min}^{ss}。

解： 已知 $t_{1/2}=10h$，$V=0.5\times50=25L$，$k_a=0.736h^{-1}$，$\tau=8h$，$X_0=0.2g$，$F=96\%$，

$$k=\frac{0.693}{t_{1/2}}=\frac{0.693}{10}=0.0693(h^{-1})$$

根据式（10-62），求得：

$$t_{max}=\frac{1}{k_a-k}\ln\left[\frac{k_a(1-e^{-k\tau})}{k(1-e^{-k_a\tau})}\right]$$
$$=\frac{1}{0.736-0.0693}\times\ln\left[\frac{0.736\times(1-e^{-0.0693\times8})}{0.0693\times(1-e^{-0.736\times8})}\right]$$
$$=2.27(h)$$

根据式（10-63），求得：

$$C_{max}^{ss}=\frac{FX_0}{V}\left(\frac{e^{-kt_{max}}}{1-e^{-k\tau}}\right)$$
$$=\frac{96\%\times0.2}{25}\times\left(\frac{e^{-0.0693\times2.27}}{1-e^{-0.0693\times8}}\right)=15.42(\mu g/ml)$$

根据式（10-64），求得：

$$C_{min}^{ss}=\frac{k_a FX_0}{V(k_a-k)}\left(\frac{e^{-k\tau}}{1-e^{-k\tau}}-\frac{e^{-k_a\tau}}{1-e^{-k_a\tau}}\right)$$

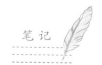
笔记

$$= \frac{0.736 \times 96\% \times 0.2}{25 \times (0.736 - 0.0693)} \times \left(\frac{e^{-0.0693 \times 8}}{1 - e^{-0.0693 \times 8}} - \frac{e^{-0.736 \times 8}}{1 - e^{-0.736 \times 8}} \right)$$

$$= 11.42 (\mu g/ml)$$

答：该患者以上述给药方案口服氨茶碱的 $t_{\max}$ 为 2.27 小时，$C_{\max}^{ss}$ 为 15.42μg/ml，$C_{\min}^{ss}$ 为 11.42μg/ml。

（三）平均稳态血药浓度

由平均稳态血药浓度的定义可知，具有单室模型特征的药物，多剂量血管外给药的平均稳态血药浓度为：

$$\overline{C_{ss}} = \frac{\int_0^\tau C_{ss} dt}{\tau} = \frac{1}{\tau} \int_0^\tau \frac{k_a F X_0}{V(k_a - k)} \left(\frac{e^{-kt}}{1 - e^{-k\tau}} - \frac{e^{-k_a t}}{1 - e^{-k_a \tau}} \right) dt$$

$$= \frac{F X_0}{V k \tau} \tag{10-66}$$

单剂量血管外给药的血药浓度-时间曲线下面积为：

$$\int_0^\infty C dt = \int_0^\infty \frac{k_a F X_0}{V(k_a - k)} (e^{-kt} - e^{-k_a t}) dt = \frac{F X_0}{V k}$$

因此，有：

$$\int_0^\tau C_{ss} dt = \int_0^\infty C dt$$

则：

$$\overline{C_{ss}} = \frac{\int_0^\tau C_{ss} dt}{\tau} = \frac{\int_0^\infty C dt}{\tau} = \frac{F X_0}{V k \tau} \tag{10-67}$$

由此可知，血管外给药时的平均稳态血药浓度亦可用多剂量给药或单剂量给药进行求算。

由于 $t_{1/2} = \frac{0.693}{k}$，式（10-67）亦可用半衰期表示：

$$\overline{C_{ss}} = \frac{F X_0}{V k \tau} = \frac{F X_0}{V} \times 1.44 \times \frac{t_{1/2}}{\tau} \tag{10-68}$$

则，平均稳态药量 $\overline{X_{ss}}$ 为

$$\overline{X_{ss}} = F X_0 \times 1.44 \times \frac{t_{1/2}}{\tau} \tag{10-69}$$

如果 $\tau = t_{1/2}$，则：

$$\overline{C_{ss}} = 1.44 \times \frac{F X_0}{V} \tag{10-70}$$

$$\overline{X_{ss}} = 1.44 \times F X_0 \tag{10-71}$$

例 10-6 已知妥布霉素肌内注射呈现单室模型特征，给患者肌内注射 60mg 妥布霉素后，测得 AUC 为 14.00μg·h/ml。若要使平均稳态血药浓度为 5μg/ml，按每 6 小时给药一次，请计算所需剂量。

解：已知 $X_0 = 60$mg，$\overline{C_{ss}} = 5\mu$g/ml，$AUC = 14\mu$g·h/ml，$\tau = 6$h，

因为 $AUC = \frac{F X_0}{V k}$，所以有：

笔记

$$\frac{F}{Vk} = \frac{AUC}{X_0} = \frac{14}{60 \times 10^3} = 2.33 \times 10^{-4}$$

$$X'_0 = \frac{\overline{C_{ss}}\tau}{\dfrac{F}{Vk}} = \frac{5 \times 6}{2.33 \times 10^{-4}} = 128.76(\,\text{mg})$$

答:按每 6 小时给药一次,所需剂量为 128.76mg。

（四） 达坪分数

对于多剂量血管外给药,以第 n 次给药的平均血药浓度与平均稳态血药浓度的比值计算达坪分数。

$$f_{ss(n)} = \frac{\dfrac{1}{\tau}\displaystyle\int_0^\tau C_n \mathrm{d}t}{\dfrac{1}{\tau}\displaystyle\int_0^\tau C_{ss} \mathrm{d}t} \tag{10-72}$$

将式（10-60）和式（10-61）代入式（10-72）,得:

$$f_{ss(n)} = 1 - \frac{k_a \mathrm{e}^{-nk\tau} - k\mathrm{e}^{-nk_a\tau}}{k_a - k} \tag{10-73}$$

由于 $k_a \gg k$, $t=\tau$ 时吸收基本结束,故 $\mathrm{e}^{-nk_a\tau} \to 0$,则式（10-73）可简化为:

$$f_{ss(n)} = 1 - \mathrm{e}^{-nk\tau} \tag{10-74}$$

（五） 负荷剂量

一级吸收血管外给药的负荷剂量求算公式为:

$$X_0^* = \frac{1}{(1-\mathrm{e}^{-k\tau})(1-\mathrm{e}^{-k_a\tau})} \cdot X_0 \tag{10-75}$$

若 $k_a \gg k$,且 τ 值较大时, $\mathrm{e}^{-k_a\tau} \to 0$,式（10-75）可化简为:

$$X_0^* = \frac{1}{1-\mathrm{e}^{-k\tau}} \cdot X_0 \tag{10-76}$$

当 $\tau = t_{1/2}$ 时,得 $X_0^* = 2X_0$

已知口服盐酸四环素符合单室模型特征,已知盐酸四环素的 $t_{1/2} = 8\mathrm{h}$, $V = 36\mathrm{L}$, $k_a = 0.8\mathrm{h}^{-1}$, $F = 40\%$。某患者口服盐酸四环素治疗支原体肺炎,每次给药 0.5g,如果每天服用 3 次,即 $\tau = 8\mathrm{h}$,因为 $\tau = t_{1/2}$,所以可知其负荷剂量为 1g。

第二节　二室模型

一、静脉注射给药

（一） 血药浓度与时间的关系

二室模型静脉注射给药,第 n 次给药后的血药浓度（中央室浓度）公式,等于单剂量给药后的血药浓度公式中每一个含 t 为指数的项乘以多剂量函数 r,得:

$$C_n = A\left(\frac{1-\mathrm{e}^{-n\alpha\tau}}{1-\mathrm{e}^{-\alpha\tau}}\right) \cdot \mathrm{e}^{-\alpha t} + B\left(\frac{1-\mathrm{e}^{-n\beta\tau}}{1-\mathrm{e}^{-\beta\tau}}\right) \cdot \mathrm{e}^{-\beta t} \tag{10-77}$$

（二） 稳态血药浓度

当给药次数 n 充分大时, $\mathrm{e}^{-n\alpha\tau} \to 0$、$\mathrm{e}^{-n\beta\tau} \to 0$,血药浓度达到稳态,此时进入体内的药量等于从

笔记

体内消除的药量。则稳态血药浓度为：

$$C_{ss} = A\left(\frac{1}{1 - e^{-\alpha\tau}}\right) \cdot e^{-\alpha t} + B\left(\frac{1}{1 - e^{-\beta\tau}}\right) \cdot e^{-\beta t} \tag{10-78}$$

（三）平均稳态血药浓度

具有二室模型特征的药物，多剂量静脉注射给药的平均稳态血药浓度为：

$$\overline{C_{ss}} = \frac{1}{\tau}\int_0^\tau C_{ss}\mathrm{d}t = \frac{1}{\tau}\int_0^\tau \left(\frac{Ae^{-\alpha t}}{1 - e^{-\alpha\tau}} + \frac{Be^{-\beta t}}{1 - e^{-\beta\tau}}\right)\mathrm{d}t$$

$$= \frac{X_0}{V_c k_{10}\tau} = \frac{X_0}{V_\beta\beta\tau} \tag{10-79}$$

单剂量静脉注射给药的血药浓度-时间曲线下面积为：

$$\int_0^\infty C\mathrm{d}t = \int_0^\infty (A \cdot e^{-\alpha t} - B \cdot e^{-\beta t})\mathrm{d}t = \frac{X_0}{V_c k_{10}} = \frac{X_0}{V_\beta\beta}$$

因此，有：

$$\overline{C_{ss}} = \frac{1}{\tau}\int_0^\tau C_{ss}\mathrm{d}t = \frac{1}{\tau}\int_0^\infty C\mathrm{d}t \tag{10-80}$$

（四）负荷剂量

由于 $\alpha \gg \beta$，静脉注射给药的负荷剂量求算公式为：

$$X_0^* = \frac{1}{1 - e^{-\beta\tau}}X_0 \tag{10-81}$$

二、血管外给药

（一）血药浓度与时间的关系

二室模型一级吸收血管外给药，第 n 次给药后的血药浓度（中央室浓度）公式，等于单剂量给药后的血药浓度公式中每一个含 t 为指数的项乘以多剂量函数 r，得：

$$C_n = L\left(\frac{1 - e^{-n\alpha\tau}}{1 - e^{-\alpha\tau}}\right) \cdot e^{-\alpha t} + M\left(\frac{1 - e^{-n\beta\tau}}{1 - e^{-\beta\tau}}\right) \cdot e^{-\beta t} + N\left(\frac{1 - e^{-nk_a\tau}}{1 - e^{-k_a\tau}}\right) \cdot e^{-k_a t} \tag{10-82}$$

（二）稳态血药浓度

与静脉注射给药一样，当给药次数 n 充分大时，$e^{-n\alpha\tau} \to 0$、$e^{-n\beta\tau} \to 0$、$e^{-nk_a\tau} \to 0$，则稳态血药浓度为：

$$C_{ss} = L\left(\frac{1}{1 - e^{-\alpha\tau}}\right) \cdot e^{-\alpha t} + M\left(\frac{1}{1 - e^{-\beta\tau}}\right) \cdot e^{-\beta t} + N\left(\frac{1}{1 - e^{-k_a\tau}}\right) \cdot e^{-k_a t} \tag{10-83}$$

（三）平均稳态血药浓度

具有一级吸收二室模型特征药物的平均稳态血药浓度为：

$$\overline{C_{ss}} = \frac{1}{\tau}\int_0^\tau C_{ss}\mathrm{d}t = \frac{1}{\tau}\int_0^\tau \left(\frac{Le^{-\alpha t}}{1 - e^{-\alpha\tau}} + \frac{Me^{-\beta t}}{1 - e^{-\beta\tau}} + \frac{Ne^{-k_a t}}{1 - e^{-k_a\tau}}\right)\mathrm{d}t$$

$$= \frac{FX_0}{V_c k_{10}\tau} = \frac{FX_0}{V_\beta\beta\tau} \tag{10-84}$$

单剂量血管外给药的血药浓度-时间曲线下面积为：

$$\int_0^\infty C\mathrm{d}t = \frac{1}{\tau}\int_0^\infty (Le^{-\alpha t} + Me^{-\beta t} + Ne^{-k_a t})\mathrm{d}t = \frac{FX_0}{V_c k_{10}} = \frac{FX_0}{V_\beta\beta} \tag{10-85}$$

笔记

因此,有:

$$\overline{C_{ss}} = \frac{1}{\tau}\int_0^\tau C_{ss}\mathrm{d}t = \frac{1}{\tau}\int_0^\infty C\mathrm{d}t \tag{10-86}$$

由式(10-23)、式(10-67)、式(10-80)及式(10-86)可知,不论是单室还是二室模型,不论采用何种给药方法,都可用单剂量给药后的血药浓度-时间曲线下总面积来估算平均稳态血药浓度,而不必先求 F 及 V 值。

（四） 负荷剂量

由于 $k_a \gg \alpha \gg \beta$,血管外给药的负荷剂量求算公式为:

$$X_0^* = \frac{1}{1-\mathrm{e}^{-\beta\tau}}X_0 \tag{10-81}$$

第三节　叠加法预测血药浓度

在临床用药的实际过程中,给药间隔经常是变化的,在这种情况下,叠加法估算血药浓度就具有实际应用意义,即通过单剂量给药所得的血药浓度-时间曲线,进而推测多剂量给药后的血药浓度-时间曲线。

叠加法假设,药物按一级动力学消除,并且单次给药的药动学不因以后的多次给药而改变,因此第二次、第三次或第 n 次给药后的血药浓度水平会覆盖或叠加在前一次达到的血药浓度水平上,同时该法要求一次给药后的血药浓度-时间曲线图应比较完整。该方法的优点:①不需作动力学模型假设,而直接预测血药浓度;②可以用来预测药物多次给药后的血药浓度,因为叠加原理是一种覆盖加和的方法,所以无论是相等的还是不等的给药间隔,它都可用于预测多次给药后的血药浓度。

如图 10-6 实线部分为单剂量口服盐酸四环素 0.5g,每天 4 次,连续给药 8 次所得的血药浓度-时间曲线图,药物在体内的血药浓度上下波动,在第六次给药后,血药浓度趋于稳态,且

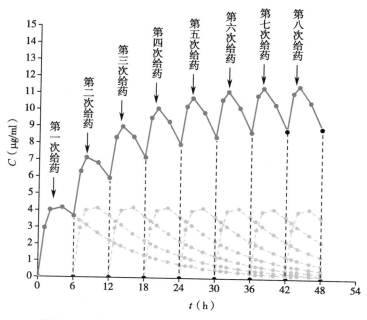

图 10-6　叠加法预测多剂量给药的血药浓度-时间曲线
1. 深蓝色部分为每隔 6 小时给予 0.5g 盐酸四环素的血药浓度-时间曲线;
2. 浅蓝色部分为根据叠加法假设推出的虚拟血药浓度-时间曲线

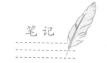

波动维持在恒定的水平范围。叠加法假设前给药剂量对后给药剂量没有影响,由第一次给药后 0 ~ 48 小时内完整的血药浓度-时间曲线,推出第二次给药的虚拟血药浓度-时间曲线,即纵坐标不变,横坐标向右平移 6 小时,第三次给药在第二次的基础上继续向右平移 6 小时,依次类推,则各个时间点实际血药浓度的数值即为经过该时间点的所有虚拟曲线纵坐标值的加和。

如表 10-1,第一次给药列为单剂量口服 0.5g 盐酸四环素 0 ~ 48 小时内的血药浓度数据,每 6 小时给予相同剂量,利用单剂量口服盐酸四环素的血药浓度数据可以推算第二次、第三次或第 n 次给药后的血药浓度,即将前面每次给药所剩余的药量相加,得到的总药浓度就是预测的多剂量给药后的血药浓度。

表 10-1 应用叠加原理预测多剂量口服盐酸四环素的血药浓度

| 给药次序 | 时间（h） | 血药浓度（μg/ml） | | | | | | | | 总量 |
		第1次给药	第2次给药	第3次给药	第4次给药	第5次给药	第6次给药	第7次给药	第8次给药	
1	0	0								0
	4	4.15								4.15
2	6	3.65	0							3.65
	10	2.62	4.15							6.77
3	12	2.20	3.65	0						5.85
	16	1.56	2.62	4.15						8.33
4	18	1.31	2.20	3.65	0					7.16
	22	0.93	1.56	2.62	4.15					9.26
5	24	0.78	1.31	2.20	3.65	0				7.94
	28	0.55	0.93	1.56	2.62	4.15				9.81
6	30	0.46	0.78	1.31	2.20	3.65	0			8.4
	34	0.33	0.55	0.93	1.56	2.62	4.15			10.14
7	36	0.28	0.46	0.78	1.31	2.20	3.65	0		8.68
	40	0.20	0.33	0.55	0.93	1.56	2.62	4.15		10.34
8	42	0.16	0.28	0.46	0.78	1.31	2.20	3.65	0	8.84
	46	0.12	0.20	0.33	0.55	0.93	1.56	2.62	4.15	10.46
	48	0.10	0.16	0.28	0.46	0.78	1.31	2.20	3.65	8.94

需要注意的是,叠加法不能用于估算给药过程中患者病理生理、代谢酶活性发生变化或药物具有非线性动力学特征的情况。

第四节 体内药量的蓄积与血药浓度的波动

一、体内药量的蓄积

多剂量给药时,由于下一次给药时前一次给予的药物尚未消除完全,因此药物在体内不断蓄积,最后达到稳态。不同的药物在体内的蓄积程度存在差异,蓄积程度过大可能导致中毒,因此有必要对其进行计算。

通常蓄积程度用蓄积系数来表示。蓄积系数又称为蓄积因子或积累系数,系指稳态血药浓

笔记

度与第一次给药后的血药浓度的比值,以 R 表示。可用以下方法计算。

1. 以稳态最小血药浓度 $C_{\min}^{ss}$ 与第一次给药后的最小血药浓度 $(C_1)_{\min}$ 的比值表示

$$R = \frac{C_{\min}^{ss}}{(C_1)_{\min}}$$

对于单室模型多剂量静脉注射给药,由于:

$$C_{\min}^{ss} = \frac{X_0}{V(1-e^{-k\tau})}e^{-k\tau}$$

$$(C_1)_{\min} = \frac{X_0}{V}e^{-k\tau}$$

因此,有:

$$R = \frac{1}{1-e^{-k\tau}} \tag{10-87}$$

对于单室模型多剂量血管外给药,由于:

$$C_{\min}^{ss} = \frac{k_a F X_0}{V(k_a-k)}\left(\frac{e^{-k\tau}}{1-e^{-k\tau}} - \frac{e^{-k_a\tau}}{1-e^{-k_a\tau}}\right)$$

$$(C_1)_{\min} = \frac{k_a F X_0}{V(k_a-k)}(e^{-k\tau}-e^{-k_a\tau})$$

因此,有:

$$R = \frac{1}{(1-e^{-k\tau})(1-e^{k_a\tau})} \tag{10-88}$$

若 $k_a \gg k$,且 τ 值较大,则 $e^{-k_a\tau} \to 0$,有:

$$R = \frac{1}{1-e^{-k\tau}} \tag{10-87}$$

2. 以平均稳态血药浓度 $\overline{C_{ss}}$ 与第一次给药后的平均血药浓度 $\overline{C_1}$ 的比值表示

$$R = \frac{\overline{C_{ss}}}{\overline{C_1}}$$

对于单室模型多剂量静脉注射给药,由于:

$$\overline{C_{ss}} = \frac{X_0}{Vk\tau}$$

$$\overline{C_1} = \frac{\int_0^\tau C_1 dt}{\tau} = \frac{\int_0^\tau \frac{X_0}{V}e^{-kt} dt}{\tau} = \frac{X_0}{Vk\tau}(1-e^{-k\tau})$$

因此,有:

$$R = \frac{1}{1-e^{-k\tau}} \tag{10-87}$$

对于单室模型多剂量血管外给药,由于:

$$\overline{C_{ss}} = \frac{F X_0}{Vk\tau}$$

$$\overline{C_1} = \frac{\int_0^\tau C_1 dt}{\tau} = \frac{\int_0^\tau \frac{k_a F X_0}{V(k_a-k)}(e^{-kt}-e^{-k_a t}) dt}{\tau} = \frac{F X_0}{Vk\tau}\left[\frac{k_a(1-e^{-k\tau})-k(1-e^{-k_a\tau})}{k_a-k}\right]$$

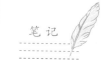
笔记

所以,有:

$$R = \frac{k_a - k}{k_a(1 - e^{-k\tau}) - k(1 - e^{-k_a\tau})} \tag{10-89}$$

若 $k_a \gg k$,且 τ 值较大,则 $k_a - k \approx k_a$,$e^{-k_a\tau} \to 0$,有:

$$R = \frac{1}{1 - e^{-k\tau}} \tag{10-87}$$

3. 以稳态最大血药浓度 C_{max}^{ss} 与第一次给药后的最大血药浓度 $(C_1)_{max}$ 的比值表示

$$R = \frac{C_{max}^{ss}}{(C_1)_{max}}$$

对于单室模型多剂量静脉注射给药,由于:

$$C_{max}^{ss} = \frac{X_0}{V(1 - e^{-k\tau})}$$

$$(C_1)_{max} = \frac{X_0}{V}$$

因此,有:

$$R = \frac{1}{1 - e^{-k\tau}} \tag{10-87}$$

对于单室模型多剂量血管外给药,由于公式中含有稳态时的达峰时间 t_{max} 及第一次给药时的达峰时间 $(t_{max})_1$ 函数,不适合采用该法计算。

4. 以平均稳态药物量与给药剂量计算蓄积程度　多剂量给药的平均稳态药物量与给药剂量之比为:

$$\frac{\overline{X_{ss}}}{X_0} = \frac{\overline{C_{ss}}V}{X_0}$$

对于单室模型静脉注射给药,有:

$$\frac{\overline{X_{ss}}}{X_0} = \frac{\overline{C_{ss}}V}{X_0} = \frac{\frac{X_0}{Vk\tau}V}{X_0} = \frac{1}{k\tau} \tag{10-90}$$

亦可表示为:

$$\frac{\overline{X_{ss}}}{X_0} = 1.44 \times \frac{t_{1/2}}{\tau} \tag{10-91}$$

由此可知,τ 越小,蓄积程度越大;τ 相同时,$t_{1/2}$ 较大的药物易产生蓄积。

二、血药浓度的波动

多剂量给药达稳态时,稳态血药浓度仍在一定的范围内波动。对于一些有效血药浓度范围很窄的药物,血药浓度波动很大,则易引起中毒或达不到有效的治疗目的。如氨茶碱血药浓度为 $10 \sim 20mg/L$ 时,多数患者有效,但当血药浓度大于 $15mg/L$ 时,多数患者可出现胃肠道症状,血药浓度为 $20 \sim 25mg/L$ 时,疗效虽然显著,不过部分患者会出现恶心、呕吐、心率加快等毒性症状。又如,一般情况下,充血性心力衰竭患者服用地高辛后体内有效血药浓度范围为 $0.5 \sim 2.0\mu g/L$,高于 $2.0\mu g/L$ 易发生中毒。因此,了解血药浓度波动情况,对设计合理的给药方案具有重要意义。表示血药浓度波动程度并不是采用最高血药浓度与最低血药浓度的绝对差值,而是采用该差值与标准值的比值,根据采用的标准值不同,有以下方法。

（一）波动百分数

波动百分数(percent of fluctuation,PF)系指稳态最大血药浓度与稳态最小血药浓度之差与稳态最大血药浓度比值的百分数。

$$PF = \frac{C_{max}^{ss} - C_{min}^{ss}}{C_{max}^{ss}} \times 100\%$$ （10-92）

（二）波动度

波动度(degree of fluctuation,DF)系指稳态最大血药浓度与稳态最小血药浓度之差与平均稳态血药浓度的比值。

$$DF = \frac{C_{max}^{ss} - C_{min}^{ss}}{\overline{C}_{ss}}$$ （10-93）

（三）血药浓度变化率

血药浓度变化率系指稳态最大血药浓度与稳态最小血药浓度之差与稳态最小血药浓度的比值的百分数。

$$血药浓度变化率 = \frac{C_{max}^{ss} - C_{min}^{ss}}{C_{min}^{ss}} \times 100\%$$ （10-94）

对于单室模型多剂量静脉注射达稳态时,上述 3 种波动程度表达式分别为:

$$PF = \frac{\dfrac{X_0}{V(1-e^{-k\tau})} - \dfrac{X_0}{V(1-e^{-k\tau})}e^{-k\tau}}{\dfrac{X_0}{V(1-e^{-k\tau})}} \times 100\% = (1-e^{-k\tau}) \times 100\%$$

$$DF = \frac{\dfrac{X_0}{V(1-e^{-k\tau})} - \dfrac{X_0}{V(1-e^{-k\tau})}e^{-k\tau}}{\dfrac{X_0}{Vk\tau}} = k\tau$$

$$血药浓度变化率 = \frac{\dfrac{X_0}{V(1-e^{-k\tau})} - \dfrac{X_0}{V(1-e^{-k\tau})}e^{-k\tau}}{\dfrac{X_0}{V(1-e^{-k\tau})}e^{-k\tau}} \times 100\% = (e^{k\tau}-1) \times 100\%$$

从以上 3 式可知,波动程度是 k 或 $t_{1/2}$ 及 τ 的函数,通常,对于正常人而言药物的 $t_{1/2}$ 是恒定的,因此主要通过调节 τ 来调节波动程度。

例如,磺胺噻唑多剂量静脉注射呈现单室模型特征,$V = 7L$,$k = 0.231h^{-1}$,$X_0 = 0.25g$,多剂量静脉注射给药时,当 $\tau = 8h$ 时,$PF = 84.24\%$,$DF = 1.85$,血药浓度变化率为 534.71%;当 $\tau = 6h$ 时,$PF = 74.99\%$,$DF = 1.39$,血药浓度变化率为 299.88%。

对于血管外给药,由于存在吸收过程,C_{max}^{ss} 与 t_{max} 和 k_a 密切相关。波动程度还与 k_a 有关,随 k_a 变小(吸收变慢),波动程度变小。减小体内药物浓度的波动程度是开发缓、控释制剂的重要目的之一。缓、控释制剂可使药物的释放速率变慢,从而减慢药物的吸收速度,进而降低体内药物浓度的波动程度。因此,波动程度是评价缓、控释制剂质量的一个重要指标。

以洛伐他汀为例,由文献可知洛伐他汀多剂量口服后符合单室模型特征,$X_0 = 40mg$,$\tau = 24h$,已知洛伐他汀普通片 $k_a = 0.82h^{-1}$,洛伐他汀缓释片的 $k_a = 0.15h^{-1}$,当 k_a 从 $0.82h^{-1}$ 降到 $0.15h^{-1}$

时,PF 从普通片的 98.62% 下降到 79.63%,DF 从 3.15 下降到 1.54,血药浓度变化率从 7136.02% 下降到 390.90%。

(陈　钢)

参考文献

[1] 刘建平,李高. 生物药剂学与药物动力学. 第 4 版. 北京:人民卫生出版社,2011

[2] Wagner J G. Relevant pharmacokinetics of antimicrobial drugs. The Medical clinics of North America,1974,58(3):479

[3] Shargel L,Wu-Pong S,Yu ABC. Applied Biopharmaceutics and Pharmacokinetics. 李安良,吴艳芬译. 应用生物药剂学和药物动力学. 北京:化学工业出版社,2006

笔记

第十一章 非线性药物动力学

第一节 概　　述

一、非线性药物动力学的特点

目前在临床上使用的正常剂量范围内,绝大多数药物在体内的动力学过程都符合线性药物动力学(linear pharmacokinetics)。这类药物无论是单次或多次给药,其血药浓度、体内药量、血药浓度-时间曲线下面积及尿中累积排药量在任何时间都与给药剂量成正比关系,以剂量校正后,药物动力学参数,包括峰浓度、血药浓度-时间曲线下面积及尿中累积排药量都是相同的,因此其药物动力学呈现剂量或浓度非依赖性(dose-independence)。

在线性药物动力学中,有三个基本假设:

（1）吸收速度为零级或一级速率过程;

（2）与消除相相比,药物分布相很快完成;

（3）药物在体内消除属于一级速率过程。

线性药物动力学的基本特征是血药浓度与体内药物量(包括各组织间转运量)成正比。根据线性药物动力学的基本特征和三个基本假设,可以用线性微分方程组来描述药物体内过程的动态变化规律。线性药物动力学的基本特征还表现在:

（1）药物的生物半衰期与剂量无关;

（2）血药浓度、血药浓度-时间曲线下面积及尿中累积排药量与剂量成正比关系;

（3）当剂量改变时,其相应时间点上的血药浓度与剂量成正比等。

但是临床上也有一些药物的吸收、分布和体内消除过程,并不符合线性药物动力学的特征,这种药物动力学特征称为非线性药物动力学(nonlinear pharmacokinetics)。例如苯妥英、双香豆素、阿司匹林、乙醇的体内药物动力学行为符合非线性药物动力学。该类药物在临床应用时应特别审慎,剂量的少许增加会引起血药浓度的急剧增加,从而导致药物中毒。认识和掌握这类药物的动力学特点对于临床合理用药具有重要意义。需要注意的是,大多数药物在治疗剂量范围内一般不会出现非线性动力学现象,但可能由于患者的生理病理情况,如肝功能损害、肾衰竭等,会导致治疗剂量范围内也出现饱和现象,在体内产生非线性动力学过程,这一点在临床用药中应予以重视。

非线性药物动力学的基本特征是一些药物动力学参数随剂量不同而改变,因此又称为剂量依赖性药物动力学(dose-dependent pharmacokinetics)。例如药物半衰期不再为常数,呈现为剂量或浓度依赖性,见图 11-1;AUC、C_{max} 和尿中累积排药量等也不再与剂量成正比地改变,见图 11-2。例如一癫痫患者,每日口服苯妥英钠 300mg,2 周后无效,监测血药浓度为 4mg/L;增加日剂量至 500mg,20 天后患者出现中毒症状,此时血药浓度为 36mg/L,表现为剂量依赖性药物动力学特征。表 11-1 列出了水杨酸和阿司匹林的生物半衰期随给药剂量的变化而变化的情况。

与线性药物动力学相比,呈现非线性动力学特征的药物其体内过程具有以下特点:

（1）药物的消除不遵循一级动力学,而是非线性的;

（2）血药浓度和 AUC 与剂量不成正比;

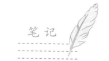

笔记

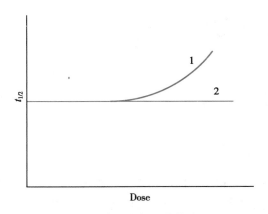

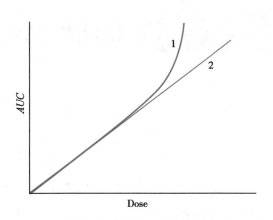

图 11-1   半衰期与剂量的关系   图 11-2   血药浓度-时间曲线下面积与剂量的关系
1:非线性消除动力学;2:线性消除动力学   1:非线性消除动力学;2:线性消除动力学

表 11-1   水杨酸和阿司匹林半衰期的剂量依赖性

药物	给药剂量(g)	给药途径	$t_{1/2}$(h)
水杨酸	0.25	静脉注射	2.4
	1.30	静脉注射	6.1
	10~20	静脉注射	19.1
阿司匹林	1.00	口服	5.0
	1.30	口服	6.1

(3) 药物消除半衰期随剂量增加而延长;

(4) 其他药物可能竞争酶或载体系统,其动力学过程可能受合并用药的影响;

(5) 药物代谢物的组成和(或)比例可能由于剂量变化而变化。

非线性药物动力学的这些特征,主要与药物在高浓度条件下体内药物代谢酶或载体的饱和过程有关。这些药物在较大剂量时的表观消除速率常数比小剂量给药时的表观消除速率常数小,因此不能根据小剂量时的动力学参数预测高剂量下的血药浓度。一旦消除过程在高浓度下达到饱和,血药浓度则会急剧增大。当血液中药物浓度下降到一定程度时,消除过程逐渐脱离饱和状态,此时其消除速度受血药浓度影响,但消除速度与血浆浓度仍不成正比。血浆浓度进一步下降时,药物消除速度与血药浓度成正比,此时表现为线性动力学特征。图 11-3 显示了具有可饱和消除过程的血药浓度-时间曲线。曲线 2 为低剂量给药后线性动力学消除的血药浓度-时间曲线;曲线 1 为高剂量给药后非线性动力学特征的血药浓度-时间曲线,开始时药物消除较慢,随着血药浓度的降低,消除加快,药物在体内消除一定时间后,曲线末端血药浓度较低,呈现

图 11-3   具有可饱和消除过程的血药浓度-时间曲线
1:高剂量;2:低剂量

与曲线 2 平行的血药浓度-时间曲线。

值得注意的是,另有一些特殊非线性药物动力学过程表现为一些药物动力学参数随时间不同而改变,因此称为时间依赖性药物动力学(time-dependent pharmacokinetics),呈现出与剂量依赖性动力学过程不相同的特征。例如长期服用苯巴比妥,其自身诱导自身代谢酶,随着服用时间的延长,其代谢酶活性上调,加速自身的消除,药物消除半衰期变短。

非线性药物动力学对于临床用药的安全性和有效性有着较大的影响。无论是吸收、代谢、结合还是排泄,任何过程被饱和,都会产生非线性药物动力学,导致显著的临床效应和毒副作用,特别是一些治疗指数较小的药物(如苯妥英、茶碱等);并且由于体内消除过程被饱和,清除率明显降低,半衰期延长,药物向体外的消除速度明显减慢,出现中毒后即使采取解毒措施,解毒过程也会比较缓慢,因此,由于非线性动力学而导致的血药浓度过高,可能产生严重的后果。

二、产生非线性药物动力学的原因

通常药物的非线性动力学过程有两种类型:一种是符合米氏(Michaelis-Menten)动力学方程,故称为米氏非线性动力学;另一种是不符合米氏动力学方程,故称为非米氏非线性动力学。

在多数情况下,体内过程涉及容量限制过程的药物均表现为非线性药物动力学的特性。药物代谢以及药物转运过程(如肠吸收、胆汁排泄、肾小管主动分泌)中涉及的酶或载体系统均呈现一定的容量限制性。当给药剂量及其所产生的体内浓度超过一定的限度时,酶的催化能力和载体转运能力即达饱和,故其动力学呈现明显的剂量(浓度)依赖性。由于其动力学过程符合米氏动力学方程,即米氏非线性动力学。但是除了容量限制性的系统外,体内的酶诱导和酶抑制作用、血浆蛋白结合等特殊过程也会使得药物呈现非线性药物动力学,不过其过程并不符合米氏动力学方程,即非米氏非线性动力学。表 11-2 列出了非线性药物动力学产生的机制及对主要药动学参数的影响。

表 11-2 非线性药物动力学产生的机制及对药动学参数的影响

(1)吸收过程		
• 小肠膜转运速度的饱和-载体系统的饱和		
吸收型载体	剂量增加→$F(F_a)$降低	例如头孢曲嗪、加巴喷丁等
分泌型载体	剂量增加→$F(F_a)$增加	例如西咪替丁、他利洛尔等
• 小肠及肝首关代谢的饱和-代谢酶的饱和		
	剂量增加→F增加	例如普罗帕酮、普萘洛尔等
• 小肠及肝首关代谢的自身诱导或抑制机制		
自身诱导代谢	连续给药后→F降低	例如苯妥英钠、青蒿素等
自身抑制代谢	连续给药后→F增加	例如双香豆素、地西泮等
(2)消除过程		
• 肝代谢		
代谢酶的饱和	剂量增加→$AUC/Dose$增加	例如苯妥英钠、普萘洛尔等
自身诱导代谢	连续给药后→$AUC/Dose$降低	例如苯巴比妥、保泰松等
自身抑制代谢	连续给药后→$AUC/Dose$增加	例如双香豆素、地西泮等
• 肾脏膜转运速度的饱和-载体系统的饱和		
吸收型载体	剂量增加→$AUC/Dose$降低	例如头孢羟氨苄等
分泌型载体	剂量增加→$AUC/Dose$增加	例如对氨基马尿酸、多巴胺等
(3)血浆蛋白结合		
• 剂量增加→血浆中游离型药物的百分数增加		例如双香豆素、华法林、苯妥英钠等
• 剂量增加→组织清除率和表观分布容积增加		例如丙吡胺、保泰松等
$AUC/Dose$降低		

注:F 为口服药物的绝对生物利用度;F_a 为口服药物的吸收分数;$AUC/Dose$ 为药时曲线下面积与给药剂量之比

笔记

　　由表 11-2 可见,非线性药物动力学主要存在于:①与药物吸收、排泄有关的可饱和载体转运过程;②与药物代谢有关的可饱和酶代谢过程;③与药物分布有关的可饱和血浆/组织蛋白结合过程;④药物及其代谢产物酶抑制及酶诱导等特殊过程。其中又以第 1 种和第 2 种过程最为重要,本章将重点介绍。此两类过程符合米氏动力学,为米氏非线性动力学过程。第 3 种和第 4 种过程不符合米氏动力学,为非米氏非线性动力学过程。

（一）代谢酶饱和

　　在体内由于一些药物代谢酶的代谢能力具有容量限制性,在给予较大剂量或多剂量给药的情况下,会导致相对应的底物药物出现可饱和的代谢过程。这时血药浓度和药时曲线下面积与剂量不成正比,会高于按一级动力学预测的值,可能会导致体内血药浓度显著升高,且维持时间长,易引起明显的临床效应和毒副作用,例如治疗指数低的抗癫痫药苯妥英钠,主要在肝脏代谢发生羟基化反应,生成无药理活性的羟基苯妥英（占 50% ~ 70%）,应用一定剂量药物后肝代谢能力达到饱和,肝代谢清除率下降,半衰期延长,此时即使增加很小剂量,血药浓度非线性急剧增加,会有中毒危险,临床上需要监测血药浓度。

　　一般情况下药物在体内代谢达到饱和的情况并不多见,但在首过代谢过程中出现代谢酶饱和现象的可能性较大。在口服给药后的吸收相,肝门静脉中的非结合型血药浓度是比较高的,此时若超过酶的催化能力,就会导致肝代谢清除率短暂的降低,药时曲线下面积会呈现非线性增加。口服给药后具有明显首过代谢效应的药物有维拉帕米、普罗帕酮、普萘洛尔、紫杉醇和帕罗西汀等,这些药物由于首过代谢效应比较明显,故呈现较低且个体差异大的口服绝对生物利用度。

（二）载体系统的饱和

　　目前,在机体内各器官中揭示了许多与药物胞内摄取和胞外分泌相关的载体系统,它们在药物转运过程（如肠吸收、胆汁排泄、肾小管分泌）中发挥着重要作用,决定着细胞或组织的药物暴露程度。这些载体系统中的一类是介导吸收的转运蛋白,如寡肽转运蛋白、氨基酸转运蛋白等,另一类是介导分泌的转运蛋白,如 P-糖蛋白（P-gp）、有机阴离子转运蛋白（OAT）等。上述两种转运机制均可产生饱和情况,从而造成药物体内动态的非线性现象。吸收型载体的饱和会导致剂量增加时 C_{max} 或 AUC 不按比例增加,而分泌型载体的饱和会由于外排分泌的药物比例减少,$AUC/Dose$ 则会随剂量的增加而增大,从而提高药物的口服生物利用度,如图 11-4 所示。

　　头孢菌素类药物头孢曲嗪是小肠吸收型载体寡肽转运蛋白的底物。Pfeffer 等发现表征头

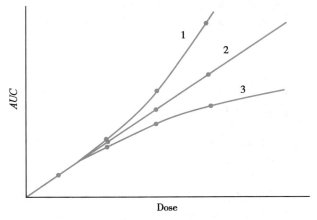

图 11-4　吸收型和分泌型载体饱和时的 AUC 或 C_{max} 与剂量间的关系
1:分泌饱和;2:线性吸收;3:吸收饱和

笔记

孢曲嗪吸收速度的平均吸收时间,服药剂量为 500mg、1000mg 时要比 250mg 分别降低 25% 和 50% ;C_{max} 仅从 4.9μg/ml(250mg)增加到 10.2μg/ml(1000mg),t_{max} 从 1.4 小时(250mg)延长到 2.0 小时(1000mg),两者提示有饱和现象的吸收过程。抗癫痫药加巴喷丁和巴克妥芬等拟氨基酸药物由小肠上皮细胞的吸收型中性氨基酸转运蛋白介导吸收,加巴喷丁给药剂量为 100mg 时生物利用度为 74%,1600mg 时为 36%,说明其小肠吸收具有饱和性。头孢噻肟是肾脏中分泌型载体 OAT 的底物,研究发现,随着静脉注射的给药剂量增加,其肾脏清除率从 500mg 的约 220ml/min 降低到 1000mg 的 159ml/min,药时曲线下面积随剂量的增加而非线性增大。

(三) 血浆蛋白结合

对于与血浆蛋白高度结合及低清除率的药物,当药物剂量达到一定量后血浆蛋白结合发生饱和,此时再增大剂量,将显著提高游离型药物的百分数。由于只有游离型药物才能进行组织分布,转运到肝和肾的组织间隙进行消除,因此,增大剂量将促进其经肝代谢和肾排泄的消除过程,反而导致半衰期降低,血药浓度和 AUC 较按剂量比例预测值低,见图 11-5。由于药物效应与游离型药物直接相关,因此不仅要注意药物总浓度,更要注意游离型药物浓度随剂量的变动情况。

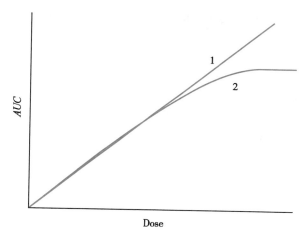

图 11-5　血浆蛋白结合饱和时的 *AUC* 与剂量间的关系
1:线性蛋白结合;2:非线性蛋白结合

抗生素厄他培南(ertapenem)在大鼠体内的血浆蛋白结合率与血药浓度有较大关系,发现高剂量下药物的游离分数增加,500mg/kg 剂量下血浆药物总浓度范围为 0 ~ 80μg/ml,药物的游离分数为 4% ~ 6%,而 2000mg/kg 剂量下血浆药物总浓度范围为 0 ~ 270μg/ml,此时药物的游离分数最高可达 15% 左右。抗心律失常药丙吡胺在治疗剂量时会出现明显的浓度依赖性蛋白结合,AUC 与剂量不成比例增加,且低于剂量比;给药 150mg、200mg、300mg 时,AUC 分别为 100mg 剂量的 1.3 倍、1.6 倍、2.0 倍。保泰松在低剂量时的半衰期为 3 天,但是高剂量时仅为 3 小时。

(四) 自身酶诱导作用

一些药物能够诱导其自身的药物代谢酶过量生成,从而促进了自身的代谢,半衰期缩短,血药浓度及 AUC 降低,导致药理活性的下降或无效,称为自身诱导代谢,包括苯妥英钠、苯巴比妥、保泰松和卡马西平等。自身诱导代谢属于时间依赖性药物动力学,它不符合米氏动力学。典型药物是青蒿素,青蒿素连续给药后,可诱导自身药物代谢酶,使清除率增加。青蒿素在健康志愿者及疟疾患者体内的药物动力学均呈现明显的时间依赖性,连续给药 7 天后,口服清除率提高了约 5 倍(由 186L/h 到 1031L/h),AUC 下降为单剂量给药的 20%。值得注意的是,给予单剂量

笔记

时,青蒿素的药物动力学仍表现为线性动力学特征,但多剂量给药后,其动力学参数如口服清除率等发生改变,血药浓度也不遵循线性药物动力学多剂量给药的累加规律,因此时间依赖性药物动力学也属于非线性药物动力学的范畴。

(五) 自身酶抑制作用

与自身诱导代谢相似,一些药物能抑制自身药物代谢酶的活性,从而能使代谢减慢,半衰期延长,血药浓度及 AUC 升高,导致药理活性及毒副作用的增强,称为自身抑制代谢,包括双香豆素和地西泮等。自身抑制代谢同样会产生时间依赖性药物动力学,不符合米氏动力学。某些药物的代谢产物消除较慢,当达到足够高的血药浓度时,可竞争性抑制原形药物的代谢酶,从而能够抑制原形药物的自身代谢,称为产物抑制(product inhibition),这种抑制同样能引起非线性药物动力学。一些药物在较高剂量时的消除速率比较低剂量时的消除速率低,是产物抑制所导致的非线性药物动力学的典型特征之一。双香豆素是这种特殊的由产物抑制所导致非线性药物动力学的典型药物,当分别静脉注射 150mg、286mg 及 600mg 后,发现 $t_{1/2}$ 从 10 小时分别增加到 18 小时及 32 小时,但所有剂量下双香豆素的血药浓度时程仍呈现为一级动力学。

第二节 米氏非线性药物动力学方程

一、Michaelis-Menten 方程

Michaelis-Menten 方程发表于 1913 年,主要用于描述酶参与的物质变化动力学过程。药物生物转化、肾小管分泌、胆汁排泄通常需要酶或载体系统的参与,这些系统呈现容量限制性的药物消除过程。这些过程常用 Michaelis-Menten 方程来表征非线性药物动力学过程[式(11-1)],也称为米氏非线性药物动力学过程。

对于静脉注射给药后,可饱和的药物消除过程,其动力学方程如下:

$$-\frac{dC}{dt} = \frac{V_m \cdot C}{K_m + C} \tag{11-1}$$

式(11-1)中,$-\dfrac{dC}{dt}$ 为药物在 t 时间的下降速率,表示消除速率的大小;V_m 为药物在体内消除过程中理论上的最大消除速率;K_m 为 Michaelis 常数,简称米氏常数,是指药物在体内的消除速度为 V_m 的一半时所对应的血药浓度,即当 $-\dfrac{dC}{dt} = \dfrac{V_m}{2}$ 时,$K_m = C$(图 11-6)。

该方程式是基于药物在酶或载体参与下完成的可饱和的药物消除过程,适用于包括吸收、分布、代谢、排泄在内的可饱和体内过程。这些过程需要特定的酶或载体参与,具有专属性强的特点,而参与这些过程的酶或载体的数量有限。当反应物的量增加到一定程度时,即形成所谓的反应能力饱和。从式(11-1)可以看出,药物的消除呈现非线性动力学特征时,其血药浓度下降的速度与血液中的药物量或血药浓度有关,当血药浓度很大时,其下降速度趋于恒定。

非线性药动学过程的药物动力学参数 K_m、V_m,在一定条件下是个常数,取决于药物的有关性质和酶或载体介导的过程。相对而言,K_m 是更重要的动力学参数,它表征底物和酶或载体的亲和性(affinity),K_m 越小,底物与蛋白亲和性越强,代谢或转运能力越强;相反 K_m 越大,底物与蛋白亲和性越弱,代谢或转运能力越弱。通常 K_m 值最小的底物为酶或载体的最适底物或天然底物。若已知 K_m,就可以算出在某一底物浓度时,其反应速度相当于 V_m 的百分率;如当 $[C] = 3K_m$ 时,代入式(11-1),得 $V = 0.75V_m$。

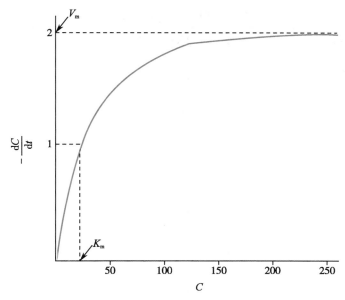

图 11-6　Michaelis-Menten 过程中药物的消除速率与药物浓度之间关系

二、具米氏非线性消除过程的药物动力学特征

Michaelis-Menten 方程有两种极端的情况,即:

(1) 当 $C \ll K_m$ 时,式(11-1)可简化为:

$$-\frac{\mathrm{d}C}{\mathrm{d}t} = \frac{V_m}{K_m} \cdot C \qquad (11-2)$$

式(11-2)表明静脉注射给药后,血药浓度消除速度与血药浓度一次方成正比,这与一级动力学线性特征相一致。其消除速度常数(k)事实上等于 V_m/K_m。实际中这种情况很常见,当药物的血药浓度远低于 K_m 值,如图 11-6 中曲线的前端近似直线,即 $-\mathrm{d}C/\mathrm{d}t$ 与 C 之间为线性关系,其斜率为 V_m/K_m。

(2) 当 $C \gg K_m$ 时,式(11-1)可简化为:

$$-\frac{\mathrm{d}C}{\mathrm{d}t} = V_m \qquad (11-3)$$

这种情况下,静脉注射给药后血药浓度的消除速度与血药浓度无关,消除过程达到饱和,消除速度接近一恒定值,如图 11-6 中曲线的尾端,趋向于一条水平线。

基于上述讨论,若以 $-\mathrm{d}C/\mathrm{d}t$ 对 C 作图(图 11-6),则在开始时(C 很小时)$-\mathrm{d}C/\mathrm{d}t$ 随 C 呈线性上升,表现为一级动力学;当浓度进一步增大时,$-\mathrm{d}C/\mathrm{d}t$ 则按低于一级线性动力学的速度上升,呈现出曲线形;最后当浓度增大到一定程度时,$-\mathrm{d}C/\mathrm{d}t$ 逐渐接近 V_m,趋向于一水平线,即 $-\mathrm{d}C/\mathrm{d}t$ 与 C 无关,为零级过程。

假定某药物 K_m 为 1mg/L,V_m 为 10.0mg/(L·h),按式(11-1)计算静脉注射给药后,不同血药浓度下消除速度及消除速度与血药浓度的比值,见表 11-3。

从表 11-3 可以看出,当血药浓度远大于 K_m 时(高剂量),消除速度趋近于 V_m[10.0mg/(L·h)],近似零级消除过程;当血药浓度远低于 K_m 时(低剂量),则消除速度与血药浓度比值趋近于 V_m/K_m($10h^{-1}$),相当于一级消除过程的速度常数 k;以上是两种极端的情况,当血药浓度介于两种极端情况之间时(中间剂量),消除为一级与零级混合的非线性动力学过程。

有些药物在治疗浓度时呈线性动力学消除,当血药浓度过高而出现中毒时,常常出现显著偏离表观一级消除的情况。

笔记

表 11-3　具非线性动力学特征药物的血药浓度对消除速度影响

$C(\text{mg/L})$	$-dC/dt[\text{mg}/(\text{L}\cdot\text{h})]$	$(-dC/dt)/C(\text{h}^{-1})$
1000	9.99	0.01
500	9.98	0.02
100	9.90	0.10
50	9.80	0.20
10	9.09	0.91
5	8.33	1.67
1	5.00	5.00
0.5	3.33	6.67
0.1	0.91	9.09
0.01	0.10	9.90
0.001	0.01	9.99

注:$-dC/dt$ 和$(-dC/dt)/C$ 是近似到小数点后两位的数值

三、米氏非线性药物动力学过程的识别

由于米氏非线性药物动力学可能会导致显著的临床效应和毒副作用,识别药物的动力学特征对于临床用药的有效性和安全性有重要意义。因此,新药的药动学研究中规定,必须评估在一定剂量范围内的药物动力学特征,即研究不同剂量下药物的药动学行为是否发生变化,有时还需研究药物在中毒剂量下的毒代动力学(toxicokinetics)。

对于米氏非线性(消除或者吸收)药物动力学过程的识别,可静脉注射不同剂量(如高、中、低 3 个剂量),得到各剂量下的一系列血药浓度-时间数据,按下述方式处理数据:

(1) 作血药浓度-时间曲线,如不同剂量下的血药浓度-时间曲线相互平行,表明在该剂量范围内为线性动力学过程;反之则为非线性动力学过程。

(2) 以剂量对相应的血药浓度进行归一化,以单位剂量下血药浓度对时间作图,所得的曲线若明显不重叠,则可能存在非线性过程。

(3) 若 AUC 与剂量成正比,说明为线性动力学,否则为非线性动力学,其中若 AUC 随剂量增加较快,可能为非线性消除;若 AUC 随剂量增加较慢,血管外给药的情况下可能为非线性吸收,见图 11-7。

(4) 将每个血药浓度-时间数据按线性动力学模型处理,计算各个剂量下的动力学参数;若所求得的动力学参数($t_{1/2}$、k、Cl 等)明显随剂量大小而改变,则认为可能存在非线性过程。

除了多剂量的实验外,单剂量药物静脉注射实验也可以通过 $\log C$-t 图初步判断其动力学过

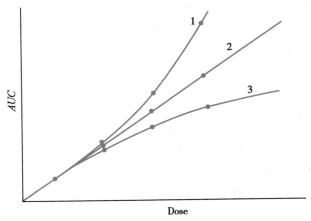

图 11-7　线性和非线性药动学的 AUC 与剂量(dose)的关系
1:非线性消除;2:线性过程;3:非线性吸收

程,为后续工作提供一些启示。若 $\log C$-t 图呈明显的上凸曲线,则可能为非线性动力学;若呈直线或下凹曲线则可能为线性动力学,如图 11-8 所示。

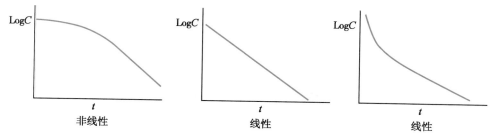

图 11-8　单剂量药物静脉注射,线性和非线性药动学的 $\log C$-t 图的比较

四、米氏非线性消除的药物血药浓度与时间的关系

（一）血药浓度的经时过程

具有米氏非线性消除动力学特点的药物,静脉注射后,血药浓度的经时过程可通过 Michaelis-Menten 方程的积分式来表达。将式（11-1）移项,可得:

$$-\frac{\mathrm{d}C}{C}(C+K_{\mathrm{m}})=V_{\mathrm{m}}\mathrm{d}t \tag{11-4}$$

或

$$-\mathrm{d}C-\frac{K_{\mathrm{m}}}{C}\mathrm{d}C=V_{\mathrm{m}}\mathrm{d}t \tag{11-5}$$

式（11-5）积分后整理得:

$$t=\frac{C_0-C}{V_{\mathrm{m}}}+\frac{K_{\mathrm{m}}}{V_{\mathrm{m}}}\ln\frac{C_0}{C} \tag{11-6}$$

将式（11-6）整理得:

$$\ln C=\frac{C_0-C}{K_{\mathrm{m}}}+\ln C_0-\frac{V_{\mathrm{m}}}{K_{\mathrm{m}}}t \tag{11-7}$$

式（11-6）、式（11-7）中同时存在 C 及 $\ln C$,故不能如线性动力学中一样明确解出 C-t 关系式。

（二）非线性动力学参数的估算

1. K_{m} 及 V_{m} 的求算

（1）以血药浓度变化速率求 K_{m} 与 V_{m}:采用将米氏方程直线化的方法,将式（11-1）移项后,其瞬时速度（$\mathrm{d}C/\mathrm{d}t$）以平均速度（$\Delta C/\Delta t$）表示,C 以取样间隔内中点时间的血药浓度或平均血药浓度 $C_{\mathrm{中}}$（即 Δt 时间内开始血药浓度与末尾血药浓度的平均值）表示,可得:

$$\text{Lineweaver-Burk 方程式}:\frac{1}{-\Delta C/\Delta t}=\frac{K_{\mathrm{m}}}{V_{\mathrm{m}}\cdot C_{\mathrm{中}}}+\frac{1}{V_{\mathrm{m}}} \tag{11-8}$$

$$\text{Hanes-Woolf 方程式}:\frac{C_{\mathrm{中}}}{-\dfrac{\Delta C}{\Delta t}}=\frac{C_{\mathrm{中}}}{V_{\mathrm{m}}}+\frac{K_{\mathrm{m}}}{V_{\mathrm{m}}} \tag{11-9}$$

$$\text{Eadie-Hofstee 方程式}:-\frac{\Delta C}{\Delta t}=-\frac{\left(-\dfrac{\Delta C}{\Delta t}\right)}{C_{\mathrm{中}}}K_{\mathrm{m}}+V_{\mathrm{m}} \tag{11-10}$$

以 $\dfrac{1}{-\Delta C/\Delta t}$ 对 $\dfrac{1}{C_{\mathrm{中}}}$ 作图或回归得一条直线,其斜率为 $K_{\mathrm{m}}/V_{\mathrm{m}}$,截距为 $1/V_{\mathrm{m}}$;或以 $\dfrac{C_{\mathrm{中}}}{-\Delta C/\Delta t}$ 对 $C_{\mathrm{中}}$

笔记

作图或回归,直线的斜率为$1/V_m$,截距为K_m/V_m;或以$-\Delta C/\Delta t$对$(-\Delta C/\Delta t)/C_中$作图或回归,直线的斜率为$-K_m$,截距为V_m。通常由于在低浓度取样点较少,使得式(11-8)的数据点分散不均匀,因此计算斜率和截距的准确度较低(图11-9)。目前常用式(11-9)和式(11-10)来计算米氏方程的动力学参数,见图11-10及图11-11。

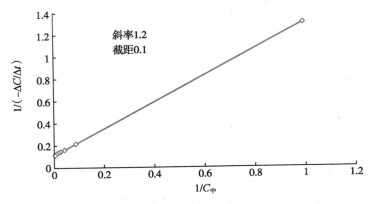

图 11-9 $1/(-\Delta C/\Delta t)$对$1/C_中$作图或回归求解K_m、V_m

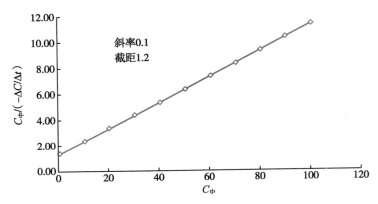

图 11-10 $C_中/(-\Delta C/\Delta t)$对$C_中$作图或回归求解K_m、V_m

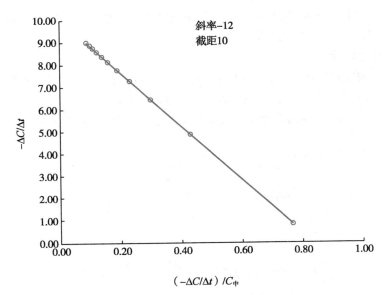

图 11-11 $-\Delta C/\Delta t$对$(-\Delta C/\Delta t)/C_中$作图或回归求解K_m、V_m

笔记

例 11-1　某药静脉注射后体内为单纯米氏非线性消除,测定了一组不同时间点下血药浓度数据,数据见表 11-4,计算该药物非线性消除过程的 K_m 与 V_m。

表 11-4　从测得血药浓度数据计算得 $C_{中}$、$-\Delta C/\Delta t$ 等数据

$C_{中}$ (μmol/ml)	$-\dfrac{\Delta C}{\Delta t}$ [μmol/(ml·h)]	$\dfrac{1}{-\Delta C/\Delta t}$ [(ml·h)/μmol]	$\dfrac{1}{C_{中}}$ (ml/μmol)	$\dfrac{C_{中}}{-\Delta C/\Delta t}$ (min)	$\dfrac{-\Delta C/\Delta t}{C_{中}}$ (min⁻¹)
1	0.77	1.30	1.00	1.30	0.77
11	4.78	0.21	0.09	2.30	0.43
21	6.36	0.16	0.05	3.30	0.30
31	7.21	0.14	0.03	4.30	0.23
41	7.74	0.13	0.02	5.30	0.19
51	8.10	0.12	0.02	6.30	0.16
61	8.36	0.12	0.02	7.30	0.14
71	8.55	0.12	0.01	8.30	0.12
81	8.71	0.11	0.01	9.30	0.11
91	8.83	0.11	0.01	10.30	0.10
101	8.94	0.11	0.01	11.30	0.09

以相近两点血药浓度平均值为 $C_{中}$,浓度差 ΔC 与时间差 Δt 之比为平均消除速度（$-\Delta C/\Delta t$）,然后分别计算 $\dfrac{1}{\Delta C/\Delta t}$、$\dfrac{1}{C_{中}}$、$\dfrac{C_{中}}{-\Delta C/\Delta t}$ 和 $\dfrac{-\Delta C/\Delta t}{C_{中}}$ 等值。

将 $-\dfrac{1}{\Delta C/\Delta t}$ 与 $\dfrac{1}{C_{中}}$ 数值,作线性回归,求得截距 $=\dfrac{1}{V_m}=0.1$(ml·h)/μmol,则:

$$V_m = 10\,\mu mol/(ml \cdot h)$$

斜率 $=1.2=\dfrac{K_m}{V_m}=\dfrac{K_m}{10}$,则:

$$K_m = 12\,\mu mol/ml$$

用 $-\dfrac{1}{(\Delta C/\Delta t)}$ 对 $\dfrac{1}{C_{中}}$ 作图,见图 11-9。用其他两种方法也可得到类似的结果（如图 11-10、图 11-11）。

答:该药物非线性消除过程的 $K_m = 12\,\mu mol/ml$,$V_m = 10\,\mu mol/(ml \cdot h)$。

这些方法是用 $-\Delta C/\Delta t$ 代替 $-dC/dt$、以平均浓度 $C_{中}$ 代替中点时间瞬时浓度 C,Δt 值越大,带来的误差越大。

（2）用静脉注射后的 $\ln C - t$ 数据估算 K_m、V_m:单纯米氏非线性消除的药物,其血药浓度-时间方程如式（11-7）表示,当血药浓度很低时,$C_0 - C \approx C_0$,该曲线尾段为直线（图 11-12）,则该直线方程为:

$$\ln C = \ln C_0 + \frac{C_0}{K_m} - \frac{V_m}{K_m}t \tag{11-11}$$

将其外推与纵轴相交,可得到纵轴上的截距以 $\ln C_0^*$ 表示（图 11-12）,则:

$$\ln C = \ln C_0^* - \frac{V_m}{K_m}t \tag{11-12}$$

笔记

在低浓度时,式(11-11)和式(11-12)的$\ln C$相等,即:

$$\frac{C_0}{K_m}+\ln C_0-\frac{V_m}{K_m}t=\ln C_0^*-\frac{V_m}{K_m}t \tag{11-13}$$

由此可得:

$$\ln C_0^*=\ln C_0+\frac{C_0}{K_m} \tag{11-14}$$

整理式(11-14)可得到K_m,有:

$$K_m=\frac{C_0}{\ln C_0^*-\ln C_0} \tag{11-15}$$

式(11-15)中$\ln C_0^*$可从$\ln C$-t曲线末端直线段外推求得(图11-12),故可应用式(11-15)求得K_m,再根据直线的斜率求得V_m,即$V_m=-$斜率$\times K_m$。

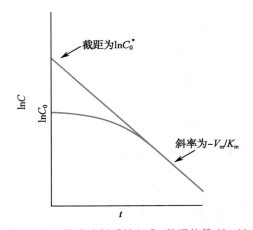

图 11-12　静脉注射后的 $\ln C$-t 数据估算 K_m、V_m

例 11-2　某药静脉注射后体内过程符合单纯米氏非线性消除,测定了一组不同时间点下血药浓度数据,数据如下:

时间(h)	0	2.5	5	10	20	35	45	55	58	63	67
血药浓度(mg/L)	180	175	169	160	129	57.3	27.5	5.85	2.321	0.294	0.0616

计算该药物非线性消除过程的K_m与V_m。

解:利用式(11-11)求算V_m、K_m。已知$C_0=180$mg/L,利用时间为55,58,63及67小时的数据,由于此时C值远低于K_m,取$\ln C$与t作线性回归求得斜率为-0.385,截距$\ln C_0^*$为23.05,代入式(11-15)求K_m,则有:

$$K_m=\frac{180}{23.05-\ln 180}=10.08\text{mg/L}$$

$$V_m=-K_m\times\text{斜率}=-10.08\times(-0.385)=3.88\text{mg/(L·h)}$$

答:该药物非线性消除过程的$K_m=10.08$mg/L,$V_m=3.88$mg/(L·h)。

(3)根据不同给药速度R或给药剂量D与相应稳态血药浓度C_{ss}计算K_m、V_m'

1)当给药达到稳态时:药物的给药速度等于消除速度。式(11-1)可改写为:

$$R=\frac{V_m'\cdot C_{ss}}{K_m+C_{ss}} \tag{11-16}$$

笔记

式(11-16)中,R 为给药速度(可用给药剂量与给药间隔的比值求得),C_{ss} 为稳态浓度,V_m' 为以体内药量表示的最大消除速率(相当于 V_m 和表观分布容积的乘积),式(11-16)可转变为:

$$C_{ss} = \frac{V_m' \cdot C_{ss}}{R} - K_m \tag{11-17}$$

以 C_{ss} 对 C_{ss}/R 作图或回归,截距为 $-K_m$,斜率为 V_m'。式(11-17)也可以转化为式(11-18),同样以 R 对 R/C_{ss} 回归,根据斜率和截距也可求得 K_m 和 V_m'。

$$R = V_m' - \frac{K_m \cdot R}{C_{ss}} \tag{11-18}$$

该方法简单易行,但必须给以两种以上的不同剂量,并需测定相应的 C_{ss};此法还可以根据已求得的 K_m 和 V_m' 预测不同剂量时的稳态血药浓度或预测要达到预期稳态血药浓度所需的给药剂量。该方法特别适合临床给药方案的调整,若 K_m 和 V_m' 来自受试患者则更理想,在实际工作中可采用来自大量病例的平均值,K_m 值的个体差异较 V_m' 的个体差异小得多。

2)直接计算法:将剂量 1(给药速度 R_1)及其对应的稳态血药浓度(C_{ss1}),剂量 2(给药速度 R_2)及其对应的稳态血药浓度(C_{ss2})直接代入方程式(11-16),然后解下列联立方程组,可解出 K_m 及 V_m'。

$$\begin{cases} R_1 = \dfrac{V_m' C_{ss1}}{K_m + C_{ss1}} \\[3mm] R_2 = \dfrac{V_m' C_{ss2}}{K_m + C_{ss2}} \end{cases}$$

上述方程的解为:

$$K_m = \frac{R_2 - R_1}{\dfrac{R_1}{C_{ss1}} - \dfrac{R_2}{C_{ss2}}} \tag{11-19}$$

当 K_m 求得后,代入上述方程组中任一方程便可求出 V_m'。

例 11-3 一患者服用苯妥英钠,该药在这名患者的体内消除呈现非线性动力学。每天口服给药 300mg 的稳态血药浓度为 8mg/L,每天口服给药 400mg 达稳态后的血药浓度为 12mg/L。求该药在这名患者的 K_m 和 V_m' 值。如欲达到稳态血药浓度为 10mg/L,每天应口服多大剂量?

解:代入式(11-19),计算 K_m 值,即:

$$K_m = \frac{R_2 - R_1}{\dfrac{R_1}{C_{ss1}} - \dfrac{R_2}{C_{ss2}}} = \frac{400 - 300}{\dfrac{300}{8} - \dfrac{400}{12}} = 24 \text{mg/L}$$

将值代入式(11-16),计算 V_m' 值为:

$$V_m' = \frac{R_1(K_m + C_{ss1})}{C_{ss1}} = \frac{300(24 + 8)}{8} = 1200 \text{mg/d}$$

将 K_m、V_m' 及 C_{ss} 值代入式(11-16),可计算出达到预期稳态浓度 10mg/L 所需的日给药剂量 R 值为:

$$R = \frac{V_m' \cdot C_{ss}}{K_m + C_{ss}} = \frac{1200 \times 100}{24 + 10} = 352.9 \text{mg/d}$$

答:该药在这名患者的 $K_m = 24$mg/L,$V_m' = 1200$mg/d,欲达到稳态血药浓度为 10mg/L,每天应

笔记

口服 352.9mg。

2. **生物半衰期**　根据生物半衰期的定义，即体内药物量或血药浓度消除一半所需的时间，在线性动力学中，药物的生物半衰期为一定值，仅与消除速率常数有关，与体内药物量多少无关。对于具有非线性消除的药物，静脉注射后，其血药浓度与时间关系如式（11-6）所示，将 $C = \frac{1}{2}C_0$ 代入式（11-6），则可得：

$$t_{1/2} = \frac{\frac{1}{2}C_0 + 0.693K_m}{V_m} = \frac{C_0 + 1.386K_m}{2V_m} \tag{11-20}$$

由式（11-20）可见，非线性动力学药物由初浓度消除一半所需时间与初浓度成正比，随着血药浓度增大，其生物半衰期延长。

在任何时间 t，同样可以导出由浓度 C 消除一半所需的时间，即生物半衰期 $t_{1/2}$：

$$t_{1/2} = \frac{\frac{1}{2}C + 0.693K_m}{V_m} = \frac{C + 1.386K_m}{2V_m} \tag{11-21}$$

当 $C \ll K_m$，即血药浓度下降到很低时，$t_{1/2} = 0.693 \cdot \frac{K_m}{V_m}$，血药浓度对生物半衰期影响不明显，表现为线性动力学特征，$t_{1/2}$ 与血药浓度无关。

当 $C \gg K_m$，即血药浓度较高时，$t_{1/2} = \frac{C}{2V_m}$，表明生物半衰期随血药浓度的增加而延长。

K_m 对 $t_{1/2}$ 的影响：假设一种具非线性动力学消除的药物，V_m 为 200mg/（L·h）与 K_m 分别为 72mg/L 及 36mg/L 时，药物浓度下降到各浓度值一半所需时间值 $t_{1/2}$ 列于表 11-5 中（图 11-13）。可见，在 V_m 相同的情况下，当浓度较高时，$t_{1/2}$ 主要受血药浓度的影响；当血药浓度较低时，$t_{1/2}$ 主要受 K_m 的影响，$t_{1/2} = 0.693 \cdot \frac{K_m}{V_m}$，$K_m = 72$mg/L 时的 $t_{1/2}$ 是 $K_m = 36$mg/L 时的 2 倍。

表 11-5　非线性消除药物血药浓度下降一半所需时间与 K_m 的关系

血药浓度（mg/L）	$K_m = 72$mg/L		$K_m = 36$mg/L	
	药物消除时间*	$t_{1/2}$**	药物消除时间*	$t_{1/2}$**
800				
400	2.2495	2.2495	2.1248	2.1247
200	3.4990	1.2495	3.2495	1.1247
100	4.2485	0.7495	3.8743	0.6247
50	4.7481	0.4995	4.2492	0.3747
25	5.1227	0.3745	4.4988	0.2497
12.5	5.4347	0.3120	4.6861	0.1872
6.25	5.7155	0.2807	4.8421	0.1560
3.125	5.9806	0.2651	4.9825	0.1404
1.5625	6.2380	0.2573	5.1151	0.1326
0.78125	6.4914	0.2534	5.2438	0.1286
0.390625	6.7429	0.2515	5.3705	0.1267
↓		↓		↓
0		0.2495		0.1248

注：*：药物消除时间是指消除到该浓度所需时间，按式（11-6）计算得到；**：$t_{1/2}$ 为药物浓度下降一半至所对应浓度所需时间，按式（11-21）计算得到

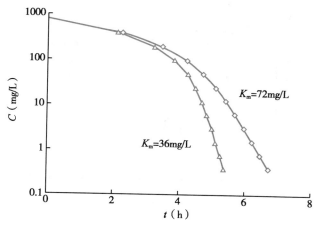

图 11-13 非线性消除药物血药浓度下降一半所需时间与 K_m 的关系[V_m 为定值, 等于 200mg/(L·h)]

V_m 对 $t_{1/2}$ 的影响: 假设一种具非线性动力学消除的药物, K_m 为 36mg/L, V_m 为 100mg/(L·h) 与 200mg/(L·h)时, 药物浓度下降到各浓度值一半所需时间值 $t_{1/2}$ 列于表 11-6 中(图 11-14)。可见, 在 K_m 相同的情况下, 当浓度较高时, $t_{1/2}$ 主要受血药浓度的影响; 当血药浓度较低时, $t_{1/2}$ 主要受 V_m 的影响, $t_{1/2} = 0.693 \cdot \dfrac{K_m}{V_m}$, $V_m = 100$mg/(L·h)时的 $t_{1/2}$ 是 $V_m = 200$mg/(L·h)的 2 倍。

3. **清除率** 单纯非线性消除的药物, 其清除率为单位时间内所消除的药物量($-dX/dt$)与血药浓度的比值。

表 11-6 非线性消除药物血药浓度下降一半所需时间与 V_m 的关系

血药浓度	$V_m = 100$mg/(L·h)		$V_m = 200$mg/(L·h)	
(mg/L)	药物消除时间 *	$t_{1/2}$ **	药物消除时间 *	$t_{1/2}$ **
800				
400	4. 2495	4. 2495	2. 1247	2. 1247
200	6. 4990	2. 2495	3. 2495	1. 1247
100	7. 7484	1. 2495	3. 8742	0. 6247
50	8. 4979	0. 7495	4. 2490	0. 3747
25	8. 9974	0. 4995	4. 4987	0. 2497
12. 5	9. 3719	0. 3745	4. 6859	0. 1872
6. 25	9. 6839	0. 3120	4. 8419	0. 1560
3. 125	9. 9646	0. 2807	4. 9823	0. 1404
1. 5625	10. 2297	0. 2651	5. 1148	0. 1326
0. 78125	10. 4870	0. 2573	5. 2435	0. 1286
0. 390625	10. 7404	0. 2534	5. 3702	0. 1267
↓		↓		↓
0		0. 2495		0. 1247

注: *: 药物消除时间是指消除到该浓度所需时间, 按式(11-6)计算得到; **: $t_{1/2}$ 为药物浓度下降一半至所对应浓度所需时间, 按式(11-21)计算得到

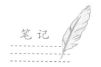

笔记

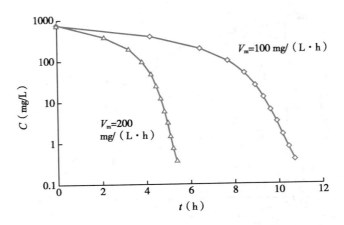

图 11-14　非线性消除药物血药浓度下降一半所需时间与 V_m 的关系（K_m 为定值，等于 36mg/L）

$$Cl = \frac{-\dfrac{dX}{dt}}{C} = \frac{-\dfrac{dC}{dt} \cdot V}{C}$$

$$Cl = \frac{V_m \cdot V}{K_m + C} \tag{11-22}$$

式（11-22）为具有可饱和消除过程的药物总体消除率，可以看出，具非线性消除的药物，其总体消除率与血药浓度有关，随血药浓度的增高总体清除率将变慢。

（1）当血药浓度较高时，即 $C \gg K_m$ 的情况下，式（11-22）可简化为：

$$Cl = \frac{V_m \cdot V}{C} \tag{11-23}$$

即总体清除率与血药浓度呈反比，血药浓度增大 1 倍，总体清除率减少至原来的一半。

（2）当血药浓度较低时，即 $K_m \gg C$ 时，则总体清除率可写成：

$$Cl = \frac{V_m V}{K_m} \tag{11-24}$$

此时，清除率与血药浓度无关，相当于线性动力学药物总体清除率。

（3）当一种药物既有线性消除又具非线性消除时，药物消除的方程式为：

$$-\frac{dX}{dt} \cdot \frac{1}{V} = \frac{V_m C}{K_m + C} + kC \tag{11-25}$$

式（11-25）整理后得：

$$-\frac{dX/dt}{C} = \frac{V_m V}{K_m + C} + kV \tag{11-26}$$

则这种情况下总体清除率为：

$$Cl = \frac{V_m V}{K_m + C} + kV \tag{11-27}$$

式（11-27）同样表明，其清除率与血药浓度有关，血药浓度增大，清除率随之变小。但血药浓度对清除率的影响程度，除与血药浓度大小有关外，还与两种清除途径所占比例有关，如肾清除属于线性消除，而肝代谢属于非线性消除，药物绝大部分通过肾排泄，则其总体清除率受血药浓度影响的程度小；相反情况则影响显著。

笔记

4. **血药浓度-时间曲线下面积**　若药物静脉注射后,体内消除按可饱和非线性过程进行,则其血药浓度-时间曲线下面积可按式(11-6)代入,即:

$$AUC = \int_0^{+\infty} C\mathrm{d}t = \int_{C_0}^{0} t\mathrm{d}C = \frac{1}{V_m}\int_{C_0}^{0}\left[C_0 - C + K_m\ln\frac{C_0}{C}\right]\mathrm{d}C = \frac{C_0}{V_m}\left(\frac{C_0}{2} + K_m\right) \tag{11-28}$$

式(11-28)表明,血药浓度-时间曲线下面积与剂量不成正比关系。若将 $C_0 = X_0/V$ 代入式(11-28),得:

$$AUC = \int_0^{\infty} C\mathrm{d}t = \frac{X_0}{V_m V}\left(K_m + \frac{X_0}{2V}\right) \tag{11-29}$$

当剂量低到 $X_0/(2V) \ll K_m$ 时,式(11-29)可简化为:

$$AUC = \int_0^{\infty} C\mathrm{d}t = \frac{K_m X_0}{V_m V} \tag{11-30}$$

即曲线下面积直接与剂量成正比,相当于一级消除过程。

当 $X_0/(2V) \gg K_m$,即剂量较大,浓度较高时,则式(11-29)简化为:

$$AUC = \frac{X_0^2}{2V^2 V_m} \tag{11-31}$$

表明曲线下面积与剂量平方成正比,此种情况下,剂量的少量增加,会引起血药浓度-时间曲线下面积比较大的增加,如阿司匹林、苯妥英钠等药物的体内过程就属于此类情况,在临床应用时尤应引起注意。

5. **稳态血药浓度**　具有非线性药物动力学性质的药物,当多次给药达到稳态浓度时,其药物消除速度和给药速度(即给药剂量与给药时间间隔的比值)相等,则:

$$R = \frac{X_0}{\tau} = \frac{V_m' C_{ss}}{K_m + C_{ss}} \tag{11-32}$$

由式(11-32)可进一步推导得到:

$$C_{ss} = \frac{K_m X_0}{\tau V_m' - X_0} \tag{11-33}$$

式(11-33)表明,当增加剂量时,将使稳态血药浓度的升高幅度高于正比例的增加。

在临床用药上发生过类似的情况。水杨酸盐以每间隔 8 小时给药一次,当每次给药剂量由 0.5g 增加到 1.0g 时,其体内的 C_{ss} 增加到原有水平的 6 倍以上;此外,由于 $t_{1/2}$ 随浓度的增加而延长,给药剂量增大后也会使达稳态所需时间延长。当给药剂量由 0.5g 倍增到 1.0g 时,达稳态所需时间也由原来的 2 天增加到 7 天。临床上由于非线性药物动力学所引起的这些问题,应该引起足够的重视。

第三节　特殊过程引起的非米氏非线性药物动力学

一、血浆蛋白结合引起的非线性药物动力学

药物进入血液循环后可不同程度地与血浆蛋白结合,该部分称结合型药物(bound drug),未与血浆蛋白结合的药物称游离型药物或称自由型药物(free drug)。药物与血浆蛋白的结合是迅速、可逆的,结合型药物与游离型药物呈动态平衡。但仅游离型药物能穿过生物膜在体内组织自由分布,所以药物与血浆蛋白结合是决定药物在体内分布的重要因素,同时也影响药物代谢和排泄。例如与血浆蛋白高度结合且低消除的药物,当药物与血浆蛋白结合发生饱和,此时若

增大剂量,将显著提高游离型药物的百分数,进而增加肝、肾组织间隙的游离型药物浓度,加快药物的消除,提高全身清除率和表观分布容积,降低半衰期,使血药浓度和 *AUC* 比按剂量比例预测值低。

　　二氟尼柳的体内药动学受饱和的代谢和饱和的血浆结合过程的双重影响,Duggan 等采用静脉注射的给药方式考察大鼠二氟尼柳的体内药动学行为,通过测定稳态浓度与血浆游离分数来阐明静脉注射速度、浓度、总清除率和游离药物清除率之间的关系,见图 11-15。当血浆药物浓度上升,总清除率先下降再上升[1. 73→0. 96→1. 07→1. 14ml/(min·kg)],但是游离药物清除率随血浆浓度的增加一直下降。这是由于在低浓度区域(<100μg/ml),代谢被饱和,游离药物清除率下降,总清除率随血药浓度上升而下降;随着浓度的增加(>100μg/ml),血浆蛋白结合被饱和,血浆中药物游离分数增加,这样使得总清除率上升。另一方面,药物在低浓度区域,血浆游离分数为 0. 01,当药物浓度增加,药物的血浆蛋白结合达到饱和,血浆游离分数升高到 0. 04。这样分布容积随着给药量增加而增加(131→261ml/kg)。

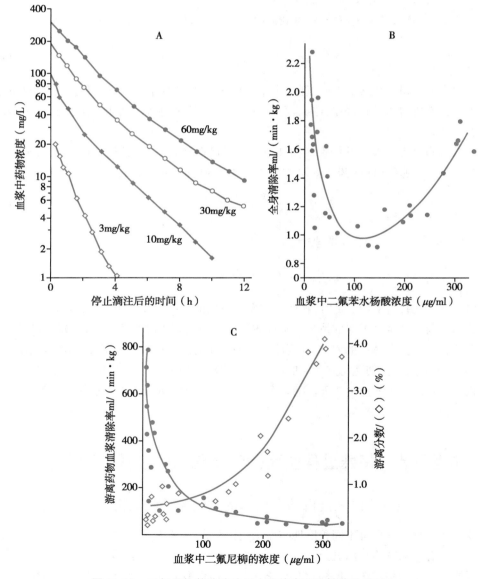

图 11-15　二氟尼柳静脉滴注后大鼠体内非线性药动学行为

二、自身酶活性调控引起的非线性药物动力学

一些药物在使用一段时间后,其本身或者代谢产物对自身代谢酶的活性有调控作用,即自身酶活性的调控,它包括两方面:提高代谢酶的活性称为自身酶诱导,抑制代谢酶的活性称为自身酶抑制。这样由于代谢酶活性的变动从而影响药物从体内的消除,进而影响体内药动学参数,包括稳态血药浓度、半衰期、消除速度常数、清除率、AUC 等,使之体现出非线性药动学的特征。由于该过程呈现时间的依赖性,故也称为时间依赖性药物动力学,该非线性药动学过程不符合米氏动力学方程,也称为非米氏非线性动力学。

自身酶诱导的过程通常发生在多剂量给药后,加速自身药物的代谢,清除率增加,半衰期变短,使血药浓度和 AUC 比按剂量比例预测值低。例如,卡马西平是临床上常用的抗癫痫药物,长期给药后,诱导其代谢酶,体内动力学表现出明显的时间依赖性。保泰松也是自身酶诱导剂,给犬每天服用,开始几天血药浓度高,副作用大,经连续服用药后,其副作用消失;若再增加剂量,副作用会重新出现。用同样的方法给大鼠口服 150mg/kg 保泰松,次日的血药浓度为 57μg/ml,有 66% 的大鼠出现胃溃疡,若连续给药 2 周,血药浓度降至 15μg/ml,且未发现有副作用。

自身酶抑制的过程是某些药物本身或者其代谢产物能抑制自身药物代谢酶的活性,从而能使代谢减慢,半衰期延长,AUC 升高,呈现非米氏非线性动力学过程,导致药理活性及毒副作用的增强,包括双香豆素和地西泮等。某些药物在较大剂量时,其代谢产物也相应增加,当达到一定程度后会产生产物抑制,使母体药物的代谢显著下降,消除半衰期延长,血药浓度显著增加。

(孙　进)

参考文献

[1] Shargel L,Wu-Pong S,Yu ABC. Applied Biopharmaceutics and Pharmacokinetics. 李安良,吴艳芬译. 应用生物药剂学和药物动力学. 北京:化学工业出版社,2006:144

[2] Rowland M,Tozer TN. Clinical pharmacokinetics. Concepts and Applications. 彭彬译. 临床药代动力学概念与应用. 长沙:湖南科学技术出版社. 1999:348

[3] 王广基. 药物代谢动力学. 北京:化学工业出版社,2005:90-135

[4] Gordi T,Huong DX,Hai TN,et al. Artemisinin pharmacokinetics and efficacy in uncomplicated-malaria patients treated with two different dosage regimens. Antimicrobial agents and chemotherapy,2002,46(4):1026-1031

[5] Ashton M,Hai TN,Sy ND,et al. Artemisinin pharmacokinetics is time-dependent during repeated oral administration in healthy male adults. Drug metabolism and disposition,1998,26(1):25-27

[6] 苏成业,韩国柱. 临床药物代谢动力学. 北京:科学出版社,2003:81-82

[7] 孙进. 口服药物吸收与转运. 北京:人民卫生出版社,2006:32-62

[8] 杉山雄一,楠原洋之. 分子药物动态学. 日本东京:南山堂,2008:172-184

[9] 蒋新国. 生物药剂学与药物动力学. 北京:高等教育出版社,2009:271-288

笔记

第十二章 统计矩分析

隔室模型分析已广泛用于药物动力学研究,但并不适合所有的药物。例如,当某一药物的分布非常缓慢时,其体内过程并不严格按隔室模型进行,实验数据与隔室模型也不能有效地吻合,对其进行严密的药物动力学分析非常复杂。在多室模型的药物动力学解析中,也存在类似的问题。此时应用简便的统计矩原理(statistical moment theory),可解析、处理和表征药物的体内动力学过程。

统计矩原理,又称矩量分析或矩量法,源于概率统计理论,是研究随机现象的一种数学方法。其应用于药物动力学和生物药剂学研究的基础是基于药物体内过程的随机变量总体效应的考虑。当一定量的药物输入体内后,在给药部位或在整个机体内,具有相同化学结构的各个药物分子的滞留时间属随机变量,药物在体内的吸收、分布、代谢和排泄,可以看作为随机变量相应的总体效应。这样,血药浓度-时间曲线可看成是某种概率的统计曲线,即药物在体内的滞留时间的概率分布曲线,横坐标代表滞留时间,纵坐标代表它的随机分布概率(图12-1)。因此统计矩用于药物动力学研究的主要计算依据是血药浓度-时间曲线下面积,且不需要对药物设定专门的隔室,也不必考虑药物的体内隔室模型特征,适用于任何隔室,故属于非隔室分析法。只要药物的体内过程符合线性药物动力学过程,都可以用统计矩理论来进行分析。

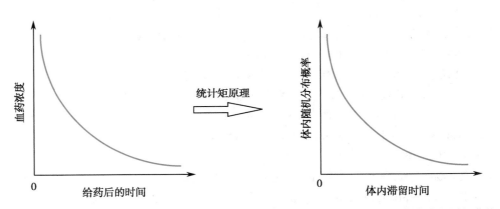

图 12-1 统计矩原理将血药浓度-时间曲线看作各个药物分子的随机分布概率-体内滞留时间曲线

1969 年,Perl 和 Samuel 提出了一篇有关体内胆固醇的动力学报道,是将统计矩理论应用于药物动力学分析的最早文献之一。1978 年,Yamaoka 等及 Cutler 先后发表了将矩量的统计概念应用于药物动力学研究,以统计矩作为药物动力学分析的新方法,阐述了血药浓度-时间曲线和尿排泄速率-时间曲线的统计矩定义及意义,并且应用在吸收过程的研究。1979 年,Benet 等描述了稳态条件下表观分布容积的非隔室模型分析方法。1980 年,Riegelman 等将统计矩应用于评价剂型中药物的溶出、释放及吸收过程,并进一步阐述了统计矩的概念。1982 年,Gibaldi 和 Perrier 首次在专著中系统介绍了统计矩理论在药物动力学中的应用。目前,统计矩分析已作为一种研究药物在体内吸收、分布、代谢及排泄过程的新方法,尤其在新药申报资料中,各国药品评审部门均推荐使用其处理体内药动学数据。

笔记

第一节　统计矩的基本概念

在数理统计中,随机变量各种可能取值与相应的概率相乘后求和,如确能得到一个有限的数值,它就称为随机变量总体的均值或数学期望。它是随机变量 t 取值的平均水平或中心位置的特征值。

概率统计中是以矩来表征随机变量的某种分布特征。常用的矩有两种,即原点矩和中心矩。

对于连续变量 t,设其概率密度函数为 $f(t)$,如随机变量的取值范围为 (a,b),而 $\int_a^b f(t)\mathrm{d}t$ 是有限值,则样本总体的均值为 $\mu=\int_a^b tf(t)\mathrm{d}t$,随机变量 t 的 k 次幂的数学期望叫作随机变量 t 的 k 阶原点矩 $(k=0,1,2,\cdots,n)$,即 μ_k:

$$\mu_k = \int_a^b t^k f(t)\mathrm{d}t \tag{12-1}$$

随机变量 t 的离差的 k 次幂的数学期望,叫作随机变量 t 的 k 阶中心矩 $(k=0,1,2,\cdots,n)$,即 ν_k:

$$\nu_k = \int_a^b (t-\mu)^k f(t)\mathrm{d}t \tag{12-2}$$

（一）零阶矩

血药浓度-时间曲线下面积定义为药时曲线的零阶矩:

$$AUC = \int_0^\infty C\mathrm{d}t \tag{12-3}$$

通常血药浓度受仪器检测灵敏度的限制,只能测定到某一时刻 t^* 为止,此时血药浓度记为 C^*,故时间 $t^*\to\infty$ 时药时曲线下的面积由外推公式 $\dfrac{C^*}{k}$ 计算,k 为血药浓度-时间曲线末端直线部分求得的速率常数（$\ln C$-t）,国外文献也称速率常数为 λ_z。

$$AUC = \int_0^{t^*} C\mathrm{d}t + \frac{C^*}{k} \tag{12-4}$$

曲线由 $0\to t^*$ 的曲线下面积用梯形法求出:

$$AUC_{0-t^*} = \sum_{i=1}^n \frac{c_i + c_{i-1}}{2}(t_i - t_{i-1}) \tag{12-5}$$

（二）一阶矩

药时曲线的一阶原点矩（一阶矩,S_1）定义为时间与血药浓度的乘积与时间曲线下的面积（area under the moment curve,AUMC）,即以 tC 对 t 作图,所得曲线下面积。

$$\begin{aligned} S_1 = AUMC &= \int_0^\infty tC\mathrm{d}t = \int_0^{t_n} tC\mathrm{d}t + \int_{t_n}^\infty tC\mathrm{d}t = \int_0^{t_n} tC\mathrm{d}t + \int_{t_n}^\infty tA\mathrm{e}^{-kt}\mathrm{d}t \\ &= \int_0^{t_n} tC\mathrm{d}t + \left(\frac{A}{k^2} + \frac{At_n}{k}\right)\mathrm{e}^{-kt_n} = \int_0^{t_n} tC\mathrm{d}t + \left(\frac{C_n}{k^2} + \frac{t_n C_n}{k}\right) \end{aligned} \tag{12-6}$$

同样,$\int_0^{t_n} tC\mathrm{d}t$ 可用梯形法或对数梯形法求出。计算 AUMC 的公式如下:

梯形法

笔记

$$AUMC = \sum_{i=1}^{n} \frac{t_i c_i + t_{i-1} c_{i-1}}{2}(t_i - t_{i-1}) + \left(\frac{C_n}{k^2} + \frac{t_n C_n}{k} \right) \qquad (12\text{-}7)$$

对数梯形法

$$AUMC = \sum_{i=1}^{n} \left\{ \frac{t_i c_i - t_{i-1} c_{i-1}}{(1/\Delta t)\ln(C_i/C_{i-1})} - \frac{c_i - c_{i-1}}{[(1/\Delta t)\ln(C_i/C_{i-1})]^2} \right\} + \left(\frac{C_n}{k^2} + \frac{t_n C_n}{k} \right) \quad (12\text{-}8)$$

式（12-8）中，$\Delta t = t_n - t_{n-1}$，C_n、t_n 及 k 涵义同上。

平均滞留时间（mean residence time，MRT）是指所有的药物分子滞留在体内的平均时间，也称为平均通过时间或平均逗留时间。平均滞留时间中的"平均"二字系指单次给药后所有药物分子在体内滞留时间的平均值。由于绝大多数药物在体内的消除呈指数函数衰减，MRT 值的"平均"实际上遵从"对数-正态分布"曲线，而不是常见的对称型"正态分布"曲线。理论上，正态分布的累积曲线，平均值发生在样品总体的 50% 处，而对数-正态分布的累积曲线，则在 63.2% 处。这样静脉注射后 MRT 所表示的时间是指被机体消除给药剂量的 63.2%（而不是 50%）所需要的时间。

药物在体内滞留时间的概率密度函数（药时曲线）$f(t)$ 的一阶矩 S_1 和零阶矩 S_0 的比值为药物在体内的平均滞留时间。MRT 的计算公式如下：

$$MRT = \frac{S_1}{S_0} = \frac{AUMC}{AUC} = \frac{\int_0^\infty t f(t)\,dt}{\int_0^\infty f(t)\,dt} = \frac{\int_0^\infty tC\,dt}{\int_0^\infty C\,dt} \qquad (12\text{-}9)$$

这里的平均是统计学上的含义，假定为正态分布，则：

$$平均 = \frac{1}{n} \sum_{i=1}^{n} (Y_i) \qquad (12\text{-}10)$$

但是药物体内处置函数服从线性动力学的指数衰减，所以，应用对数正态分布是合适的，它的平均值为：

$$平均 = \frac{1}{n} \sum_{i=1}^{n} (\lg Y_i) \qquad (12\text{-}11)$$

（三）二阶矩

药时曲线的二阶原点矩（S_2）定义为时间的平方和血药浓度的乘积与时间曲线下的面积，即以 $t^2 C$ 对 t 作图，所得曲线下面积。

$$S_2 = \int_0^\infty t^2 C\,dt \qquad (12\text{-}12)$$

S_2 的计算方法和 S_0，S_1 相似。

$$S_2 = \int_0^\infty t^2 C\,dt = \int_0^{t_n} t^2 C\,dt + \frac{C_n}{k}\left(t_n^2 + \frac{2t_n}{k} + \frac{2}{k^2} \right) \qquad (12\text{-}13)$$

$\int_0^{t_n} t^2 C\,dt$ 可用梯形法求算，则计算 S_2 的公式如下：

$$S_2 = \int_0^\infty t^2 C\,dt = \sum_{i=1}^{n} \frac{t_i - t_{i-1}}{2}(t_i^2 \cdot C_i + t_{i-1}^2 \cdot C_{i-1}) + \frac{C_n}{k}\left(t_n^2 + \frac{2t_n}{k} + \frac{2}{k^2} \right) \qquad (12\text{-}14)$$

笔记

平均滞留时间的方差（variance of mean residence time，VRT）定义为药物在体内的平均滞留时间的方差，它表示平均滞留时间的变化程度，则：

$$VRT = \frac{\int_0^\infty (t - MRT)^2 Cdt}{\int_0^\infty Cdt} = \frac{\int_0^\infty (t - MRT)^2 Cdt}{AUC} \qquad (12\text{-}15)$$

二阶矩在药物动力学中的应用不多,这是因为高阶矩的误差大,结果难以肯定,所以失去了实际应用价值,一般仅零阶矩和一阶矩用于药物动力学研究。为了确保 AUC、MRT、VRT 的计算准确性,必须准确求算 S_0、S_1、S_2。在计算 S_0、S_1 和 S_2 时,均需应用血药浓度-时间曲线末端消除相拟合单指数函数求得 k 值。

第二节 用矩量估算药物动力学参数

用矩量法估算药物动力学参数是一种非隔室分析方法,在药物的体内过程符合线性过程条件下,它适用于任何可用于隔室模型处理或无法用隔室模型处理的药物动力学问题。

一、生物半衰期

通常用统计矩法计算平均滞留时间,MRT 代表给药剂量或药物浓度消除掉 63.2% 所需的时间,即:

$$MRT = t_{0.632} \qquad (12\text{-}16)$$

$$\ln \frac{C_0}{C} = kt, \quad \ln \frac{C_0}{(1 - 0.632)C_0} = kt_{0.632}$$

$$MRT = t_{0.632} = \frac{\ln \dfrac{C_0}{(1 - 0.632)C_0}}{k} = \frac{\ln \dfrac{1}{0.368}}{k} = \frac{0.997}{k} \approx \frac{1}{k} \qquad (12\text{-}17)$$

式(12-17)也可由式(12-9)广义积分值计算得到,即:

$$MRT = \frac{\int_0^{+\infty} tCdt}{\int_0^{+\infty} Cdt} = \frac{\int_0^{+\infty} tC_0 e^{-kt}dt}{\int_0^{+\infty} C_0 e^{-kt}dt} = \frac{\dfrac{C_0}{k^2}}{\dfrac{C_0}{k}} = \frac{1}{k}$$

对于静脉注射后具有单室模型特征的药物,其半衰期 $t_{1/2} = \dfrac{0.693}{k}$,则从式(12-17)推得:

$$t_{1/2} = 0.693 MRT_{iv} \qquad (12\text{-}18)$$

即半衰期为平均滞留时间的 69.3%。

平均滞留时间与给药方法有关,非瞬时给药的 MRT 值总是大于静脉注射时的 MRT_{iv}。如静脉滴注时,有:

$$MRT_{inf} = MRT_{iv} + \frac{T}{2} \qquad (12\text{-}19)$$

式(12-19)中,T 为输液时间。

二、清 除 率

清除率是表征药物消除的重要参数。可以把清除率定义为静脉注射给药后剂量标准化的血药浓度-时间曲线的零阶矩量的倒数。

$$Cl = \frac{(X_0)_{iv}}{(AUC)_{iv}} \qquad (12\text{-}20)$$

笔记

清除率通常在静脉注射某一剂量药物后求得,有时也可从肌内注射给药后求出,前提是肌内注射时全部药量进入体循环,但清除率一般不能通过口服给药来估算。

如果一种药物在胃肠液及肠壁上不分解或代谢,全部被胃肠道吸收,且仅在肝脏中代谢时,则口服剂量与 AUC 比值等于肝脏的固有清除率,它往往与药物代谢酶的两个重要参数 V_m 与 k_m 有关。

三、表观分布容积

稳态表观分布容积为表征药物分布的重要参数。药物单剂量静脉注射后,稳态表观分布容积(V_{ss})可定义为清除率与平均滞留时间的乘积。

$$V_{ss} = \frac{Cl}{k}, Cl = \frac{X_0}{AUC}, MRT = \frac{1}{k}$$

$$V_{ss} = Cl \cdot MRT = \frac{X_0 \cdot AUMC}{AUC^2} = \frac{X_0 \cdot MRT}{AUC} \tag{12-21}$$

式(12-21)仅适用于静脉注射给药,该式可经进一步修改后推广到其他给药方法,如静脉滴注。

由式(12-19)可得到:

$$MRT_{iv} = MRT_{inf} - \frac{T}{2} = \frac{AUMC}{AUC} - \frac{T}{2}$$

代入式(12-21),得到:

$$V_{ss} = \frac{X_0}{AUC}\left(\frac{AUMC}{AUC} - \frac{T}{2}\right) = \frac{X_0 \cdot AUMC}{AUC^2} - \frac{X_0 T}{2AUC} \tag{12-22}$$

式(12-22)中 T 为静脉滴注时间,滴注剂量 X_0 等于滴注速度 K_0 乘以 T,式(12-22)可改写为:

$$V_{ss} = \frac{K_0 T \cdot AUMC}{AUC^2} - \frac{K_0 T^2}{2AUC} \tag{12-23}$$

四、绝对生物利用度

绝对生物利用度通常指血管外途径给药实际到达体循环的百分数(F),以口服给药为例,F 即为:

$$F = \frac{D_{iv} AUC_{oral}}{D_{oral} AUC_{iv}} \times 100\% \tag{12-24}$$

式(12-24)表明绝对生物利用度 F 即为经剂量(D)校正后,口服剂型与注射剂型零阶矩的比值。式(12-24)成立的前提是药物在口服和注射剂型中的清除率不变。对于相对生物利用度的计算,以此类推。

五、代 谢 分 数

代谢分数为一定剂量的药物转化为某一特定代谢产物的比例。为对其进行准确的估算,需要给予单剂量的药物和代谢产物。尽管统计矩理论没有降低估算代谢分数的实验难度,但却使其更易于分析。

简单地,某一特定代谢产物的代谢分数 F_m,即为给予药物后代谢产物药时曲线与给予等摩尔代谢产物后代谢产物药时曲线零阶矩之比。

$$F_m = \frac{AUC'_X}{AUC'} \tag{12-25}$$

式(12-25)中,AUC'_X 为静脉给予药物后,从零到无穷时代谢产物浓度时间曲线下面积;AUC' 为静脉给予等摩尔代谢产物后,从零到无穷时代谢产物浓度时间曲线下面积。

六、稳态浓度与达坪分数

平均稳态血药浓度($\overline{C_{ss}}$)等于稳态时一个剂量间隔内药时曲线下面积除以给药时间间隔(τ)。前面已经证明,在稳态时一个剂量间隔内药时曲线下面积等于单剂量给药时的药时曲线下面积。因此,平均稳态血药浓度可用式(12-26)计算求得:

$$\overline{C_{ss}} = \frac{AUC}{\tau} \tag{12-26}$$

式(12-26)中,AUC 为单剂量给药后血药浓度-时间曲线下总面积。

稳态时,代谢产物与药物的浓度比也可以通过单剂量给药进行估算,但这需要同时对药物和代谢产物的浓度-时间曲线的零阶矩进行计算。

为了判断连续给药后患者的病情是否稳定,或是对稳态时的药动学参数进行分析,我们必须对达到稳态浓度百分比(达坪分数)所需的时间进行估算。对于符合单室模型的药物,达坪分数为半衰期的简单函数。但当药物符合多室模型时,情况较为复杂,需用式(12-27)进行计算。

$$f_{ss} = \frac{AUC_0^t}{AUC} \tag{12-27}$$

式(12-27)中,f_{ss} 为达坪分数;$AUC(0\to\infty)$ 及 $AUC_0^t(0\to t)$ 均为单剂量给药后血药浓度-时间曲线下面积,其中单次给药的 $AUC(0\to\infty)$ 等于稳态时一个给药周期内的 AUC_0^τ。

例12-1　某药静脉注射 150mg 后,测得血药浓度数据见表 12-1,试用统计矩法求 AUC、$AUMC$、MRT、Cl 和 V_{ss}。

表 12-1　某药的血药浓度-时间数据

时间(h)	C(μg/L)	$C_{中}\Delta t$	tC	$(tC)_{中}\Delta t$
0	70		0	
0.5	60	32.5	30	7.5
1	50	27.5	50	20
1.5	40	22.5	60	27.5
2	35	18.75	70	32.5
3	22	28.5	66	68
4	15	18.5	60	63
6	8	23	48	108
8	3	11	24	72
10	1.4	4.4	14	38
12	0.7	2.1	8.4	22.4

解:以最后四点数据进行 $\lg C$-t 回归,得

$$k = 0.403(\text{h}^{-1})$$

$$AUC = \sum_{i=1}^{n} \frac{C_i + C_{i-1}}{2}(t_i - t_{i-1}) + \frac{C_n}{k} = 188.75 + \frac{0.7}{0.403} = 190.49(\mu g/L) \cdot h$$

笔记

$$AUMC = \sum_{i=1}^{n} \frac{t_i c_i + t_{i-1} c_{i-1}}{2}(t_i - t_{i-1}) + \left(\frac{C_n}{k^2} + \frac{t_n C_n}{k}\right)$$

$$= 458.9 + \frac{0.7 \times 12}{0.403} + \frac{0.7}{0.403^2} = 484.05\,(\mu g/L) \cdot h^2$$

$$MRT = \frac{AUMC}{AUC} = \frac{484.05}{190.49} = 2.54\,(h)$$

$$Cl = \frac{X_0}{AUC} = \frac{150}{190.49} = 0.79\,(L/h)$$

$$V_{ss} = \frac{X_0 \cdot AUMC}{AUC^2} = \frac{150 \times 484.05}{190.49^2} = 2.00\,(L)$$

答: 用统计矩法求得 $AUC = 190.49\,(\mu g/L) \cdot h$，$AUMC = 484.05\,(\mu g/L) \cdot h^2$，$MRT = 2.54h$，$Cl = 0.79L/h$ 和 $V_{ss} = 2.00L$。

第三节　矩量法研究体内吸收过程

药物给药后,除了静脉给药途径外,都有一个吸收过程。这样药物的体内过程包括吸收相和体内处置相(包括分布、代谢和排泄等过程),此时体内平均滞留时间是体内各相过程平均时间的加和。而静脉注射途径的药物仅有体内处置相,即对于非静脉注射途径的药物 MRT_{ni}:

$$MRT_{ni} = MAT + MRT_{iv} \tag{12-28}$$

则:

$$MAT = MRT_{ni} - MRT_{iv} \tag{12-29}$$

式(12-28),式(12-29)中,MAT 为平均吸收时间;MRT_{ni} 为非瞬间方式(即非静脉注射途径)给药后的平均滞留时间;MRT_{iv} 为静脉注射后的平均滞留时间。

在研究药物吸收动力学时,常以 k_a(表观一级吸收速率常数)值或达峰时间表示吸收快慢。应用矩量的方法,可通过计算不同给药方法的平均滞留时间之差,估算非静脉注射给药后的吸收速度(吸收相的平均吸收时间 MAT)。

当吸收属于单纯的一级速率过程时,则:

$$MAT = \frac{1}{k_\alpha} \tag{12-30}$$

此时,吸收半衰期($t_{1/2\alpha}$)应为:

$$t_{1/2\alpha} = 0.693 MAT \tag{12-31}$$

当吸收属于零级过程(如静脉滴注)时,则:

$$MAT = \frac{T}{2} \tag{12-32}$$

T 为整个吸收过程的时间。

当药物制剂为线性吸收的非静脉给药时,则:

$$MAT = MRT_{ni} - \frac{1}{k} \tag{12-33}$$

根据非瞬间给药方式的特征,将式(12-30)代入,可得:

$$MRT_{ni} = \frac{1}{k_a} + \frac{1}{k} \tag{12-34}$$

笔记

当已知 MRT_{ni}、k 时，即可求算出 k_a 值。

例 12-2　某药口服后其体内血药浓度数据如表 12-2 所示，用统计矩法求算吸收速度常数 k_a。

表 12-2　某药的血药浓度-时间数据

时间（h）	0.5	1	1.5	2	2.5	4	5	6	8	10	15	20
C（ng/ml）	12	18	22.3	19.3	14.5	9.5	7.6	5.5	4.1	2.5	0.8	0.2

解：以最后四点数据进行 $\lg C\text{-}t$ 回归，得：

$$k = 0.249(\text{h}^{-1})$$

$$AUC = \sum_{i=1}^{n} \frac{C_i + C_{i-1}}{2}(t_i - t_{i-1}) + \frac{C_n}{k} = 99.48 + \frac{0.2}{0.249} = 100.28[(\text{ng/ml}) \cdot \text{h}]$$

$$AUMC = \sum_{i=1}^{n} \frac{t_i c_i + t_{i-1} c_{i-1}}{2}(t_i - t_{i-1}) + \left(\frac{C_n}{k^2} + \frac{t_n C_n}{k}\right)$$

$$= 442.38 + \frac{0.2 \times 20}{0.249} + \frac{0.2}{0.249^2} = 461.67[(\text{ng/ml}) \cdot \text{h}^2]$$

$$\frac{1}{k_a} = MRT - \frac{1}{k} = \frac{AUMC}{AUC} - \frac{1}{k} = \frac{461.67}{100.28} - \frac{1}{0.249} = 0.62\text{h}$$

$$k_a = 1.61(\text{h}^{-1})$$

答：用统计矩法求得吸收速度常数 $k_a = 1.61\text{h}^{-1}$。

例 12-3　某药口服的 MRT_{oral} 是 5h，若药物的口服吸收为零级动力学，整个吸收过程的时间为 4h，计算其静脉注射后的 MRT_{iv}、消除速度常数和半衰期。

解：$MRT_{oral} = MAT + MRT_{iv} = \dfrac{T}{2} + MRT_{iv}$

$$MRT_{iv} = MRT_{oral} - \frac{T}{2} = 5 - 4/2 = 3(\text{h})$$

$$t_{1/2} = 0.693 \times MRT_{iv} = 0.693 \times 3 = 2.08(\text{h})$$

$$k = 0.693/t_{1/2} = 0.693/2.079 = 0.33(\text{h}^{-1})$$

答：用统计矩法求得静脉注射后的 $MRT_{iv} = 3\text{h}$，消除速度常数 $k = 0.33\text{h}^{-1}$ 和半衰期 $t_{1/2} = 2.08\text{h}$。

（孙　进）

参考文献

[1] Shargel L, Wu-Pong S, Yu ABC. Applied Biopharmaceutics & Pharmacokinetics. 5th Ed. Stamford：Appleton & Lange，2005：731-741

[2] Perl W, Samuel P. Input-output analysis for total input rate and total traced mass of body cholesterol in man. Circ Res，1969，25(2)：191-199

[3] Yamaoka K, Nakagava T, Uno T. Statistical moments in pharmacokinetics. J Pharmacokinet Biopharm，1978，6(6)：547-558

[4] Culter DJ. Theory of the mean absorption time, an adjunct to conventional bioavailability studies. J Pharm Pharmacol，1978，30(1)：476-478

［5］Benet LZ,Galeazzi RL. Noncompartmental determination of the steady-state volume of distribution. J Pharm Sci,1979,68(8):1071-1074

［6］Riegelman S,Collier P. The application of statistical moment theory to the evaluation of in vivo dissolution time and absorption time. J Pharmacokinet Biopharm,1980,8(5):509-534

［7］Gibaldi M,Perrier D. Pharmacokinetics,2nd ed. New York:Marcel Dekker,1982

［8］郭涛. 新编药物动力学. 北京:中国科学技术出版社,2005

［9］印晓星,杨帆. 生物药剂学与药物动力学. 北京:科学出版社,2009

笔记

第一节　给药方案设计

一、概　述

给药方案(dosage regimen)是指医生给患者制订的服药计划,包括药物与剂型、给药剂量、给药间隔等。由于不同个体间的药动学和药效学存在差异,某些经验的给药方案已不能达到满意的治疗效果。在临床治疗中,通过个体化给药可获得良好的治疗效果和较小的副作用。对于许多治疗浓度范围较宽的药物,一般无须实行个体化给药方案;而对于某些治疗指数较小的药物,由于个体在吸收、分布、消除方面的差异造成血药浓度变化,易出现血药浓度超出治疗浓度范围的情况,需要实行个体化给药。此外,对于在常用治疗剂量就呈现非线性动力学特征的药物,也需要实行个体化给药。为进行合理的给药方案设计,在拟订给药方案前应充分了解影响药物疗效的主要因素。

(一)　血药浓度-药物效应之间的关系

药物治疗的成功与否很大程度上取决于给药方案。一个设计周密的给药方案可使受体部位达到适宜浓度,从而获得理想的治疗效果。从本质上而言,药物的治疗效果和副作用均与组织中作用部位的药物浓度有关。通常,组织和血液中的药物浓度并不相等,但两者之间的比值相对恒定。因此,可直接用血药浓度代表组织药物水平来反映药物效应。为获得理想的治疗效果,一般应使患者的血药浓度,特别是稳态血药浓度落在治疗窗(therapeutic window)内。治疗窗又称为有效治疗浓度范围,在该浓度范围药物治疗的成功率较高,发生毒副作用的概率较小。如图13-1所示,稳态血药浓度最好在治疗窗的中央线附近波动,一个周期内的血药浓度变化首先应远离最小中毒浓度(minimal toxic concentration,MTC),同时对于某些药物(如抗生素类药物等)接近最小有效浓度(minimal effective concentration,MEC)的时间也不宜过长,否则疗效将不明显或易产生耐药性。在临床调整给药方案时,也应注意对某些药物血药浓度与药效不同步的情况加以分析,以免引起毒副作用或治疗不充分。如华法林通过抑制凝血酶原复合物的生成发挥抗凝血作用,但已生成凝血酶原复合物的降解速率较慢,需要数日才呈现最大抗凝作用,明显滞后于血药浓度达峰时间。

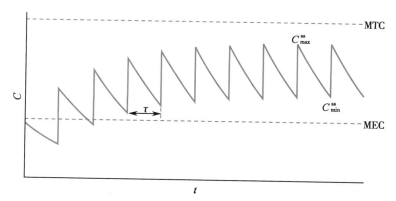

图13-1　药物治疗窗与稳态血药浓度

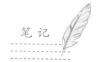

笔记

（二）　影响血药浓度和药物效应的因素

影响血药浓度的因素主要有：①药物剂型因素，包括药物的一些理化性质（如溶解性、粒子大小、晶型）和剂型种类等；②生理因素，如消化系统因素、食物、年龄、性别、体重、妊娠状态等；③疾病因素，如肝脏、肾脏、心血管功能不全等；④药物在 ADME 过程中的相互作用；⑤遗传因素，主要表现在某些酶（CYP2D6、CYP2C9、CYP2C19 和 N-乙酰转移酶 NAT2 等）或转运体（OATP、P-gp 等）的异常影响药物的 ADME 过程；⑥吸烟、环境因素，如接触杀虫剂等污染可诱导 CYP1A2 酶活性使药物代谢加快；⑦患者服药的顺应性，如不按时服药、漏服、停服等均会显著影响血药浓度。

影响药物效应的因素有：①生理和病理因素，如不同年龄对某些药物的反应性不同；②药效学相互作用，如生理性或受体水平的拮抗或协同作用；③患者的心理因素和精神状态，如安慰剂效应；④长期用药后机体对药物反应的变化，如致敏反应、耐受性和耐药性等。

（三）　给药方案设计的基本步骤

在确诊患者的病情并确定治疗药物后，可按以下步骤制订给药方案：①根据治疗目的和药物性质，针对具体的患者选择最佳的给药途径和药物制剂；②根据药物的治疗窗和药动学参数，确定给药间隔、给药剂量（包括负荷剂量和维持剂量）；③按以上的初步给药方案用药于患者，观察疗效，同时监测血药浓度，进行安全性、有效性评价和剂量调整，直至获得临床最佳给药方案。

应用药物动力学进行个体化给药方案设计和调整时，通常需要结合适当的临床疗效评价和治疗药物监测。当血药浓度与临床疗效或药物副作用相关时，对血药浓度进行监测即可，如地高辛、庆大霉素、苯妥英钠等药物；当血药浓度与临床效果不相关时，可通过监测其药效学指标，如通过测定哮喘患者的第一秒用力呼气量评价沙丁胺醇的疗效，癌症患者主要根据化疗的副作用以及患者对药物的耐受能力来进行剂量调整。

二、给药方案设计的基本方法

依据患者的具体药动学参数进行给药方案设计是最精确的方法，但临床实践中要获得每个患者的参数非常困难，因此多数情况下是应用患者易得的个体参数（如体重、年龄等）和已知的群体平均药物动力学参数进行给药方案设计，后期根据疗效观察及治疗药物监测等进行给药方案调整。临床常见的给药方案设计一般有以下五种方法。

（一）　根据半衰期设计给药方案

通常，根据药物生物半衰期 $t_{1/2}$ 的不同，可将所用药物分为以下五类：①超速处置类：$t_{1/2} \leqslant$ 0.5h 的药物；②快速处置类：$t_{1/2}$ 为 0.5~3h 的药物；③中速处置类：$t_{1/2}$ 为 3~8h 的药物；④慢速处置类：$t_{1/2}$ 为 8~24h 的药物；⑤极慢速处置类：$t_{1/2}>24h$ 的药物。对于有 $t_{1/2}$ 数据，但缺乏其他药动学参数可参考的情况下，如新开发的药物，可按照以下方法制定给药间隔时间。

1. $t_{1/2} \leqslant 0.5h$ **的药物**　对于治疗指数低的药物，只能选择滴注给药；对于治疗指数高的药物，可以降低给药频率，延长给药间隔，但为维持有效血药浓度，通常需要更大的剂量，血药浓度波动也较大。

2. $t_{1/2}$ **为 0.5~8h 的药物**　对于这类药物，主要考虑治疗窗和给药的方便性。①对于治疗窗较宽的药物，如青霉素（$t_{1/2}$ 为 0.7h）、布洛芬（$t_{1/2}$ 为 2h）可采用适当加大给药剂量和延长给药间隔的方案；②对于治疗窗较窄的药物，宜采用静脉滴注或选择缓释、控释制剂给药，以避免血药浓度的较大波动。

3. $t_{1/2}$ **为 8~24h 的药物**　对于该类药物，最方便的给药方案为按半衰期（$\tau = t_{1/2}$）给药，为迅速达到有效治疗浓度，还可采用首剂量加倍的负荷剂量。例如，磺胺类药物常采用按半衰期给药，首次给予负荷剂量（$X_0^* = 2X_0$），再给予维持剂量 X_0。

4. $t_{1/2} >24h$ **的药物**　对于该类药物，为了提高患者对医嘱的依从性，多采用每天给药一次

笔记

的方案。对于某些半衰期特别长的药物如甲氟喹（$t_{1/2}$ 为 20 天）、阿仑膦酸钠（$t_{1/2}$ 为数年），可采用 1 周一次的方案。

对于具有非线性药物动力学特性的药物，随给药剂量增加，药物半衰期 $t_{1/2}$ 延长，为保证临床用药的安全性和有效性，需要进行治疗药物监测，采用个体化给药。此外，$t_{1/2}$ 可受多种因素（如个体差异、年龄、药物相互作用、生理及疾病因素等）的影响，如某一药物的 $t_{1/2}$ 存在较大个体差异，可先测定患者个体的 $t_{1/2}$，再进行给药方案调整。

（二）根据平均稳态血药浓度设计给药方案

由第十章的有关内容可知，符合单室模型特征药物的平均稳态血药浓度 $\overline{C_{ss}}$ 为：

$$\overline{C_{ss}} = \frac{FX_0}{kV\tau} = \frac{FX_0}{Cl\tau} \tag{13-1}$$

符合双室模型特征药物的平均稳态血药浓度 $\overline{C_{ss}}$ 为：

$$\overline{C_{ss}} = \frac{FX_0}{k_{10}V_C\tau} = \frac{FX_0}{\beta V_\beta \tau} \tag{13-2}$$

将式（13-1）整理得：

$$X_0 = \frac{\overline{C_{ss}}kV\tau}{F} = \frac{\overline{C_{ss}}Cl\tau}{F} \tag{13-3}$$

$$\tau = \frac{FX_0}{\overline{C_{ss}}kV} = \frac{FX_0}{\overline{C_{ss}}Cl} \tag{13-4}$$

将式（13-2）整理得：

$$X_0 = \frac{\overline{C_{ss}}k_{10}V_C\tau}{F} = \frac{\overline{C_{ss}}\beta V_\beta \tau}{F} \tag{13-5}$$

$$\tau = \frac{FX_0}{\overline{C_{ss}}k_{10}V_C} = \frac{FX_0}{\overline{C_{ss}}\beta V_\beta} \tag{13-6}$$

由于肝、肾功能正常患者的清除率 Cl 为确定值，根据 $\overline{C_{ss}}$ 设计给药方案，主要就是调整给药剂量 X_0 和（或）给药间隔时间 τ。由式（13-1）、式（13-2）以及第十章血药浓度的波动相关公式可知，给药方案调整时，如果给药速率 $\frac{FX_0}{\tau}$ 不变，则平均稳态血药浓度 $\overline{C_{ss}}$ 不会变，但稳态最大血药浓度 C_{max}^{ss} 和稳态最小血药浓度 C_{min}^{ss} 随 τ 延长，波动程度变大，对治疗窗较窄的药物（如氨茶碱等）容易产生不利影响。因此，在设计 τ 时，一般可选 1~2 个半衰期；对于治疗窗较窄的药物应小于 1 个半衰期；对于治疗窗非常窄的药物则必须采用小剂量多次给药或采用静脉滴注给药。对于治疗窗窄而且半衰期又很短的药物，由于长期静脉滴注和一日内多次给药方案的依从性较差，可选用每日给药 1~2 次的缓释或控释制剂。

例 13-1 给一名体重 80kg 的成年男性气喘患者服用茶碱，已知药物消除半衰期为 5h，表观分布容积为 0.5L/kg，平均稳态血药浓度为 10mg/L，生物利用度为 100%。①如果每 6 小时服药 1 次，茶碱的剂量应为多少？②若可用的茶碱是 225mg 胶囊，试设计给药方案。

解：已知 $\overline{C_{ss}} = 10\text{mg/L}$，$t_{1/2} = 5\text{h}$，$\tau = 6\text{h}$，$V = 0.5 \times 80 = 40\text{L}$，$F = 1$

$$① X_0 = \frac{\overline{C_{ss}}kV\tau}{F} = \frac{10 \times \dfrac{0.693}{5} \times 40 \times 6}{1} = 332.6(\text{mg})$$

$$② \tau = \frac{FX_0}{\overline{C_{ss}}kV} = \frac{1 \times 225}{10 \times \dfrac{0.693}{5} \times 40} = 4(\text{h})$$

笔记

答：①每 6 小时服药 1 次，茶碱的剂量应为 332.6mg。②若可用的茶碱是 225mg 胶囊，给药方案为每 4 小时给药 1 次。

临床上在静脉滴注控制患者病情后，通常希望以口服途径继续进行治疗。口服治疗一般应在滴注停止时立即开始，可以及时弥补滴注停止后血药浓度的下降。假设维持相似的药效，可用维持相同平均稳态血药浓度水平设计口服给药的方案。根据式（13-1）或式（13-2），如果 Cl 不变，只要维持 $\dfrac{FX_0}{\tau}$ 不变，则平均稳态血药浓度 $\overline{C_{ss}}$ 不变。因此，可首先通过式（13-7）计算 $\dfrac{X_0}{\tau}$，在确定 τ 后再计算 X_0。

$$\frac{X_0}{\tau}=\frac{\overline{C_{ss}}Cl}{F} \tag{13-7}$$

例 13-2　以 30mg/h 速率给某男性哮喘患者（60 岁，75kg）静脉滴注氨茶碱，已知茶碱的平均稳态血药浓度为 10mg/L，总清除率为 2.5L/h，氨茶碱是茶碱的可溶性盐，含有 85% 的茶碱（$S=0.85$），茶碱的口服生物利用度为 100%。已知药房有 0.1g 规格茶碱缓释片（1 次/12h），请设计适用于该患者的口服给药方案。

解：已知 $\overline{C_{ss}}=10mg/L$，$Cl=2.5L/h$，$S=0.85$，$F=1$

方法一：根据式（13-7），$\dfrac{X_0}{\tau}=\dfrac{\overline{C_{ss}}Cl}{F}=\dfrac{10\times2.5}{1}=25(mg/h)$

12h 给药剂量：$X_0=25\times12=300(mg)$

方法二：口服给药速率与静脉滴注相同时，即可维持相同的平均稳态血药浓度，即 12h 给药剂量：$30\times0.85\times12=306(mg)$

答：在静脉滴注停止后，患者可采用每 12 小时口服缓释片剂（0.1g）3 片的给药方案。

（三）根据有效血药浓度范围设计给药方案

如图 13-1 所示，治疗时希望将稳态血药浓度维持在有效血药浓度范围，即 MTC 和 MEC 之间的治疗窗。进行给药方案设计时，如果将 MEC 定为稳态最小血药浓度 C_{min}^{ss}，MTC 定为稳态最大血药浓度 C_{max}^{ss}，则可通过稳态血药浓度从 MTC 变化至 MEC 计算多剂量给药时可供选择的最大给药间隔 τ_{max}，然后在 τ_{max} 范围内选择依从性良好的给药间隔时间 τ，再根据维持平均稳态血药浓度或峰浓度确定维持剂量 X_0，如果希望给药后迅速达到有效血药浓度，还可根据维持剂量进一步计算负荷剂量 X_0^*。在获得维持剂量和负荷剂量后，通常还需要根据实际情况，利用四舍五入的方法确定适宜的制剂规格。

1. 多剂量静脉注射给药方案设计　对于符合单室模型特征的药物，多剂量静脉注射达稳态后，C_{max}^{ss}、C_{min}^{ss} 与 τ_{max} 之间的关系为：

$$C_{min}^{ss}=C_{max}^{ss}e^{-k\tau_{max}} \tag{13-8}$$

整理式（13-8）得：

$$\tau_{max}=1.44t_{1/2}\ln\frac{C_{max}^{ss}}{C_{min}^{ss}} \tag{13-9}$$

在一个最大给药间隔 τ_{max} 内，维持稳态血药浓度在 C_{max}^{ss}、C_{min}^{ss} 范围变化所需的最大维持剂量 $X_{0,max}$ 为：

$$X_{0,max}=(C_{max}^{ss}-C_{min}^{ss})V \tag{13-10}$$

由于 τ_{max} 或对应的 $X_{0,max}$ 可能并不现实，则可在 $\tau\le\tau_{max}$ 内选择适宜的给药间隔，如 τ_{max} 为 15h，可选 12h（一天 2 次）或 8h（一天 3 次）为给药间隔 τ 以利于患者遵从医嘱。已知当药物剂

笔记

量与给药间隔的比值恒定时,其平均稳态血药浓度$\overline{C}_{ss}$不变,因此,可利用式(13-11)计算适宜给药间隔τ所对应的维持剂量X_0:

$$X_0 = \frac{X_{0,max}}{\tau_{max}}\tau \qquad (13\text{-}11)$$

如果需要较强的治疗强度,也可选择维持C_{max}^{ss},则在确定τ后采用式(13-12)计算维持剂量X_0:

$$X_0 = C_{max}^{ss}V(1-e^{-k\tau}) \qquad (13\text{-}12)$$

为使血药浓度迅速达到有效浓度,可用式(13-13)计算负荷剂量X_0^*:

$$X_0^* = \frac{X_0}{1-e^{-k\tau}} \qquad (13\text{-}13)$$

例 13-3　某抗生素符合单室模型特征,其消除半衰期为9h,表观分布容积为12.5L,长期治疗中希望患者的血药浓度维持在25～50mg/L。①请问每隔6小时静脉注射250mg是否合理?②若希望维持平均稳态血药浓度,试为患者设计合理的给药方案。

解: 已知$t_{1/2}=9\text{h}$,$V=12.5\text{L}$,$X_0=250\text{mg}$

$$①C_{max}^{ss} = \frac{X_0}{V(1-e^{-k\tau})} = \frac{250}{12.5\times(1-e^{-\frac{0.693}{9}\times6})} = 54.1(\text{mg/L})$$

$$C_{max}^{ss} = \frac{X_0}{V(1-e^{-k\tau})}e^{-k\tau} = \frac{250}{12.5\times(1-e^{-\frac{0.693}{9}\times6})}\times e^{-\frac{0.693}{9}\times6} = 34.1(\text{mg/L})$$

由于$C_{max}^{ss}>50\text{mg/L}$,因此,该给药方案不合理。

②先根据有效血药浓度范围计算τ_{max}:

$$\tau_{max} = 1.44t_{1/2}\ln\frac{C_{max}^{ss}}{C_{min}^{ss}} = 9(\text{h})$$

则维持相同的平均稳态血药浓度,给药间隔为τ_{max}时对应的$X_{0,max}$应为:

$$X_{0,max} = (C_{max}^{ss}-C_{min}^{ss})V = (50-25)\times12.5 = 312.5(\text{mg})$$

考虑患者服用的方便性,选择一天3次的给药方案,即给药间隔τ为8h,为了维持平均稳态血药浓度,则维持剂量为:

$$X_0 = \frac{X_{0,max}}{\tau_{max}}\tau = \frac{312.5}{9}\times8 = 277.8(\text{mg})$$

为使给药后能迅速起效,可进一步计算负荷剂量:

$$X_0^* = \frac{X_0}{1-e^{-k\tau}} = \frac{277.8}{1-e^{-\frac{0.693}{9}\times8}} = 604(\text{mg})$$

答: 每隔6小时静脉注射250mg的方案不合理;该患者可采用首剂量604mg,维持剂量277.8mg,每天3次的给药方案。

2. 多剂量血管外给药方案设计　对于符合单室模型特征且吸收与消除均为一级动力学过程的药物,多剂量血管外给药时稳态最大血药浓度C_{max}^{ss}为:

$$C_{max}^{ss} = \frac{k_aFX_0}{V(k_a-k)}\left(\frac{e^{-kt_{max}}}{1-e^{-k\tau}}-\frac{e^{-k_at_{max}}}{1-e^{-k_a\tau}}\right)$$

稳态达峰时间t_{max}为:

笔记

$$t_{\max} = \frac{1}{k_a - k} \ln \frac{k_a(1 - e^{-k\tau})}{k(1 - e^{-k_a\tau})}$$

稳态最小血药浓度 $C_{\min}^{ss}$ 为:

$$C_{\min}^{ss} = \frac{k_a F X_0}{V(k_a - k)} \left(\frac{e^{-k\tau}}{1 - e^{-k\tau}} - \frac{e^{-k_a\tau}}{1 - e^{-k_a\tau}} \right)$$

当 $k_a \gg k$ 时,有:

$$C_{\max}^{ss} = \frac{F X_0}{V} \left(\frac{e^{-k t_{\max}}}{1 - e^{-k\tau}} \right) \qquad\qquad C_{\min}^{ss} = \frac{F X_0}{V} \left(\frac{e^{-k\tau}}{1 - e^{-k\tau}} \right)$$

整理,得:

$$C_{\min}^{ss} = C_{\max}^{ss} e^{-k(\tau - t_{\max})} \tag{13-14}$$

将式(13-14)取对数,整理,得:

$$\tau = t_{\max} + \frac{1}{k} \ln \frac{C_{\max}^{ss}}{C_{\min}^{ss}} \tag{13-15}$$

当以 MTC 为 $C_{\max}^{ss}$,MEC 为 $C_{\min}^{ss}$,根据式(13-15)求得的 τ 为血管外给药可选的最大给药间隔 $\tau_{\max}$,然后可参照前述静脉注射的方法进行给药方案设计。另外,虽然血管外给药(如口服不同剂型药物)的吸收速率常数 k_a 常有差异,但一般情况下,$k_a \gg k$,为了计算简便,临床上通常忽略吸收过程,直接采用多剂量静脉给药方案的方法估算。需要注意的是,计算时应将剂量除以吸收分数或生物利用度 F 以校正进入体循环的药量。

例 13-4 已知符合单室模型特征某药物的吸收速率常数 k_a 为 $1h^{-1}$,消除速率常数 k 为 $0.1h^{-1}$,表观分布容积 V 为 10L,其稳态最小血药浓度为 2.2mg/L(最佳治疗浓度为 3~4mg/L),现有 30mg、40mg 和 70mg 三种规格的片剂(生物利用度均为 0.8),每日给药 3 次,试为患者选择适宜的片剂。

解: 已知 $k_a = 1h^{-1}$,$k = 0.1h^{-1}$,$V = 10L$,$C_{\min}^{ss} = 2.2mg/L$,$\tau = 8h$,$F = 0.8$

由 $C_{\min}^{ss} = \frac{F X_0}{V} \left(\frac{e^{-k\tau}}{1 - e^{-k\tau}} \right)$ 得:

$$X_0 = \frac{C_{\min}^{ss} V}{F} (e^{k\tau} - 1) = \frac{2.2 \times 10}{0.8} (e^{0.1 \times 8} - 1) = 33.7 \, (\mathrm{mg})$$

即应选择 30mg 规格的片剂,才能满足临床要求。

验证:服用 30mg 的片剂后

$$t_{\max} = \frac{1}{k_a - k} \ln \frac{k_a(1 - e^{-k\tau})}{k(1 - e^{-k_a\tau})} = \frac{1}{1 - 0.1} \times \ln \frac{1 \times (1 - e^{-0.1 \times 8})}{0.1 \times (1 - e^{-1 \times 8})} = 1.90 \, (\mathrm{h})$$

$$C_{\max}^{ss} = \frac{F X_0}{V} \left(\frac{e^{-k t_{\max}}}{1 - e^{-k\tau}} \right) = \frac{0.8 \times 30}{10} \times \frac{e^{-0.1 \times 1.90}}{1 - e^{-0.1 \times 8}} = 3.60 \, (\mathrm{mg/L})$$

答: 经验证,选择 30mg 规格的片剂可满足临床要求。

3. **静脉滴注给药方案设计** 对于生物半衰期短且治疗指数小的药物,频繁给药不方便,但延长给药间隔又会引起较大的血药浓度波动,易出现血药浓度超出治疗窗的弊端。因此,临床上多采用静脉滴注给药。

(1)单纯静脉滴注给药:由第八章相关内容可知,单室模型特征的药物静脉滴注达稳态时血药浓度 C_{ss} 为:

$$C_{ss} = \frac{k_0}{kV} \tag{13-16}$$

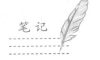
笔记

整理后得:

$$k_0 = C_{ss}kV \qquad (13\text{-}17)$$

由第九章相关内容可知,二室模型药物静脉滴注 C_{ss} 为:

$$C_{ss} = \frac{k_0}{k_{10}V_C} = \frac{k_0}{\beta V_\beta} \qquad (13\text{-}18)$$

整理后得:

$$k_0 = C_{ss}k_{10}V_C = C_{ss}\beta V_\beta \qquad (13\text{-}19)$$

式(13-17)、式(13-19)可分别用于单室模型和双室模型药物的静脉滴注给药方案设计。

例 13-5 羧苄西林为单室模型药物,已知 $t_{1/2} = 1h$,$V = 9L$,有效治疗浓度为 $150mg/L$,现静脉滴注 1L 输液,若希望维持该浓度 10 小时,应将多少药物溶解在 1L 输液中?

解:滴注速率 k_0 为给药剂量与滴注时间的比值,即 $k_0 = \frac{X_0}{T}$,已知 $t_{1/2} = 1h$,$V = 9L$,$C_{ss} = 150mg/L$,$T = 10h$,则由 $k_0 = C_{ss}kV$,得:

$$X_0 = C_{ss}kVT = 150 \times \frac{0.693}{1} \times 9 \times 10 = 9356(mg)$$

答:若希望维持该浓度 10 小时,应将 9.356g 羧苄西林溶解于 1L 输液中。

(2) 静脉滴注加静脉注射方式给药:静脉滴注给药后需一段时间才能达到稳态。为使血药浓度迅速达到有效浓度,可采用静脉滴注加静脉注射的方式给药,临床上主要有以下两种情况:

1) 静脉滴注与静脉注射同时给药,其血药浓度与时间的关系式:

$$C = \frac{X_0}{V}e^{-kt} + \frac{k_0}{kV}(1-e^{-kt}) \qquad (13\text{-}20)$$

2) 先静脉注射后静脉滴注给药,血药浓度与时间的关系式:

$$C = \left(\frac{X_0}{V}e^{-kt}\right)e^{-kt'} + \frac{k_0}{kV}(1-e^{-kt'}) \qquad (13\text{-}21)$$

t 为静脉注射给药开始至静脉滴注给药开始之间的时间;t' 为静脉滴注给药的时间。

例 13-6 某药物符合单室模型特征,表观分布容积为 $0.25L/kg$,$t_{1/2} = 10h$,某患者体重 80kg,①要维持血药浓度为 $8mg/L$,应以怎样的速率恒速静脉滴注?②试设计一种给药方案,使静脉注射后血药浓度维持在 $8mg/L$ 水平。

解:已知 $t_{1/2} = 10h$,$V = 0.25 \times 80 = 20L$,$C_{ss} = 8mg/L$

$$k = \frac{0.693}{t_{1/2}} = \frac{0.693}{10} = 0.0693(h^{-1})$$

①$k_0 = C_{ss}kV = 8 \times 0.0693 \times 20 = 11.1(mg/h)$

②可采用静脉注射与滴注同时进行的方案:

静脉注射负荷剂量:$X_0^* = C_{ss}V = 8 \times 20 = 160(mg)$

静脉滴注速率:$k_0 = C_{ss}kV = 8 \times 0.0693 \times 20 = 11.1(mg/h)$

答:①要维持血药浓度为 $8mg/L$,应采取 11.1mg/h 的速率恒速静脉滴注。②静脉注射 160mg 负荷剂量,同时以 11.1mg/h 的速率滴注即可使血药浓度维持在 $8mg/L$ 水平。

(3) 间歇静脉滴注给药:根据第十章相关内容,给药间隔时间 τ 及滴注速率 k_0 可按下列公式进行计算:

$$\tau = T + \frac{1}{k}\ln\frac{C_{max}^{ss}}{C_{min}^{ss}} \qquad (13\text{-}22)$$

笔记

$$k_0 = C_{\max}^{ss} kV\left(\frac{1-\mathrm{e}^{-k\tau}}{1-\mathrm{e}^{-kT}}\right) \tag{13-23}$$

例 13-7   已知某药物的生物半衰期 $t_{1/2}$ 为 10h,表观分布容积为 0.5L/kg,临床有效治疗浓度为 $10\sim20$mg/L。某患者体重 60kg,每次静脉滴注 2 小时,要想使血药浓度维持在有效治疗浓度范围,试求最佳给药间隔时间 τ 与静脉滴注速率 k_0。

解: 已知 $t_{1/2}=10$h,$V=0.5\times60=30$L,$C_{\min}^{ss}=10$mg/L,$C_{\max}^{ss}=20$mg/L,$T=2$h

$$k = \frac{0.693}{t_{1/2}} = \frac{0.693}{10} = 0.0693\,(\mathrm{h}^{-1})$$

$$\tau = T+\frac{1}{k}\ln\frac{C_{\max}^{ss}}{C_{\min}^{ss}} = 2+\frac{1}{0.0693}\times\ln\frac{20}{10} = 12\,(\mathrm{h})$$

$$k_0 = C_{\max}^{ss}kV\left(\frac{1-\mathrm{e}^{-k\tau}}{1-\mathrm{e}^{-kT}}\right) = 20\times0.0693\times30\times\left(\frac{1-\mathrm{e}^{-0.0693\times12}}{1-\mathrm{e}^{-0.0693\times2}}\right) = 181.4\,(\mathrm{mg/h})$$

答: 最佳给药间隔 τ 为 12h,静脉滴注速率为 181.4mg/h。

(四) 非线性药物动力学给药方案

对于具有非线性药物动力学特征的药物,给药达稳态后,消除速率等于给药速率(R),即:

$$R = \frac{V_m' C_{ss}}{K_m + C_{ss}} \tag{13-24}$$

参数 K_m 和 V_m' 不仅个体差异很大,而且对于同一个体,当病情变化或合用其他药物时也会产生差异。因此,确定每个患者的 K_m 和 V_m' 是设计该类药物给药方案的关键。可参照第十一章相关公式计算患者的 K_m 与 V_m',然后根据式(13-24)求给药速率或给药剂量。

静脉滴注给药时,给药速率等于滴注速率,即 $R=k_0$。

多剂量静脉注射给药时,给药速率 $R=\dfrac{X_0}{\tau}$;多剂量血管外给药时,给药速率 $R=\dfrac{FX_0}{\tau}$,代入式(13-24),得:

$$X_0 = \frac{V_m' C_{ss}\tau}{F(K_m+C_{ss})} \tag{13-25}$$

$$\tau = \frac{FX_0(K_m+C_{ss})}{V_m' C_{ss}} \tag{13-26}$$

例 13-8   某癫痫患者肝、肾功能正常,给予苯妥英钠进行治疗,当每日剂量为 300mg 时,稳态血药浓度为 8mg/L,症状不能控制;当每日剂量增大至 350mg 时,稳态血药浓度为 20mg/L,出现中枢神经系统副作用。①求该患者的 K_m 和 V_m'。②欲使稳态血药浓度为 15mg/L,应给多大的剂量?

解: 已知 $R_1=300$mg/d,$C_{ss1}=8$mg/L,$R_2=350$mg/d,$C_{ss2}=20$mg/L

$$①K_m = \frac{R_2-R_1}{R_1/C_{ss1}-R_2/C_{ss2}} = \frac{350-300}{300/8-350/20} = 2.5\,(\mathrm{mg/L})$$

$$V_m' = \frac{(K_m+C_{ss1})R_1}{C_{ss1}} = \frac{(2.5+8)\times300}{8} = 394\,(\mathrm{mg/d})$$

②根据式(13-24),有:

$$R = \frac{V_m' C_{ss}}{K_m+C_{ss}} = \frac{394\times15}{2.5+15} = 337.7\,(\mathrm{mg/d})$$

笔记

答: ①该患者的 K_m 为 2.5mg/L,V_m' 为 394mg/d。②欲使稳态血药浓度为 15mg/L,给药剂量

应为 337.7mg/d。

（五）抗菌药物的给药方案

抗菌药物在临床上使用非常广泛,但如果应用不合理容易产生细菌耐药性、出现新的病原菌或发生不良反应等问题。抗菌药物的作用对象为致病菌,其能否达到预期治疗目的,主要依赖于机体-药物-致病菌三者之间的作用关系,即与抗菌药物的药动学(PK)/药效学(PD)过程密切相关。该 PK 过程是指一定剂量的药物在血液、体液和组织中达到杀灭或抑制细菌生长的浓度,并维持一定时间;而 PD 过程指在感染部位同样需要药物达到适宜浓度并维持足够的时间以发挥治疗作用。临床上,通常根据药物特点、病原菌种类和患者病情选择适宜的抗菌药物,并结合 PK-PD 原理设计合理的给药方案。图 13-2 为抗菌药物的 PK-PD 相关性模式图。

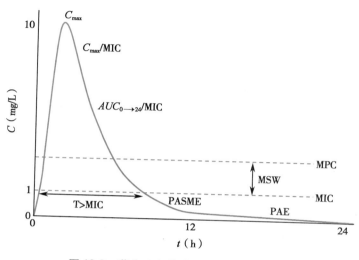

图 13-2　药物动力学-药效学相关性模式图

1. 抗菌药物有关 PK-PD 结合参数　由于抗菌药物的靶浓度无法测定,常用最小抑菌浓度(minimum inhibitory concentration,MIC)代替。与 MIC 有关的抗菌药物 PK-PD 结合参数主要有:①C_{max}/MIC;②$AUC_{0\rightarrow24}$/MIC(AUIC,24h 抗菌药物血药浓度-时间曲线下面积);③T>MIC(给药后血药浓度大于 MIC 的持续时间,常以该部分占一个给药区间的百分率表示)。按照 PK-PD 特征不同,抗菌药物可分为浓度依赖型和时间依赖型两类,见表 13-1。

表 13-1　按 PK-PD 参数分类的抗菌药物

抗菌药物分类	PK-PD 参数	相关药物
浓度依赖型	$AUC_{0\rightarrow24}$/MIC(AUIC)或 C_{max}/MIC	氨基苷类、氟喹诺酮类、甲硝唑、两性霉素 B、酮内酯类
时间依赖型		
短 PAE	T>MIC	β-内酰胺类(青霉素类、头孢菌素类、碳青霉烯类、氨曲南等)、大部分大环内酯类、克林霉素、噁唑烷酮类
长 PAE	$AUC_{0\rightarrow24}$/MIC	阿奇霉素、四环素、氟康唑、克林霉素、链阳性菌素类、糖肽类、碳青霉烯类

某些抗菌药物在浓度降至 MIC 后仍可继续抑制细菌生长,这主要与其抗生素后效应(post antibiotic effect,PAE)、抗生素后促白细胞效应(post antibiotic leukocyte enhancement,PALE)、亚抑菌浓度下的抗生素后效应(post antibiotic sub-MIC effect,PASME)有关。上述 PD 参数与抗菌活性持续时间密切相关。其中,PAE 是指细菌与抗生素短暂接触,当血药浓度低于 MIC 或被机体

笔记

完全清除后,细菌在一段时间内仍处于持续受抑制的状态。PAE 与药物品种、细菌种类、药物浓度、药物与细菌作用时间长短等有关,即不同药物对同一细菌的 PAE 可能不同,同一药物对不同细菌的 PAE 也可能不同,同一药物对同一细菌的 PAE 还可能受药物浓度、药物与细菌接触时间等影响。如在 MIC 时,环丙沙星、氧氟沙星、培氟沙星、氟罗沙星、洛美沙星对金黄色葡萄球菌和大肠埃希菌的 PAE 为 1～2h,而诺氟沙星则几乎没有 PAE;环丙沙星(3μg/ml)对粪链球菌无 PAE,而对金黄色葡萄球菌、大肠埃希菌的 PAE 分别为 1.9h 和 4.1h。在一定范围内,喹诺酮类药物的 PAE 与药物浓度呈线性关系,即随浓度增加 PAE 增大;药物与细菌接触时间延长,其 PAE 也可延长,如环丙沙星与铜绿假单胞菌接触 0.5h、3h 后的 PAE 分别为 0.9h 和 5.8h。PALE 是指细菌与高浓度的抗生素接触后,菌体发生变形,更易被吞噬细胞识别,从而产生抗生素与白细胞的协同效应,使细菌修复再生时间延长,从而产生 PAE。PASME 是指细菌与超抑菌浓度的药物接触后,当再次接触亚抑菌浓度(Sub-MIC)的药物时,细菌生长受到长时间延缓的效应。

　　近年来细菌耐药的突出问题引起关注,1999 年由美国的 Zhao 和 Drlica 首先提出基于喹诺酮类药物研究的防突变浓度(mutant prevention concentration,MPC)和突变选择窗(mutant selection window,MSW)假说。MPC 是指防止细菌耐药突变菌株被选择富集所需的最低抗菌药物浓度。MSW 则表示可产生耐药菌株的范围,为 MIC 与 MPC 之间的浓度范围。MSW 越宽,越可能筛选出耐药菌株;MSW 越窄,则产生耐药菌株的可能性越小。通常,当药物浓度低于 MIC 时,无法达到预期的治疗效果,但也不会导致耐药;当药物浓度大于 MIC、但落在 MSW 范围时,则容易选择耐药菌株;而药物浓度高于 MPC 时,既可达治疗效果又不会出现耐药突变。因此,最理想的抗菌药物为 MPC 低、MSW 窄的药物。如 C-8-甲氧基结构的第四代新喹诺酮类药物莫西沙星、加替沙星具有比第三代 C-8-氢结构的环丙沙星更窄的 MSW,不易产生耐药性。此外,与细菌耐药性有关的参数还有选择期(selective period)和选择性压力。前者为当药物浓度落在细菌耐药范围内所持续的时间,后者为抗菌药物浓度-时间曲线上低于 MIC 的曲线下面积。选择期越长、选择性压力持续时间越长,越容易产生耐药。因此,在抗菌药物给药方案设计时,应选择浓度易于维持在 MIC 和 MPC 以上的药物以关闭 MSW,或缩短选择期使在 MSW 以上的时间越长越好。

　　2. 抗菌药物给药方案设计　应根据 PK-PD 结合参数的不同类型、药物的 PAE 长短及耐药特性,选择适宜的抗菌药物并设计合理的给药方案,既使抗菌药物远离 MTC,又不能以较多时间接近 MEC,以降低不良反应发生率,获得尽可能高的疗效和最低耐药性。

　　(1) 浓度依赖型抗菌药物:属于该类型的有氨基苷类、氟喹诺酮类、两性霉素 B、甲硝唑、酮内酯类等抗菌药物。其特点是杀菌作用取决于峰浓度、而与作用时间关系不大,并具有较长的 PAE。评价疗效的 PK-PD 参数主要为 $C_{\max}/\mathrm{MIC}$ 和 AUIC。如氨基苷类在 $C_{\max}/\mathrm{MIC} \geqslant 10$ 时可产生最大杀菌效果,而在 $C_{\max}/\mathrm{MIC} < 8$ 时易产生耐药;氟喹诺酮类在 $C_{\max}/\mathrm{MIC} \geqslant 10$ 或 $\mathrm{AUIC} \geqslant 125$ 时可对革兰阴性菌产生最佳杀菌作用,$\mathrm{AUIC} \geqslant 40$ 时对革兰阳性菌产生最佳杀菌作用,厌氧菌如脆弱拟杆菌和多型拟杆菌的 AUIC 分别大于 10 和大于 50。

　　临床应用浓度依赖型抗菌药物时,提高疗效的关键在于加大给药剂量,即在不增加毒性的前提下,应保证每日给药次数尽可能少,以获得高血药浓度。通常可根据 $C_{\max}/\mathrm{MIC} = 10$ 或 $\mathrm{AUIC} = 125$ 以及药动学相关公式,计算最佳给药剂量和作用持续时间,并结合药物的 PAE 确定给药间隔时间。

　　例 13-9　采用阿米卡星治疗铜绿假单胞菌呼吸道感染的某患者(体重 60kg,肾功能正常),要求 1 小时内完成静脉滴注。已知阿米卡星具有二室模型动力学特征,$\alpha = 1.3\mathrm{h}^{-1}$,$\beta = 0.23\mathrm{h}^{-1}$,$k_{10} = 0.43\mathrm{h}^{-1}$,$V_C = 10.13\mathrm{L}$,MIC 为 2μg/ml,PAE 为 23.3h。请计算给药剂量、给药速率和给药间隔时间。

　　解:已知 $\alpha = 1.3\mathrm{h}^{-1}$,$\beta = 0.23\mathrm{h}^{-1}$,$k_{10} = 0.43\mathrm{h}^{-1}$,$V_C = 10.13\mathrm{L}$,MIC = 2μg/ml,PAE = 23.3h

　　阿米卡星为浓度依赖型抗生素,当 $C_{\max}/\mathrm{MIC} \geqslant 10$ 时可产生最大杀菌效果,因此,若以 $C_{\max}/$

笔记

MIC = 10 作为 PK-PD 参数,则 $C_{\max} = 20\mu g/ml$。

根据 $C_{\max} = \dfrac{k_0}{k_{10}V_C}\left(1 - \dfrac{k_{10}-\beta}{\alpha-\beta}e^{-\alpha t} - \dfrac{\alpha-k_{10}}{\alpha-\beta}e^{-\beta t}\right)$,有:

$$20 = \frac{k_0}{0.43\times10.13}\times\left(1 - \frac{0.43-0.23}{1.3-0.23}\times e^{-1.3\times1} - \frac{1.3-0.43}{1.3-0.23}\times e^{-0.23\times1}\right)$$

可得:$k_0 = 287.4(\text{mg/h})$

由于滴注时间为 1h,则给药剂量为 287.4mg。

以 MIC 为稳态最小血药浓度(即有效浓度),$C_{\max}$ 为稳态最大血药浓度,即 $C_{\max}^{ss} = 20\mu g/ml$、$C_{\min}^{ss} = 2\mu g/ml$,计算给药间隔时间为:

$$\tau = T + \frac{1}{\beta}\ln\frac{C_{\max}^{ss}}{C_{\min}^{ss}} = 1 + \frac{1}{0.23}\ln\frac{20}{2} = 11(\text{h})$$

加上 PAE = 23.3h,即每日给药一次即可。

答:给药剂量为 287.4mg,给药速率为 287.4mg/h,每日给药一次。

氨基苷类药物(如阿米卡星、庆大霉素等)多采用一日一次的给药方法,主要依据如下:①为浓度依赖型抗菌药物,其疗效与 $C_{\max}$/MIC 密切相关,$C_{\max}$/MIC 比值达 8～10 时,临床有效率可达 90%,将日剂量集中一次使用,可达到较理想的 $C_{\max}$/MIC 发挥疗效。②对革兰阴性菌(包括铜绿假单胞菌),氨基苷类有较长的 PAE,因此,可在不改变剂量或适当增加剂量的前提下,适当延长给药间隔;也可在保持给药间隔不变的情况下适当减少用药剂量。此时需注意 MSW 较宽的药物可能产生耐药性。③具有首剂效应(first exposure effect,FEE),也称为适应性耐药,即细菌首次接触抗生素时可被迅速杀灭,而未被杀灭的细菌再次或多次接触同种抗生素时,药物的杀菌效果明显降低,主要发生在治疗革兰阴性杆菌(尤其是铜绿假单胞菌)感染时。适应性耐药为可逆现象,经过一段时间后杀菌活性可以恢复。如采用一日一次的给药方案,在再次给药时细菌的敏感性已大部分恢复,可获得良好的疗效。④氨基苷类的肾毒性、耳毒性与肾皮质、内耳局部药物浓度及维持时间有关,采用一日一次给药方案时利于药物从局部返回血中,药物维持低浓度的时间较长,从而降低肾毒性和耳毒性。但需注意的是,氨基苷类药物治疗感染性心内膜炎、革兰阴性杆菌脑膜炎、骨髓炎、肾功能减退、大面积烧伤及肺囊性纤维化、新生儿和孕妇等患者感染时,不宜采用一日一次的给药方案。

氟喹诺酮类亦属于浓度依赖型抗菌药物,但与氨基苷类不同,其不良反应存在明显的浓度依赖性,使得临床较高剂量的使用受限,其评价参数常使用 AUIC。对于具有较长半衰期或 PAE 的药物,可以采用一日一次的给药方案以获得较高的峰浓度,起到快速杀菌作用;而对于半衰期较短的药物如环丙沙星($t_{1/2}$ 为 4h),通常分两次给药,以减少毒副作用的发生。但在治疗重症感染时,国外也有采用较大剂量的环丙沙星一日给药一次,认为可提高疗效,并能减少耐药菌的产生。如美国 FDA 和加拿大、欧洲不少国家批准将治疗铜绿假单胞菌感染或重症感染的环丙沙星剂量提高至 0.8～1.2g/d。

例 13-10 为治疗患者(体重 60kg,肾功能正常)的铜绿假单胞菌感染,给其静脉滴注(每次滴注 1 小时)环丙沙星,已知环丙沙星具有单室模型动力学特征,MIC = 0.12μg/ml,$t_{1/2} = 4h$,$V = 2.0L/kg$;8 倍 MIC 时,环丙沙星对铜绿假单胞菌的 PAE 为 7.8h,0.9 倍 MIC 时的 PASME 达 24.0h。请计算给药剂量、给药速率和给药间隔时间。

解:已知 MIC = 0.12μg/ml,$t_{1/2} = 4h$,$V = 2.0L/kg$,PAE = 7.8h,PASME = 24.0h,$T = 1h$,取 AUIC = 125,则:

$$AUC = 125\times MIC = 125\times0.12 = 15(\text{mg}\cdot\text{h/L})$$

停滴时的血药浓度为:

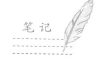

笔记

$$C_{\max}=\frac{k_0}{kV}(1-e^{-kT})=\frac{AUC}{T}(1-e^{-kT})=\frac{15}{1}\times(1-e^{-\frac{0.693}{4}\times1})=2.39\,(\mathrm{mg/L})$$

$$k_0=\frac{C_{\max}kV}{1-e^{-kT}}=\frac{2.39\times\frac{0.693}{4}\times2\times60}{1-e^{-\frac{0.693}{4}\times1}}=312.4\,(\mathrm{mg/h})$$

由于滴注时间为 1h,则给药剂量为 312.4mg。

根据静脉滴注停止后的血药浓度公式,计算滴注停止后可维持有效浓度的时间 t',有:

$$C=\frac{k_0}{kV}(1-e^{-kT})\,e^{-kt'}$$

$$t'=\frac{1}{k}\ln\frac{k_0(1-e^{-kT})}{kVC}$$

当 $C=8\mathrm{MIC}=8\times0.12=0.96\,(\mathrm{mg/L})$ 时,求得 $t'=5.3\mathrm{h}$,则 $T+t'=6.3\mathrm{h}$。

由于 8 倍 MIC 时,环丙沙星对铜绿假单胞菌的 PAE 为 7.8h,所以给药间隔时间为:

$$\tau=6.3+7.8=14\,(\mathrm{h})$$

答:给药剂量为 312.4mg,给药速率为 312.4mg/h,每天给药 2 次。若考虑 PASME,则也可每日给药一次。

（2）时间依赖型抗菌药物:该类抗菌药物的特点是当血药浓度达到 MIC 的 4~5 倍时,杀菌作用达到饱和,继续增加药物浓度并不能提高疗效。此时,疗效主要取决于药物浓度超过 MIC 时间的长短。根据是否存在 PAE,该类抗菌药物又可分为无明显 PAE 的时间依赖型和有明显 PAE 的时间依赖型。

1）无明显 PAE 的时间依赖型抗菌药物:有 β-内酰胺类、红霉素等老一代大环内酯类、克林霉素、噁唑烷酮类等。该类抗菌药物的特点是当药物浓度低于 MIC 时,细菌可迅速重新生长繁殖。$T>\mathrm{MIC}$ 是其发挥治疗作用的关键,设计给药方案时应尽量延长 $T>\mathrm{MIC}$,通常达到给药间隔时间的 40%~50% 时,可获得 85%~100% 的细菌清除率。由于维持血药浓度的时间取决于半衰期,增加给药次数及延长静脉注射时间或连续静脉滴注可增加 $T>\mathrm{MIC}$,提高疗效。故临床上常采用每日分多次给药的方案,对于高 MIC 的致病菌还可采用持续静脉滴注的方案。但对于半衰期较长的该类药物,不必增加给药次数。如头孢曲松的半衰期为 8.5h,12~14h 给药一次即可维持血药浓度。此外,当药物对靶致病菌的效价高时,给药次数较少时即可达到足够的 $T>\mathrm{MIC}$。如头孢噻肟的 $t_{1/2}$ 仅为 1~2h,但对常见致病菌的 MIC 很低,治疗下呼吸道感染时只需12h 给药一次即可。对于 PAE 较短、但 PASME 持续时间较长的该类抗菌药物,亦不必每日多次给药。如青霉素对化脓性链球菌 NCTCP1800 和肺炎链球菌 ATCC6306 的 PAE 较短,分别为2.4h 和2h,但药物浓度为 0.3MIC 时两者的 PASME 分别为超过 22h 和 5.8h。因此,青霉素治疗一般感染时可利用其 PASME 的作用,先于 1h 内静脉滴注 640 万 U,8~12h 后再肌内注射 40 万 U。

对于无明显 PAE 的时间依赖型抗菌药物,可根据 $T>\mathrm{MIC}$ 为 40%~50% 和药物隔室模型特征相应的血药浓度公式,以 MIC 作为有效浓度,计算给药剂量和给药间隔时间。

2）有明显 PAE 的时间依赖型抗菌药物:属于此类的有第二代大环内酯类、四环素类、氟康唑、克林霉素、链阳性菌素类、糖肽类等药物。主要评价指标是 AUIC,同时兼顾 $C_{\max}$、AUC 和 $T>\mathrm{MIC}$。此类抗菌药物维持 $T>\mathrm{MIC}$ 也很重要,但由于存在 PAE,可允许药物浓度在给药间隔的大部分时间低于 MIC,因此可适当延长给药间隔时间。如阿奇霉素由于体内分布迅速,组织半衰期长,血药浓度较低,但其有较长 PAE,其抗菌疗效的 AUC/MIC 期望值>30 可产生杀菌作用,临床只需每日一次给药即能取得理想疗效。如碳青霉烯类的亚胺培南、美罗培南等对繁殖期和静止期的细菌都有很强的杀菌活性,同时有较长的 PAE,因此可适当延长给药间隔时间,采用每日 1~2 次的给药方案。具体药物的给药方案可利用药物的 PK-PD 参数,参照浓度依赖型抗菌

笔记

药物的设计方法。

三、特殊生理和病理状况下给药方案调整

（一）肾功能减退患者的给药方案调整

肾脏是人体药物消除的重要器官之一，肾功能决定肾脏排泄药物的能力。对于肾功能不全的患者，当药物主要以原形（>70%）经肾排泄或肾功能下降30%时，由于肾脏排泄能力降低，药物的消除变慢，即药物清除率 Cl 降低，消除速率常数 k 减小，生物半衰期 $t_{1/2}$ 延长，如应用治疗指数小的药物，易引起毒副作用，应考虑进行给药方案调整。

1. 根据肌酐清除率调整给药方案　肾功能减退患者调整给药方案前需要了解肾功能的状况，目前临床上常用反映肾小球滤过功能的内生肌酐清除率（creatinine clearance, Cl_{cr}）来表示肾功能。肌酐是肌肉代谢生成的一种内源性物质，几乎全部经肾小球滤过排出，且不被肾小管重吸收和分泌。当肾功能明显下降时，血清肌酐浓度（serum creatinine concentration, S_{cr}）升高。因此，可通过检测 S_{cr} 水平反映肌酐清除率的变化。当药物主要经肾排泄消除时，由于药物的肾清除率（Cl_r）与 Cl_{cr} 成正比，可根据 Cl_{cr} 估算药物的消除速率常数 k，进而调整给药剂量或给药间隔时间。

（1）肌酐清除率的估算：如第六章药物排泄中所述，肌酐清除率可以通过测定尿和血中肌酐浓度进行估算，但由于尿样收集不全、费时不便等原因，此法较少应用。在临床工作中常通过患者的血清肌酐浓度、年龄、体重和性别估算 Cl_{cr}，表13-2列举了成人及儿童估算肌酐清除率的有关公式。

1）男性患者：

$$Cl_{cr} = \frac{(140-年龄) \times 体重(kg)}{72 \times S_{cr}} \quad (S_{cr}单位：mg/dl) \tag{13-27}$$

$$或 \quad Cl_{cr} = \frac{1.23 \times (140-年龄) \times 体重(kg)}{S_{cr}} \quad (S_{cr}单位：\mu mol/L) \tag{13-28}$$

2）女性患者：

$$Cl_{cr} = \frac{(140-年龄) \times 体重(kg)}{72 \times S_{cr}} \times 0.85 \quad (S_{cr}单位：mg/dl) \tag{13-29}$$

$$或 \quad Cl_{cr} = \frac{1.04 \times (140-年龄) \times 体重(kg)}{S_{cr}} \quad (S_{cr}单位：\mu mol/L) \tag{13-30}$$

表 13-2　Cockcroft-Gault 法估算成人肌酐清除率及 Schwartz 法估算儿童肌酐清除率

人　群	肌酐清除率（ml/min）	
	血清肌酐（mg/dl）	血清肌酐（μmol/L）
成人（20~100岁）*		
男性	$\dfrac{(140-年龄) \times 体重}{72 \times S_{cr}}$	$\dfrac{1.23 \times (140-年龄) \times 体重}{S_{cr}}$
女性	$\dfrac{(140-年龄) \times 体重}{72 \times S_{cr}} \times 0.85$	$\dfrac{1.04 \times (140-年龄) \times 体重}{S_{cr}}$
儿童（0~20岁）**		
$Cl_{cr}(/1.73m^2)$	$\dfrac{因子^{\dagger} \times 身高}{S_{cr}}$	$\dfrac{88.3 \times 因子^{\dagger} \times 身高}{S_{cr}}$
Cl_{cr}	$\dfrac{因子^{\dagger} \times 身高}{S_{cr}} \times \left(\dfrac{体重}{70}\right)^{0.75}$	$\dfrac{88.3 \times 因子^{\dagger} \times 身高}{S_{cr}} \times \left(\dfrac{体重}{70}\right)^{0.75}$

注：* 年龄：岁；体重：kg；成人20岁及以上，肥胖或瘦弱患者估算值准确度较差；** 身高：cm；体重：kg；（/1.73m²）表示体表面积为1.73m²时（平均体重70kg个体）的肌酐清除率（ml/min）；†因子：早产儿~1岁（0.33）；足月儿~1岁（0.43）；儿童及青春期女孩（0.55）；青春期男孩（0.70）

笔记

（2）由肌酐清除率估算消除速率常数：在利用表 13-2 中的公式，由 S_{cr} 计算 Cl_{cr} 后，可采用 Wagner 法或 Giusti-Hayton 法估算肾功能减退患者的消除速率常数 k。

已知药物总清除率（Cl）等于肾清除率（Cl_r）与非肾清除率（Cl_{nr}）之和：

$$Cl = Cl_r + Cl_{nr} \tag{13-31}$$

假设药物的非肾清除与肾功能无关，由于肾清除率 Cl_r 与肌酐清除率 Cl_{cr} 成正比，则肾功能减退患者的药物总清除率 $Cl_{(d)}$ 和消除速率常数 $k_{(d)}$ 为：

$$Cl_{(d)} = B \cdot Cl_{cr} + Cl_{nr} \tag{13-32}$$

$$k_{(d)} = b \cdot Cl_{cr} + k_{nr} \tag{13-33}$$

其中，B 和 b 为药物的特性常数；Cl_{nr} 和 k_{nr} 分别为非肾清除率和非肾消除速率常数。

1）Wagner 法：假设患者肾功能减退时药物 k_{nr} 不变，Wagner 建立了某些药物 Cl_{cr} 与肾功能减退患者 $k_{(d)}$ 之间的线性关系式：

$$k_{(d)} = a + bCl_{cr} \tag{13-34}$$

其中 a 即为非肾消除速率常数 k_{nr}，一些药物的 k、a、b 值见表 13-3，通过估算肾功能减退患者的 Cl_{cr} 和查表得 a、b 值，即可计算患者的 $k_{(d)}$。

表 13-3   Wagner 法估算肾功能减退患者消除速率常数值

药　　物	$a \times 100$（h^{-1}）	$b \times 100$	正常人的 k（h^{-1}）
青霉素	3	1.37	1.4
氨苄西林	8.3	0.45	0.53
羧苄西林	6	0.54	0.6
头孢氨苄	3	0.67	0.7
头孢噻吩钠	3	0.37	0.4
链霉素	1	0.26	0.27
庆大霉素	2	0.28	0.3
卡那霉素	1	0.24	0.25
万古霉素	0.3	0.117	0.12
多黏菌素 E	8	0.23	0.31
多黏菌素 B	2	0.14	0.16
磺胺嘧啶	3	0.05	0.08
磺胺异二甲基嘧啶（儿童）	1	0.14	0.15

2）Giusti-Hayton 法：该法用于已知原形药物肾排泄分数 f_r 时计算消除速率常数，肾功能减退患者的肾消除速率常数 $k_{r(d)}$ 可根据以下公式计算：

$$\frac{k_{r(d)}}{k_r} = \frac{Cl_{cr(d)}}{Cl_{cr}} \tag{13-35}$$

则有：

$$k_{r(d)} = \frac{Cl_{cr(d)}}{Cl_{cr}} k_r \tag{13-36}$$

笔记

由于药物的总消除速率常数 $k_{(d)}$ 等于肾消除速率常数 $k_{r(d)}$ 与非肾消除速率常数 k_{nr} 之和，即 $k_{(d)} = k_{r(d)} + k_{nr}$。假定肾功能减退时 k_{nr} 不变，则：

$$k_{(d)} = \frac{Cl_{cr(d)}}{Cl_{cr}}k_r + k_{nr} \tag{13-37}$$

两边同时除以正常人的消除速率常数 k，得：

$$\frac{k_{(d)}}{k} = \frac{Cl_{cr(d)}}{Cl_{cr}}\frac{k_r}{k} + \frac{k_{nr}}{k} \tag{13-38}$$

令原形药物肾排泄分数 $f_r = \dfrac{k_r}{k}$，则非肾消除的分数 $1 - f_r = \dfrac{k_{nr}}{k}$，代入式（13-38）得：

$$\frac{k_{(d)}}{k} = \frac{Cl_{cr(d)}}{Cl_{cr}}f_r + (1 - f_r) \tag{13-39}$$

或

$$\frac{k_{(d)}}{k} = 1 - \left(1 - \frac{Cl_{cr(d)}}{Cl_{cr}}\right)f_r = G \tag{13-40}$$

G 为 Giusti-Hayton 因子，可通过肾功能减退患者的肾排泄分数 f_r 与肌酐清除率 $Cl_{cr(d)}$ 计算得到。

（3）给药方案调整方法：假设肾功能减退患者的药效学不发生变化，达到与正常肾功能时相同的平均稳态血药浓度可产生相似的药效，即：

$$\overline{C}_{ss} = \frac{FX_0}{kV\tau} = \frac{F_{(d)}X_{0(d)}}{k_{(d)}V_{(d)}\tau_{(d)}}$$

假设肾功能减退时，F 和 V 不变 [即 $F = F_{(d)}$、$V = V_{(d)}$]，则：

$$\frac{X_{0(d)}}{\tau_{(d)}} = \frac{k_{(d)}}{k}\frac{X_0}{\tau} \tag{13-41}$$

因此，当肾功能减退患者的药物消除速率常数 $k_{(d)}$ 显著减小时，根据患者实际情况和药物特性，给药方案调整常可采用以下方法：①剂量减少，给药间隔时间不变；②给药间隔时间延长，剂量不变；③剂量适当减少，同时适当延长给药间隔时间。

若给药间隔不变 [即 $\tau = \tau_{(d)}$]，则肾功能减退患者的给药剂量为：

$$X_{0(d)} = \frac{k_{(d)}}{k}X_0 \tag{13-42}$$

或

$$X_{0(d)} = \frac{Cl_{(d)}}{Cl}X_0 \tag{13-43}$$

若给药剂量不变 [即 $X_0 = X_{0(d)}$]，则肾功能减退患者的给药间隔时间为：

$$\tau_{(d)} = \frac{k}{k_{(d)}}\tau \tag{13-44}$$

或

$$\tau_{(d)} = \frac{Cl}{Cl_{(d)}}\tau \tag{13-45}$$

例 13-11　肾功能正常患者肌内注射氨苄西林，剂量为 0.5g，每日 4 次，已知其 $k = 0.53h^{-1}$，Wagner 系数 $a = 0.083h^{-1}$，$b = 0.0045$。某 56 岁、70kg 男性肾功能不全患者的 S_{cr} 为 180μmol/L，若给予该患者氨苄西林，其给药间隔时间应如何调整？

解：该患者的 Cl_{cr} 为：

$$Cl_{cr} = \frac{1.23 \times (140 - 年龄) \times 体重(kg)}{S_{cr}} = \frac{1.23 \times (140 - 56) \times 70}{180} = 40.2(ml/min)$$

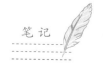
笔记

根据式(13-34),得:

$$k_{(d)} = 0.083 + 0.0045 \times 40.2 = 0.264(\text{h}^{-1})$$

根据式(13-44),得:

$$\tau_{(d)} = \frac{k}{k_{(d)}}\tau = \frac{0.53}{0.264} \times 6 = 12(\text{h})$$

答:该患者的给药间隔时间应调整为12h。

例 13-12 给体重 60kg 的患者服用某药,每次 1g,测得消除半衰期为 6h,已知 80% 药物以原形从肾排出,一段时间后,发现患者肌酐清除率下降为 40ml/min,应如何调整剂量?(正常人的 Cl_{cr} = 120ml/min)

解:已知 f_r = 0.8,$Cl_{cr(d)}$ = 40ml/min,Cl_{cr} = 120ml/min

根据式(13-40),得:

$$\frac{k_{(d)}}{k} = 1 - \left(1 - \frac{Cl_{cr(d)}}{Cl_{cr}}\right)f_r = 1 - \left(1 - \frac{40}{120}\right) \times 0.8 = 0.467$$

根据式(13-42),得:

$$X_{0(d)} = \frac{k_{(d)}}{k}X_0 = 0.467 \times 1 = 0.467(\text{g})$$

答:肌酐清除率下降为 40ml/min 时,应将剂量调整为 0.467g。

2. 根据血药浓度调整给药方案 由于缺少药动学参数或不同个体间存在较大差异,许多药物无法直接设计合理的给药方案。在临床实际工作中,希望能通过监测尽量少的血样求取患者的药动学参数,并依此设计合理的个体化给药方案。基于此目的,1977 年 Ritschel 提出了一点法,并于 1978 年进行改进提出重复一点法,用于水肿、急性心肌梗死、肝肾功能减退等病理状况时的剂量调整。

(1) Ritschel 一点法:给予患者一个试验剂量后,在药物消除相的某一时间点 t_x 抽取血样,分别测定血清肌酐浓度 S_{cr} 和血药浓度 C_x。先用 S_{cr} 计算患者的肌酐清除率 $Cl_{cr(d)}$ 及消除速率常数 $k_{(d)}$,然后通过 C_x 和 $k_{(d)}$ 获得给予患者该试验剂量后的稳态最小血药浓度 $C_{min,试}^{ss}$,最后根据治疗所需的稳态最小血药浓度 C_{min}^{ss} 计算调整后的剂量。Ritschel 一点法的应用条件是,患者的表观分布容积和消除速率常数只有一个发生变化,而另一个不变或变化很小。具体计算方法如下:先根据表 13-2 中的相应公式由 S_{cr} 估算患者 $Cl_{cr(d)}$,再利用 Wagner 法或 Giusti-Hayton 法进一步计算患者的 $k_{(d)}$,如已知试验药物的肾排泄分数 f_r,根据公式(13-40),可得患者 $k_{(d)}$ 为:

$$k_{(d)} = G \cdot k = \left[1 - \left(1 - \frac{Cl_{cr(d)}}{Cl_{cr}}\right)f_r\right]k \tag{13-46}$$

已知单室模型多剂量口服给药的稳态最小血药浓度 C_{min}^{ss} 为:

$$C_{min}^{ss} = \frac{k_a F X_0}{V(k_a - k)}\left(\frac{e^{-k\tau}}{1 - e^{-k\tau}} - \frac{e^{-k_a\tau}}{1 - e^{-k_a\tau}}\right)$$

由于 $k_a \gg k$,在 τ 时吸收基本结束,故 $e^{-k_a\tau} \to 0$,有:

$$C_{min}^{ss} = \frac{k_a F X_0}{V(k_a - k)}\left(\frac{e^{-k\tau}}{1 - e^{-k\tau}}\right) \tag{13-47}$$

而单剂量口服给药的血药浓度-时间关系式为:

$$C = \frac{k_a F X_0}{V(k_a - k)}(e^{-kt} - e^{-k_a t})$$

由于 t_x 为消除相的某一时间点,此时吸收已基本完成,即 $e^{-k_a t_x} \to 0$,则:

$$C_x = \frac{k_a F X_0}{V(k_a - k)} e^{-k t_x} \qquad (13\text{-}48)$$

整理得:

$$\frac{k_a F X_0}{V(k_a - k)} = \frac{C_x}{e^{-k t_x}} \qquad (13\text{-}49)$$

将患者的 $k_{(d)}$ 代入式(13-49)并进一步代入式(13-47),得一点法的稳态最小血药浓度公式:

$$C_{\min,\text{试}}^{ss} = \frac{C_x}{e^{-k_{(d)} t_x}} \left(\frac{e^{-k_{(d)} \tau}}{1 - e^{-k_{(d)} \tau}} \right) \qquad (13\text{-}50)$$

由式(13-50)求出给予试验剂量达稳态时的 $C_{\min,\text{试}}^{ss}$ 后,即可通过式(13-51)计算达到希望稳态血药浓度时患者所需调整的剂量 $X_{0,\text{调}}$:

$$X_{0,\text{调}} = \frac{C_{\min,\text{希望}}^{ss}}{C_{\min,\text{试}}^{ss}} X_{0,\text{试}} \qquad (13\text{-}51)$$

(2)重复一点法:一点法不能用于患者表观分布容积或消除速率常数同时发生变化或无法准确测定的情况,此时可用重复一点法。该法无须通过测定 S_{cr},直接通过血药浓度推算患者的 $k_{(d)}$。具体操作如下:首先给予患者第一个试验剂量,在消除相的某一时间点 t_{x1} 取血样,并测得血药浓度 C_{x1},然后再给予第二个试验剂量(给药剂量与第一个试验剂量相等),间隔相同时间在 t_{x2} 测定血药浓度 C_{x2},两次取样间隔为 τ(即 $t_{x2} - t_{x1} = \tau$),则:

$$C_{x2} - C_{x1} = C_{x1} e^{-k_{(d)} \tau}$$

患者消除速率常数 $k_{(d)}$ 为:

$$k_{(d)} = \frac{\ln \dfrac{C_{x1}}{C_{x2} - C_{x1}}}{\tau} \qquad (13\text{-}52)$$

再按式(13-50)、式(13-51)计算 $C_{\min,\text{试}}^{ss}$ 和 $X_{0,\text{调}}$。

例 13-13 给予患者某药物试验剂量 0.4mg,测得 10h 后的血药浓度为 0.6μg/L;间隔 24h 给予第二个试验剂量,10h 后测得血药浓度为 0.9μg/L。该药物的有效浓度为 1.2μg/L。①请问该试验剂量能否达到有效浓度?②若需调整剂量,应如何调整?

解:已知 $C_{x1} = 0.6 μg/L$,$C_{x2} = 0.9 μg/L$,$\tau = 24h$

①根据式(13-52),有:

$$k_{(d)} = \frac{\ln \dfrac{0.6}{0.9 - 0.6}}{24} = 0.0289 (h^{-1})$$

根据式(13-50),有:

$$C_{\min,\text{试}}^{ss} = \frac{0.6}{e^{-0.0289 \times 10}} \times \frac{e^{-0.0289 \times 24}}{1 - e^{-0.0289 \times 24}} = 0.8 (μg/L)$$

可见,未达到有效浓度,需调整剂量。

②根据式(13-51),有:

$$X_{0,\text{调}} = \frac{1.2}{0.8} \times 0.4 = 0.6 (mg)$$

答:①该试验剂量未达到有效浓度;②剂量应增加至 0.6mg。

（二）肝病患者的给药方案调整

1. 肝脏疾病对药物动力学的影响　肝脏是药物代谢、胆汁排泄及蛋白质合成的重要场所。因此，肝脏疾病可能影响药物的 ADME 过程而使药物动力学特性发生变化。如肝硬化时，门静脉分流以及药物的肝提取率降低，导致某些高抽提比药物的生物利用度增大。慢性肝炎和肝硬化时白蛋白合成减少，药物的血浆蛋白结合率下降，使血中游离药物增加，可促进药物向组织分布，同时也会影响药物的肝脏代谢和肾脏排泄。肝功能不全时会影响药物代谢酶（如 CYP450酶）的活性，急性肝病（如急性病毒性肝炎等）时影响较小；脂肪肝、酒精中毒性肝炎、慢性活动性肝炎、肝硬化等肝脏疾病时均会降低 CYP450 酶的含量和活性，而葡萄糖醛酸结合酶与硫酸结合酶的活性受肝病的影响较小。如地西泮在肝脏中的代谢类型为氧化反应，奥沙西泮为葡萄糖醛酸结合反应，因此，慢性肝病患者不宜选用地西泮，可选择奥沙西泮。此外，肝功能不全时药物的胆汁排泄能力降低，通过胆汁排泄的药物清除率下降，但对于某些具有肠肝循环的药物可能通过其他途径加快清除。表 13-4 列出了一些药物在肝病时半衰期的变化情况。

表 13-4　肝病患者体内一些药物半衰期的变化

肝脏疾病	清除率减少 半衰期延长	清除率不变 半衰期不变	清除率升高 半衰期缩短
肝硬化	氨苄西林、异戊巴比妥、地西泮、异烟肼、哌替啶、利多卡因、苯巴比妥、保泰松	奥沙西泮、氯霉素、甲苯磺丁脲	
急性病毒性肝炎	地西泮、司可巴比妥、哌替啶	奥沙西泮、华法林、苯妥英、利多卡因、苯巴比妥、保泰松	甲苯磺丁脲
慢性活动性肝炎	地西泮		
阻塞性黄疸	罗库溴铵		

2. 肝病患者的剂量调整　肝脏可通过多种途径清除药物，由于不同类型肝病对药物清除的影响存在明显差异，目前仍没有很好的临床定量检测指标估算药物肝清除率。因此，与肾病患者相比，肝病患者的剂量调整困难得多，常依赖经验进行剂量调整，见表 13-5。

表 13-5　肝病患者的用药调整

剂量调整方案	适用情况
不调整或稍许调整	①轻度肝病；②药物主要由肾排泄，且肾功能正常；③肝外代谢药物；④短期用药；⑤静脉短期用药及不受酶/血流影响的药物；⑥药物敏感性不变
剂量下调约 25%	①约 40% 药物通过肝脏消除，肾功能正常；②静脉给药，受血流影响，但药物蛋白结合率不变；③受酶/血流影响，短期口服给药；④安全范围较大的药物
剂量下调 25% 以上	①药物代谢受肝病影响且长期用药；②安全范围小，药物蛋白结合率明显改变；③受血流影响且口服给药；④药物经肾排泄，且严重肾功能不全；⑤肝病所致的对药物敏感性改变

假设药物只经肝脏和肾脏消除，如果药物消除为线性过程，且药物的蛋白结合率低或不存在特定结合，则可应用肝病患者残存肝功能的方法调整剂量。当药物肝消除分数已知时，可估算肝病患者的总清除率，再由此计算调整剂量。肝病患者残存肝脏功能（*RL*）为：

$$RL = \frac{Cl_{h(d)}}{Cl_h} \qquad (13\text{-}53)$$

式（13-53）中，$Cl_{h(d)}$ 为肝病患者的肝清除率；Cl_h 为正常情况下的肝清除率。

笔记

肝清除率与总清除率之间的关系为：

$$Cl_h = (1-f_r)Cl \qquad (13-54)$$

式(13-54)中，f_r为肾消除分数，则$(1-f_r)$为肝消除分数。

将式(13-53)代入式(13-54)，整理后得：

$$Cl_{h(d)} = RL \cdot Cl_h = RL(1-f_r)Cl \qquad (13-55)$$

假定肝病时患者的肾清除率不变，即：

$$Cl_{(d)} = Cl_{h(d)} + Cl_r \qquad (13-56)$$

$Cl_{(d)}$为肝病患者的药物总清除率；Cl_r为肾清除率。

将式(13-55)代入式(13-56)，得：

$$
\begin{aligned}
Cl_{(d)} &= RL(1-f_r)Cl + Cl_r \\
&= RL(1-f_r)Cl + f_r Cl \\
&= [RL(1-f_r)+f_r]Cl
\end{aligned} \qquad (13-57)
$$

则有：

$$\frac{X_{0(d)}}{X_0} = \frac{Cl_{(d)}}{Cl} = RL(1-f_r)+f_r \qquad (13-58)$$

$X_{0(d)}$和X_0分别为肝病患者与肝功能正常患者的剂量。

如果药物的表观分布容积 V 不随肝脏疾病发生变化，则也可用式(13-59)计算：

$$\frac{X_{0(d)}}{X_0} = \frac{k_{(d)}}{k} = RL(1-f_r)+f_r \qquad (13-59)$$

例 13-14　苯甲异噁唑青霉素的消除半衰期为 0.5h，30% 的原形药物经肾消除，每天静脉注射 5g，若患者的肝清除率下降 50%，则应如何调整剂量？

解：已知 $f_r = 0.3$，$RL = 0.5$，$X_0 = 5g$，根据式(13-59)，可得：

$$X_{0(d)} = \frac{Cl_{(d)}}{Cl}X_0 = [RL(1-f_r)+f_r]X_0 = [0.5 \times (1-0.3)+0.3] \times 5 = 3.25(g)$$

答：当患者肝清除率下降 50% 时，应将剂量减至 3.25g。

目前，国外也有根据患者的临床生化指标将肝功能进行量化，通过计算 Child-Pugh 分数，为肝病患者特别是肝硬化患者的初试剂量提供参考，表 13-6 为 Child-Pugh 分级标准。

表 13-6　Child-Pugh 分级标准

临床生化指标	分数		
	1	2	3
白蛋白（g/dl）	>3.5	2.8 ~ 3.5	<2.8
总胆红素[mg/dl(μmol/L)]	<2(34)	2 ~ 3(34 ~ 50)	>3(>50)
凝血酶原延长时间（s）	<4	4 ~ 6	>6
腹水	无	轻度	中、重度
肝性脑病（级）	无	1 ~ 2	3 ~ 4

当患者的 Child-Pugh 分数为 5 时，肝功能正常；当分数为 15，为严重肝功能不全。如果药物主要经肝脏清除（如占 60% 以上），当分值为 8 ~ 9 时，初始剂量应减小 25%；当分值 ≥10 时，初始剂量应减小 50%。在开始治疗后，应对治疗药物进行监测，并根据需要进行调整。

笔记

此外,也可应用前述的重复一点法进行肝病患者的剂量调整,此处不再复述。

(三) 老年人的药物动力学

通常我国将 60 岁以上的人称为老年人。一般从 30 岁开始,心排血量、肾血流量、肾小球滤过率等生理功能会随年龄增长呈衰减趋势,而到老年,一些生理功能较大的退行性变化会影响药物体内的 ADME 过程,如果对作用部位的药物浓度以及有效浓度的持续时间产生显著影响,引起疗效变化或出现不良反应,则需要对给药方案进行调整。

1. 年龄增长对药物吸收的影响　老年人胃肠道生理功能主要变化有:胃排空速率减慢;胃酸分泌量减少,胃内 pH 升高,如 70 岁老年人胃酸分泌量可减少 20% ~25%;肠液和胆汁分泌量减少,消化酶含量也减少;胃肠黏膜萎缩,吸收面积减少,小肠黏膜面积可减少 30%;消化道血流量减少,如老年人胃肠道和肝脏血流量减少 40% ~50%。上述变化可使药物口服吸收特性发生变化,如胃排空速率减慢使药物进入小肠延迟,药物吸收速率常数 k_a 和峰浓度 C_{max} 减小,吸收半衰期 $t_{1/2(a)}$ 和达峰时间 t_{max} 延长,但有利于主动转运药物如维生素 B_2 的吸收。一般来说,老年人吸收特性的改变对临床用药的影响相对较小,但有以下情况时需要注意:胃内 pH 升高,使弱酸性药物(如苯巴比妥类药物)离子化程度增大,胃内吸收减少,血药浓度降低而影响其疗效;由于 pH 升高,钙制剂如无机钙(碳酸钙)的溶解性下降,可选用溶解性受 pH 影响较小的有机钙(如枸橼酸钙、氨基酸螯合钙等)制剂;一些肠溶制剂也可能因胃内 pH 的升高而使释放提前;胃肠液分泌量减少,使氨苄西林、地高辛、甲苯磺丁脲等药物的溶出减少,生物利用度降低。此外,老年人由于局部血液循环变差,非胃肠道给药时(如皮下或肌内注射)药物的吸收也会变慢。

2. 年龄增长对药物分布的影响　药物分布主要受机体组成和血浆蛋白结合率的影响。老年人总体重中精瘦组织(如骨骼肌、肝、脑、肾等)和体液量减少,脂肪量增加,如老年男性脂肪组织从占体重的 18% 增至 36%,女性则从 33% 增至 48%。老年人也常因肝功能减退,合成蛋白质的能力降低,血浆白蛋白可减少 15% ~20%,使游离型药物增多。机体组成的变化使水溶性药物分布容积减少,脂溶性药物分布容积增加。如地西泮和利多卡因等脂溶性较大的药物在老年人组织中分布增多,半衰期延长,而对乙酰氨基酚、吗啡、哌替啶、锂盐、洋地黄毒苷等水溶性药物的表观分布容积变小,具有较高的峰浓度和较短的半衰期。老年人白蛋白浓度下降则易使高蛋白结合率的药物出现毒性反应,如华法林与白蛋白的结合率为 99%,若给老年人用药,即使结合率出现很小的下降(如降低 2%),也会使血浆游离药物浓度显著增加(增加 2 倍),从而引起出血反应。

3. 年龄增长对药物代谢的影响　肝脏是药物代谢的主要器官。随着年龄增长,肝脏重量减轻,血流量减少,功能性肝细胞数量减少,肝微粒体酶活性降低。由于老年人微粒体酶活性的个体差异比年龄差异大,故无法按年龄推算肝药酶的活性。而非微粒体酶的活性不随年龄变化,即在老年人体内经非微粒体酶转化的药物(如乙醇、肼屈嗪和普鲁卡因胺等)代谢不发生改变。此外,老年人的肝微粒体酶不易诱导增生,对许多药物较少发生耐药性。但总的来说,老年人对药物的代谢较青年人慢,药物半衰期延长,消除率降低。如在青年人中保泰松的半衰期为 81 小时,而老年人为 105 小时。青年人异戊巴比妥的肝氧化率约为 25%,而老年人仅为 13%;给予等剂量异戊巴比妥后,老年人的血药浓度约高 1 倍。苯巴比妥、对乙酰氨基酚、吲哚美辛、氨茶碱和三环类抗抑郁药等也具有类似现象。因此,给予老年人主要经肝脏代谢的药物(如利多卡因、普萘洛尔、洋地黄毒苷等)时,给药剂量可调整为青年人的 1/2 ~2/3。

4. 年龄增长对药物肾排泄的影响　肾脏是药物及其代谢物排泄的主要器官。随着年龄增长,肾重量、肾单位数、肾小球细胞数和肾小管上皮细胞数均明显减少;肾组织还可出现肾小球玻璃样变、动脉硬化及间质纤维化等形态学改变等。伴随肾的上述改变,肾血流量减少(每年减少 1% ~2%),肾小球滤过率降低,肾小管的主动分泌功能和重吸收功能降低,使得主要经肾排泄的药物在老年人体内消除变慢,半衰期延长,易在体内蓄积而造成中毒。如地高辛在 20 ~30

笔记

岁患者的半衰期为 51h,而 73 ~ 81 岁老年患者的半衰期为 73h。在调整老年人的给药剂量时应考虑以下三个因素:原形药物的肾排泄分数、药物代谢产物的活性或毒性、药物治疗的安全范围。当药物(如甲苯磺丁脲、华法林)代谢后生成无活性、无毒性的代谢物,则肾功能下降时不需改变剂量。若药物(如锂盐、氨基苷类)大多以原形从肾排泄,则应减少给药剂量。临床用药时,肌酐清除率可反映肾脏的排泄能力,其与性别、年龄和体重的关系如下:

$$男性:肌酐清除率(ml/min) = (140-年龄) \times \left(\frac{体重}{70}\right)^{0.75} \qquad (13-60)$$

$$女性:肌酐清除率(ml/min) = 0.85 \times (140-年龄) \times \left(\frac{体重}{70}\right)^{0.75} \qquad (13-61)$$

其中,年龄单位为岁,体重单位为 kg。

在估算老年患者的肌酐清除率后,可参照肾功能减退患者的方法进行给药方案调整。

例 13-15　口服给予非洛地平 5mg,测得老年患者的总清除率为 248L/h,年轻患者的总清除率为 619L/h。如果两组患者的生物利用度 F 相同,给药间隔时间 τ 不变,应如何调整老年患者的给药剂量?

解:为使两组的平均稳态血药浓度相等,老年患者的给药剂量为 $X_{0(老年)}$,则:

$$\overline{C_{ss}} = \frac{X_0}{Cl\tau} = \frac{X_{0(老年)}}{Cl_{(老年)}\tau_{(老年)}}$$

$$X_{0(老年)} = \frac{Cl_{(老年)}}{Cl_{(青年)}}X_0 = \frac{248}{619}\times 5 = 2(mg)$$

答:若维持给药间隔时间不变时,应将老年患者的给药剂量减至 2mg。

(四) 孕妇的药物动力学

妊娠期用药,应充分考虑母体及胎儿的药物动力学特点,以实现安全、有效治疗,并保证胎儿正常生长发育。

1. 妊娠期母体的药物动力学　孕期母体的生理变化可影响药物体内过程。

(1) 药物的吸收:妊娠期胃排空变慢,肠道蠕动能力下降,使口服药物吸收变慢,达峰时间延迟。妊娠早期和中期胃酸分泌减少,晚期胃酸分泌增加,可影响弱酸性和弱碱性药物的吸收。孕期的恶心、呕吐等也会对药物的吸收产生不良影响。妊娠期肺的通气量和血流量增加,可促进药物经肺吸收。

(2) 药物的分布:妊娠期体液平均增加 8L,血容量也相应增加,但血浆增加多于红细胞增加,表现为药物的表观分布容积明显增大,水溶性药物尤其明显,血药浓度峰值下降,维持同样的药效可能需要增加给药剂量。血浆容积的增加还使血浆蛋白浓度降低,同时妊娠期内源性皮质激素和胎盘激素占据蛋白结合位点,导致药物与血浆蛋白结合降低,游离药物浓度升高,不仅可使药效增强,而且药物更易透过血脑屏障和胎盘屏障,对中枢神经系统以及胎儿产生影响。

(3) 药物的代谢:对于妊娠期的母体,孕酮可诱导肝药酶活性,使一些药物(如苯妥英钠)的肝代谢加快;而另一些药物(如茶碱和咖啡因)由于黄体酮和雌二醇竞争性抑制肝药酶,使药物的肝代谢变慢。妊娠期的高雌激素水平可使胆汁淤积在肝脏,药物胆汁排泄减少。此外,胎盘和胎儿也能代谢药物,但胎儿肝脏代谢酶活性较低;另约有 50% 的胎儿循环(脐静脉)不经过肝脏,导致药物代谢较慢,作用时间延长,药效增强。

(4) 药物的排泄:妊娠期肾血流量和肾小球滤过率增加,主要经肾排泄的药物清除明显加快;但在妊娠晚期,仰卧位时肾血流量减少,药物作用时间可延长。此外,妊娠高血压伴有肾功能障碍的母体药物排泄变慢,易造成药物蓄积。

2. 胎盘的药物动力学　胎盘是将母体血液与胎儿血液隔开的屏障(即胎盘屏障),具有保护胎儿的作用,又是两者之间进行物质交换的重要器官,还具有内分泌和代谢等功能,对胎儿内

笔记

药物的 ADME 具有重要作用。药物可以被动扩散、主动转运、胞饮作用和膜孔转运等方式通过胎盘,其中以被动扩散为主,通常分子量小、脂溶性大、解离度小的药物容易透过。由于脐血流量随妊娠时间增加而增多,使药物在胎盘的分布也增多,同时也延长了药物在胎儿与母体间的扩散时间。胎盘在发育过程中也会生成许多蛋白质,药物与其结合会延迟或无法进入胎儿体内。胎盘还具有某些代谢系统,如可将泼尼松代谢为无活性的 11-酮衍化物,但地塞米松不经胎盘代谢,因此,妊娠母体疾病选用泼尼松,而胎儿疾病宜选用地塞米松。胎盘是胎儿药物排泄最重要的器官,药物代谢后常生成极性大、脂溶性低的产物,不易通过胎盘转运回母体,易引起中毒,如沙利度胺的代谢物在胎儿体内的蓄积可导致胎儿畸形。

3. 胎儿的药物动力学　由于胎儿的各器官功能尚处于发育完善阶段,其药物动力学与成年人存在差异,须特别注意母体用药对胎儿的影响。

(1) 药物的吸收:多数药物可通过胎盘转运至胎儿体内,某些药物也可通过羊膜转运进入羊水,再经过胎儿皮肤或随羊水被胎儿(妊娠 12 周后)吞咽后经胃肠道吸收。由于羊水中蛋白含量很低,药物多以游离型存在,同时由于胎儿的代谢能力低,导致胎儿体内暴露药量较大。此外,经肾排泄至羊水中的药物可再次被胎儿吞咽吸收,形成"羊水循环"。

(2) 药物的分布:胎儿体内水分较多,脂肪含量较少。因此,水溶性药物的分布容积较大,脂溶性药物则较小。胎儿血浆蛋白的含量也较低,游离药物浓度较高,进入组织的药量增多。胎儿的肝脏体积相对较大,血流丰富,进入脐静脉的药物有 60%~80% 随血流进入肝脏,但在妊娠中期,有 1/3~2/3 脐静脉血经静脉导管绕过肝脏直接进入体循环。胎儿的血脑屏障功能较差,药物容易进入中枢神经系统。

(3) 药物的代谢:胎儿肝脏的代谢能力较成年人弱,药物半衰期延长,如对苯巴比妥、水杨酸盐等药物的解毒能力差,易发生中毒。

(4) 药物的排泄:妊娠 11~14 周后,胎儿肾脏具有较弱的排泄功能,但仍显著低于成年人。妊娠晚期,胎儿的肾脏结构和功能均基本成熟,但药物或代谢物排入羊水后,多被胎儿重吸收,最终排泄取决于胎盘的排泄功能。

(五) 儿童的药物动力学

目前对人类年龄段的划分无统一的标准。通常将未足月分娩的称早产儿(premature),足月分娩到满月(28 日内)的称为新生儿(neonate),从满月到 1 周岁的称为婴幼儿(infant),1~12 岁的称为儿童(child)。

1. 儿童药物动力学特点　儿童的许多组织器官随年龄增加而迅速发育,在解剖和生理上发生连续变化,使其药物动力学与成年人有明显差异,即使在儿童各年龄组中也有较大差异。

(1) 药物的吸收:儿童的胃排空时间延长不利于大多数药物的迅速吸收起效,但肠蠕动减慢可增加一些药物的口服吸收。新生儿及婴幼儿胃酸分泌较少,且 pH 持续变化,刚出生的新生儿,胃液呈中性,出生 24 小时后 pH 迅速降至 1~3,约 10 小时又逐渐回升至中性,随后 pH 逐渐降低,到 2~3 岁达到成年人水平。因此,口服不同药物的吸收率可能存在差异,且与成年人有显著差异。如胃酸减少使药物破坏减少,青霉素、氨苄西林和萘夫西林等药物的吸收增加;而苯妥英钠、苯巴比妥、利福平等药物的解离型增加,生物利用度降低。新生儿及婴儿的胆汁分泌较少,脂溶性药物口服后吸收较差。新生儿及婴幼儿皮肤黏膜薄,且体表面积相对较成年人大,药物较易透过皮肤吸收。但新生儿皮下脂肪少,吸收不良,不宜采用皮下注射给药。婴幼儿的肌肉尚未发育成熟,肌内注射后药物吸收缓慢。

(2) 药物的分布:新生儿及婴幼儿的细胞外体液量大,脂肪含量低,使水溶性药物的表观分布容积增大,峰浓度降低,消除变慢,作用时间延长;而脂溶性药物的表观分布容积降低,血药浓度升高,易发生药物中毒。儿童的血脑屏障和脑组织发育不完善,如吗啡等镇痛药、镇静催眠药、全身麻醉药、四环素类抗生素等易穿过血脑屏障,作用增强。新生儿的血浆蛋白含量较少,药物与血浆蛋白的亲和力低,且存在许多竞争抑制物(如胆红素等),导致新生儿的药物表观分布容积增加,血浆及组织中游离药物浓度升高,易引起药效增强或中毒,尤其是阿司匹林、苯妥英钠、苯巴比妥等高血浆蛋白结合的药物。

（3）药物的代谢:新生儿的肝脏尚未发育完全,药物代谢酶活性低,主要通过生物转化消除的药物(如对乙酰氨基酚、苯巴比妥、地西泮、茶碱等)的代谢变慢,半衰期延长,可能出现蓄积中毒。由氯霉素引起早产儿和新生儿的"灰婴综合征"即是一个典型例子。不过肝脏代谢药物的能力在6~12月龄时基本发育成熟,且由于肝脏重量与体重比值在儿童期较成人大。因此,表现出儿童的肝脏代谢能力超过成年人,如卡马西平、丙戊酸、地西泮等药物在儿童体内的半衰期短于成人。此外,还应从多方面综合分析药物在体内的处置情况。如新生儿对药物的代谢较慢,但由于新生儿血浆蛋白结合率低,血浆游离药物浓度升高,会加速药物代谢。如新生儿每日注射苯妥英钠10mg/kg所达到的血药浓度比成年人应用5mg/kg低得多。

（4）药物的排泄:新生儿的肾组织结构发育还不完全,肾功能较成人低,药物清除率也很低,主要经肾排泄的药物(如氨基苷类、水杨酸类、地高辛等)在新生儿体内的半衰期显著延长。因此,新生儿的用药剂量较小,如临床推荐的氨苄西林给药剂量为:7日龄以内,50~100mg/kg,每日2次;超出7日龄,100~200mg/kg,每日3次。一些药物在儿童与成年人的半衰期比较见表13-7。

表 13-7　儿童与成年人药物半衰期的比较

药　　物	半衰期（h）		
	婴儿	儿童	成年人
庆大霉素	3~6	1~3	1~2.5
地高辛	35~88	/	30~60
茶碱	24~36	2.3~4.5	3~9
对乙酰氨基酚	49	4.5	3.6
苯妥英	25~100	10~20	12~18

此外,还需注意哺乳期妇女用药后对乳婴的影响。多数药物在乳汁中的药量非常有限,不会导致乳婴体内达到有效治疗量。因此,哺乳期妇女在使用安全性高的药物时不必停药,但需要调整给药时间,以避免在乳汁药物浓度峰值时进行哺乳。但大部分镇静催眠药由于脂溶性较大,在乳汁中的浓度和药量足以使部分乳婴出现药理作用。如母体服用苯巴比妥可使乳婴出现镇静和吸吮反射消失;母体吸食阿片类毒品,可使乳婴成瘾。

2. 儿童给药剂量的计算　由于儿童的年龄、体重逐年增加,其肝、肾功能以及血脑屏障不断发育完善,不同个体及同一个体在不同时期的药物动力学存在较大差异。因此,对儿童的给药剂量一定要谨慎,尽量做到个体化给药。儿童给药剂量的计算方法很多,包括按体重、体表面积或年龄计算等方法。虽然按年龄的有关公式较简便,但可靠性不高。此外,由于药物剂量与体重并不严格成正比,而机体的许多生理过程(如心排血指数、肝血流量、肾血流量和肾小球滤过率等)与体表面积的关系更为密切,因此按体表面积计算儿童的给药剂量比较合理。

$$儿童维持剂量 = 1.5 \times \frac{儿童体表面积(m^2)}{1.73(m^2)} \times 成人维持剂量 \qquad (13\text{-}62)$$

式(13-62)中,1.73(m²)为70kg体重成人的平均体表面积,儿童的体表面积可根据其体重进行折算:

$$儿童维持剂量 = 1.5 \times \left[\frac{儿童体重(kg)}{70(kg)}\right]^{0.75} \times 成人维持剂量 \qquad (13\text{-}63)$$

笔记

例 13-16　请根据苯巴比妥成年人的抗癫痫维持剂量（100mg）计算体重为 15kg 儿童的剂量。

解：根据式（13-63），可得：

$$儿童维持剂量 = 1.5 \times \left(\frac{15}{70}\right)^{0.75} \times 100 = 47（mg）$$

答：15kg 儿童的苯巴比妥维持量应为 47mg。

近年来，临床上应用药物动力学原理调整儿童剂量逐渐增多，主要通过监测儿童的血药浓度计算药动学参数（如生物利用度、表观分布容积、半衰期等），再依此制订个体化的给药方案。

第二节　治疗药物的监测与给药方案的个体化

药品说明书中的剂量通常是群体平均剂量，但由于药物在不同患者个体间的吸收、分布和消除存在差异，临床上患者用药时常出现以下情形：当给予相同剂量的某一药物时，不同个体间的药理作用存在明显差异；达到某一特定的药理作用，不同个体需给予不同的剂量；即使同一个体，服用同一制剂，在不同情况下血药浓度也会有很大差异。大量研究表明，药物动力学差异是导致上述药物作用差异的主要原因之一。由此也诞生了治疗药物监测（therapeutic drug monitoring，TDM），并已成为临床药学工作的重要内容之一。TDM 是以药物动力学与药效动力学理论为指导，借助现代分析技术与计算机手段，通过对患者血液或其他体液中的药物浓度进行监测，探讨用药过程中药物 ADME 情况，为患者制订个体化给药方案，以避免或减少不良反应、达到最佳治疗效果，同时也为药物过量中毒的诊断及患者用药的依从性提供重要依据。

一、治疗药物监测的临床意义

TDM 对于深入了解患者用药后药物的体内过程、明确血药浓度与临床疗效的关系、提高药物疗效、用药的安全性和有效性等具有重要临床意义。

1. 指导临床合理用药、提高疗效　药动学参数是制订给药方案的基础，通过 TDM，可获得个体的动力学模型和有关药动学参数。一方面可积累群体药动学资料；另一方面可指导必要的剂量调整，制订合理的个体化给药方案，减少治疗盲目性，提高有效率，使药物治疗更科学。有研究表明，进行 TDM 后，儿童癫痫的控制率可从 39.2% 提高至 78.9%。

2. 确定合并用药的原则　合并用药在临床上很常见，但因合并用药引起药源性疾病或药物中毒也时有发生。如苯巴比妥、卡马西平等药物代谢酶诱导剂可降低合用药物的血药浓度，而丙戊酸、异烟肼等药物代谢酶抑制剂可升高合用药物的血药浓度。通过开展 TDM 获得相关的数据资料，了解药物的相互作用，确定合并用药的原则，有助于更好地发挥药效，减少毒副作用的发生。

3. 药物过量中毒的诊断　对安全范围窄的药物，应注意防止药物过量中毒。开展 TDM 对诊断和防止窄治疗窗药物的过量中毒具有重要意义，尤其是一些临床观察不易确诊的病例。临床实践证明，TDM 可使地高辛的中毒率由经验疗法的 44% 降至 5% 以下。对乙酰氨基酚的氧化代谢产物可致患者急性重型肝炎甚至死亡，用药早期同时使用乙酰半胱氨酸可对肝脏起保护作用。由于在服用中毒剂量对乙酰氨基酚的初期，该中毒症状并不明显，通常在用药 3 天后才出现，此时已延误治疗时机。若进行 TDM，则可及早诊断，采取相应措施，避免药物中毒。

4. 作为临床辅助诊断的手段　一些药物量效关系良好，但有时给予最大用药剂量仍不见效，通过开展 TDM，可为临床诊断提供依据。如某患者服用苯妥英钠治疗癫痫，连续用药仍不能控制发作，且出现共济失调、视物模糊、双手意向性震颤、语言不清等多种症状，是剂量不足还是已发生中毒，需要迅速判断并采取相应措施。通过开展 TDM 后得知患者苯妥英钠的血药浓度 >40mg/L，远高于有效浓度范围（10 ~ 20mg/L），由此可判断该患者已中毒，应立即停药。

笔记

5. 作为评价患者用药依从性的手段及医疗差错或事故的鉴定依据　　有时药物治疗效果不佳并非药物无效或治疗方案欠妥,而是患者没有按医嘱用药。通过 TDM 可及时发现患者是否自行停药、减量或超量用药,从而督促患者严格按医嘱用药。有研究发现,给儿童服用丙戊酸钠治疗癫痫,在血药浓度小于 50μg/ml 的患者中有 19.5% 的患者用药剂量明显偏低,其癫痫症状未能控制,其中 66.7% 由于漏服药物引起。此外,TDM 还可作为医疗差错或事故的鉴定依据。

二、治疗药物监测的指征

临床用药繁多,但一般在以下情形时需要考虑进行血药浓度监测。

1. 治疗指数低的药物　　地高辛、茶碱、奎尼丁、洋地黄毒苷、锂盐等药物治疗窗窄,血药浓度稍低无效,稍高则出现不良反应,有效剂量与中毒剂量十分接近,应进行血药浓度监测。

2. 个体差异大的药物　　个体差异大的药物(如三环类抗抑郁药)给药后不易准确估计血药浓度,也难以通过剂量进行控制,应进行血药浓度监测。

3. 具有非线性动力学特征的药物　　对于在治疗剂量下即可能出现非线性特征的药物(如苯妥英钠、水杨酸盐类等),当剂量达到一定程度后,剂量稍微增加就会使血药浓度急剧升高,半衰期延长,药物易在体内蓄积而出现中毒,应进行血药浓度监测。

4. 无明显可观察的治疗终点或指标　　有些药物需要长期用药,但又无明显可观察的指标,如果血药浓度不足会造成严重后果,如器官移植术后抑制排斥反应的药物,应进行治疗药物监测。

5. 肝、肾、心脏及胃肠功能损害　　肝功能损害时,药物的肝代谢减慢;肾功能减退时药物的肾排泄减少;心力衰竭患者的心排血量减少,使肝、肾血流量减少,药物的消除变慢;胃肠道疾病时,药物的吸收受影响,因此也需要通过测定血药浓度指导剂量调整。

6. 合并用药　　药物相互作用可影响合用药物的 ADME 过程,进而影响血药浓度,如出现中毒危险时,需要进行血药浓度监测。

7. 治疗作用与毒性反应难以区分　　药物的治疗作用与毒性反应类似,而临床又不能明确辨别,通过血药浓度监测有助于区分用药过量或不足。如苯妥英钠中毒引起的抽搐与癫痫发作从症状上不易区别;地高辛可用于室上性心律失常的治疗,但也可引起与疾病相似的毒性反应。

目前在临床上需进行血药浓度监测的常用药物见表 13-8。

表 13-8　临床上需进行血药浓度监测的常见治疗药物

药物种类	常规监测的药物	非常规监测的药物
抗癫痫药物	苯妥英钠[a]、卡马西平[a]、丙戊酸类[a]、苯巴比妥类[a]、扑米酮[a]、乙琥胺[a]、拉莫三嗪[b]	地西泮、氯硝西泮、甲琥胺、γ-氨基丁酸、唑尼沙胺
心血管药物	地高辛[a]、奎尼丁[a]、丙吡胺[a]、利多卡因[a]、普鲁卡因胺[a]、N-乙酰普鲁卡因胺[a]	氟卡尼、维拉帕米、美西律、妥卡胺、普萘洛尔、胺碘酮
平喘药	茶碱[a]、咖啡因[a]	
免疫抑制剂	环孢素[a]、他克莫司[a]、霉酚酸酯[a]	西罗莫司、依维莫司
抗抑郁药	阿米替林、去甲替林、多塞平、丙米嗪类、氯米帕明、锂盐[b]	氟罗西汀、帕罗西汀、舍曲林、氟哌啶醇
抗生素	卡那霉素[a]、庆大霉素[a]、妥布霉素[a]、万古霉素[a]	环丙沙星、头孢唑林、氯霉素、苯唑西林钠
抗病毒药		茚地那韦、奈非那韦、利托那韦、沙奎那韦、地拉韦啶、奈韦拉平
抗肿瘤药	甲氨蝶呤[a]、顺铂	多柔比星、他莫昔芬、环磷酰胺、氟尿嘧啶
镇痛药	对乙酰氨基酚[a]、水杨酸盐类[a]	布洛芬、戊巴比妥

注:[a] 商品化的免疫检测;[b] 商品化的全自动检测

三、治疗药物监测的实施

TDM 的实施可分为申请、采样、测定、数据处理和结果分析五个步骤,有时患者按新给药方案用药后,需要再次进行 TDM 和给药方案调整,以获得最佳治疗效果,TDM 结束后应做好回顾性和前瞻性分析。

（一）申请

临床医师和临床药师根据患者的疾病特征和使用的药物,确定是否需要进行 TDM。由医师提出申请并填写 TDM 申请单,申请单一般应包括以下内容:①患者基本信息,如姓名、病历号、性别、年龄、体重等;②临床诊断、并发症、实验室检查情况(如 S_{cr}、BUN、ALT、AST、白蛋白、EKG等);③监测体液类型、送检目的(如测稳态血药浓度谷浓度或峰浓度、中毒或疗效不佳)等;④监测药物名称、给药途径、合并用药情况、采样时间以及采样前的准确用药时间和用法用量等;⑤采样时间、医师签名、送检日期等。

（二）采样

通常监测的体液为血浆或血清,若药物在红细胞中有较多分布,则需测定全血,如环孢素、他克莫司等。在某些特定情况下,也可监测唾液、尿液、脑脊液等。采样时间与结果分析、给药方案设计及调整密切相关,因此应根据监测目的、要求及具体药物性质进行详细分析后确定。如怀疑药物中毒,一般监测峰浓度;如果治疗效果不佳,通常监测稳态浓度时的谷浓度。样品采集后应及时送至 TDM 实验室妥善保存,并确保待分析物在检测前的稳定性。

（三）测定

血样准确测定是 TDM 实施的关键步骤,临床药师在收到样品后应按照标准操作规程进行处理与分析。常用的分析方法有荧光偏振免疫法(FPIA)、酶联免疫法(ELISA)、高效液相色谱法(HPLC)、液质联用法(HPLC-MS/MS)等。分析人员应根据测定成本和所需时间等综合考虑,事先建立适宜的测定方法,并从选择性、灵敏度、准确度、精密度、稳定性等方面进行方法学验证,样品检测时应进行质量控制,以保证测定结果的精密与准确。

（四）数据处理

临床药师核对并记录测得的浓度数据,必要时应用药动学原理和公式估算患者的药动学参数,以设计合理的给药方案。

（五）结果分析

根据患者的临床资料和 TDM 结果进行分析,解释实测与预估结果或血药浓度与药效不一致的原因。将结果分析以报告的形式发给临床医师,主要内容包括:①血药浓度实测值、有效浓度范围;②血药浓度的药动学分析,包括患者药动学参数(如清除率、表观分布容积、消除半衰期等)的评价和文献资料的比较,误差或引起误差的原因,必要时制定适当的取样要求;③给药方案调整建议,根据患者药动学参数制订新的给药方案,并拟订下次血药浓度测定的取样方案。

四、治疗药物监测在给药方案个体化中的应用

临床上有些药物的个体差异,用传统的药动学机制无法解释。近年来,随着药物基因组学的发展,逐渐认识到遗传因素对药物体内药动学和药效学影响的重要性。FDA 提出了在一些药品(如硫唑嘌呤、巯嘌呤、华法林、卡马西平、伊立替康、苯妥英钠、伏立康唑、他莫昔芬、氯吡格雷等)说明书中添加有关药物基因检测的建议。国内外一些临床药学室也已开展相关工作,通过对患者基因型(与药物疗效或代谢、转运等有关的特定基因)进行检测,再选择合适的药物或治疗剂量以提高治疗的有效性和安全性。将来临床药物治疗的模式可能以遗传药理学、药物基因组学为导向,结合 TDM,实现个体化药物治疗。给药方案个体化(individualization of drug dosage regimes)是通过针对患者个体的 TDM,应用临床药物动力学的原理和方法,结合临床实践,制订

笔记

个体患者的给药方案,使以最适给药途径、最佳给药剂型、最佳给药剂量和给药周期给药后,药物浓度维持在治疗窗内,减少或避免不良反应,获得最佳疗效。给药方案个体化的一般程序如图 13-3 所示。

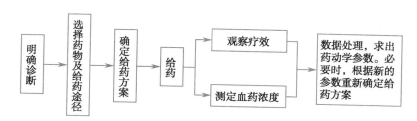

图 13-3　给药方案个体化程序图示

下面进一步以治疗心功能不全药物地高辛为例,说明 TDM 在临床给药方案个体化中的应用。

1. 地高辛血药浓度与药效之间的关系　一般地高辛的治疗窗为 0.5~2.0μg/L,在低浓度时即有正性肌力作用,且随浓度升高作用增强。对于心力衰竭且左心室射血分数低于 45% 的男性患者,最佳治疗浓度为 0.5~0.8μg/L;对于大多数患者,较佳治疗浓度为 0.8~2.0μg/L;但对于儿童及老年人可耐受更高的浓度,有时需达到或超过 2.5μg/L。毒性常发生于浓度大于 2.0μg/L 时,也有患者在正常浓度范围即产生毒性,个体差异较大。

2. 地高辛的药物动力学特性　地高辛有注射剂和口服制剂,注射剂起效时间 5~30min,持续时间 6h,仅适用于严重心力衰竭需要立即治疗的患者。

(1) 吸收:地高辛片剂的生物利用度为 60%~80%,口服吸收率约 75%。口服起效时间 0.5~2h,血药浓度达峰时间 2~3h。吸收受制剂、个体差异、药物相互作用等因素的影响。地高辛是 P-gp 的底物,P-gp 编码基因 *MDR1* 的多态性也可能是造成个体差异大的原因,如 P-gp 表达低的患者胃肠道吸收可能增加,峰浓度较大。胃肠道手术对其吸收影响较小。

(2) 分布:地高辛符合二室模型特征,心脏为中央室,口服后 6~8h 完成分布,在身体不同部位地高辛的浓度不同,其中以心肌浓度最高。以氚标记的地高辛试验结果表明,心肌与血药浓度比值相对恒定(30:1),而接受心脏手术患者心肌组织与血药浓度的比值为 67:1。地高辛的血浆蛋白结合率为 20%~25%。地高辛的表观分布容积为 6~10L/kg,心力衰竭以及严重肾功能减退患者的表观分布容积可减小至 3L/kg 以下。

(3) 消除:地高辛在体内按一级速率消除,$t_{1/2(\beta)}$ 约为 36h。主要以原形经肾排泄,尿中排泄量为 50%~70%,部分经胆汁排泄,可形成肠肝循环。由于 P-gp 在肾小管细胞管腔面和肝细胞胆小管管腔面均有分布,与地高辛的肾排泄和胆汁排泄密切相关,因此,P-gp 低表达的患者不仅吸收会增加,排泄也会减少,使其血药浓度增加。还有部分地高辛在吸收前可被肠道菌群氢化与水解,约有 10% 的患者该途径代谢增加,尿中代谢物可达 30%~40%。

3. 药物相互作用　许多药物与地高辛合用时会改变地高辛体内处置,可使其血药浓度发生变化。

(1) 减少地高辛吸收的药物:与液体氢氧化铝或氢氧化镁同时服用,可使地高辛的吸收减少。阴离子树脂类降脂药考来烯胺、考来替泊可与地高辛结合,抑制其口服吸收。甲氧氯普胺可促进小肠运动,使地高辛生物利用度减少约 25%。

(2) 增加地高辛生物利用度的药物:一些抗生素可抑制地高辛在肠道中被细菌代谢,如有 10% 的患者服用红霉素后可使地高辛的血药浓度增加,这一作用可持续至停用抗生素 2 周后,克拉霉素亦有类似作用。溴丙胺太林可抑制肠蠕动,使地高辛的生物利用度提高约 25%。

(3) 与抗心律不齐药物的相互作用:与奎尼丁合用后,可使地高辛的表观分布容积减小 10%~35%,清除率降低 36%~64%,血药浓度增加 2~3 倍。胺碘酮可使地高辛的肾排泄和非

笔记

肾消除减少,生物利用度增加。

(4)与利尿药的相互作用:螺内酯可抑制地高辛的肾排泄,使其血药浓度增加。呋塞米的低血钾作用可促使心脏摄取地高辛,易发生毒性反应。

(5)与 P-gp 抑制剂的相互作用:与 P-gp 抑制剂合用时可引起地高辛血药浓度增加,如与 80mg 阿托伐他汀合用时,地高辛峰浓度增加 20%。每日给予大于 160mg 的维拉帕米可使地高辛的总清除率减少 30%。有研究表明合用 P-gp 抑制剂越多,血药浓度增加得越明显,提示同时联用多种 P-gp 抑制剂使地高辛发生不良反应的潜在风险增加。

4. 群体数据   查阅文献,获得用于 TDM 结果分析和给药方案设计所需的主要地高辛群体药动学数据。

(1)口服吸收分数:$F_{片剂} = 0.75$

(2)表观分布容积:$V(\text{L}/70\text{kg}) = 226 + \dfrac{298 \times Cl_{cr}(\text{ml}/\text{min})}{29 + Cl_{cr}(\text{ml}/\text{min})}$

(3)清除率:充血性心力衰竭可引起肝、肾血流量减少,使药物清除能力下降,可通过以下公式计算患者的个体清除率:

非充血性心力衰竭患者:$Cl(\text{ml}/\text{min}) = 0.8 \times \text{体重}(\text{kg}) + Cl_{Cr}(\text{ml}/\text{min})$

充血性心力衰竭患者:$Cl(\text{ml}/\text{min}) = 0.33 \times \text{体重}(\text{kg}) + 0.9 \times Cl_{Cr}(\text{ml}/\text{min})$

例 13-17 某 65 岁、体重为 60kg 女性患者,采用每天一次给予 0.25mg 地高辛片治疗慢性心功能不全,因症状加重入院,经询问病史称漏服了 2 个剂量,TDM 检测地高辛血药浓度为 0.3μg/L,其血清肌酐浓度为 60μmol/L。已知医院药房有 0.5mg/2ml 的注射剂和 0.25mg 的片剂。请分析症状加重的原因,并为该患者设计地高辛的给药方案。

解:已知 $F = 0.75$,$S_{cr} = 60\mu\text{mol/L}$

(1)根据式(13-30)计算患者肌酐清除率:

$$Cl_{cr} = \frac{1.04 \times (140 - \text{年龄}) \times \text{体重}(\text{kg})}{S_{cr}} = \frac{1.04 \times (140 - 65) \times 60}{60} = 78(\text{ml}/\text{min})$$

(2)根据公式 $V(\text{L}/70\text{kg}) = 226 + \dfrac{298 \times Cl_{cr}(\text{ml}/\text{min})}{29 + Cl_{cr}(\text{ml}/\text{min})}$ 计算表观分布容积:

$$V(\text{L}/60\text{kg}) = \left(226 + \frac{298 \times 78}{29 + 78}\right) \times \frac{60}{70} = 379.9(\text{L})$$

(3)由于患有慢性心功能不全,因此可用下式计算清除率:

$$Cl(\text{ml}/\text{min}) = 0.33 \times \text{体重}(\text{kg}) + 0.9 \times Cl_{cr}(\text{ml}/\text{min})$$

即:

$$Cl = 0.33 \times 60 + 0.9 \times 78 = 90(\text{ml}/\text{min}) = 5.4(\text{L/h})$$

(4)计算该患者的消除速率常数 k:

$$k = \frac{Cl}{V} = \frac{5.4}{379.9} = 0.014(\text{h}^{-1})$$

(5)估算患者的血药浓度:由于 $k_a \gg k$,可用静脉注射药物动力学模型进行血药浓度估算。已知该患者采样前 24h、48h 连续漏服两个剂量,则患者预期的血药浓度为:

$$C_{ss} = \frac{FX_0}{V}\left(\frac{e^{-kt_2}}{1 - e^{-k\tau}} - e^{-kt_1} - e^{-kt_2}\right)$$

$$= \frac{0.75 \times 0.25 \times 1000}{379.9} \times \left(\frac{e^{-0.014 \times 48}}{1 - e^{-0.014 \times 24}} - e^{-0.014 \times 24} - e^{-0.014 \times 48}\right)$$

$$= 0.28(\mu\text{g/L})$$

（6）结果分析：TDM 检测血药浓度为 0.3μg/L，与估算浓度基本一致，由于该血药浓度低于治疗范围 0.5 ~ 2.0μg/L，可解释该患者症状加重为漏服造成血药浓度过低所致。

（7）给药方案设计：如果不漏服，按照原来的给药方案，稳态平均血药浓度为：

$$\overline{C_{ss}} = \frac{FX_0}{Cl\tau} = \frac{0.75 \times 250}{5.4 \times 24} = 1.45 (\mu g/L)$$

即按照这个给药方案，稳态浓度可以维持在有效浓度范围，因此维持剂量和给药间隔仍可按照原来的方案进行。为了控制目前的症状，可考虑给予负荷剂量：

$$静脉给药：X_0^* = \frac{(1.45 - 0.3) \times 379.9}{100\%} = 437 (\mu g)$$

根据现有的制剂规格（注射剂 0.5mg/2ml），如果给予一支注射剂后血药浓度约为 1.62μg/L，也不会超出治疗窗口。

答：该患者症状加重的原因为漏服药物所致，临床给药方案为先静脉注射 0.5mg 地高辛作为首剂量，然后用 0.25mg 片剂每天 1 次维持即可。

第三节 群体药物动力学

一、研 究 目 的

群体药物动力学（population pharmacokinetics，PPK），即药物动力学群体分析法，是将经典药物动力学基本原理与统计学方法相结合，研究药物体内过程的群体规律，研究某一群体药物动力学参数的分布特征，即群体的药物动力学参数和群体中存在的变异性，这种变异性包括确定性变异（固定效应）和随机性变异（随机效应）。群体药物动力学是药物动力学的分支学科之一，于 20 世纪 70 年代由 Sheiner 首次提出，目前已成为临床治疗药物监测、优化个体给药以及新药临床评价的一个重要方法和手段。

大量的研究表明，在一个患者群体内，由于各患者的遗传、环境、营养以及个体特征等不同，药动学参数存在较大的个体间变异及个体自身变异。群体药物动力学方法可定量描述这种群体内的变异，并且用患者的固定效应进行解释，确定药动学参数的群体平均值与标准差。群体药物动力学研究的主要目的是更有效地利用临床常规血药浓度监测数据，获取有用信息；定量考察患者的固定效应及各种随机效应对动力学参数的影响，以优化个体化给药方案。群体药物动力学参数包括：

1. **群体典型值** 描述药物在典型患者的处置情况，常用参数的平均值（群体值）表示。典型值是指有代表性的可表征群体特性（或某一亚群特性）的药动学参数。通常是由经典药物动力学获得的参数，如一级吸收单室模型的主要参数为 k_a、k、V、$t_{1/2}$、Cl。

2. **确定性变异** 是指年龄、体重、体表面积、身高、性别、种族、肝功能、肾功能、疾病、用药史、合并用药、吸烟、饮酒、环境、遗传等对药物处置的影响，这些因素相对固定，又称固定效应（fixed effects），用参数 θ 表示，在回归方程中用来估算药动学参数的平均值。

3. **随机性变异** 又称为随机效应（random effects），包括个体间和个体自身变异，是指不同患者、不同实验者、不同实验方法和患者自身随时间的变异。

二、研 究 方 法

1. **群体药物动力学的试验设计与数据收集** 群体药物动力学的试验数据来自众多患者，一般单个患者的数据并不常见，收集到的多是零散数据（又称稀疏数据，sparse data），在回顾性

笔记

分析(retrospective analysis)中,很难做到全面设计以及严格控制。因此,确保数据的准确性非常重要。在前瞻性分析(prospective analysis)中,为了减少误差,增加结果的可信度,应尽量采用有效的实验设计和数据收集方法。

(1) 数据的完整性:尽可能地收集每一患者的详细资料,除常规生理、病理指标外,必须记录所有的临床检验结果(如性别、年龄、体重、身高、体表面积、肝功能、肾功能、心功能、胃肠道功能、饮酒、吸烟、合并用药、环境、遗传、疾病等),特别是能表征药物体内处置的各种因素。数据中最重要的部分是研究药物的实验记录,包括剂型、剂量、给药途径、给药间隔、用药次数、采样时间和血药浓度等。

(2) 取样点数:群体药物动力学的优势在于取样点少,每个患者一般取 2~4 个时间点。取样点数主要由药物动力学的模型和参数、稳态和非稳态决定。非稳态时,在给药间隔内取样点应大体均匀分布,群体中个体的取样时间应随机分布;稳态时,一般采集不同给药剂量下的稳态谷浓度、峰浓度或平均稳态浓度。具体取样时间应根据治疗药物给药方案的特点而定。

(3) 样本数:即研究的病例数,一般应不少于 50 例。样本数与群体分析时所考察的固定效应及个体的取样点数有关,固定效应参数越多或个体取样点越少,则样本数应越多。

(4) 准确性与长期性:服药时间和剂量必须严格按给药方案进行,准确记录取样时间,注重数据的长期积累。

(5) 合理分组:数据收集时要有分组的考虑,按照考察的固定效应、剂型、给药途径、合并用药、分析方法、稳态或非稳态、生产厂家等进行分组收集数据。

(6) 建立数据库:使用强有力的数据库管理软件,对多中心积累的群体数据进行管理分析,提高工作效率,并能获得更多信息。

2. 群体药物动力学参数的估算   估算群体药物动力学参数的方法有单纯集聚数据分析法、二步法和 NONMEN 法等,通常用 NONMEN 法。

(1) 单纯集聚数据分析法(naive pooled data analysis,NPD):将所有个体的原始数据集中,共同对模型拟合曲线,确定群体药物动力学参数。该法忽视了个体间的药物动力学特征差异,将数据视为来自同一个体,对参数的估算较粗略,无法获得个体间变异数据,实用价值不大。

(2) 二步法(two stage method,TS):先对个体的原始血药浓度-时间数据分别进行曲线拟合,求得个体药动学参数;第二步再对个体参数进行统计分析,获得群体参数的平均值以及个体间和个体内的变异,最后得到特定药动学参数与固定效应之间的关系,如消除速率常数与肾功能,表观分布容积与体重的关系。该法要求每一个体都要有足够的取样点(通常为 10~20 个),不易被患者接受,若取样点太少,结果偏差较大且无法拟合参数;且只能以青壮年人群为目标人群,不能真正体现患者的情况,差异较大。

(3) 非线性混合效应模型(nonlinear mixed effect model,NONMEM):NONMEM 法于 1977 年由 Sheiner 提出,又称为一步法。该法将患者的原始血药浓度-时间数据集合在一起,同时考虑确定性变量(如年龄、体重、身高、体表面积、肾功能、肝功能、合并用药、遗传、吸烟、饮酒、饮食等)对药物处置的影响,将经典药物动力学模型与各固定效应模型、个体间和个体自身变异(随机效应)的统计模型结合起来,一步求算出群体药物动力学参数。该法对临床监测稀疏数据进行分析,并利用扩展非线性最小二乘法原理一步估算出群体药物动力学参数。

1) 经典药物动力学模型:常用的是线性隔室模型、非线性模型。可用通式表示,有:

$$y_i = f(\theta, x_i) \tag{13-64}$$

y_i 为某一个体的血药浓度测定值(因变量);x_i 为某一个体的已知变量(自变量,如采血时间、剂量);θ 为某一个体的药动学参数,如 Cl、V 等。

2) 固定效应模型:固定效应模型定量地考察确定性变量对药动学参数的影响。以清除率

笔记

为例的固定效应模型为：

$$\hat{Cl} = (\theta_0 + \theta_1 \cdot Cl_j^{cr} + \theta_2 \cdot AGE_j + \theta_3 \cdot BW_j)(1 - \theta_4 \cdot HF_j) \quad (13\text{-}65)$$

AGE_j、BW_j、HF_j 分别为某一患者的年龄、体重、心力衰竭指示变量；θ_0 代表 $\hat{Cl}$ 的统计均值；θ_1、θ_2、θ_3、θ_4 分别代表各变量的权重。

3）统计学模型：用统计学模型描述药动学参数的个体间和个体自身变异（残差误差）。

$$统计模型 \qquad Cl_j = \hat{Cl} + \eta_j^{Cl} \quad (13\text{-}66)$$

η_j^{Cl} 表示统计残差。

$$统计模型 \qquad C_{ij} = \hat{C}_{ij} + \varepsilon_{ij} \quad (13\text{-}67)$$

ε_{ij} 表示统计残差。

4）目标函数：进行参数估算时，应使目标函数为最小值，以获得较好的参数估算值，通常在直线回归中采用最小二乘法，有：

$$O(\theta, y) = \sum_{i=1}^{n} \frac{[y_i - f(\theta, x_i)]^2}{z_i} \quad (13\text{-}68)$$

$O(\theta, y)$ 为目标函数；n 为观测点数；z_i 为权重系数。

在群体药物动力学中，采用扩展最小二乘法（ELS 法），有：

$$O(\theta, y, \sigma^2) = \sum_{i=1}^{n} \left\{ \frac{[y_i - f(\theta, x_i)]^2}{\sigma^2 z_i} + \ln(\sigma^2 z_i) \right\} \quad (13\text{-}69)$$

σ^2 是残差变异的方差。

3. 研究步骤

（1）查阅相关文献，依据文献确定影响药物动力学的因素。

（2）建立包括各影响因素（如生理因素、病理状况、吸烟、喝酒、合并用药、遗传、环境等固定效应以及偶然误差等随机效应）的数据库。

（3）建立固定效应模型，用 NONMEM 法求取固定效应参数，设计个体的初剂量。

（4）给予患者初剂量后，取 1～2 点血药浓度，用 Bayes 反馈程序处理，求出患者个体的药物动力学参数，再据此调整给药方案，获得该患者的个体化给药方案。

三、临床应用

1. 治疗药物监测　群体药物动力学的研究对象与 TDM 相同，获得的参数比经典药物动力学参数更有代表性，可为 TDM 提供更合理的药动学参数，指导治疗药物监测并估算其群体参数值。NONMEM 法已用于抗癫痫药、茶碱、地高辛、利多卡因、华法林、环孢素、地高辛、细胞毒性药物、氨基苷类抗生素等的 TDM。

2. 特殊患者的群体分析　对于孕妇、老人、儿童、肝肾功能障碍等特殊群体，应用 NONMEM 能获得较理想的群体参数。有研究报道，丙戊酸在平均年龄为 1.8 岁癫痫患儿的每千克体重 Cl/F 为 0.019 39L/（h·kg），高于成人 [0.008 98L/（h·kg）]。

3. 生物利用度研究　NONMEM 法具有能处理稀疏数据的优点，可提取较多的信息。在生物利用度研究中，具有经典药物动力学方法不具备的优点，如可比较单次及多次给药的个体变异，比较速释及控释制剂间的差异，可直接根据血药浓度数据进行统计分析。

4. 合并用药　在同时或序贯应用两种或两种以上药物时，某种药物体内过程可能受到另一种或几种药物的影响，群体药物动力学可定量研究药物间的相互作用，对临床合理用药具有重要意义。

5. 群体药效学　PK-PD 研究使 TDM 由单纯的血药浓度上升为浓度与效应的结合，且着重

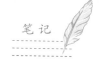

笔记

考察药效学指标。应用 NONMEM 进行群体 PK-PD 以及群体药效学研究,可以更好地指导临床个体化给药方案设计。

6. 新药临床评价   在新药 I 期临床试验中,目前所采用的经典药物动力学研究方法,受试对象为健康志愿者或病情较稳定的患者,受试人数较少,当受试对象为患者时少有并发症,且很少合并用药,存在一定的局限性。即受试者属于匀质群体,不包括一些特殊群体(如老人、女性、儿童等),与Ⅲ、Ⅳ期临床试验中的群体存在较大差异。NONMEM 法很适合开展这类特殊群体的研究,对设计与修正给药方案很有意义。

7. 优化个体化给药方案   NONMEM 法可分析稀疏数据,并获得群体中有显著意义的固定效应参数和个体间及个体自身变异。应用获得的固定效应参数,根据患者实际情况设计的初剂量较常规剂量法、经验法更准确。再应用 Bayes 原理,结合群体药物动力学参数编制的 Bayesian 反馈程序,只需取 1~2 个反馈血药浓度点,就能准确获得个体药动学参数,从而制订合理的个体化给药方案。已有报道将群体药物动力学用于氨基苷类、抗癫痫药、茶碱、地高辛、环孢素等的个体化给药方案优化。

(斯陆勤)

参考文献

[1] Shargel L,Wu-Pong S,Yu ABC. Applied biopharmaceutics and pharmacokinetics. 李安良,吴艳芬译. 应用生物药剂学和药物动力学. 北京:化学工业出版社,2006

[2] Malcolm Rowland,Thomas N. Tozer. Clinical pharmacokinetics and pharmacodynamics concepts and application. 陈东生,黄璞译. 临床药代动力学与药效动力学. 第 4 版. 北京:人民卫生出版社,2012

[3] Dong Y,Zhao X,Domagala J,et al. Effect of fluoroquinolone concentration on selection of resistant mutants of Mycobacterium bovis BCG and Staphylococcus aureus. Antimicrob Agents & Chemother,1999,43(7):1756-1758

[4] Nightingale CH,Murakawa T,Ambrose PG,et al. Antimicrobial pharmacodynamics in theory and clinical practice. New York:Marcel Dekker,2002,385-408

[5] 刘建平. 生物药剂学与药物动力学. 第 4 版. 北京:人民卫生出版社,2011

[6] 郭涛. 新编药物动力学. 北京:中国科学技术出版社,2005

[7] Hedaya MA. Basic pharmacokinetics. New York:CRC Press,2008

[8] 李焕德. 临床药学. 北京:中国医药科技出版社,2007

[9] Dasgupta A. 药物监测方法. 陆林主译. 北京:人民卫生出版社,2011

[10] 刘克辛. 临床药物代谢动力学. 第 2 版. 北京:人民卫生出版社,2014

[11] Dhillon S,Kostrzewski A. Clinical pharmacokinetics. London:Pharmaceutical Press,2006

第十四章 药物动力学在新药研究中的应用

在新药研究中的不同阶段,药物动力学研究均具有重要的作用。本章将从包括非临床与临床药物动力学研究、生物利用度与生物等效性研究,以及缓、控释制剂药物动力学研究三方面开展讨论。

第一节 新药药物动力学研究的内容

一、药物动力学在新药研究开发中的作用

新药研究与开发过程通常分为药物发现、临床前研究与临床研究三个阶段,临床前及临床研究中均涉及药物动力学研究,即临床前药物动力学研究或称为非临床药物动力学研究(preclinical pharmacokinetics)以及临床药物动力学研究(clinical pharmacokinetics)。非临床药物动力学研究的受试对象是实验动物,因此又被称为动物药物动力学试验;临床药物动力学研究的受试对象是人,因而又被称为人体药物动力学试验。世界卫生组织曾在一份技术报告中强调:"对评价药物疗效与毒性来说,药物动力学的研究,不仅在临床前药理研究阶段,而且在新药研究的所有阶段都很重要。"

非临床药物动力学研究是通过体外和体内的研究方法,揭示药物在动物体内的动态变化规律,获得药物的基本动力学参数,阐明药物的吸收、分布、代谢和排泄的过程和特点。非临床药物动力学研究在新药研究开发的评价过程中起着重要作用。药物或活性代谢物浓度数据及其相关药物动力学参数是产生、决定或阐明药效或毒性大小的基础,可作为药物对靶器官产生效应(药效或毒性)的依据;非临床药物动力学研究结果为评价药物制剂特性和质量提供重要依据,为临床研究中给药方案设计等提供有关参考信息。

临床药物动力学研究旨在阐明药物在人体内的吸收、分布、代谢和排泄的动态变化规律,对药物上述过程的研究,是全面认识人体与药物间相互作用不可或缺的重要组成部分,也是临床制订合理用药方案的依据。临床药物动力学研究分为健康志愿者药物动力学研究、目标适应证患者的药物动力学研究以及特殊人群(如肝功能损害患者、肾功能损害患者、老年患者和儿童患者)的药物动力学研究等。

二、新药非临床药物动力学研究

在进行新药非临床药物动力学研究中,应遵循以下基本原则:①实验目的明确;②实验设计合理;③分析方法可靠;④所得参数全面,满足评价要求;⑤对试验结果应进行综合分析与评价;⑥具体问题具体分析。

1. 实验对象的选择 新药非临床研究一般采用成年和健康动物。常用的有犬、小鼠、大鼠、兔、豚鼠、小型猪和猴等。选择实验动物应遵循以下基本原则:首选动物应与药效学或毒理学研究一致;动力学研究最好从同一动物多次采样,尽量避免合并样本的研究方法;创新药应选用两种或两种以上的动物,其中一种为啮齿类动物,另一种为非啮齿类动物;其他类别药物,可选用一种动物,建议首选非啮齿类动物;口服给药不宜选用兔等食草类动物;尽量在动物清醒状态下进行实验。

笔记

305

确定所需的受试动物数量时,可根据以血药浓度-时间曲线的每个采样点不少于 6 个数据为限进行计算。最好从同一动物个体多次取样。如由多只动物的数据共同构成一条血药浓度-时间曲线,应相应增加动物数。建议受试动物采用雌雄各半,如发现药物动力学存在明显的性别差异,应增加动物数以便识别受试物的药物动力学的性别差异。对于单一性别用药,可选择与临床用药一致的性别。

在速释、缓释、控释制剂药物动力学研究时,原则上采用成年 beagle 犬,口服给药时一般在给药前应禁食 12 小时以上。

2. 实验样品的要求　受试物应采用工艺相对稳定、纯度和杂质含量能反映临床试验拟用样品和(或)上市样品质量和安全性的样品。试验中所用辅料、溶媒等应标明批号、规格和生产单位,并符合试验要求。

中药、天然药物一般应采用中试或中试以上规模样品,如不采用,应说明理由。

3. 实验方案的设计

(1) 给药途径和剂量选择:药物动力学研究所用的给药途径和方式,应尽可能与临床用药一致。应设置至少 3 个剂量组,其高剂量最好接近最大耐受剂量,中、小剂量根据动物有效剂量的上、下限范围选取。主要考察在所试剂量范围内,药物的体内动力学过程是属于线性还是非线性。如为非线性药物动力学,还应研究剂量对药物动力学的影响。在剂量确定时,应尽量避免为了适应检测方法的灵敏度而任意加大剂量。

(2) 取样时间点:血药浓度-时间数据是药物动力学研究的核心,其准确可靠程度一方面取决于分析检测技术,另一方面取决于正确的实验设计,其中取样点设置的合理性影响尤为显著。取样点的设计应兼顾吸收相、分布相和消除相。一般在吸收相至少需要 2 ~ 3 个采样点,对于吸收快的血管外给药的药物,应尽量避免第一个点是 C_{max};在 C_{max} 附近至少需要 3 个采样点;消除相需要 4 ~ 6 个采样点。为保证获得最佳采样点,建议根据预实验的结果,审核并修正原设计的采样点。同时应注意整个试验周期的采血总量不影响动物的正常生理功能和血流动力学,一般不超过动物总血量的 15% ~ 20% 。例如,每只大鼠 24 小时内采血总量不宜超过 2ml。

4. 药动学参数的计算　根据血药浓度-时间数据,可采用适宜的房室模型或非房室模型方法进行数据处理,求算药物动力学参数。新药的药物动力学研究通常要求提供的基本药物动力学参数有:静脉注射给药的 $t_{1/2}$、V、AUC 和 Cl 等;血管外给药的 k_a、C_{max}、t_{max}、$t_{1/2}$ 和 AUC 等。另外,应提供统计矩参数,如平均滞留时间(MRT)、$AUC_{0 \sim t}$ 和 $AUC_{0 \sim \infty}$ 等。对于水溶性药物,还应提供血管外给药的绝对生物利用度。对缓、控释制剂,应根据多次给药达到稳态时完整给药间隔的血药浓度-时间数据,提供稳态时达峰时间 t_{max}、稳态峰浓度 C_{max}^{ss}、稳态谷浓度 C_{min}^{ss}、AUC_{ss}、波动度(DF)和稳态平均血药浓度 $\overline{C_{ss}}$ 等参数,并与被仿制药或普通制剂进行比较,考察试验制剂是否具有缓、控释特征。

5. 非临床药物动力学研究内容

(1) 吸收:对血管外给药的药物制剂而言,吸收是药物发挥全身作用的必要条件,对吸收过程的研究有助于药物的结构设计、处方筛选、工艺优化等,尤其是缓、控释制剂与速释制剂,其吸收的速度与程度几乎成为制剂的最主要特征。新药开发研究中要求缓、控释制剂与速释制剂在药物动力学研究资料中完成与普通制剂比较的单次与多次给药的药物动力学研究,以确定制剂的特殊释放特点。

新药研究中,血管外给药制剂中药物的吸收,主要通过整体动物的药物动力学实验或人体生物利用度实验来进行评价,但离体器官实验也有助于考察剂型因素对药物吸收的影响,用于处方筛选。研究药物在胃肠道中吸收常用的离体实验方法包括在体回肠灌流法、外翻肠囊法和 Caco-2 细胞模型等,具体的方法及操作可参见本书第二章的相关内容。目前肠道上皮细胞培养技术已被越来越多地应用于药物吸收机制的研究,其中应用最多的是 Caco-2 细胞模型。Caco-2

笔记

细胞模型一般被用于研究药物的吸收特性与吸收机制,是一种很有价值的研究肠道吸收和代谢的体外模型。

（2）分布:通过新药的组织分布研究,可以获得试验药物在实验动物体内的分布规律、蓄积情况、主要蓄积的器官或组织、蓄积程度等。组织分布研究一般选用小鼠或大鼠,通常选择一个剂量（一般以有效剂量为宜）,给药后分别在吸收相、分布相和消除相各选一个时间点取样测定,若某组织的药物或代谢产物浓度较高,应增加观测点,进一步研究该组织中药物消除的情况。每个时间点一般应有 6 只动物（雌雄各半）的数据。测定的样本包括心、肝、脾、肺、肾、脑、胃、肠、子宫或睾丸和肌肉等重要组织,通过测定这些组织中的药物浓度,了解药物在体内分布的主要组织器官,特别是效应靶器官和毒性靶器官的分布特征。以下情况可考虑进行多次给药后特定组织的药物浓度研究:①药物代谢产物在组织中的半衰期明显超过其血浆消除半衰期,并超过毒性研究给药间隔的 2 倍;②在短期毒性研究、单次给药的组织分布研究或其他药理学研究中观察到未预料的,而且对安全性评价有重要意义的组织病理学改变;③定位靶向释放的药物。实验中必须注意取样的代表性和一致性。

当药物的检测选择同位素测定技术,进行同位素标记物的组织分布试验时,应尽可能提供给药后不同时相的整体放射自显影图像。

靶向制剂（targeting drug delivery system,TDDS）是目前药物新剂型研究中最受关注的研究方向,这些制剂的体内分布特征及其影响因素是研究的重点。定量评价靶向制剂体内分布特征的指标主要有靶向指数（drug targeting index,DTI）、选择性指数（drug selectivity index,DSI）、靶向效率（drug targeting efficiency,DTE）和相对靶向效率（relative targeting efficiency,RTE）等,其计算公式如下:

$$DTI = \frac{给予靶向制剂后\ T\ 时刻\ I\ 器官的药物量}{给予非靶向制剂后\ T\ 时刻\ I\ 器官的药物量} \tag{14-1}$$

$$DSI = \frac{T\ 时刻靶器官的药物量}{T\ 时刻血液非靶器官的药物量} \tag{14-2}$$

$$DTE = \frac{靶器官的药时曲线下面积}{血液或非靶器官的药时曲线下面积} \tag{14-3}$$

$$RTE = \frac{给予靶向制剂后,靶器官的药时曲线下面积}{给予非靶向制剂后,靶器官的药时曲线下面积} \tag{14-4}$$

由上可知,DTI 用于比较不同制剂对某器官趋向性的差异;DSI 用于比较某时刻靶向制剂在靶器官与非靶器官间分布量的差异,二者均以某时刻的检测数据为依据,在不同的时间点应该有不同的结果,未反映体内分布的动态变化过程,具有片面性。DTE 则用于比较靶向制剂分布量与保留时间在靶器官与非靶器官间的差异,考察靶向制剂在体内的全过程;RTE 可以反映靶向制剂与非靶向制剂间给药后药物在靶器官的全过程,是为克服 DTI 在评价靶向制剂体内过程时随时间变化的问题而提出的指标。

（3）与血浆蛋白的结合:一般情况下,只有游离型药物才能通过脂膜向组织扩散、被肾小管滤过或被肝脏代谢,因此药物与蛋白的结合会明显影响药物分布与消除的动力学过程,并降低药物在靶部位的作用强度。对于血浆蛋白结合率高于 90% 且安全范围窄的药物,应进行体外药物竞争结合试验,即选择临床上有可能合并使用的高蛋白结合率药物,考察其对所研究药物蛋白结合率的影响。

血浆蛋白结合的研究内容包括结合机制、潜在的结合相互作用、血浆蛋白结合对膜转运的影响等。在新药的血浆蛋白结合研究中,以血浆蛋白结合率测定为主要目的。血浆蛋白结合率测定可采用多种方法,如平衡透析法、超过滤法、分配平衡法、凝胶过滤法及光谱法等。根据药物的理化性质及试验条件,可选择使用一种方法进行至少 3 个浓度（包括有效浓度）的血浆蛋白结合试验,每个浓度至少重复试验 3 次,以了解药物的血浆蛋白结合率是否有浓度依赖性和血浆蛋白结合率的种属差异。

（4）生物转化:对于创新性的药物,需要了解药物在体内的生物转化情况,包括转化类型、主要转化途径及其可能涉及的代谢酶。对于新的前体药物,除对其代谢途径和主要活性代谢物结构进行研究外,还需对原形药和活性代谢物进行系统的药物动力学研究。而对主要在体内以代谢消除为主的药物(原形药排泄<50%),生物转化研究则可分为两个阶段:临床前可先采用色谱方法或放射性同位素标记方法分析和分离可能存在的代谢产物,并用色谱-质谱联用等方法初步推测其结构。如果Ⅱ期临床研究提示其在有效性和安全性方面有开发前景,应进一步研究并阐明主要代谢产物的可能代谢途径、结构及酶催化机制。如有多种迹象提示可能存在有较强活性或毒性的代谢产物时,应开展活性或毒性代谢产物的研究,以确定开展代谢产物动力学试验的必要性。

在药物的生物转化研究中,应考察药效和毒性试验所用的实验动物与人体代谢的差异性,这种差异有两种情况,其一是量的差异,种属间的代谢物是一致的,但各代谢物的量不同或所占的比例不同;其二是质的差异,即种属间的代谢物是不一致的。这时应结合药效和毒性试验的结果来评价这种代谢的种属差异性是否会影响到其药效和毒性,并以此作为药效和毒性试验中动物选择的依据。

体内药物生物转化可考虑与血药浓度-时间曲线和排泄试验同时进行,应用这些试验采集的样品进行代谢产物的鉴定及浓度测定。

（5）药物代谢酶及转运体研究:药物的有效性及毒性与血药浓度或靶器官浓度密切相关。一定剂量下的血药浓度或靶器官浓度取决于该药物的药动学过程,而转运体和代谢酶是影响药物体内过程的重要因素。因此,对于创新药物的研究开发,应重点关注药物主要清除途径的确定、代谢酶和转运体对药物处置过程的影响、基于代谢酶或转运体的药物-药物相互作用的评估等。

非临床药物动力学研究应鉴定药物是否是代谢酶或转运体的底物或抑制剂。体外试验体系如肝微粒体、肝 S9、原代肝细胞及 P450 重组酶等可用于鉴定创新药物是否是 P450 同工酶的底物,并进行代谢种属差异的比较。除了 P450 同工酶,葡萄糖醛酸结合酶、硫酸转移酶等,也应该在适当的情况下进行研究。各种不同的细胞体系,如 Caco-2,原代肝细胞及单一药物转运体转染的细胞株(MDCK、HEK、CHO)等,是鉴定外排和摄取转运体是否介导药物跨膜转运的有效方法。以外排转运体 P-gp 为例,若创新药物的外排比≥2,可以初步认为该药物是 P-gp 的底物。进一步的验证需通过使用适当的抑制剂完成。确定一个创新药物是否是代谢酶或转运体的底物,可以协助判断该药物的动力学特征是否会受到其他药物的影响。

非临床药物动力学研究应关注创新药物是否通过抑制或诱导代谢酶或转运体影响其他药物的动力学特征。对细胞色素 P450 同工酶(如 CYP1A2、CYP2B6、CYP2C8、CYP2C9、CYP2C19、CYP2D6、CYP3A4 等)抑制的考察可以通过使用类药性探针底物(drug-like probe substrate)完成。抑制试验应该在酶动力学线性范围进行,即探针底物药物的浓度≤K_m(米氏常数),抑制强弱通过 IC_{50} 或 K_i 判断。创新药物对 P450 酶的诱导主要是对人 CYP3A4、CYP1A2 及 CYP2B6 进行研究。此外,对于创新药物,还需要对药物代谢酶和转运体基因多态性、代谢酶与转运体之间的相互影响、主要代谢物(25% 原药 AUC)的清除机制及潜在的相互作用、人特异性代谢物等进行研究。

（6）排泄:①尿和粪的药物排泄:一般采用小鼠或大鼠,将动物放入代谢笼内,选定一个有效剂量给药后,按一定的时间间隔分段收集尿或粪的全部样品,测定药物浓度。粪样品收集后按一定比例制成匀浆,记录总体积,取部分样品进行药物含量测定,计算药物经此途径排泄的速率及排泄量,直至收集到的样品测定不到药物为止。每个时间点至少有 5 只动物的实验数据,

笔记

应收集给药前尿及粪样,并参考预试验的结果,设计给药后收集样品的时间点,包括药物从尿或粪中开始排泄、排泄高峰及排泄基本结束的全过程。②胆汁排泄:一般用大鼠在麻醉下做胆管插管引流,待动物清醒且手术完全恢复后给药,并以合适的时间间隔分段收集胆汁(总时长一般不超过 3 天),进行药物测定。在药物的排泄研究中,还需要记录药物自粪、尿、胆汁排出的速度及总排出量(占总给药量的百分比),提供物质平衡的数据。

三、新药临床药物动力学研究

新药临床药物动力学研究是以人为受试对象,根据《赫尔辛基宣言》和国际医学科学组织委员会颁布的《人体生物医学研究国际道德指南》的要求,所有以人为对象的研究必须符合公正、尊重人格、力求使受试者最大程度受益和尽可能避免伤害的原则。因此,为了保证临床研究的严肃性和安全性,国家规定进行药品临床研究,须由申办者在国家药品临床研究基地中选择临床研究单位(负责单位和协作单位)。

临床药物动力学研究的一般要求参见相关指导原则。早期临床试验,通常在健康受试者中进行下列研究:①单次给药的药物动力学研究;②多次给药的药物动力学研究;③如为口服制剂,需进行进食影响研究;④人体药物代谢物确证、生物转化、物质平衡、代谢物的药物动力学及生物活性等研究;⑤对于仅在人体中出现的代谢产物,或人体中代谢产物水平远高于已知或已进行评价的实验动物种属中的水平时,应考虑进行非临床安全性评价;⑥与药动学相关的体外研究,如血浆蛋白结合率,药物代谢酶和转运体的表型、抑制和诱导等;⑦遗传多态性与药物基因组学相关体外研究。

后期临床试验阶段,一般选择目标适应证患者进行药动学研究、特殊人群(肝、肾功能损害患者,老年人、儿科人群等)的药动学研究,以及药动学相互作用研究等。

新药临床研究一般分为四期,各期临床研究的特点及一般要求等见表 14-1。

表 14-1　新药各期临床研究的特点及一般要求

临床研究阶段	病例数	受试人员	目的	研究单位资质
Ⅰ 期	20～30 例	一般为健康志愿者	人体药动学研究及耐受性试验	国家药品临床研究基地
Ⅱ 期	≥100 例	目标适应证患者	初步评价药物对目标适应证患者的治疗作用和安全性	同上
Ⅲ 期	≥300 例	目标适应证患者	进一步验证药物对目标适应证患者的治疗作用和安全性	同上
Ⅳ 期	>2000 例	目标适应证患者	新药上市后的应用研究阶段,考察在广泛使用条件下的药物疗效和不良反应等	负责单位必须是参加该药品Ⅱ期、Ⅲ期临床试验的研究单位;协作单位由申办者和临床研究的负责单位选择国家药品临床研究基地

1. 受试者选择　Ⅰ期临床药物动力学试验时应选择正常健康人作为受试者。受试者原则上应男女兼有,年龄以 18～45 岁为宜。体重一般在体重指数[BMI,BMI＝体重(kg)/身高(m)²]19～24 范围内。因临床上大多数药物不按体重计算给药剂量,所以同批受试者的体重应比较接近。并要求不吸烟、不嗜酒。但应注意,女性作为受试者往往要受生理周期或避孕药物的影响,因某些避孕药物具有药酶诱导作用或抑制作用,可能影响其他药物的代谢消除过程,因而改变

笔记

试验药物的药物动力学特性。另外,一些有性别针对性的药物,如性激素类药物、治疗前列腺肥大药物、治疗男性性功能障碍药物及妇产科专用药等则应选用相应性别的受试者。此外,如已知受试药物代谢的主要药物代谢酶具有遗传多态性,应查明受试者该酶的基因型或表型,使试验设计更加合理和结果分析更加准确。

在Ⅱ期、Ⅲ期临床药物动力学试验中,进行肝脏或肾脏功能不全对药物体内过程的影响研究的受试者为肝、肾功能受损患者。进行老年生理特点对药物体内过程的影响研究的受试者为60~65岁老年人。

另外,尤其应该注意的是临床药物动力学试验的受试对象是人。因此,全过程必须贯彻GCP(good clinical practice)的精神并严格执行,试验的方案设计与试验过程中,均应注意对受试者的保护。按照GCP原则制订试验方案并经伦理委员会讨论批准,受试者必须自愿参加试验,并签署书面知情同意书。

2. 受试药物的要求　作为新药临床药物动力学研究的试验药物,应为经国家药检部门检验合格,符合临床研究质量标准的中试放大产品。其稳定性、含量、溶出度、有关物质及安全性检查均合格。并为报送生产及进行Ⅰ期临床试验耐受性的同批药品。

3. 实验方案的设计

(1) 剂量确定:一般选用低、中、高3种剂量。剂量的确定主要根据Ⅰ期临床耐受性试验的结果,并参考动物药效学、药动学及毒理学试验结果,以及经讨论后确定的拟在Ⅱ期临床试验时采用的治疗剂量推算。高剂量组剂量必须接近或等于人最大耐受的剂量。

(2) 药时曲线的数据测定:单剂量试验时,确定8~12例受试者,在试验前一日晚统一进清淡饮食,进入监护室或病房,而后禁食,不禁水过夜。次日晨空腹(注射给药可不空腹)给药,用200~250ml温水送服,2~4小时后进统一早餐(根据药物吸收速度确定),4小时后进统一午餐。试验期间受试者均应在监护室内,避免剧烈活动,禁止饮茶、咖啡和含咖啡及醇类饮料,并禁止吸烟。

多剂量试验时,8~12名受试者集中在监护室内进行服药、采样和活动,一日三餐均应统一饮食。对每日一次给药的方案,受试者应禁食10小时左右后,早晨空腹服药;每日2次给药的方案,受试者应禁食10小时左右后,早晨空腹服药,晚上则至少应在进晚餐2小时后服药;每日3次给药的方案,受试者应早晨空腹服药,其他服药时间则按每6小时或每8小时间隔服药。

在食物对口服药物制剂药物动力学影响的研究时,应采用随机双周期交叉试验设计,受试者6~8例随机分2组。一组在试验前禁食10小时左右,于次日早晨空腹口服药物,用200~250ml温水送服,服药后,4小时后进统一饮食,并严格控制进餐量。另一组受试者在实验前禁食10小时后并进统一饮食后,立即口服药物(5分钟内),用200~250ml温水送服,4小时后进统一饮食。其余步骤均同上。经洗净期后交叉进行试验,洗净期为被测定药物 $t_{1/2}$ 的7倍以上时间。

取血时间应注意各时相的时间点分布。血管内给药应该有分布相和消除相数据;血管外给药应该有吸收相、分布相和消除相数据。一般在吸收相至少需要2~3个采样点,峰浓度附近至少需要3个采样点,消除相至少需要3~5个采样点。一般不少于11~12个采样点。如果同时收集尿样时,则应收集服药前尿样及服药后不同时间段的尿样。取样点的确定可参考动物药物动力学试验中药物排泄过程的特点,应包括开始排泄时间,排泄高峰及排泄基本结束的全过程。

4. 实验结果处理与报告　一般选用房室模型法或非房室模型法进行处理,以估算新药的主要药物动力学参数,以全面反映药物在人体内吸收、分布和消除的特点。通过单次给药测得的各受试者血药浓度-时间数据,需获得的主要药物动力学参数包括: k_a、t_{max} (实测值)、C_{max} (实测值)、AUC_{0-t}、$AUC_{0-\infty}$、V、k、$t_{1/2}$、MRT 和 Cl 等。从尿药浓度估算药物经肾排泄的速率和总量。通过多次给药的稳态血药浓度-时间曲线数据,求得主要药物动力学参数包括: t_{max}、C_{max}^{ss}、C_{min}^{ss}、$\overline{C_{ss}}$、$t_{1/2}$、Cl、稳态血药浓度-时间曲线下面积 AUC_{ss} 及 DF 等。在药动学试验结果分析中,应有效整合

笔记

各项试验数据,选择科学合理的数据处理及统计方法。

新药临床药物动力学研究的报告,应提供各个受试者的血药浓度-时间数据及曲线图、平均值($\pm s$)及曲线图;提供各受试者的上述主要药物动力学参数及其平均值($\pm s$);对多次给药与单次给药的药物动力学规律及特点进行比较,并对新药临床药物动力学规律和特点进行扼要的讨论和小结。

四、药物动力学研究中生物样品的测定方法

（一）生物样品分析的意义与特点

生物样品测定的准确程度通常决定了药物动力学研究结果的正确与否,因此采用合适的、准确可靠的测定方法以测定生物样品中的药物,成为药物动力学研究的重要条件。由于生物样品一般来自全血、血清、血浆、尿液或其他临床生物样品,具有取样量少、药物浓度低、干扰物质多(如激素、维生素、胆汁以及可能同服的其他药物)以及个体差异大等特点,因此必须根据待测物的结构、生物介质和预期的浓度范围,建立灵敏、专一、精确、可靠的生物样品定量分析方法,并根据具体目的对方法进行确证。

（二）生物样品检测的方法

目前,生物样品的常用测定技术包括:①色谱法:气相色谱法（GC）、高效液相色谱法（HPLC）、色谱-质谱联用法（LC-MS、LC-MS-MS、GC-MS、GC-MS-MS）等,可用于大多数药物的检测;②免疫学方法:放射免疫分析法、酶免疫分析法、荧光免疫分析法等,多用于蛋白质多肽类物质检测;③微生物学方法,可用于抗生素药物的测定。

生物样品的分析一般首选色谱法,由于这类方法灵敏度、特异性、准确性一般都能适应药物动力学研究的需要,多数实验室也具备条件,因此应用最为广泛,约90%的药物浓度测定可以用色谱法来完成。具体选用何种分析方法,应根据药物的化学结构、理化性质、仪器条件以及借鉴文献方法多方面因素来考虑确定。

免疫分析法应用较多的有放射免疫分析、酶免疫分析及荧光偏振免疫分析。这些方法多已实现自动化,常用于血药浓度快速测定。放射性同位素测定技术因灵敏度高、样品前处理简单和可以进行批量检测而适用于药物吸收、分布或排泄试验,对内源性生物活性物质的药物动力学研究具有特殊的意义。当放射性同位素测定技术用于药物动力学研究时,应配合色谱技术,阐明总放射量与原形药物放射量的关系。放射免疫法和酶标免疫法具有一定特异性,灵敏度高,但原形药与其代谢产物或内源性物质常有交叉反应,需注意其特异性。在免疫分析法中,荧光偏振免疫分析将荧光偏振方法及抗原、抗体之间竞争结合的免疫反应相结合,通过计算机程序化控制,从而使方法的自动化程度高,表现出快速、简便、准确的特点。

生物学方法通常以药物效应为测定信号,使测定的结果更直接地与临床应用相关,但其生物测定的选择性与重现性常限制本法的广泛应用。

近年来,新的检测方法如超临界流体色谱（SFC）、高效毛细管电泳（HPCE）等不断出现,另外色谱联用技术在生物样品检测中也得到了大量应用。如气相色谱/质谱联用（GC-MS）、液相色谱/质谱联用（LC-MS）、毛细管电泳/质谱联用（CE-MS）以及高效液相色谱/磁共振联用（HPLC-NMR）等。其中色谱/质谱联用时能够使样品的分离、定性、定量一次完成,色谱技术为质谱分析提供了纯化的试样,而质谱则提供准确的结构信息。因此通过联用的方法能结合不同测定方法的特点,在生物样品的检测中往往更具有优势。另外,目前在国内外兴起的正电子发射断层显像技术（positron emission tomography,PET）不仅可以用于医学研究和疾病检查,也被用于新药的研究中。由于利用PET技术能在体外直接定量测定发射正电子放射性核素所标记的药物或化合物在活体内的分布和变化,直接定量获取药物在人体或实验动物体内的分布、变化、生物利用度、疗效和不良反应等重要信息,因此可用于研究药物的药理学和药物动力学。然而

笔记

PET 技术也有其局限性,一是目前使用的 PET 设备价格较昂贵,试验费用高,难以迅速普及;二是目前 PET 用示踪剂品种还很有限,而且由于发射正电子的放射性核素的物理半衰期普遍很短,导致标记过程操作困难,或因此使得某些药物的示踪剂难以标记;有些标记化合物在体内不稳定、易分解,而 PET 图像难以区分标记药物与代谢物,从而限制了其应用。

（三）　生物样品分析方法的确立和验证

建立可靠的和可重复的定量分析方法是进行药物动力学研究的关键之一,而方法学确证是药物动力学研究的基础,为了保证分析方法可靠,必须对测定方法进行充分确证,一般应进行以下几方面的考察。

1. 选择性（selectivity）　建立的分析方法应该能够区分目标分析物和内标与基质的内源性组分或样品中其他组分。应该使用至少 6 个受试者的适宜空白基质来证明选择性（动物空白基质可以不同批次混合）,它们被分别分析并评价干扰。干扰组分的响应应低于分析物定量下限响应的 20%,并低于内标响应的 5%。应考察代谢物、经样品预处理生成的分解产物引起干扰的程度。在适当情况下,也应该评价代谢物在分析过程中恢复转化为分析物的可能性。

2. 残留（residue）　应该在方法建立中考察残留并使之最小。残留可能不影响准确度和精密度。应通过在注射高浓度样品或校正标样后,注射空白样品来估计残留。高浓度样品之后在空白样品中的残留不应超过定量下限的 20%,并且不超过内标的 5%。如果残留不可避免,应考虑特殊措施,在方法验证时检验并在试验样品分析时应用这些措施,以确保不影响准确度和精密度。这可能包括在高浓度样品后注射空白样品,然后分析下一个试验样品。

3. 定量下限（lower limit of quantitation，LLOQ）　定量下限是能够被可靠定量的样品中分析物的最低浓度,具有可接受的准确度和精密度,是标准曲线上的最低浓度点,代表了测定方法的灵敏度（sensitivity）。

4. 准确度与精密度（accuracy and precision）　准确度是指在确定的分析条件下,测得的生物样品浓度与分析物标示浓度的接近程度,表示为（测得值/真实值）×100%,应采用加入已知量分析物的样品（质控样品）评估准确度。质控样品的配制应该与校正标样分开进行,使用另行配制的储备液。应该根据标准曲线分析质控样品,将获得的浓度与标示浓度对比。准确度应报告为标示值的百分比。应通过单一分析批（批内准确度）和不同分析批（批间准确度）获得质控样品值来评价准确度。一般要求选择定量下限及低、中、高浓度质控样品进行准确度测定。低浓度选择在定量下限的 3 倍以内,高浓度取标准曲线上限约 75% 处的质控样品,中间选一个浓度。为验证批内准确度,应取一个分析批的每个浓度至少 5 个样品。批间准确度需通过至少 3 个分析批,且至少两天进行,每个浓度至少 5 个测定值进行评价。准确度均值一般应在质控样品标示值的 ±15% 之内,定量下限准确度在标示值的 20% 范围内。精密度是指分析物重复测定的接近程度,定义为测量值的相对标准差（relative standard derivation，RSD%）,或称变异系数。应使用与证明准确度相同分析批样品的结果,获得在同一批内和不同批间的精密度。验证方法同准确度。对于质控样品,批内及批间变异系数一般不应超过 15%,定量下限的变异系数不应超过 20%。

5. 标准曲线及定量范围（calibration curve and range of quantity）　标准曲线反映了所测定物质浓度与仪器响应值之间的关系,一般用回归分析法所得的回归方程来评价。通过加入已知浓度的分析物（和内标）到空白基质中,制备各浓度的校正标样,其基质应该与目标试验样品的基质相同。方法验证中研究的每种分析物和每一分析批,都应该有一条标准曲线。用于建立标准曲线的标准浓度个数取决于分析物可能的浓度范围和分析物/响应值关系的性质,必须至少用 6 个浓度建立标准曲线,不包括空白样品（不含分析物和内标的处理过的基质样品）和零浓度样品（含内标的处理过的基质）。定量范围要能覆盖全部待测的生物样品浓度范围,不得用定量范围外推的方法求算未知样品的浓度。每个校正标样可以被多次处理和分析。标准曲线各

笔记

浓度点的实测值与标示值之间的偏差在可接受的范围内时,可判定标准曲线合格。可接受范围一般规定为最低浓度点的偏差在±20%以内,其余浓度点的偏差在±15%以内。只有合格的标准曲线才能对临床待测样品进行定量计算。当线性范围较宽的时候,推荐采用加权的方法对标准曲线进行计算,以使低浓度点计算得比较准确。色谱法相关系数的绝对值要求>0.99,生物检测方法相关系数的绝对值要求>0.98。

6. 稳定性(stability)　稳定性为一种分析物在确定条件下,一定时间内在给定介质中的化学稳定性。根据具体情况,对含药生物样品在室温、冷冻和冻融条件下以及不同存放时间进行稳定性考察,以确定生物样品稳定的存放条件和时间,应在确保样品稳定的条件下进行测定。还应注意考察储备液的稳定性以及样品处理后的溶液中分析物的稳定性,以保证检测结果的准确性和重现性。

7. 稀释可靠性(reliability of dilute)　生物样品测定时,有时需要对高浓度样品稀释后进行测定,样品稀释不应影响精密度及准确度。应该通过向基质中加入分析物至高于定量上限浓度,并用空白基质稀释该样品(每个稀释因子至少5个测定值),来证明稀释的可靠性。精密度和准确度应在±15%之内,稀释的可靠性应该覆盖试验样品所用的稀释倍数。

8. 基质效应(matrix effect,ME)　基质效应是指在样品测试过程中,由于待测物以外的其他物质的存在,直接或间接影响待测物响应的现象。液质联用(LC-MS)技术被广泛用于生物样品中药物及其代谢物浓度的检测。由于质谱检测是基于化合物离子化并通过特定的核质比来检测和定量,因此任何干扰待测物离子化的物质都可能影响检测方法的灵敏度和选择性,这些基质成分包含了生物样品中的内源性成分和样品前处理过程中引入的外源性成分。对基质效应的考察,至少使用6批来自不同供体的空白基质,不应使用合并的基质。对于每批基质,应该通过计算基质存在下的峰面积(由空白基质提取后加入分析物和内标测得),与不含基质的相应峰面积(分析物和内标的纯溶液)比值,计算每一分析物和内标的基质因子,进一步通过分析物的基质因子除以内标的基质因子,计算经内标归一化的基质因子。从6批基质计算的内标归一化的基质因子的变异系数应小于15%。测定应分别在低浓度和高浓度下进行。克服基质效应的方法包括样品预处理,优化色谱分离条件,采用小进样量,低流速等。

9. 方法学质控　应在生物样本分析方法确证完成以后开始测定未知样品。在测定生物样品中的药物浓度时应进行质量控制,以保证所建立的方法在实际应用中的可靠性。具体方法参见《中国药典》2015年版四部中有关生物样品定量分析方法指导原则。

10. 微生物学与免疫学方法确证　上述分析方法确证主要针对色谱法,很多参数和原则也适用于微生物学或免疫学分析,但在方法确证中应考虑到它们的一些特殊之处。如微生物学或免疫学分析的标准曲线本质上是非线性的,因此应尽可能采用比化学分析更多的浓度点来建立标准曲线。结果的准确度是关键因素,如果重复测定能改善准确度,则应在方法确证和未知样品测定中采用同样的步骤。

五、计算机在药物动力学研究中的应用

数学方法与计算机技术的发展,是药物动力学发展的重要条件。在药物动力学研究中,试验方案的拟订、数据的处理及结果的阐述等均与数学方法及计算机技术有关。近年来,国内外研制了许多药物动力学的专用软件,本节将对 WinNonlin、DAS、NONMEM 等常用软件做简单的介绍。

(一) WinNonlin 软件

WinNonlin 为美国 Pharsight 公司的产品,是国外最常用的药物动力学软件,被认为可用于几乎所有的药动学、药效学分析。WinNonlin 软件基于微软视窗操作系统,其界面友好,数据处理功能强大,并且兼容性好,使用也比较灵活。WinNonlin 分为标准版、专业版、企业版3个版本,

笔记

其中标准版包含了药物动力学与药效学分析的各种工具,专业版和企业版较标准版增加了几个功能模块,主要用于商业用途。由 Pharsight 公司生产的 WinNonlin 的配套产品还有 WinNomix 软件(用于群体药物动力学分析)和 Pharsight Trial Simulator 软件(用于药物评价试验设计)。WinNonlin 的主要计算分析功能如下。

(1) 房室模型分析:处理各种非线性回归问题;参数估计;各种微分方程求解;模拟不同用药方案或参数调整后的药效变化;提供了广泛的模型库,能解决各种模型拟合问题,包括药动学模型、药效学模型、间接响应模型及药动药效联合模型等;用户可用内置的工具来自定义模型;使用动态内存管理技术,可处理大型数据和复杂模型。

(2) 非房室模型分析:可由血或尿数据计算 $AUC_{0 \sim n}$、$AUC_{0 \sim \infty}$、C_{max} 等参数;可计算稳态数据的参数;可在半对数图中选择终末消除相或由程序自动选择;三种方法计算 AUC;计算任意终点的 AUC 等。

(3) 自定义模型方程解析药动学模型分析,拟合效率高,并支持微分方程直接求解拟合模型。

(4) 支持 PK-PD 联合模型分析。

(5) 生物等效性和生物利用度计算。

WinNonlin 是国外最常用的 PK 和 BA/BE 软件,最新版本为 phoenix6.1.0.173。但该软件也有一些缺点,如有些数据需分几次选择多个模型进行比较才能得出最佳的结果;对于一些异常数据的计算结果有错,价格较高,每年收取使用费等。

(二) DAS 统计软件

DAS(Drug And Statistics)统计软件是由安徽省药物临床评价中心开发,其最新版为 4.0 版,是在 NDST-21(new drug statistics treatment ver 21)的基础上发展起来,在微软视窗下运行的专业统计软件包。DAS 可完成临床前药学、药理以及临床新药研究关系密切的各种统计计算,计算结果直接存为 Excel 格式,4.0 版增加了图形窗口。

DAS 的特点包括:DAS4.0 具有生物等效性分析,药物动力学,药效动力学,药效相互作用动力学,药物试验设计,医药统计学,群体药动学与药效学,药物体内外相关性分析,生物检定分析等功能。

(三) NDST 软件

NDST(New Drug Statistical Treatment)新药统计软件是针对我国新药研究数据处理和资料撰写要求编写的,可进行与临床前药理及与临床新药研究关系密切的各种统计计算。现为 21 世纪版(NDST-21),新版增加了生物检定统计、药物联用效应分析、药物动力学及药物受体动力学等内容,其中用于药物动力学分析的有"临床药物动力学分析模块"和"生物等效性统计模块"。

(四) NONMEM 软件

NONMEN 软件由美国旧金山加州大学的 NONMEM 课题组根据非线性混合效应模型(nonlinear mixed effect model,NONMEM)的理论编写而成,主要用于群体药物动力学的参数估算及分析,是群体药物动力学分析的主流软件。NM-WIN 是其 Windows 版本,新版 NONMEN(第 4 版)由几部分组成,NONMEN 程序本身就是一个通用的(非交互式的)用于拟合各种数据的回归程序。PREDPP(群体药物动力学核心程序)则包括一系列可以利用 NONMEN 对群体药物动力学进行预测的子程序。NM-TRAN 是文件转换的预加工处理器,可以控制文件、其他必需的输入文件及误差信息转换为 NOMEN/PREDPP 可识别的方式。

NONMEM 应用于群体药物动力学研究,可将经典药物动力学基本原理和统计学方法相结合,研究药物体内过程的群体规律,研究药物动力学参数的统计分布及影响因素,可应用于新药开发与药物评价;分析药物动力学参数及其影响因素;群体药效学;治疗药物监测及个体化用药;药物动力学生理模型;药物动力学药效学联合模型;药物相互作用及生物利用度等。

笔记

除了上述主要的药动学软件外，还有以下几种软件也有使用：3P87/97、Kinetica、RSTRIP、Phoenix、S-ADAPT、MONOLIX、CAPP 等。

第二节　生物利用度与生物等效性

一、基 本 概 念

1. 生物利用度（bioavailability，BA）　是指制剂中的药物被吸收进入体循环的速度与程度。生物利用度有绝对生物利用度与相对生物利用度之分。绝对生物利用度（absolute bioavailability，F_{abs}）是同一种药物血管外给药与静脉给药（吸收率为100%）比较获得的药物吸收进入体循环的量。通常用血管外给药血药浓度-时间曲线下面积与静脉给药血药浓度-时间曲线下面积的比值来表示。相对生物利用度（relative bioavailability，F_{rel}）又称比较生物利用度（comparative bioavailability），是以其他非静脉途径给药的制剂（如片剂和口服溶液）为参比制剂获得的药物吸收进入体循环的相对量，是同一种药物不同制剂之间比较吸收程度与速度而得到的生物利用度。二者的计算公式如下：

$$相对生物利用度\ F_{rel} = \frac{AUC_t \times X_r}{AUC_r \times X_t} \times 100\% \tag{14-5}$$

$$绝对生物利用度\ F_{abs} = \frac{AUC_t \times X_{iv}}{AUC_{iv} \times X_t} \times 100\% \tag{14-6}$$

在式（14-5）和式（14-6）中，脚注 t 与 r 分别代表受试制剂与参比制剂；iv 表示静脉注射给药；X 表示给药剂量。从公式中可以看出，生物利用度主要以药物吸收程度（AUC）的大小进行比较，未能反映药物吸收速度的快慢，吸收速度的快慢主要用达峰浓度（C_{max}）或达峰时间（t_{max}）表示，在生物利用度研究中也非常重要。

2. 生物等效性（bioequivalence，BE）　是指一种药物的不同制剂在相同试验条件下，给予相同剂量，反映其吸收程度和速度的主要药物动力学参数无统计学差异。通常意义的生物等效性研究是指采用生物利用度的研究方法，以药物动力学参数为终点指标，根据预先确定的等效标准和限度进行的比较研究。在药物动力学方法确实不可行时，也可以考虑以临床综合疗效、药效学指标或体外试验指标等进行比较性研究，但需充分证实所采用的方法具有科学性和可行性。

药学等效性（pharmaceutical equivalence）：两制剂含等量的相同活性成分，具有相同的剂型，符合同样的或可比较的质量标准，可认为药学等效。药学等效不一定意味着生物等效，因为辅料的不同或生产工艺差异等可能会导致生物不等效。

治疗等效性（therapeutic equivalence）：如果两制剂含有相同活性成分，并且临床上显示具有相同的安全性和有效性，可以认为两制剂具有治疗等效性。如果两制剂中所用辅料本身并不会导致有效性和安全性问题，生物等效性研究是证实两制剂治疗等效性最合适的办法。如果药物吸收速度与临床疗效无关，吸收程度相同但吸收速度不同的药物也可能达到治疗等效。含有相同的活性成分只是活性成分化学形式不同（如某一化合物的盐、酯等）或剂型不同（如片剂和胶囊剂）的药物制剂也可能治疗等效。

基本相似药物（essentially similar product）：如果两个制剂具有等量且符合同一质量标准的药物活性成分，具有相同剂型，并且经过证明具有生物等效性，则两个制剂可以认为是基本相似药物。从广义上讲，这一概念也应适用于含同一活性成分的不同剂型，如片剂和胶囊剂。

二、生物利用度与生物等效性在新药研究中的作用

生物利用度和生物等效性均是评价制剂质量的重要参数，生物利用度研究是新药研究过程

笔记

中选择合适给药途径和确定用药方案的重要依据之一。生物等效性则强调以预先确定的等效标准和限度进行的比较,是保证含同一药物的不同制剂体内行为一致性的依据,是判断所研发产品是否可替换已上市药品使用的依据。在新药研究阶段,为了确定处方、工艺的合理性,需要考察上述因素对生物利用度的影响;开发新剂型,要对拟上市剂型进行生物利用度研究以确定剂型的合理性,通过与原剂型比较的生物利用度研究来确定新剂型的给药剂量,也可通过生物等效性研究来证实新剂型与原剂型是否等效;在仿制生产已有国家标准药品时,可通过生物等效性研究来证明仿制产品是否可与原创药替换使用。

另外,在药品批准上市后,如处方组成成分、比例以及工艺等出现一定程度的变更时,也需要根据产品变化的程度来确定是否进行生物等效性研究,以考察变更前后产品是否具有生物等效性。以提高生物利用度为目的研发的新制剂,需要进行生物利用度研究,了解变更前后生物利用度的变化。

三、生物利用度研究基本要求及研究方法

(一) 生物利用度研究的基本要求

1. 研究单位应具备的基本条件　新药生物利用度研究是新药临床试验,须具备临床试验管理规范要求的各项必要条件,并按规范要求进行试验。要求研究单位有良好的医疗监护条件,良好的分析测试条件和良好的数据分析处理条件,一般应是国家药品临床研究基地,若因特殊需要选择非基地医疗机构参加药品临床研究,应是在国家食品药品监督管理总局登记备案的医疗机构。同时鉴于生物利用度研究需要多学科、多部门的协同合作,参加生物利用度研究的人员,应包括临床药物动力学研究人员、临床医师、分析检验技术人员和护理人员等。

2. 受试制剂和参比制剂　受试制剂应符合下述条件:①受试药品应来自一个不少于生产规模 1/10 的批次,或 100 000 单位,两者中选更多的,除非另外说明理由。②使用的生产批次应该确实保证产品和过程在工业规模可行。在生产批次规模小于 100 000 单位时,需要整个生产批次的样品供抽样用。③对于受试批号药品,应该建立其关键性质量属性的特点和说明,如溶出度。④应该从额外的预备性试验或整个生产批次的产品取样,与生物等效性试验的受试批次样品比较,并在采用合适的溶出度检验条件下,应显示相似的体外溶出曲线。对其他全身作用的普通制剂,应该类似地论证受试药品批次的代表性。参比制剂应符合下述条件:该药品已经在中国获得上市授权或特别批准进口,具有全面的资料。对于仿制药品申请,受试药品通常与可从市场获得的参比药品相应的剂型比较。该药品已有多个上市剂型时,如果能在市场上获得,推荐使用该药品最初批准的剂型作为参比制剂。选择用于生物等效性试验的参比药品应该基于含量分析和溶出度数据。除非另外说明理由,受试制剂和参比制剂含量差别不能超过 5%。

3. 试验设计　由于生物利用度的影响因素多,生物利用度试验中尽量避免生物因素与给药方法对结果产生的影响。生物利用度试验的试验设计,主要目的就是为了消除个体差异与试验周期对试验结果的影响。

交叉设计是目前应用最多、最广的方法,因为多数药物吸收和清除在个体之间均存在很大变异,个体间的变异系数远远大于个体内变异系数,因此生物等效性研究一般要求按自身交叉对照的方法设计,把受试对象随机分为几组,按一定顺序处理,一组受试者先给予受试制剂,后给予参比制剂;另一组受试者先给予参比制剂,后给予受试制剂。两顺序间应有足够长的间隔时间,为洗净期(wash-out period)。每位受试者都连续接受两次或更多次的处理,可以将制剂因素对药物吸收的影响与其他因素区分开来,减少了不同试验周期和个体间差异对试验结果的影响。

当一个受试制剂与一个参比制剂进行生物利用度试验时,采用两制剂双周期交叉试验设计;若试验包括 3 个制剂(2 个受试制剂和 1 个参比制剂)时,宜采用 3 制剂 3 周期二重 3×3 拉丁

笔记

方试验设计。

例如有制剂 T 与参比制剂 R,若受试者为 24 人,则试验时将 24 名受试者随机分为 A、B 两组,每组 12 名受试者,按表 14-2 的试验安排进行试验。每一受试者均接受两种制剂的试验,尽量排除个体差异对试验结果的影响。

如有 T1 和 T2 两个受试制剂同时进行生物利用度研究,所选参比制剂为 R,若受试者为 24 人,则试验时将 24 名受试者随机分为 A、B、C、D、E、F 六组,每组 4 名受试者,按表 14-3 的试验安排进行试验。由表 14-3 可见,每一受试者均接受 3 种制剂的试验,从而尽量排除个体差异对试验结果的影响;3 种制剂组合成的 6 种顺序均在试验中出现,从而避免了用药顺序对结果可能产生的影响。

表 14-2　两制剂双周期交叉试验设计的试验安排表

组别	试验周期	
	1	2
A	T	R
B	R	T

表 14-3　三制剂三周期二重 3×3 拉丁方交叉试验设计的试验安排表

	组别	A	B	C	D	E	F
周期	1	T1	T2	R	T1	R	T2
	2	T2	R	T1	R	T2	T1
	3	R	T1	T2	T2	T1	R

在某些情况下,只要试验设计和统计分析足够完善,可以考虑其他试验设计,例如对于半衰期非常长的药物采用平行设计试验,以及对药动学性质高度变异的药物采用多次给药试验。当由于耐受性等原因不能在健康受试者进行单剂量试验,并且对患者不适于进行单剂量试验时,可以接受对患者进行多剂量试验。

4. 检测方法的选择　生物样品中药物的分离测定应选灵敏度高、专属性强、精密度好、准确度高的分析方法。如抗生素测定,能用色谱法测定时,最好不要用微生物测定法。方法的确证可参考本章第一节的相关内容。

5. 受试者的选择　临床生物等效性评价中的生物利用度研究,受试对象是健康人。年龄一般 18～40 岁,同一批受试者年龄不宜相差 10 岁以上;性别以男性为宜;体重应具标准体重或接近标准体重,标准体重(kg)=[身高(cm)-80]×0.7 或[身高(cm)-170]×0.6+62,或体重指数 BMI 在 20～24 范围内;试验前两周内未服用其他药物,且受试期间忌烟、酒。

儿童用药以健康成人作为受试者;妇产科专用药品需以健康妇女作为受试者。对特殊适用人群的药物,所选受试者应予说明。

按医学伦理要求,参加新药生物利用度试验的受试者应在了解试验内容、试验方法、药物特性和试验对受试者要求的基础上,自愿签署受试者知情同意书。

6. 受试者例数的确定　一个生物利用度试验究竟选用多少样本,是由 3 个基本因素决定的:①统计的显著性水平即 α 值的大小,通常取 $\alpha = 0.05(5\%)$;②把握度即 $1-\beta$ 值的大小,一般定为 80%,β 取 20%;③变异性($CV\%$)和差别(θ),在试验前并不知道 θ 和 $CV\%$,只能根据已有参比制剂的上述参数来估算或进行预试验。另外,当一个生物利用度试验完成后,可以根据 θ、$CV\%$ 和把握度等参数来求 N 值,并与试验所选择例数进行对比,检验试验所采用例数是否合适。通常,一个交叉试验所需的样本数具有以下特点:当试验制剂和参比制剂的平均生物利用度评

笔记

价参数(如 AUC、C_{max}、t_{max} 等)相等时,即未经对数转换时 $\theta=0$、在经对数转换时 $\theta=1$ 时所需的样本数最少;在同样的条件下,随着统计指标 RSD 的增加,所需的样本数随之增加;样本数越大,所得结果的把握度越大。一个理想的生物利用度试验方案是采用最少的样本数以达到有 80% 以上把握度证明制剂间的生物等效性,否则受试者例数过大可能会带来其他非重要变异的出现,也增加了试验的经费支出。由于试验前并不知道 θ 和统计指标的 RSD,所以只能根据已有参比制剂的上述参数来估算受试者例数值。当一个生物利用度试验完成后,可以根据结果的 θ、$CV\%$ 和 $1-\beta$ 值来求出受试者例数,并与试验所选择的受试者例数进行对比,检查所选用的样本大小是否合适,尤其是应避免受试者例数过少而得到假阴性结果,当然也可以根据有关公式和统计表估算试验的把握度大小。对于目前的统计方法,18 ~ 24 例可满足大多数药物对样本量的要求,但对某些变异性大的药物可能需要适当增加例数。

7. **洗净期确定**　洗净期是指两次试验周期之间的间隔时间或交叉试验时各次用药间隔的时间。试验中设置洗净期是为了避免前一次所用药物对后一次试验产生影响。生物利用度试验时,洗净期确定以受试药物消除半衰期而定。洗净期应足以确保在所有受试者第二周期开始时药物浓度低于生物分析定量下限。一般要求至少需要 7 个消除半衰期。

8. **给药剂量与方法**　给药剂量一般应与临床单次用药剂量一致,不得超过临床推荐的单次最大剂量或已经证明的安全剂量。受试制剂和参比制剂一般应给予相等剂量,需要使用不相等剂量时,应说明理由并提供所用剂量范围内的线性药物动力学特征依据,结果可以采用剂量校正公式计算生物利用度。

一般情况下普通制剂可仅进行单剂量给药研究,然而在一些特殊情况下,如受试药单次服用后原形药或活性代谢物浓度很低,难以用分析方法精密测定血药浓度或受试药的生物利用度有较大个体差异,以及缓、控释制剂等,则需要考虑进行多次给药研究,如进行多次给药研究应按临床推荐的给药方案给药,至少连续 3 次测定谷浓度,确定血药浓度达稳态后选择一个给药间隔取样进行测定,并据此计算生物利用度。

为了避免食物对药物吸收的影响,要求受试者禁食 12 小时后,早晨空腹给药,以 200ml 温水送服,服药后 2 ~ 4 小时(视药物吸收快慢而定)进食统一餐。对于参比药品说明书中推荐仅在餐后服用的药品,生物等效性试验一般应在餐后条件下进行。

对于特殊剂型特征的药物(如微乳、固体分散体),等效性时间需要在禁食及餐后两种条件下进行,除非药品规定仅在禁食或仅在餐后服用。

9. **采样点的确定**　可参见本章第一节的相关内容。应该采集数量足够多的样品,以充分描述血药浓度-时间曲线。采样方案应该在预计的 t_{max} 附近包括密集的采样点,以可靠地估计暴露峰值。应避免 C_{max} 成为浓度-时间曲线上的第一个点。采样持续到 $AUC_{0 \to t}/AUC_{0 \to \infty}$ 大于 80% 为止,以可靠估计暴露程度。但是对于任何普通剂型的生物等效性试验,无论药物的半衰期多长,采样周期都不必超过 72 小时。在多剂量试验中,零时样品应该在给药前立即采样(5 分钟内),整个周期最后一个采样点应在标示时间的 10 分钟之内,以保证准确测得 $AUC_{0 \to t}$。

应用尿药法时,采尿时间应大于 3 倍的消除半衰期。尿样采集不必超过 72 小时。如果要测定排泄速率,则在吸收相内的采样间隔需要尽可能短。

10. **结果处理方法**　一般用非房室数学模型分析方法来估算药物动力学参数。用于制剂生物等效性评价的指标如前所述,主要是 $AUC_{0 \to t}$、$AUC_{0 \to \infty}$、剩余面积、C_{max}、t_{max} 等,其中 C_{max}、t_{max} 采用实测值。在采样周期 72 小时的试验中,并且在 72 小时浓度仍可被定量时,不必报告 $AUC_{0 \to \infty}$ 和剩余面积。通常新药生物利用度试验的研究报告中,应提供如下资料:

各受试者的血药浓度数据、平均值及标准差,并绘制血药浓度时间曲线。

生物利用度评价所需参数,如药时曲线下面积 $AUC_{0 \to t}$ 或 $AUC_{0 \to \infty}$。$AUC_{0 \to t}$ 采用梯形面积法计算,$AUC_{t \to \infty}$ 采用 C_t/k 计算,其中 k 为消除速度常数,可以通过末端血药浓度时间数据,用对数血

笔记

药浓度对时间回归所得直线的斜率计算。$AUC_{0 \to \infty}$ 按式(14-7)计算:

$$AUC_{0 \to \infty} = AUC_{0 \to t} + C_t / k \tag{14-7}$$

要求 $AUC_{t \to \infty} < 20\% \ AUC_{0 \to \infty}$。在生物等效性评价时,以 $AUC_{0 \to t}$ 为主,$AUC_{0 \to \infty}$ 作为参考。

另外还需提供 C_{max}、t_{max}、生物利用度 F 以及其他药物动力学参数如 MRT、$t_{1/2}$ 等。

（二） 生物利用度研究方法

生物利用度的研究方法有血药浓度法、尿药浓度法和药理效应法等,方法选择取决于研究目的、测定药物的分析方法和药物的药物动力学特征。

1. 血药浓度法 血药浓度法是生物利用度研究的最常用方法。受试者分别给予试验制剂和参比制剂后,测定血药浓度,估算生物利用度。药物的吸收量应等于给药剂量乘以吸收分数 f,即:

$$fX_0 = kV \int_0^\infty C \mathrm{d}t \tag{14-8}$$

制剂的生物利用度 F 为:

$$F = \frac{f_T}{f_R} = \frac{AUC_T \times (kV)_T \times X_R}{AUC_R \times (kV)_R \times X_T} \times 100\% \tag{14-9}$$

如果给予试验制剂与参比制剂后机体的清除率不变、所给剂量相等,则:

$$F = \frac{AUC_T}{AUC_R} \times 100\% \tag{14-10}$$

如果剂量不相同,则:

$$F = \frac{AUC_T \times X_R}{AUC_R \times X_T} \times 100\% \tag{14-11}$$

如果药物吸收后很快生物转化成代谢产物(如前体药物),无法测定原形药物的血药浓度-时间曲线,则可以通过测定血中代谢产物浓度来进行生物利用度研究,但测定的代谢产物最好为活性代谢产物。

$$F = \frac{AUC_{m(T)}}{AUC_{m(R)}} \times 100\% \tag{14-12}$$

AUC_m 为血中活性代谢产物浓度-时间曲线下面积。

2. 尿药浓度法 当体内药物或其代谢物的全部或大部分经尿排泄,并且排泄量与药物吸收量的比值恒定时,则药物吸收的程度可以通过尿中排泄量进行计算,从而进行药物制剂生物等效性评价。但该方法因误差因素较多,一般不提倡采用。

3. 药理效应法 如果药物的吸收程度与速度采用血药浓度法与尿药浓度法均不便评价,而药物的效应与药物体内存留量有定量相关关系,且能较容易地进行定量测定时,可以通过药理效应测定结果进行药物动力学研究和药物制剂生物等效性评价,此方法称药理效应法。药理效应法的一般步骤是:①测定剂量-效应曲线;②测定时间-效应曲线;③通过上述两条曲线转换出剂量-时间曲线;④通过剂量-时间曲线进行药物制剂生物等效性评价。测定剂量-效应曲线时,是在最小效量与最大安全剂量间给予不同剂量,测定某时间点(通常是效应强度峰值时间)的效应强度,得到剂量-效应曲线;测定时间-效应曲线时,是给予一个剂量,测定不同时间的效应强度,得到时间-效应曲线;将不同时间点的效应强度经剂量-效应曲线转换成不同时间的剂量,即得到剂量-时间曲线,此时的剂量-时间曲线与血药浓度法中浓度-时间曲线相似,通过曲线获得的参数,可以进行药物动力学研究和药物制剂生物等效性评价。药理效应法实施中,效应的测定时间通常应大于药物 $t_{1/2}$ 的 3 倍。

笔记

四、影响生物利用度测定的因素

影响生物利用度测定的因素主要分为剂型因素和生物因素。为了控制生物因素对生物利用度测定的影响,在试验中主要采取严格挑选受试者、严格设计试验来减少或消除生物学因素与给药方法对生物利用度测定的影响。如受试者的性别、年龄、体重均控制在规定范围内,要求身体状况良好;采用严格的自身对照、随机分组的试验设计;为排除食物对试验结果的影响,若无特殊情况,采用空腹给药;控制饮水量和饮用水水温,以减少水量和水温对药物吸收的影响;由于含黄嘌呤类物质和乙醇的饮料能影响胃肠道生理,烟草中尼古丁能影响胃肠运动,所以,生物利用度试验的受试者应无烟酒嗜好,试验过程应禁烟、酒、茶和咖啡;避免受试者参加剧烈运动或静卧,因剧烈的体育活动和繁重的体力劳动使尿量减少,尿 pH 降低,从而影响药物肾脏排泄,静卧也通过影响胃肠道运动而影响药物吸收;血药浓度的分析检测方法均应符合规定,力求减少检测方法误差对结果造成影响等。

五、生物等效性评价方法

目前,生物等效性研究方法包括体内和体外的方法。国家食品药品监督管理总局推荐的按方法的优先考虑程度从高到低排列为:药物动力学研究方法、药效动力学研究方法、临床比较试验方法、体外研究方法。

1. 药物动力学研究　即采用人体生物利用度比较研究的方法。通过测量不同时间点的生物样品(如全血、血浆、血清或尿液)中药物浓度,获得药物浓度-时间曲线来反映药物从制剂中释放吸收到体循环中的动态过程。药物动力学研究已经证明,多数药物的临床效应都与给药后的血药浓度有关,而药物吸收的速度与程度直接影响着血药浓度的变化。因此,选择能描述血药浓度时间曲线特征的适宜药物动力学参数如 AUC、$C_{\max}$、$t_{\max}$ 等,通过统计学分析比较以上参数,可以判断两制剂是否生物等效。

药物制剂的疗效不仅与药物吸收量有关,而且也与吸收速度有关。如果一种药物的吸收速度太慢,在体内不能达到足够高的治疗浓度,即使药物全部被吸收,也不能达到治疗效果。如图 14-1 中,A、B、C 三种制剂具有相同的 AUC,制剂 A 的吸收快,达峰时间短,峰浓度大,已经超过最小中毒浓度,因此临床应用时出现中毒反应的概率较大。制剂 B 达峰时间比 A 稍慢,血药浓度在较长的时间内落在最小中毒浓度和最小有效浓度之间,因此可以有较好的临床治疗效果与安全性。制剂 C 的血药浓度一直在最小有效浓度以下,临床应用时无效的概率较大。因此,以生物利用度进行制剂间生物等效性评价时,应该用峰浓度 $C_{\max}$、达峰时间 $t_{\max}$ 和血药浓度-时间曲线

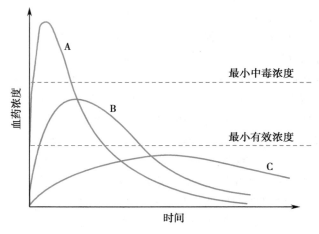

图 14-1　三种制剂的药时曲线比较

下面积 AUC 来全面评价,它们是制剂间生物等效性评价最主要的药物动力学参数。

AUC、C_{max} 和 t_{max} 与药物的动力学参数 k、k_a 密切相关,k、k_a 的变化直接影响 AUC、C_{max} 和 t_{max} 的变化。如果 k 保持不变,k_a 增加,即药物的吸收加快,则 C_{max} 增加,t_{max} 变小,但 AUC 保持不变。如果 k_a 保持不变,k 增加,即药物的消除加快,则 t_{max} 减小,C_{max} 和 AUC 同时减小。

在无可行的药物动力学研究方法(如无灵敏的血药浓度检测方法、浓度和效应之间不存在线性相关)进行生物等效性研究时,可以考虑用药效学指标进行生物等效性评价。例如,阿卡波糖是一种治疗糖尿病的 α-糖苷酶抑制剂,其作用靶点在胃肠道,血药浓度与其临床疗效无直接关系。基于阿卡波糖特殊的作用机制,FDA 在阿卡波糖生物等效性评价的指导草案中,推荐以药效动力学指标进行生物等效性研究。由于阿卡波糖是降血糖药物,所以可以采用血清血糖的变化作为效应指标。效应指标及获取方法如下。

给药之前,应测定给予 75g 蔗糖后的血糖基线值:禁食一夜后,受试者服用蔗糖水(75g 蔗糖溶于 150ml 水中),采血点为服糖水后的 0~4 小时。第二天,阿卡波糖与 75g 蔗糖同服,采血点与前一天相同。给予阿卡波糖后血糖的最大降幅可能出现在 1 小时内,因此此时间段内应密集采血。阿卡波糖生物等效性的评价应基于与基线相比血糖的降低值。主要有两个指标:①$\Delta C_{SG,max}$,血清葡萄糖浓度降低幅度的最大值(maximum reduction in serum glucose concentration);②$AUEC_{(0\to4h)}$,血清葡萄糖浓度减少量经时曲线下 4 小时内的面积,$AUEC_{(0\to4h)} = \Delta AUC_{SG,(0\to4h)} = AUC_{SG,(0\to4h)}$(服阿卡波糖前只服蔗糖水的面积)$-AUC_{SG,(0\to4h)}$(蔗糖/阿卡波糖同服的面积)。

等效性标准为:受试制剂和参比制剂 $\Delta C_{SG,max}$ 和 $AUEC_{(0\to4h)}$ 均值比的 90% 置信区间应落在生物等效性的 80%~125%。类似药物还有伏格列波糖、米格列醇等。

2. 临床比较试验　当无适宜的药物浓度检测方法,也缺乏明确的药效学指标时,也可以通过以参比制剂为对照的临床比较试验,以综合的疗效终点指标来验证两制剂的等效性。药物的临床试验通常所需受试者例数多(≥100 例),药物临床疗效与毒副作用影响因素众多,试验方法不易克服个体差异对结果的影响,同时有试验周期长,成本高等问题。因此,临床比较试验是在其他体外、体内等方法都没有办法充分证明效力时的最后选择。

3. 体外研究　一般不提倡用体外的方法来确定生物等效性,但在某些情况下,如根据生物药剂学分类证明属于高溶解度、高渗透性、快速溶出的口服制剂,可以采用体外溶出度比较研究的方法验证生物等效,因为该类药物的溶出、吸收不是药物进入体内的限速步骤。对于难溶但具有高渗透性的药物,如已建立良好的体内外相关关系,也可用体外溶出的研究来替代体内研究。

六、生物等效性统计分析

(一) 生物等效性判断标准

目前,国内外最常用的 BE 评价方法是药动学方法,用药动学方法进行 BE 评价,就是考察药学等效制剂或可替换药品在相同试验条件下,服用相同剂量,其活性成分吸收的程度和速度是否满足预先设定的等效标准。在药动学参数中,表征吸收程度和速度的参数主要是 AUC、t_{max} 和 C_{max}。因此,用药动学方法评价制剂间是否具有生物等效性,就是以统计学方法评价试验制剂与参比制剂测得的 AUC、t_{max} 和 C_{max} 等指标是否满足预先设定的等效标准。预先设定的等效标准如何,也就成为影响 BE 评价的关键因素之一。

1. 全球主要国家、组织和机构采用的生物等效性判定标准　对大多药品来说,如果循环系统的药物暴露差别在 20% 以内,将不会对临床治疗效果产生显著影响。因此,FDA 设定了试验制剂和参比制剂的药动学参数(AUC 和 C_{max})"差异应小于 20%"作为等效性判定标准,具体判定方法为:通过双向单侧 t 检验及($1-2\alpha\%$)置信区间法,得到两种制剂 AUC 或 C_{max} 几何均值比

笔记

值的90%置信区间(confidence interval,CI),对于非窄治疗窗的药物,此90% CI 必须落在80.00%~125.00%范围内,且此置信区间必须保留两位有效数字,不得四舍五入,如某项生物等效性试验结果为79.96%~110.20%,则判定为生物不等效。作为非正态分布的 t_{max} ,则要求用非参数的统计方法证明制剂间差异无统计学意义。

除了 FDA,世界上主要国家、地区的药品监管机构如 EMEA、世界卫生组织(WHO)和日本厚生省都以80.00%~125.00%作为 AUC 和 C_{max} 90% CI 的等效性判定标准。在上述机构所制订的指导原则中,对于 AUC 的等效性判定标准比较严格,通常只能缩小范围(如针对某些治疗窗窄的药物,EMEA 建议可以缩小范围至90.00%~111.11%)。相对而言,C_{max} 的等效性判定标准具有一定的灵活性,比如加拿大药品监管机构(Health Canada)只要求 C_{max} 均值的比值落在80%~125%即可。EMEA 和 WHO 则提出,对于某些特殊情况的药物(如高变异药物,即药动学参数的个体内差异在30%以上),可以根据情况适当扩大等效性判定标准的范围,如 EMEA 建议对于个体内变异(CV_{intra})为35%的药物,C_{max} 均值可以扩大到77.23%~129.48%,当 CV_{intra} 为40%时,该范围可扩大至74.62%~134.02%,当 CV_{intra} 为50%或以上则可以扩大至69.84%~143.19%。但申办方必须提供证据证明,在此判定标准下不会引起药物安全性问题,并保证药物的临床疗效没有显著差异。此外,C_{max} 等效性判定标准范围的扩大必须在 BE 试验开始前设定,并提供相应的证据,而不能在试验结束后根据试验结果更改。日本厚生省则建议,如果扩大 C_{max} 的等效性判定标准范围,必须满足以下3个条件:①受试者人数不低于20,或在增加受试者人数之后总人数不低于30;②C_{max} 均值的对数差值在 log(0.9)~log(1.1);③对于体外溶出试验,在任何的试验条件下,当参比制剂体外溶出为30%,50%和80%时,受试制剂和参比制剂溶出度差别都在10%以内。

2. 我国生物等效性判定标准   我国2005年颁布的指导原则中,AUC 的90% CI 的等效性判定标准和国际标准一致,而 C_{max} 的标准,由于当时技术水平相对较低、临床试验条件等的限制,设定了较为宽松的等效性判定标准,即70%~143%,我国2010年版《中国药典》规定 C_{max} 的标准比指导原则的标准有所提高,即75%~133%。近年来,随着我国临床药动学研究水平的进步和制剂研究水平的提升,2015年版《中国药典》有关指导原则对生物等效性判定标准有所提高,即 AUC 或 C_{max} 几何均值比值的90% CI 均必须落在80.00%~125.00%范围内,并且保留2位有效数字后下限≥80.00%,上限≤125.00%。对于治疗窗窄的药物,AUC 缩小范围至90.00%~111.11%。在 C_{max} 对安全性、药效或药物浓度检测特别重要时,该参数也应在90.00%~111.11%范围内。对于高变异性药物,如果认为 C_{max} 差异较大对临床的影响不大,基于临床的充分理由,C_{max} 最宽可以扩大至69.84%~143.19%。但是,无论药物变异有多大,AUC 必须落在80.00%~125.00%范围内。2015年版《中国药典》对 t_{max} 没有要求进行统计学分析。

在证明生物等效性时,可以接受两阶段试验方法,最初一组受试者给药并分析数据,如果不能证明生物等效,则可以增加招募一组受试者,在最终分析中合并两组的结果。使用二阶段方式的计划必须在试验方案中预先规定,同时规定用于每项分析的调整后显著性水平。当分析两个阶段合并的数据时,在方差分析模型中应包括阶段项。

(二) 生物等效性评价的检验方法

常用的生物等效性检验方法可分为如下几类:①置信区间法(confidence interval approach);②等效性检验法(interval hypotheses testing);③贝叶斯法(Bayesian approach);④非参数检验法(nonparametric methods)。它们都要通过方差分析得出基本参数,然后进行相应的统计分析。目前常用 Bayesian 法、双向单侧 t 检验法、(1-2α)%置信区间法等,它们分属于上述的几类方法。

主要药物动力学参数经对数转换后可以通过多因素方差分析(ANOVA)进行显著性检验,然后用双向单侧 t 检验和计算90%置信区间的统计分析方法来评价和判断药物间的生物等效性。

1. **方差分析**　方差检验是显著性检验,用于评价受试制剂组与参比制剂组的组内和组间差异,即个体间、试验周期间、制剂间的差异,设定的无效假设是两药无差异,检验方式为是与否,在 $P<0.05$ 时认为两者差异有统计学意义,但不一定不等效;$P>0.05$ 时认为两者差异无统计学意义,但 $P>0.05$ 并不能认为两者相等或相近。在生物等效性研究中,采用多因素方差分析(ANOVA)进行统计分析,以判断药物制剂间、个体间、周期间和服药顺序间的差异。在生物等效性试验中,方差分析中通常将把握度 $(1-\alpha)$ 设为 80%,$\alpha=0.2$,显著性水平为 0.05。方差分析可提示误差来源,为双向单侧 t 检验计算提供了误差值。

方差分析应用的条件是:试验设计的随机性、方差齐性、统计模型的可加性、残差的独立性和正态性等。在生物等效性中对应的要求为:受试者选择与分组的随机性、受试制剂组与参比制剂组的误差来源和影响因素相等或相当、误差的作用具有可加性且不交互影响、评价指标为正态分布。

由于生物等效性评价的药物动力学指标中,AUC 与 $C_{\max}$ 为非正态分布,接近对数正态分布,其变异随平均值增大而增大,经对数转换后可成为正态分布或接近正态分布的参数,使其数据趋于对称,变异与平均值无关。此外,生物等效性评价主要比较制剂间各动力学参数平均值的比值,而不是比较差值,平均值的比值经对数转换后可成为平均值的差值。其中:

$$AUC=FD/\mathrm{k}V$$

式中 k 与 V 是受试者个体生物因素对测定值 AUC 的影响,其影响不具有可加性条件,经对数转换后,上式则成为如下的线性公式:

$$\ln AUC=\ln F+\ln D-\ln K-\ln V \tag{14-13}$$

$$C_{\max}=\frac{FD}{V}\mathrm{e}^{-kt_{\max}} \tag{14-14}$$

经对数转换后,成为如下的线性公式:

$$\ln C_{\max}=\ln F+\ln D-\ln V-kt_{\max} \tag{14-15}$$

2. **双向单侧 t 检验法(two one side t-test)**　方差检验是显著性检验,设定的无效假设是两药无差异,检验方式为"是"与"否",在 $P<0.05$ 时认为两者差异有统计学意义,但不一定不等效;$P>0.05$ 时认为两者差异无统计学意义,但 $P>0.05$ 并不能认为两者相等或相近。等效性检验与差异显著性检验则是本质完全不同的两种检验,等效性检验的无效假设是两药不等效(供试药在参比药正负一定范围之外),只在 $P<0.05$ 时说明供试药没有超过参比药的高限和低限,才认为两药等效,因此等效性检验离不开等效标准。差异显著性检验即方差检验则与等效标准无关。根据统计学原理,应确认"供试药数值应大于参比药的 80%,且经单侧 t 检验有统计学意义 $(P<0.05)$;同时,供试药数值又应小于参比药的 125%,也要经单侧 t 检验有统计学意义 $(P<0.05)$,即在两个方向上的单侧 t 检验均能以 95% 的置信度确认没有超出范围"才能确定生物等效,故称为"双向单侧 t 检验"。双向单侧 t 检验的原假设也是为了比较和推断试验品与参考品两个总体均数的差别,但却把一定范围之外的不等效作为出发点。

方差分析和双向单侧 t 检验既相互独立又相互关联,如前所述,因为二者为两种不同的检验,其检验假设和得出的结论均不一样,但二者其实又相互关联。如通过方差分析可以判断两周期间是否存在残留效应,从而为进行双向单侧 t 检验提供前提条件。此外,在生物等效性试验中,方差分析也可用于提示误差来源。

双向单侧 t 检验法的假设为:

$$\text{无效假设 } H_0:\overline{X}_T-\overline{X}_R\leq\ln r_1 \qquad \overline{X}_T-\overline{X}_R\geq\ln r_2 \tag{14-16}$$

$$\text{备选假设 } H_1:\overline{X}_T-\overline{X}_R\geq\ln r_1 \qquad \overline{X}_T-\overline{X}_R\leq\ln r_2 \tag{14-17}$$

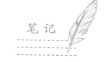
笔记

$$检验统计量为:t_1 = \frac{(\overline{X}_T - \overline{X}_R) - \ln r_1}{s/\sqrt{n/2}} \qquad (14\text{-}18)$$

$$t_2 = \frac{\ln r_2 - (\overline{X}_T - \overline{X}_R)}{s/\sqrt{n/2}} \qquad (14\text{-}19)$$

其中 $\overline{X}_T$、$\overline{X}_R$ 分别为供试制剂与参比制剂的 AUC 或 $C_{\max}$ 的对数均值(原始数据经对数转换);r_1 与 r_2 分别为管理部门定出的生物等效的低侧界限与高侧界限,如检验的参数为经对数转换的 AUC 时,r_1 与 r_2 分别为 0.8 与 1.25,为经对数转换的 $C_{\max}$ 时,r_1 与 r_2 分别为 0.8 与 1.25;s 为来自方差分析的样本误差均方的平方根;n 为样本数。按假设检验理论,t_1 与 t_2 均服从自由度 $v=n-2$ 的 t 分布,临界值 $t_{1-\alpha}(v)$ 可由 t 单侧分位数表得到,当 $t_1 \geqslant t_{1-\alpha}(v)$ 与 $t_2 \geqslant t_{1-\alpha}(v)$ 同时成立,则拒绝 H_0,接受 H_1,认为制剂间生物等效。

双向单侧 t 检验及 $(1-2\alpha)\%$ 置信区间法是目前生物等效检验的唯一标准,其他方法虽可使用,但均以双向单侧 t 检验法结果为准。$(1-2\alpha)\%$ 置信区间是双向单侧 t 检验的另一种表达方式。若受试制剂在高、低两个方向均能以 95% 置信区间确认没有超出规定范围,则可认为受试制剂与参比制剂生物等效。根据《中国药典》2010 年版的规定,AUC 与 $C_{\max}$ 经对数转换,并经方差分析与双向单侧 t 检验处理,其等效判断标准为,受试制剂与参比制剂的 AUC 几何均值比的 90% 置信区间在 80% ~ 125% 范围内,且 $C_{\max}$ 几何均值比的 90% 置信区间在 75% ~ 133% 范围内。对 $t_{\max}$ 可采用非参数法检验。

3. **90% 置信区间分析**　按式(14-20)计算供试制剂与参比制剂的药物动力学参数比值的 90% 置信区间对数值:

$$\overline{X}_T - \overline{X}_R \pm t_{0.1(v)} \times s \sqrt{2/n} \qquad (14\text{-}20)$$

式(14-20)中 $t_{0.1(v)}$ 由 t 值表查得,计算值经反对数即为供试制剂与参比制剂的动力学参数比值 90% 可能存在的范围。

生物等效性评价的 3 个指标 AUC、$C_{\max}$、$t_{\max}$ 中,前两个指标服从对数正态分布,相应的统计检验分析方法发展得比较成熟;$t_{\max}$ 作为反映药物吸收速率的指标,实际上是根据实测值得到的,是一种离散的计数资料,符合单参数泊松分布,不具有可加性,也就不具有方差分析的基础,不适宜进行方差分析。因而,建立在方差分析基础上的双向单侧 t 检验法和 90% 置信区间法也不适用于 $t_{\max}$ 的统计检验。根据 $t_{\max}$ 的分布特点,宜采用非参数检验法的秩和检验。

采用非参数检验法的秩和检验虽然考虑到了 $t_{\max}$ 的分布特点,但由于秩和检验法是一种差异性检验,而非双向单侧 t 检验法和 90% 置信区间法的等效性检验,因此,对于两种制剂 $t_{\max}$ 存在差异的情况(例如普通制剂和缓释制剂进行比较,研究者希望获得统计检验存在差异的结论),秩和检验法能作出两制剂 $t_{\max}$ 存在差异的统计判断。然而对于两种制剂 $t_{\max}$ 统计分析的目的是生物等效性检验时(例如两种普通制剂间或两种缓释制剂间的 $t_{\max}$ 比较,研究者希望获得统计检验生物等效的结论),秩和检验法仅能作出尚不能认为两制剂 $t_{\max}$ 存在差异的统计判断,并不能得到两制剂在 $t_{\max}$ 上生物等效的统计结论。

七、生物等效性分析实例

某药物制剂(T)欲进行生物等效性评价,选择的参比制剂为 R。经筛选,选取 24 名健康自愿受试者并随机分为 A、B 两组。A、B 两组分别空腹服用 250mg 受试制剂 T 与参比制剂 R,于设定时间点取静脉血约 5ml,离心分取血浆,置冰柜保存备测;经一周的洗净期后,A、B 两组交叉服药(即 A、B 两组分别服用 250mg R 与 T),在相同时间点取血样。血样采集时间点为:服药前取空白血,服药后 0.17、0.5、1.0、1.5、2.0、2.5、3.0、4.0、6.0、9.0、12.0、15.0 小时。血浆样品用 HPLC 法测定浓度,梯形法计算 $AUC_{0 \to \infty}$,$C_{\max}$ 与 $t_{\max}$ 由试验数据直接读出。以 $AUC_{0 \to \infty}$ 为指标的数据处理结果见表 14-4、表 14-5。

笔记

表 14-4　$AUC_{0 \to \infty}$ 测定结果与数据处理

受试者	周期	试验制剂 T		参比制剂 R		$F(\%)$
		AUC_T	$\ln AUC_T(X_T)$	AUC_R	$\ln AUC_R(X_R)$	
1	T/R	11.747	2.46	10.969	2.40	107.093
2	T/R	12.566	2.53	11.595	2.45	108.368
3	T/R	16.136	2.78	14.391	2.67	112.126
4	T/R	13.156	2.58	12.631	2.54	104.156
5	T/R	13.156	2.58	13.058	2.57	100.751
6	T/R	12.984	2.56	14.467	2.67	89.748
7	T/R	13.422	2.60	11.101	2.41	120.909
8	T/R	13.675	2.62	16.335	2.79	83.715
9	T/R	13.873	2.63	13.760	2.62	100.820
10	T/R	11.723	2.46	12.206	2.50	96.040
11	T/R	20.135	3.00	18.393	2.91	109.475
12	T/R	15.108	2.72	13.584	2.61	111.215
13	R/T	10.865	2.39	10.106	2.31	107.510
14	R/T	11.812	2.47	11.907	2.48	99.203
15	R/T	10.210	2.32	10.645	2.37	95.914
16	R/T	17.080	2.84	20.364	3.01	83.876
17	R/T	11.406	2.43	10.092	2.31	113.022
18	R/T	12.478	2.52	13.303	2.59	93.801
19	R/T	12.463	2.52	10.143	2.32	122.883
20	R/T	12.465	2.52	14.183	2.65	87.885
21	R/T	11.791	2.47	13.021	2.57	90.553
22	R/T	11.504	2.44	11.318	2.43	101.644
23	R/T	24.527	3.20	26.165	3.26	93.741
24	R/T	17.800	2.88	21.505	3.07	82.771
均值		13.837	2.61	13.968	2.60	100.717
总和			62.52		62.50	

表 14-5　$\ln AUC_{0 \to \infty}$ 方差分析数据处理

受试者	X_T^2	X_R^2	$(X_T + X_R)^2$	周期 $1(P_1)$	周期 $_1(P_2)$
1	6.0693	5.7364	23.6067	2.46	2.40
2	6.4059	6.0053	24.8160	2.53	2.45
3	7.7343	7.1108	29.6770	2.78	2.67
4	6.6403	6.4321	26.1431	2.58	2.54

笔记

受试者	X_T^2	X_R^2	$(X_T+X_R)^2$	周期1(P_1)	周期$_1$(P_2)
5	6.6403	6.6018	26.4842	2.58	2.57
6	6.5726	7.1389	27.4114	2.56	2.67
7	6.7439	5.7938	25.0393	2.60	2.41
8	6.8412	7.8026	29.2560	2.62	2.79
9	6.9166	6.8737	27.5805	2.63	2.62
10	6.0592	6.2596	24.6361	2.46	2.50
11	9.0148	8.4796	34.9805	3.00	2.91
12	7.3724	6.8063	28.3462	2.72	2.61
13	5.6908	5.3506	22.0776	2.31	2.39
14	6.0965	6.1362	24.4653	2.48	2.47
15	5.3980	5.5937	21.9816	2.37	2.32
16	8.0537	9.0828	34.2421	3.01	2.84
17	5.9250	5.3442	22.5234	2.31	2.43
18	6.3704	6.6977	26.1321	2.59	2.52
19	6.3643	5.3675	23.4212	2.32	2.52
20	6.3651	7.0333	26.7803	2.65	2.52
21	6.0877	6.5872	25.3401	2.57	2.47
22	5.9668	5.8874	23.7080	2.43	2.44
23	10.2386	10.6565	41.7858	3.26	3.20
24	8.2898	9.4144	35.3726	3.07	2.88
总和	163.8578	164.1922	655.8072	62.88	62.14

注：表中数据为 $\ln AUC$ 未取舍小数点后得到的数据

将所得的 AUC 进行对数转换，得 X_T 和 X_R，按下列公式进行方差分析。

校正因子：$C = \dfrac{(\sum X_T + \sum X_R)^2}{48} = \dfrac{(62.52+62.50)^2}{48} = 325.6250$

总离差平方和：

$$SS_{总} = \sum X_T^2 + \sum X_R^2 - C = 163.8578 + 164.1922 - 325.6250 = 2.4250$$

个体间离差平方和：

$$SS_{个体间} = \dfrac{\sum(X_T+X_R)^2}{2} - C = \dfrac{655.8072}{2} - 325.6250 = 2.2786$$

周期间离差平方和：

$$SS_{周期间} = \dfrac{(\sum P_1)^2 + (\sum P_2)^2}{24} - C = \dfrac{62.88^2 + 62.14^2}{24} - 325.6250 = 0.0114$$

制剂间离差平方和：

$$SS_{制剂间}=\frac{(\sum X_{T})^2+(\sum X_{R})^2}{24}-C=\frac{62.52^2+62.50^2}{24}-325.6250=0$$

误差离差平方和：

$$SS_{个体间}=SS_{总}-SS_{个体内}-SS_{周期间}-SS_{制剂间}=2.4250-2.2786-0.0114-0=0.135$$

各因素的自由度：$df_{总}=48-1=47$，$df_{个体间}=24-1=23$，

$df_{周期间}=2-1=1$， $df_{制剂间}=2-1=1$， $df_{误差}=47-23-1-1=22$，

均方 $MS=SS/df$，各因素的均方见表14-6。

统计量：个体间 $F=\dfrac{MS_{个体间}}{MS_{误差}}=16.2459$

周期间 $F=\dfrac{MS_{周期间}}{MS_{误差}}=1.8689$

制剂间 $F=\dfrac{MS_{制剂间}}{MS_{误差}}=0$

依据 F 值的相应自由度，查方差分析用 F 值表，得 $F_{0.05(23,22)}=2.07$，$F_{0.05(1,22)}=4.30$。当 F 值大于 $F_{0.05}$ 者为有显著性差异，所以本例中试验制剂与参比制剂间无显著差异，试验周期间亦无显著性差异。

表14-6 $AUC_{0\to\infty}$ 方差分析结果

方差分析	df	SS	MS	F	$\alpha=0.05$
个体间	23	2.2786	0.0991	16.2459	$F_{0.05(23,22)}=2.07$
周期间	1	0.0114	0.0114	1.8689	$F_{0.05(1,22)}=4.30$
制剂间	1	0.0000	0.0000	0.0000	$F_{0.05(1,22)}=4.30$
误差	22	0.135	0.0061		
总变异	47	2.4175			

在方差分析的基础上进行双向单侧 t 检验。

由表14-4，均值为：$\overline{X}_{T}=2.61$，$\overline{X}_{R}=2.60$，$\overline{X}_{T}-\overline{X}_{R}=0.01$

样本误差均方的平方根 $S=\sqrt{MS_{误}}=\sqrt{0.0061}=0.0781$

检验统计量为：

$$t_1=\frac{(\overline{X}_{T}-\overline{X}_{R})-\ln r_1}{S\cdot\sqrt{2/n}}=\frac{0.01-\ln0.8}{0.0781\sqrt{2/24}}=10.3410$$

$$t_2=\frac{\ln r_2-(\overline{X}_{T}-\overline{X}_{R})}{S\cdot\sqrt{2/n}}=\frac{\ln1.25-0.01}{0.0781\sqrt{2/24}}=9.4520,当\alpha=0.05,\nu=22,$$

查 t 单侧分位数表得：$t_{1-0.05(22)}=1.717$，

即：$t_1>t_{1-0.05(22)}$，$t_2>t_{1-0.05(22)}$

所以试验制剂与参比制剂生物等效。

进行90%置信区间分析，按公式 $(\overline{X}_{T}-\overline{X}_{R})\pm T_{0.1(\nu)}\cdot S\cdot\sqrt{2/n}$

查 t 值表 $t_{0.1(22)}=1.717$，则

上限：$0.01+1.717\times0.0781\times\sqrt{2/24}=0.0487$，其反对数为1.050

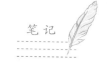

笔记

下限：$0.01 - 1.717 \times 0.0781 \times \sqrt{2/24} = -0.0287$，其反对数为 0.972

即试验制剂 $AUC_{0 \to \infty}$ 与参比制剂 $AUC_{0 \to \infty}$ 比值的 90% 置信区间为 97.2% ~ 105.0%，在 80% ~ 125% 的范围之内。

结果表明，以 $AUC_{0 \to \infty}$ 为评价指标，试验制剂与参比制剂生物等效。

对 $C_{\max}$ 进行同样的统计分析，其数据与处理结果见表 14-7 和表 14-8。

表 14-7　$C_{\max}$（μg/ml）测定结果与数据处理

受试者	给药周期	试验制剂 T		参比制剂 R	
		C_{maxT}	$\ln C_{\mathrm{maxT}}(X_{\mathrm{T}})$	C_{maxR}	$\ln C_{\mathrm{maxR}}(X_{\mathrm{R}})$
1	T/R	2.37	0.86	2.94	1.08
2	T/R	3.39	1.22	3.30	1.19
3	T/R	3.31	1.20	3.13	1.14
4	T/R	2.89	1.06	3.79	1.33
5	T/R	3.66	1.30	3.05	1.12
6	T/R	3.12	1.14	4.35	1.47
7	T/R	2.59	0.95	2.49	0.91
8	T/R	2.74	1.01	3.08	1.12
9	T/R	3.06	1.12	3.72	1.31
10	T/R	3.06	1.12	3.51	1.26
11	T/R	4.53	1.51	2.92	1.07
12	T/R	3.47	1.24	3.36	1.21
13	R/T	2.91	1.07	2.31	0.84
14	R/T	3.16	1.15	2.44	0.89
15	R/T	2.66	0.98	2.74	1.01
16	R/T	3.10	1.13	4.32	1.46
17	R/T	3.02	1.11	2.96	1.09
18	R/T	3.38	1.22	3.03	1.11
19	R/T	3.78	1.33	2.74	1.01
20	R/T	3.11	1.13	4.10	1.41
21	R/T	3.44	1.24	2.98	1.09
22	R/T	3.16	1.15	3.95	1.37
23	R/T	4.96	1.60	4.18	1.43
24	R/T	3.12	1.14	3.94	1.37
均值		3.25	1.17	3.31	1.18
总和			27.97		28.30

表 14-8　$\ln C_{max}$ 方差分析数据处理

受试者	X_T^2	X_R^2	$(X_T+X_R)^2$	周期 1(P_1)	周期 1(P_2)
1	0.74	1.16	3.77	0.86	1.08
2	1.49	1.43	5.83	1.22	1.19
3	1.43	1.30	5.47	1.20	1.14
4	1.13	1.78	5.73	1.06	1.33
5	1.68	1.24	5.82	1.30	1.12
6	1.29	2.16	6.80	1.14	1.47
7	0.91	0.83	3.47	0.95	0.91
8	1.02	1.27	4.55	1.01	1.12
9	1.25	1.73	5.92	1.12	1.31
10	1.25	1.58	5.64	1.12	1.26
11	2.28	1.15	6.67	1.51	1.07
12	1.55	1.47	6.03	1.24	1.21
13	1.14	0.70	3.63	0.84	1.07
14	1.32	0.80	4.17	0.89	1.15
15	0.96	1.02	3.95	1.01	0.98
16	1.28	2.14	6.73	1.46	1.13
17	1.22	1.18	4.80	1.09	1.11
18	1.48	1.23	5.41	1.11	1.22
19	1.77	1.02	5.46	1.01	1.33
20	1.29	1.99	6.48	1.41	1.13
21	1.53	1.19	5.42	1.09	1.24
22	1.32	1.89	6.37	1.37	1.15
23	2.56	2.05	9.19	1.43	1.60
24	1.29	1.88	3.77	1.37	1.14
总和	33.20	34.16	133.60	27.81	28.46

将所得的 C_{max} 进行对数转换，得 X_T 和 X_R，按下列公式进行方差分析。

校正因子：$C=\dfrac{(\sum X_T+\sum X_R)^2}{48}=\dfrac{(29.97+28.30)^2}{48}=65.96$

总离差平方和：$SS_{总}=\sum X_T^2+\sum X_R^2-C=33.20+34.16-65.9676=1.3899$

个体间离差平方和：$SS_{个体间}=\dfrac{\sum(X_T+X_R)^2}{2}-C=\dfrac{133.60}{2}-65.9676=0.8343$

周期间离差平方和：$SS_{周期间}=\dfrac{(\sum P_1)^2+(\sum P_2)^2}{24}-C=\dfrac{27.81^2+28.46^2}{24}-65.9676=0.0089$

制剂间离差平方和：$SS_{制剂间}=\dfrac{(\sum X_T)^2+(\sum X_R)^2}{24}-C=\dfrac{27.97^2+28.30^2}{24}-65.9676=0.0023$

误差离差平方和：

笔记

$$SS_{误差}=SS_{总体}-SS_{个体间}-SS_{周期间}-SS_{制剂间}=1.3899-0.8343-0.0089-0.0023=0.5444$$

各因素的自由度：$df_{总}=48-1=47$，$df_{个体间}=24-1=23$，$df_{周期间}=2-1=1$，

$$df_{制剂间}=2-1=1，df_{误差}=47-23-1-1=22，$$

均方 $MS=SS/df$，各因素的均方见表 14-9。

表 14-9　C_{max} 方差分析结果

方差分析	df	SS	MS	F	α=0.05
个体间	23	0.8343	0.0363	1.4660	$F_{0.05(23,22)}=2.07$
周期间	1	0.0089	0.0089	0.3596	$F_{0.05(1,22)}=4.30$
制剂间	1	0.0023	0.0023	0.0926	$F_{0.05(1,22)}=4.30$
误差	22	0.5444	0.0247		
总变异	47	1.3899			

统计量：个体间 $F=\dfrac{MS_{个体间}}{MS_{误差}}=1.4660$

周期间 $F=\dfrac{MS_{周期间}}{MS_{误差}}=0.3596$

制剂间 $F=\dfrac{MS_{制剂间}}{MS_{误差}}=0.0926$

依据 F 值的相应自由度，查方差分析用 F 值表，得 $F_{0.05(23,22)}=2.07$，$F_{0.05(1,22)}=4.30$。当 F 值大于 $F_{0.05}$ 者为有显著性差异，所以本例中试验制剂与参比制剂间无差异，试验周期间亦无差异。

在方差分析的基础上进行双向单侧 t 检验。

由表 14-7，均值为：$\overline{X}_T=1.17$，$\overline{X}_R=1.18$，$\overline{X}_T-\overline{X}_R=-0.01$

样本误差均方的平方根 $S=\sqrt{MS_{误}}=\sqrt{0.0247}=0.157$

检验统计量为：

$$t_1=\frac{(\overline{X}_T-\overline{X}_R)-\ln r_1}{s\cdot\sqrt{2/n}}=\frac{0.01-\ln 0.7}{0.157\cdot\sqrt{2/24}}=7.550$$

$$t_2=\frac{\ln r_2-(\overline{X}_T-\overline{X}_R)}{s\cdot\sqrt{2/n}}=\frac{\ln 1.43-0.01}{0.157\sqrt{2/24}}=8.181，当\ \alpha=0.05，\nu=22，$$

查 t 单侧分位数表得：$t_{1-0.05(22)}=1.717$，

即：$t_1>t_{1-0.05(22)}$，$t_2>t_{1-0.05(22)}$

进行 90% 置信区间分析，按公式 $(\overline{X}_T-\overline{X}_R)\pm T_{0.1(\nu)}S\sqrt{\dfrac{2}{n}}$

查 t 值表 $t_{0.1(22)}=1.717$，则：

上限：$-0.01+1.717\times0.157\times\sqrt{2/24}=0.0641$，其反对数为 1.066

下限：$-0.01-1.717\times0.157\times\sqrt{2/24}=-0.0918$，其反对数为 0.912

即试验制剂与参比制剂 C_{max} 比值的 90% 置信区间为 91.2%～106.6%，在 70%～143% 的范围之内。

结果表明，以 C_{max} 为评价指标，试验制剂与参比制剂生物等效。

根据 t_{max} 的分布特点，采用非参数检验法的秩和检验进行统计分析，数据与结果见表 14-10 和表 14-11。

表 14-10 t_{max} 数据与秩和检验计算数据

受试者	给药周期	Ⅰ周期 t_{max}	Ⅱ周期 t_{max}	差值 d1	秩次 R1	差值 d2	秩次 R2	和 S1	秩次 R'1	和 S2	秩次 R'2
1	T/R	1.5	1.0	0.5	16			2.5	16.5		
2	T/R	0.5	1.0	−0.5	5			1.5	6		
3	T/R	1.0	1.5	−0.5	5			2.5	16.5		
4	T/R	2.0	1.0	1.0	23.5			3.0	22.5		
5	T/R	1.0	0.5	0.5	16			1.5	6		
6	T/R	1.0	1.5	0.5	16			2.5	16.5		
7	T/R	2.0	1.0	1.0	23.5			3.0	22.5		
8	T/R	1.5	1.0	0.5	16			2.5	16.5		
9	T/R	1.0	0.5	0.5	16			1.5	6		
10	T/R	1.5	1.0	0.5	16			2.5	16.5		
11	T/R	0.5	1.0	−0.5	5			1.5	6		
12	T/R	1.0	1.5	−0.5	5			2.5	16.5		
13	R/T	1.5	1.0			0.5	16			2.5	16.5
14	R/T	2.0	1.5			0.5	16			3.5	24
15	R/T	0.5	1.0			−0.5	5			1.5	6
16	R/T	1.5	1.0			0.5	16			2.5	16.5
17	R/T	0.5	1.0			−0.5	5			1.5	6
18	R/T	1.0	0.5			0.5	16			1.5	6
19	R/T	0.5	1.0			−0.5	5			1.5	6
20	R/T	1.5	1.0			0.5	16			2.5	16.5
21	R/T	0.5	1.0			−0.5	5			1.5	6
22	R/T	1.0	0.5			0.5	16			1.5	6
23	R/T	1.0	0.5			0.5	16			1.5	6
24	R/T	1.5	1.0			0.5	16			2.5	16.5
总和					152		148		168		132

表 14-11 t_{max} 秩和检验结果

	T1	T2	T'1	T'2	n1 (=n2)	T0.05
制剂间	152	148			12	121~179
周期间			168	132	12	

由表 14-11 可知,制剂间差别检验秩和 T1 与 T2,周期间差别检验秩和 T'1 与 T'2 均在 T 值临界范围之内,表明本例试验制剂与参比制剂间的 t_{max} 无差异,试验周期间亦无差异。

由上述 3 个用于生物等效性评价的主要药物动力学参数的统计分析结果可知,受试制剂与参比制剂具生物等效性,受试制剂与参比制剂为生物等效制剂。

笔记

第三节　缓、控释制剂的药物动力学

《中国药典》2015 年版将缓释制剂、控释制剂及迟释制剂统称为调释制剂,其定义分别为:缓释制剂系指在规定释放的介质中,按要求缓慢地非恒速释放药物,其与相应的普通制剂比较,给药频率比普通制剂减少一半或有所减少,且能显著增加患者顺应性的制剂。控释制剂系指在规定的释放介质中,按要求缓慢地恒速释放药物,且与相应的普通制剂比较,给药频率比普通制剂减少一半或有所减少,血药浓度比缓释制剂更加平稳,且能显著增加患者顺应性的制剂。迟释制剂系指在给药后不立即释放药物的制剂,包括肠溶制剂、结肠定位制剂和脉冲制剂等。缓释、控释、迟释制剂的释药原理主要有控制溶出、扩散、溶蚀或扩散与溶出相结合,或者渗透压或离子交换机制。口服缓、控释制剂与普通制剂比较,因其具有血药浓度波动小、有效血药浓度维持时间长、可减少每日用药次数等优点,可以提高药物疗效、减少毒副作用、增加患者用药的顺应性。以下主要对调释制剂中的缓、控释制剂进行讨论。

一、研究特点和设计要求

口服缓、控释制剂虽有其显著的优点,但并非所有的药物都适合制成缓、控释制剂。对于溶解度差、剂量很大(如>0.5g)、半衰期很短(如<1 小时)或很长(如>24 小时)、吸收差、体内吸收部位受限的药物,制成口服缓、控释制剂应特别慎重,必须充分考虑到制成缓、控释制剂后对溶出、吸收、蓄积效应等的改变或影响。例如,对于溶解度很差的药物考虑制成缓、控释制剂,应采用适当方式改善其溶解度。体内在特定部位(如小肠上端)吸收的药物制成缓、控释制剂,应采用适当方式延长制剂在该部位的滞留及释放药物的时间,以保证药物吸收完全。而从治疗学角度考虑,毒性极大、治疗窗很窄、血药浓度与药效没有相关性的药物不宜制成缓、控释制剂。如对于某些浓度依赖型抗生素,其抗菌效果依赖于峰浓度,原则上不适宜制成缓、控释制剂。

但事实上,在实际的缓、控释制剂开发研究中,对药物的要求有了一些突破。如普萘洛尔、维拉帕米等首关作用强的药物可作成缓、控释制剂;硝酸甘油半衰期很短,也可制成每片 2.6mg 的控释片;而卡马西平($t_{1/2}=36h$)、地西泮($t_{1/2}=32h$)、非洛地平($t_{1/2}=22h$)等半衰期长的药物也制成了缓、控释制剂;头孢氨苄、头孢克洛、庆大霉素等抗生素以及可待因、吗啡等成瘾性药物也有制成缓、控释制剂。

另一方面,特别应考虑口服缓、控释制剂后,药物制剂处在运动着的消化道中,在这些不同的部位具有不同的 pH 条件和其他环境条件,药物在消化道的不同部位有不同的吸收与不同的稳定性,因此口服缓、控释制剂的设计必须充分考虑上述因素的影响。

药物口服后在胃内滞留 2~3 小时,然后到达吸收的主要部位小肠。小肠的长度为 300~400cm,通过的时间为 4~6 小时,因此缓、控释制剂应在给药后 9~12 小时内被吸收。如果超过这段时间,药物到达大肠就很难被吸收。假设缓、控释制剂在 9~12 小时内应吸收 80%~95%,则它最大的吸收半衰期是 3~4 小时,即最小吸收速率常数是 0.17~0.25h^{-1}。

缓释制剂中药物被吸收的限速步骤应是药物的释放,而不是药物的透膜过程。因此与释药速率(k_r)相比,药物的吸收速率(k_a)应该快得多,即:

$$k_r \ll k_a$$

对于一些吸收很快的药物($k_a \geqslant 0.25h^{-1}$),如果缓释制剂的一级释放速率常数<0.17h^{-1},则在很多患者中的生物利用度将很差。对于吸收慢的药物,则难于制备生物利用度高的缓、控释制剂。

缓、控释制剂经过胃肠道时,需经受胃肠道内不同 pH 的影响,胃内 pH 约为 1,而远端小肠

笔记

pH 大于 7。弱酸或弱碱性药物制成缓、控释制剂时，应考虑在胃肠道不同部位释放与吸收的差异。

有很多因素可引起药物生物利用度降低，如分配系数小、酸水解、代谢和部位特殊吸收等，这些问题可以通过适宜的剂型设计与处方筛选而克服。

二、缓、控释制剂的体内动力学过程

缓释制剂口服后的体内过程可以表示为：

$$X_s \xrightarrow[\text{释放}]{k_r^1} X_{gi} \xrightarrow[\text{吸收}]{k_a} X \xrightarrow[\text{消除}]{k}$$

X_s 为缓、控释制剂中的药物量；k_r^1 为一级释放速率常数；X_{gi} 为胃肠道可吸收的药物量；X 为体内药物量。因为缓释制剂的 $k_r^1 \ll k_a$，则符合一室模型药物的血药浓度与时间关系为：

$$C = \frac{FX_s k_r^1}{(k_r^1 - k)V}(e^{-kt} - e^{-k_r^1 t}) \tag{14-21}$$

控释制剂中药物以零级速率释放，药物很快被吸收，则它们的血药浓度与时间的关系为：

$$C = \frac{k_r^0}{kV}(1 - e^{-kt}) \tag{14-22}$$

式（14-22）中，k_r^0 为零级释放速率，如果控释部分以零级速率释放药物，同时有速释部分剂量 X_i 时，血药浓度与时间关系为：

$$C = \frac{Fk_a X_i}{V(k_a - k)}(e^{-kt} - e^{-k_a t}) + \frac{k_r^0}{kV}(1 - e^{-kt}) \tag{14-23}$$

三、缓、控释制剂的剂量设计

缓、控释制剂的剂量，一般根据普通制剂的剂量决定。如普通制剂一天给药 4 次，每次 50mg，制成一天给药 2 次的缓释制剂，一般设计剂量为 100mg。如欲得到理想的血药浓度-时间曲线，缓、控释制剂的剂量应该应用药物动力学参数，根据需要的治疗血药浓度和给药间隔设计。

当控释制剂以零级速率释放药物时，控释制剂的维持剂量 X_m 等于释放速率 k_r^0 与维持时间 T 的乘积，而释放速率 k_r^0 应与体内药物消除量相等，即：

$$X_m = k_r^0 T \tag{14-24}$$

$$k_r^0 = kX_b \tag{14-25}$$

式（14-25）中，X_b 为产生希望疗效时的体内药量。

如临床治疗希望该药物达到的稳态血药浓度为 C_{ss}，则

$$X_0 = \frac{C_{ss}V}{F} \tag{14-26}$$

$$k_r^0 = \frac{C_{ss}Vk}{F} \tag{14-27}$$

为了很快达到有效血药浓度，需要给予速释剂量 X_i。如果同时给予一个普通剂量 X 作为速释剂量，则在速释剂量释放药物的同时，维持剂量亦释放药物。如图 14-2 所示，曲线 1 是给予一个普通剂量 X 后的血药浓度曲线，曲线 2 是给予维持剂量 X_m 后的血药浓度曲线，曲线 3 是同时给予速释剂量 X_i 与维持剂量 X_m 后的血药浓度曲线，该曲线的开始部分药物浓度已超出了期望的水平，因此不能以普通剂量作为速释剂量。速释剂量的校正方法为：

$$X_i = X - (k_r^0 t_{max}) \tag{14-28}$$

笔记

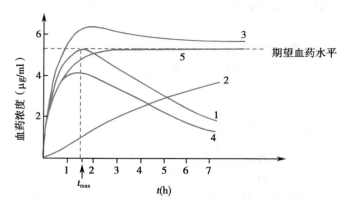

图 14-2　控释制剂的速释剂量与维持剂量所产生的血药浓度-时间曲线

校正后的速释剂量 X_i 所产生的血药浓度曲线如图 14-2 中的曲线 4,此剂量加维持剂量得到了期望的血药浓度曲线,如曲线 5 所示。

药物按一级动力学消除,药物的消除速率 $R = k \cdot V \cdot C$,为了维持治疗血药浓度水平,要求 $k_r^0 = R$。若维持剂量不在给药以后马上释放,而在速释部分的达峰时开始释放,亦可避免给药开始阶段血药浓度较高的矛盾,如图 14-3 所示。曲线 1 为速释部分所产生的血药浓度曲线,曲线 2 为维持剂量所产生的血药浓度曲线,而曲线 3 是控释制剂所产生的血药浓度曲线。

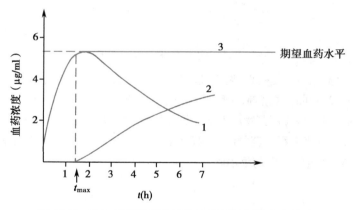

图 14-3　维持剂量滞后释放的控释制剂血药浓度曲线

控释制剂的总剂量为速释剂量与缓释剂量之和。

$$X_{tot} = X - (t_{max} k_r^0) + k_r^0 T \tag{14-29}$$

或:

$$X_{tot} = X_i + k_r^0 T \tag{14-30}$$

例 14-1　某药物常规给药方法为每天给药 4 次、每次 20mg,现欲研制每天给药 2 次的控释制剂,试设计剂量(已知 $k = 0.3\text{h}^{-1}$, $k_a = 2.0\text{h}^{-1}$, $V = 10\text{L}$, $F = 1$)。

根据常规给药的剂量与给药间隔,计算多次给药的平均稳态血药浓度,可认为其为需要达到的血药浓度。

$$\overline{C}_{ss} = \frac{FX_0}{kV\tau} = \frac{1 \times 20}{0.3 \times 10 \times 6} = 1.11(\text{mg/L})$$

$$X_b = \overline{C}_{ss} \times V = 1.11 \times 10 = 11.10(\text{mg})$$

$$k_r^0 = kX_b = 0.3 \times 11.1 = 3.33(\text{mg/h})$$

笔记

$$X_{\mathrm{m}} = k_{\mathrm{r}}^0 \times T = 3.33 \times 12 = 39.96(\mathrm{mg})$$

如该药的体内过程符合一室模型,产生期望的血药浓度所需的速释部分剂量可用下式计算:

$$C = \frac{Fk_{\mathrm{a}}X_{\mathrm{i}}'}{(k_{\mathrm{a}}-k)V}(\mathrm{e}^{-kt_{\max}} - \mathrm{e}^{-k_{\mathrm{a}}t_{\max}})$$

$$t_{\max} = \frac{2.303}{k_{\mathrm{a}}-k}\lg\frac{k_{\mathrm{a}}}{k} = \frac{2.303}{2.0-0.3}\lg\frac{2.0}{0.3} = 1.12\mathrm{h}$$

$$1.11 = \frac{1 \times 2.0 \times X_{\mathrm{i}}'}{(2.0-0.3) \times 10}(\mathrm{e}^{-0.3 \times 1.12} - \mathrm{e}^{-2.0 \times 1.12})$$

$$X_{\mathrm{i}}' = 15.52(\mathrm{mg})$$

如控释部分与速释部分同时释药,则速释剂量校正为:

$$X_{\mathrm{i}} = X_{\mathrm{i}}' - k_{\mathrm{r}}^0 \times t_{\max} = 15.52 - 3.33 \times 1.12 = 11.79(\mathrm{mg})$$

该制剂的总剂量为:

$$X_{\mathrm{tot}} = X_{\mathrm{i}} + X_{\mathrm{m}} = 11.79 + 39.96 = 51.75(\mathrm{mg})$$

如果控释部分是在速释部分释放后血药浓度达峰值时释放,则:

$$X_{\mathrm{i}} = X_{\mathrm{i}}' = 15.52(\mathrm{mg})$$

$$X_{\mathrm{m}} = k_{\mathrm{r}}^0(T - t_{\max}) = 3.33(12 - 1.12) = 36.23(\mathrm{mg})$$

$$X_{\mathrm{tot}} = 15.52 + 36.23 = 51.75(\mathrm{mg})$$

缓释制剂中缓释部分剂量与药物的半衰期及期望维持治疗血药浓度的时间有关。表 14-12 为不同半衰期药物,缓释时间分别为 6 小时、8 小时、12 小时的缓释与速释的剂量比。如某药半衰期为 3 小时,常用剂量为 200mg,希望维持 12 小时的治疗血药浓度。查表得 $X_{\mathrm{m}}/X_{\mathrm{i}}$ 为 2.77,则缓释剂量 $X_{\mathrm{m}} = 200 \times 2.77 = 554(\mathrm{mg})$。

表 14-12　不同半衰期药物的缓释速释剂量比

半衰期(h)	缓释 6h	缓释 8h	缓释 12h
1	4.60	5.54	8.32
2	2.08	2.77	4.16
3	1.39	1.85	2.77
4	1.01	1.29	2.08
5	0.83	1.11	1.66
6	0.69	0.92	1.39
7	0.59	0.79	1.19
8	0.52	0.69	1.04
9	0.46	0.62	0.92
10	0.42	0.55	0.83

大部分缓释与控释制剂需要重复给药,如果缓释部分能在整个给药间隔内使血药浓度保持在治疗水平,则可不设速释剂量。

四、缓、控释制剂体内外质量评价

（一）释放度考察

释放度是指一定剂型的药物在规定介质中释放的速度和程度。释放度是口服缓释、控释制剂处方工艺筛选的重要指标，同时释放度检查也是有效控制产品质量、验证批内与批间产品质量是否一致、确定产品是否可以通过以及产品在有效期内质量是否符合要求的重要指标。对于所建立的体外释放度检查方法，如能结合体内研究结果，建立体内外相关性，则体外释放度测定不仅可以作为控制产品质量的指标，甚至可以在一定程度上预测产品的体内行为。如用同一药物的不同剂型体内试验数据计算出它们的 AUC 为纵坐标，释放时间点的累积释放百分数为横坐标，可以求算相关系数 r 以评价参数间的相关关系。

释放度测定包括以下内容：①仪器装置：除另有规定外，缓释、控释、迟释制剂的体外药物释放度试验可采用溶出度测定仪进行。②温度控制：缓释、控释、迟释制剂应控制在（37±0.5）℃，但是贴剂应在（37±0.5）℃模拟表皮温度。③释放介质：以脱气的新鲜纯化水为常用释放介质，或根据药物的溶解特性、处方要求、吸收部位，使用稀盐酸（0.001～0.1mol/L）或 pH 3～8 的磷酸盐缓冲液，对难溶性药物不宜采用有机溶剂，可加少量的表面活性剂（如十二烷基硫酸钠等）。④取样点：通常缓释制剂释放度测定至少需设置 3 个时间点。一般而言，第一点的取样时间在 0.5～2h 内，用于考察药物是否有突释，由于缓、控释制剂剂量较普通制剂大 2～3 倍或以上，如短时间内全部释放，失去缓释效果，可能导致药物中毒，所以此点的考察具有重要意义；第二点为中间的取样时间点，用于确定释药特性；最后的取样时间点应能考察药物的释放是否基本完全。控释制剂除以上 3 个点外，还应增加 2 个取样点。此 5 点可用于表征体外控释制剂药物释放度。控释制剂释放百分率的范围应小于缓释制剂。如果需要，可以再增加取样点。迟释制剂根据临床要求，设计释放度取样时间点。多于一个活性成分的产品，要求对每一个活性成分均按以上要求进行释放度测定。⑤工艺的重现性与均一性：试验应考察 3 批以上、每批 6 片（粒）产品批与批之间体外药物释放度的重现性，并考察同批产品 6 片（粒）体外药物释放度的均一性。⑥释药模型的拟合：缓释制剂的释药数据可用一级方程和 Higuchi 方程等拟合，即：

$$\ln\left(1-\frac{M_t}{M_\infty}\right)=-kt \qquad \text{（一级方程）} \tag{14-31}$$

$$\frac{M_t}{M_\infty}=-kt^{1/2} \qquad \text{（Higuchi 方程）} \tag{14-32}$$

控释制剂的释药数据可用零级方程拟合，即：

$$\frac{M_t}{M_\infty}=kt \qquad \text{（零级方程）} \tag{14-33}$$

式（14-33）中，M_t 为 t 时间的累积释放量；M_∞ 为 ∞ 时间的累积释放量；$\frac{M_t}{M_\infty}$ 为 t 时间的累积释放百分率。拟合时以相关系数（r）最大而均方误差最小的为最佳拟合结果。

由于药物的研究开发本身具有明显的阶段性，是一个不断完善的过程，因此通常释放度的研究也会随着产品从申报临床向申报生产的推进、认识的不断深入、体内试验信息的获取而不断得到完善。

（二）单剂量和多剂量研究

1. 单剂量与多剂量给药试验设计　单剂量给药试验旨在比较受试者于空腹状态下单剂量服用缓、控释制剂与参比制剂的吸收速度和吸收程度，并确认受试制剂的缓、控释药物动力学特征。试验设计基本同普通制剂，给药方式应与临床推荐用法用量一致。单剂量给药试验的研究方法与要求可参考本章第二节所述。

笔记

由于 $C_{\max}$、$t_{\max}$ 为单个试验点数据,其准确程度有赖于试验设计时的时间点确定及药物消除速度、表观分布容积,加之缓、控释制剂的药时曲线达峰时间一般不明显,峰浓度多为平台状并维持较长时间,有时还会出现多峰现象,使用 $C_{\max}$ 与 $t_{\max}$ 反映药物的吸收速度将出现较大误差。MRT 对一些 $t_{1/2}$ 较长的药物也不宜用于反映药物的吸收速度。

多剂量给药试验则旨在比较缓、控释制剂与参比制剂多次连续用药达稳态时,药物的吸收程度、稳态血药浓度和波动情况。

试验方法中,受试者选择、受试者例数、受试制剂的要求与参比制剂的选择、取样时间点的确定、检测方法的要求等均可参考本章第二节内容。试验中需注意的特殊点在于给药方法与稳态的确定方法。

给药方法:每日 1 次用药的缓、控释制剂,受试者于空腹 10 小时后晨间服药,服药后继续禁食 2 小时;每日 2 次(每 12 小时 1 次)的制剂,首剂于空腹 10 小时后服药,并继续禁食 2 小时,第二剂应在餐前或餐后 2 小时服药。每次用 150～200ml 温开水送服。

以普通制剂作为参比制剂时,该参比制剂照常规方法服用,但应与缓、控释受试制剂的剂量相等。

稳态的确定方法:按临床推荐的给药方案连续服药达 7 个消除半衰期后,通过连续测定至少 3 次谷浓度,以证实受试者血药浓度已达稳态。达稳态后参照单次给药采样时间点设计,测定末次给药的完整血药浓度-时间曲线。

2. 多剂量给药稳态时血药浓度波动情况的评价　缓、控释制剂的重要特征表现在多次给药时血药浓度波动幅度小,且在治疗所需浓度范围内维持时间长。因此需要采用适宜的指标来描述缓、控释制剂的此特征。目前常用的参数如下。

(1)坪时间(plateau time):指血药浓度维持在某一范围内的时间。有 3 种表示方法。

1)半峰浓度维持时间(half-value duration,HVD):半峰浓度维持时间指单次给药后,血药浓度维持在峰浓度一半以上水平的时间。

2)治疗维持时间:即血药浓度超过 $75\% C_{\max}^{ss}$ 值的维持时间 $[\,\mathrm{T}(75\% C_{\max}^{ss})\,]$。

3)延迟商(retard quotients,R_{Δ}):延迟商是受试制剂与参比制剂 HVD 的比值,可表示血药浓度时间曲线峰的宽度,它与生物利用度没有直接关系。缓释和控释制剂的半峰浓度维持时间应该延长。当 $R_{\Delta} \leqslant 1$,HVD 没有增加,无缓释作用;$R_{\Delta} = 1.5$,表示有弱的缓释作用;$R_{\Delta} = 2$,有中等程度的缓释作用;$R_{\Delta} \geqslant 3$,有强的缓释作用。可见,R_{Δ} 可用于评价制剂的缓、控释效果。

$$R_{\Delta} = \mathrm{HVD}_{\mathrm{test}} / \mathrm{HVD}_{\mathrm{reference}} \tag{14-34}$$

(2)血药浓度超过平均稳态血药浓度 $\overline{C}_{ss}$ 的维持时间:

$$T(C > \overline{C}_{ss})$$

(3)波动度:(degree of fluctuation,DF),亦称为峰谷波动百分率(PTF%):

$$DF = 100 \times (C_{\max}^{ss} - C_{\min}^{ss}) / \overline{C}_{ss}$$

(4)峰谷摆动率(Swing%):

$$Swing\% = 100 \times (C_{\max}^{ss} - C_{\min}^{ss}) / C_{\min}^{ss} \tag{14-35}$$

(5)AUC 波动百分率(AUC-fluctuation,"AUCF%"):

$$AUCF\% = [\,100 \times AUC(C > \overline{C}_{ss}) + AUC(C < \overline{C}_{ss})\,] / AUC_{0 \to \pi} \tag{14-36}$$

(6)波动系数(fluctuation index,FI):

$$FI = 2 \times (C_{\max}^{ss} - C_{\min}^{ss}) / (C_{\max}^{ss} + C_{\min}^{ss})$$

(7)面积偏差法(method of area deviation,R_A):将受试制剂与参比制剂的 R_A 进行比较,可以

笔记

反映整个用药间隔中血药浓度偏离坪浓度的程度大小。

$$R_A = AUC(C > \overline{C}_{ss}) / AUC(C < \overline{C}_{ss}) \tag{14-37}$$

在上述指标中,国内目前多用 DF;欧盟常用 $T(75\% C_{max}^{ss})$ 及 $T(C > \overline{C}_{ss})$;国外的文献报道则多用 DF。由于 DF 通过 $\overline{C}_{ss}$ 消除了个体及个体间清除率差异所导致的对结果的影响,被认为是一个较好的评价指标。

（三）调释制剂生物等效性研究

在大多数情况下,调释制剂的目标是药物或代谢物达到与普通制剂相似的总暴露(AUC)。调释制剂因为改变了药物的释放过程,因此为了比较和证实其调释特征、多次给药时血药浓度达稳态的速度与程度、稳态血药浓度的波动情况、体内释放特征与体外释放试验是否相关以及与食物的关系等,必须进行生物利用度与等效性研究。

1. **调释制剂的生物利用度试验**　为了表征调释制剂的体内行为,可通过生物利用度试验考察吸收的速度和程度、药物浓度的波动、药物制剂引起的药动学变异、剂量比例关系、影响调释药物制剂的因素以及释放特征的意外风险（例如剂量突释）。这些试验主要是测定活性物质或代谢物的浓度。参比制剂为已经上市的相同活性成分的普通制剂。上述研究既可以在健康志愿者,也可以在患者进行。在多次给药试验时,应证明已经达到稳态。

（1）吸收的速度和程度以及药物浓度的波动:需要进行单次和多次给药的药动学试验,通过与普通制剂比较,来评价调释制剂药物吸收的速度与程度。药物波动研究应在多次给药达稳态后进行。通过比较研究,来证实调释制剂具有符合要求的释放特性,通过与普通制剂比较,其峰、谷浓度波动较低或与之相似,并具有相似的药物暴露量。在该研究中,主要观察的药动学参数为 AUC,C_{max},C_{min},以及其他反映血药浓度波动的参数 C_{max}/C_{min} 等。

（2）药动学参数的变异性:通过个体间药动学参数分析,来比较调释制剂与普通制剂间药动学参数的变异。调释制剂在个体间的药动学参数变异一般不应超过普通制剂个体间的变异。也可以通过重复测量达稳态时的浓度曲线,或再次重复单次给药,来评价个体内药动学参数的变异。

（3）剂量效应一致性:当有多种规格时,应进行剂量效应一致性研究。应该根据药物的药动学特性,提供必要的数据。如果药物呈线性药动学特征,必须确定调释制剂的一个剂量水平在多次给药后的药物总暴露量与普通制剂近似。如果药物在治疗血浆浓度范围内呈非线性药动学特征,则有必要在多次给药条件下进行调释制剂和普通制剂最高剂量与最低剂量的比较。此外,在所有情况下,调释制剂所有规格的剂量与效应一致性都应充分说明。

2. **影响调释特性的因素**　主药相同的不同调释制剂可能与食物相互作用不同。因此,出于安全性和有效性考虑,应进行食物对口服调释制剂生物利用度影响的观察。进行食物对药物生物利用度影响的最佳试验条件,是在进食预定的高脂饮食后立即服药。评价参数除 AUC 和 C_{max} 外,还建议进行调释性质的比较。如果发现食物有显著影响,则申请者应提供调整后的推荐剂量。如果调释制剂与影响胃肠道生理的药物合用,应进行该状态下的调释特性研究。如果调释制剂拟用于胃肠道功能有改变的患者,则应在该人群进行调释制剂的相关研究。考虑到昼夜节律的不同,建议在稳态下获得 24 小时的血药浓度曲线。如果调释制剂含有比普通制剂更高的剂量,意外释放（如突释）可能导致不能接受的高剂量的药物暴露,应避免这种意外释放的可能性。如果调释制剂拟用于普通制剂尚未应用的人群时,应进行该人群的药动学研究。

3. **调释制剂的生物等效性试验**　推荐进行调释制剂的生物等效性试验,比较口服药物同一剂型的两种制剂（受试与参比）。如果两种药品在释放控制辅料或机制上不同,但体外溶出曲线相似,使用区分性检验并具有相同的释放行为,则可认为这些产品属于相同类别剂型。若生物等效性成立,即可认为基本相似。如果两种药品在释放控制辅料或机制上不同,且体外溶出曲线也不同,则应考虑进行临床试验,除非在罕见的情况下能够证明生物等效性。

（1）缓释制剂:根据单次和多次给药试验,可以认为缓释制剂生物等效,如果设计的试验证明:①受试制剂与参比制剂的缓释特性相同;②受试制剂中的活性物质没有意外突释;③受试制剂和参比制剂在单剂量和稳态下行为都相同;④预定的高脂餐后进行单次给药,受试制剂和参比制剂受食物影响的体内行为相似。该试验应选择关键的生物等效性相同的规格进行。

在缓释制剂单剂量有多个规格时,需要对每个规格进行空腹单剂量试验。如果满足普通制剂生物等效性试验外推的相同标准（线性药动学,相同的定性组成等）,稳态试验可仅在最高规格进行。对于一种药品的多种单位制剂显示多规格线性药动学的情况,在空腹下进行最大规格单次给药试验即足够,只要小规格的组成与最大规格成比例,制剂含有相同的单元,且溶出曲线可以接受。

根据 AUC、C_{max} 和 C_{min},以及与普通制剂相似的统计分析步骤,评价生物等效性。任何放宽接受标准都应在临床试验计划中预先确定,申请者应该从临床角度说明理由。

对于仿制缓释制剂,推荐进行下列试验:①一项单剂量、非重复性、空腹试验,比较受试制剂的最高规格和参比制剂表中列出的药品;②一项食物影响、非重复性试验,比较受试制剂的最高规格和参比制剂。由于单剂量试验被认为可以更敏感地回答生物等效性的基本问题（如药物从制剂中释放进入系统循环）,所以一般不推荐进行仿制缓释制剂的多剂量试验。

（2）迟释制剂:采用与普通制剂相同的主要参数和统计方法评估生物等效性,强调迟释特点。

由于食物可能影响肠溶包衣制剂中的活性物质吸收,所以必须进行餐后生物等效性试验。

对于特殊的缓、控释制剂,如盐酸唑吡坦为催眠药物,吸收快,起效迅速。但是由于消除半衰期平均为2.4小时,作用仅可维持6小时。开发盐酸唑吡坦口服缓释制剂,能有效延长睡眠时间。此时如果仅要求参数 AUC、C_{max} 生物等效,并不能保证患者快速入眠和延长睡眠时间两个目的同时达到。快速入眠,就要求药时曲线在达峰前就有比较高的浓度,FDA 为此提出了新的药动学参数"部分 AUC（partial AUC,$pAUC$）"来表征。FDA 制定的唑吡坦口服缓释制剂的生物等效性指南中,要求空腹状态下如下参数等效:C_{max}、$AUC_{0 \to 1.5h}$、$AUC_{1.5h \to t}$、$AUC_{0 \to \infty}$,采用 $AUC_{0 \to 1.5h}$ 来表征入睡时间,采用 $AUC_{1.5h \to t}$ 表征睡眠维持时间。停用参数 $AUC_{0 \to t}$。等效标准依然是80%～125%。以上参数能保证:①启动睡眠的速度与参比制剂相当;②保证睡眠稳定性;③不会引起后遗效应。

此外,鉴于缓、控释制剂体内代谢的特性,除了比较试验制剂和参比制剂的药学参数外,还应比较两种制剂的 C-t 曲线形状,MRT 以及治疗窗内的时间,以获得客观的评价结果。

4. 食物对药物吸收的影响　目前用来考察食物对调释制剂生物利用度影响的推荐方法如下。但由于食物药物相互影响的复杂性,在一些情况下也接受一些不同于常规的体内研究措施。

（1）以新化学实体开发的调释制剂:采用单剂量,二阶段交叉试验。给药方法:①空腹口服调释制剂;②空腹口服溶液或普通制剂;③高脂餐后口服调释制剂;④高脂餐后口服溶液或普通制剂。

（2）在已上市普通制剂之后开发调释制剂:采用单剂量,三阶段交叉试验。给药方法:①空腹口服调释制剂;②高脂餐后口服调释制剂;③空腹口服普通制剂。

结论:无明显的食物作用（AUC,C_{max},$t_{1/2}$,MRT）;或证明有显著的食物效应。

（3）与上市制剂基本相似的调释制剂

第一种情况:文献数据表明有显著的食物效应或没有数据。

采用单剂量,双二阶段交叉试验。给药方法:①空腹口服受试制剂;②空腹口服参比制剂;③高脂餐后口服受试制剂;④高脂餐后口服参比制剂。

笔记

第二种情况:文献数据表明没有显著的食物效应。

采用单剂量,二阶段交叉试验。给药方法:①高脂餐后口服受试制剂;②高脂餐后口服参比制剂。

5. 体内外相关性(invivo-invitro correlation,IVIVC)评价　创建和评价 IVIVC 模型的主要目标是建立释放度检查方法来替代人体生物等效性研究。根据这一目标,IVIVC 的主要用途体现在两方面,首先是在临床研究期间或批准后,为药品生产过程发生变更(如处方、工艺等方面的变更)时的豁免生物等效性研究提供依据;其次是为更好地制定释放度质量标准提供依据。根据对用途的有效性程度,即相关性预测体内药时曲线的能力,美国药典第 34 版(USP34-NF29)将 IVIVC 划分为 A 级、B 级、C 级相关。A 级相关,体外整个释放过程与体内整个反应过程(如体外释放度与体内药时曲线或吸收药物量)之间的点点对应关系,表明两曲线可重叠。B 级相关,依据统计矩原理,对体外释放时间平均值与体内滞留时间平均值或体内释放时间平均值进行比较,此类相关性不属于点对点的相关性,不能预测出实际的体内血药浓度曲线,因为不同的血药浓度曲线可能有相同的滞留时间平均值。C 级相关,单点对应关系,如体外释放度参数 $t_{50\%}$,$t_{90\%}$ 等与药动学参数(如 AUC,C_{max},t_{max})之间的关系。《中国药典》2015 年版中将 IVIVC 划分为 3 种,分别与美国药典 A 级、B 级、C 级相一致。从用途和药品注册角度考虑,A 级相关提供的信息量最多,是药品审评机构推荐的首选方法。多重 C 级相关与 A 级相关作用相当,然而若可建立多重 C 级相关,A 级相关也有可能建立,此时应优先选择 A 级相关。C 级相关一般用于制剂处方筛选早期阶段。B 级相关一般不适用于药政注册。

生物利用度是评价药物制剂质量的一项重要指标,然而由于生物利用度研究的特殊性,无法将其作为常规的产品质量控制手段。释放度则可以在一定程度上反映药物制剂在体内的吸收与临床疗效,但前提是体外释放度与体内生物利用度之间应有良好的相关性。缓、控释制剂体外试验与体内试验的相关性评价方法有:室模型依赖法、逆卷积分方法、应用统计矩原理建立体外释放的平均时间 MDT 与体内平均滞留时间 MRT 之间的相关、释放时间点对应药物动力学参数的线性关系考察方法等。

室模型依赖法与逆卷积分法均为点对点的相关性考察方法,两种方法各有特点,室模型的计算方法简单,易于理解,融入了较多的实验数据,数据的点对点对应能较完整地反映制剂中药物的体外释放和体内吸收之间的相关关系,但是室模型所需的计算公式复杂,某些参数不易得到或需另外进行试验;同时吸收分数的计算引入了消除速率常数 k,k 是血药浓度-时间曲线的尾段数据回归得到,由于缓、控释制剂体内的停留时间较长,药物从制剂中释放出来的速度较慢,释放时间较长,尾段数据常混杂有吸收相,加之动力学试验中的选点偏差及尾段数据低浓度点的分析测定误差较大,所以根据缓、控释制剂的药时数据得到的 k 值常与静脉注射或速释制剂药时数据得到的 k 值有一定偏差。逆卷积分法不依赖室模型的拟合,对于模型化困难的药物尤其适合,适用于各种体内外数据的相关性研究,具有概念简单、可进行直观数学运算的特点,既可以通过体内药时数据推算体内药物吸收(溶出),又可根据体外释放数据预测体内药时数据;但是权函数的计算需要另一速释制剂的血药浓度-时间数据,与室模型法相比,要求的数据量大,同时试验时间点的安排上亦有要求,常用作缓、控释制剂体内动力学研究对照的普通制剂有时也不能认为可以替代其溶液剂或"标准"速释制剂。

(1) 室模型依赖法:为了证明体外释放度与体内生物利用度的相关性,可以比较累积释放分数与吸收百分率。体内吸收百分率的计算通常采用给予某制剂后测定得到的血药浓度-时间数据,应用 Wagner-Nelson 法求得不同时间的吸收分数(f),此法适用于单室模型。根据吸收的药物量等于体内的药物量加消除了的药物量,则 f 为:

$$f = \frac{C_t + kAUC_{0 \to t}}{kAUC_{0 \to \infty}} \times 100\%$$

(14-38)

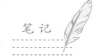

以体外累积释放百分率为自变量,体内吸收分数为因变量,进行最小二乘法线性回归,求得相关方程和相关系数,判断体外释放与体内吸收的相关性。

二室模型药物可用 Loo-Riegelman 法求得不同时间的药物吸收分数。吸收的药物量等于血浆中的药物量加周边室的药物量与已消除的药物量,则吸收分数 f 为:

$$f = \frac{C_t + k_{10}\int_0^t C\mathrm{d}t + \frac{(X_p)_t}{V_c}}{k_{10}\int_0^\infty C\mathrm{d}t} \qquad (14\text{-}39)$$

式(14-39)中,C_t 和 $(X_p)_t$ 分别是时间 t 时的血药浓度和周边室药物量。

例 14-2 某茶碱缓释片口服后测得的不同时间的血药浓度及计算得到的吸收分数见表 14-13,累积释放百分数见表 14-14。

表 14-13 茶碱缓释片的血药浓度与吸收分数

时间	$C(\mu g/ml)$	$\int_0^t C\mathrm{d}t$	$C_t + k\int_0^t C\mathrm{d}t$	$F(\%)$
1	1.96	0.98	2.01	29.2
2	3.10	3.51	3.29	47.9
3	4.00	7.06	4.38	63.7
4	4.74	11.43	5.36	77.9
6	5.08	21.25	6.21	90.4
8	5.18	31.51	6.88	99.9
12	4.14	50.15	6.85	
16	3.53	65.49	7.06	
24	2.13	88.13	6.88	

注:$k = 0.054\mathrm{h}^{-1}$

表 14-14 茶碱缓释片的累积释放分数与吸收分数

时间(h)	1	2	3	4	5	6
累积释放分数 f_r	29.71	51.48	70.29	83.21	96.46	100.32
体内吸收分数 f_a	29.20	47.00	63.50	77.80	90.10	99.9

以 f_r 对 f_a 回归,得直线方程

$$f_a = 0.977f_r - 1.958 \qquad r = 0.995$$

因此,茶碱缓释片的体外释放度与体内吸收有很好相关性。

(2)逆卷积分方法:该法不需使用模型而直接根据实验数据就可以得到关于药物体内动态的情况。其原理为:根据质量守恒原则,可以用数学方法严格证明,药物在体内的浓度 $C_{(t)}$ 可以用下面的卷积分(convolution)方程来表示:

$$C_{(t)} = \int_0^t R(\theta) \cdot W(t-\theta)\mathrm{d}\theta \qquad (14\text{-}40)$$

$R(\theta)$ 为给药速度,称为输入函数。对于控释制剂来说,就是药物体内释放特性(模型)。

$W(\theta)$ 是单位脉冲给药后体内药物浓度变化(时间 θ 的函数),称为权函数。

式(14-40)的意义:时间 t 时体内药物浓度 $C_{(t)}$ 可以表示为无限个微小输入函数与权函数乘积的和。W 是口服溶液或标准速释制剂的药物浓度函数;$R(\theta)$ 是口服控释制剂的输入函数;C

为口服控释制剂的药物浓度函数。已知输入函数 R 和权函数 W，求浓度 $C_{(t)}$ 的过程称为卷积分方法；反之，如果已知 W 和 $C_{(t)}$，求输入函数 R 的过程就称为逆卷积分法。

（3）平均释放时间与平均滞留时间之间的相关：缓、控释制剂在体内释放的平均时间等于口服缓、控释制剂和溶液剂（或标准速释制剂）的平均滞留时间差。即有：

$$MDT_{体内} = MRT_{缓、控释} - MRT_{溶液(参比)} \tag{14-41}$$

对体外释放过程：

$$MDT_{体外} = \frac{\int_0^\infty t\left(\dfrac{dm}{dt}\right)dt}{\int_0^\infty \left(\dfrac{dm}{dt}\right)dt} = \frac{\int_0^\infty t\left(\dfrac{dm}{dt}\right)dt}{M_\infty} \tag{14-42}$$

M_∞ 是无限时间药物的释放量。$MDT_{体内}$ 和 $MDT_{体外}$ 分别表示 63.2% 药物在体内和体外释放所需要的时间。两者的关系可用一直线方程来描述，式（14-43）中的 A 越接近 1，表明体内外释放特性越接近，相关性越好。

$$MDT_{体内} = A \times MDT_{体外} + B \tag{14-43}$$

统计矩分析法不受模型的限制，无须假设药物在系统中的转运动力学，把药时曲线看作某种概率统计曲线，运用了所有的体内外数据进行计算，体内参数可采用体内平均药物滞留时间（MRT）、平均药物吸收时间（MAT）或体内平均释药时间（$MDT_{体内}$），体外参数采用体外平均释放时间（$MDT_{体外}$），通过比较体内外参数建立起较高水平的相关性，但是能产生相似的平均滞留时间可有很多不同的体内曲线，体内平均药物滞留时间并不能代表体内完整的血药浓度-时间曲线。

（李晓天）

参考文献--

［1］国家食品药品监督管理局.化学药物非临床药代动力学研究技术指导原则.2005

［2］丁健,吴镭.中国药学科学发展战略与新药研究开发.上海:第二军医大学出版社,1999:172-174

［3］国家食品药品监督管理局.化学药物临床药代动力学研究技术指导原则,2005

［4］国家食品药品监督管理局.药物代谢产物安全性试验技术指导原则,2012

［5］国家药典委员会.中国药典2015年版四部.北京:中国医药科技出版社,2015:356-366

［6］WinNonlin Features.2001 June,http://www.pharsight.com

［7］郭涛.新编药物动力学.北京:中国科学技术出版社,2005:294-295

［8］蒋新国.生物药剂学与药物动力学.北京:高等教育出版社,2009:316-329

［9］羊臻,王浩,侯惠民.药剂学研究中常用的数学软件.中国医药工业杂志,2006,37(3):205-213

［10］Bauer RJ,Guzy S,Ng C. A survey of population analysis methods and software for complex pharmacokinetic and pharmacodynamic models with examples. AAPS J,2007,9(1):60-83

［11］李新刚,卢炜,周田彦,等.常用药动学/药效学分析软件与评价.中国药房,2014,37:3541-3543

［12］U. S. Department of Health and Human Services,FDA,Contains Nonbinding Recommendations. Draft Guidance on Acarbose 2009

笔记

第一节　生理药物动力学模型

一、概　述

（一）生理药物动力学的发展

应用隔室模型描述药物在体内的吸收、分布、代谢和排泄过程，具有良好的实际应用价值，是药物动力学研究的主要理论依据。但是传统隔室模型中的"隔室"并不是以生理解剖为基础来划分的，它仅是数学上的抽象概念，与解剖结构或生理功能没有直接联系，所表征的药物体内过程也比较粗糙。对于具有高亲和性的药物或对某些组织具有毒性以及有特殊目标器官的药物，传统的隔室模型则无法描述。为了克服这些局限性，人们设想以体内实际器官的解剖生理学特征为依据，建立生理药物动力学模型（physiologically based pharmacokinetics model，PBPK model）。

有关生理药物动力学的研究可追溯至 1937 年，当时 Teorell 提出了一个由五个房室组成的生理药物代谢动力学模型的概念，即将数学模型与生物系统相结合来描述药物在体内的处置过程，但由于当时在数学解析上的困难，生理药物动力学仅停留在概念层面。20 世纪六七十年代，随着色谱分析技术和计算机技术的发展，生理药物动力学方有发展。1977 年，生理药物动力学开始作为一个专有名词出现在论文的标题上。早期的生理药物动力学模型主要用于环境中危险性物质的安全性评价，直至近十几年，其在药学方面的应用才逐渐增加，并越来越受到人们的重视。

（二）生理药物动力学模型的基本原理和特点

生理药物动力学模型是根据机体的生理学、生物化学和解剖学特性，通过模拟机体循环系统的血液流向，将与药物处置相关的组织或器官连结成一个整体，每一组织或器官在实际血流速率、组织/血浆分配系数以及药物性质的控制下遵循物质平衡原理进行物质转运，并以此为基础处理药动学数据的方法。与传统的隔室模型相比，生理药物动力学模型是基于作用机制的模型，它将药物复杂的吸收、分布、代谢、排泄过程简化为以生理学事实为基础的房室结构，可反映药物在体内变化过程的机制。

生理药动学模型具有可预测性和不依赖于某一特定药物的性质，其最大的优势在于可预测药物在特定组织或器官内的时变过程，并可模拟不同病理、生理条件对药物体内过程的影响。此外，这种模型为各种动物之间药物动力学资料的相关关系研究提供了合理基础，可以利用动物的生理学和解剖学参数来预测药物对人体的作用，这也是生理药物动力学模型最突出的优点。

但是生理药物动力学模型也有其不足之处。首先，它采用的微分方程组通常较大，多者可达十多个方程，在模拟和求近似值时难度较大，需要依靠药动学软件或大型计算机才能解决，限制了模型的推广和应用；其次，人体的相关资料不易获得，目前主要依靠动物实验，要取得足够资料，实验工作量比较大。此外，生理模型仍无法完全模拟机体生理条件，为简化模型或降低计算难度，建立模型时需要做一些假设。

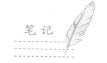
笔记

二、生理药物动力学模型的研究内容

（一）生理药物动力学的模型结构

1. **全身生理药物动力学模型**　又称整体生理药动学模型,它根据解剖学和生理结构将机体分为若干隔室,分别代表各个组织和器官,通过血液循环将这些隔室串联成一个闭合的模型结构(图15-1)。其间的物质转运用物质平衡方程描述,输入和输出分别通过相应器官或组织血液的灌注(Q_{in})和流出(Q_{out})表示。此外,有时还可将单环的整体生理药动学模型扩展为多环结构,如母亲和胎儿、血液循环和淋巴循环、药物及其代谢产物。

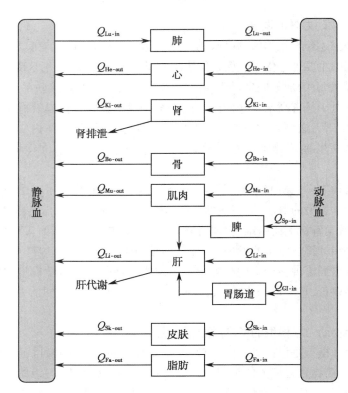

图 15-1　整体生理药物动力学模型示意图(箭头表示血液流动方向)

整体模型包括血液以及各个主要组织和器官,是从整体来描述药物在体内吸收、分布、代谢、排泄过程的模型。实际应用时,常根据研究目的对模型的结构进行简化,将其分为核心器官组织和非核心器官组织。核心器官组织包括:①血液循环:如动脉和静脉血流;②与药物代谢相关的组织:主要是肝脏,有时肺和小肠亦参与代谢,如药物经肾清除,则应纳入肾脏;③与药物效应相关的组织,如抗肿瘤药物中的肿瘤组织,再如孕妇的乳汁;④给药部位:如皮下给药时的皮肤组织,大分子蛋白药物吸收相关的淋巴组织等;⑤特殊部位:如非线性药动学的组织或器官。机体的其余部分为非核心器官或组织,可分为快平衡和慢平衡两类,以简化模型结构。对于一些容易获得且可测定的组织样品,不推荐与其他器官或组织合并,而将其单列为一个隔室。如研究亲脂性药物时,脂肪组织可作为一个单独的隔室。上述的结构简化可使生理药动学的研究更为可行,但也应注意可能由此引入错误的经验型模型,从而影响结果。

2. **组织和器官生理药物动力学模型**　又称部分生理药动学模型,可作为整体模型中的一部分,也可进行单独研究。如图15-2所示,药物进入各组织或器官的生化过程可利用灌注速率限速模型与扩散速率限速模型描述。其中,灌注速率限速模型是指生理学室药物的摄取速率受该组织血液速率的限制,而与该物质跨细胞膜速率无关。灌注速率限速模型可用充分搅拌模型

笔记

（well-stirred model）的单隔室表示，它假设药物在整个组织中无扩散屏障，迅速分布，并且无浓度梯度，药物在组织中的浓度取决于其组织-血浆分配系数。对于小分子中性化合物，多数组织属于此类模型。扩散速率限速模型是指在生理学室中药物的摄取速率由细胞膜的渗透性和膜的总面积决定，药物的跨膜速率是其转运的限速步骤。对于很多大分子极性药物，药物跨膜转运速率相对于血流速率较慢，因此发生扩散限制转运。扩散速率限速模型可采用两个或三个充分搅拌模型的隔室结构表示。此外，如果药物的扩散屏障无法从生理结构上辨别，但存在扩散梯度时，则可以采用分散模型来描述组织中存在药物浓度梯度的情形。分散模型用分散系数（D_N）描述混合的程度，分散系数越大则分散程度越高，当分散系数无穷大时，分散模型近似于充分搅拌模型。

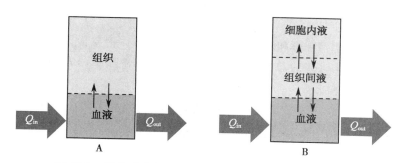

图 15-2　灌注速率限速模型（A）和扩散速率限速模型（B）

（二） 生理药物动力学的模型参数

生理药物动力学的模型参数主要分为两大类：一类是生理解剖学参数，它们只和机体的生理解剖学特性有关，一般与药物无关；另一类是生化参数，这类参数则密切依赖于药物的物理化学和生化特征。

1. 生理解剖学参数　主要包括血液灌注的流量（Q）和组织或器官的容积（V）。它们通常都是体重的函数，并且在各种哺乳动物之间具有很好的相似性，特别是在同一种动物（或人）之间的差异很小。在实际研究中，可以根据动物实验数据进行种属间的外推，或从临床数据进行种属类推，推测人类的药物动力学或药效学行为。

2. 生化参数　在生理药物动力学研究中，药物在血液或组织中的游离分数（f）、药物在组织和血液间的表观分配系数（K_p）以及组织的内在清除率（Cl_{int}）等参数被称为生化参数。它们不仅与动物种属有关，更取决于药物的化学结构及理化性质。研究中，这些参数可以通过体内、体外试验获得，也可以通过计算机预测或者种属间类推得到。

（1） 药物的游离分数（f）：可根据测定药物血浆蛋白结合率的有关方法来求算药物在组织或血液中的游离分数。通常采用的方法有平衡透析法、离心分离法、凝胶色谱法等。采用平衡透析法时，通常是测定滤出液中药物浓度（游离浓度）和透析袋内药物浓度（总浓度），按式（15-1）计算游离分数：

$$f = \frac{游离浓度}{总浓度} \tag{15-1}$$

测定时应注意血浆 pH、血浆浓度、药物浓度等因素均可能影响药物与蛋白的结合程度，血浆 pH 应固定为 7.4，并至少选择 3 个浓度进行实验。

（2） 内在清除率（Cl_{int}）：是指在不考虑血流和蛋白结合限制的情况下，组织对药物清除的真实能力。在已知血液中药物的游离分数和该特定组织的血流量时，可以根据机体的表观清除率来计算该特定组织的内在清除率。

当药物进入某组织并达到稳态时，定义药物在该组织的清除率（Cl）为：

$$Cl = \frac{Q(C_A - C_V)}{C_A} = Q(1 - C_V/C_A) = Q \cdot E \tag{15-2}$$

其中，C_A 为药物进入组织的动脉血药浓度；C_V 为药物离开组织的静脉血药浓度；E 为组织对药物的摄取率。通常在组织中，实际被清除的部分是组织中的游离型药物，而组织中游离型药物浓度又等于血液中游离型药物浓度。这里的血液应该是药物离开组织的静脉血，因此根据式(15-2)有：

$$Cl \cdot C_A = Cl_{int} \cdot f \cdot C_V \tag{15-3}$$

根据式(15-2)和式(15-3)即可得 Cl_{int} 的计算公式：

$$Cl_{int} = \frac{Cl \cdot Q}{f(Q - Cl)} \tag{15-4}$$

式(15-4)反映了组织清除率和内在清除率之间的关系。一般来说，药物在体内的清除主要发生在肝脏和肾脏，因此机体的总清除率(Cl_{tot})主要和肝清除率(Cl_h)及肾清除率(Cl_r)有关，即：

$$Cl_{tot} \approx Cl_h + Cl_r \tag{15-5}$$

式(15-5)中的 Cl_r 可以通过测定累积尿药总量和血药浓度数据来求算：

$$Cl_r = \frac{X_u^\infty}{AUC} \tag{15-6}$$

式(15-6)中，X_u^∞ 为累积尿药排泄总量；AUC 为静脉注射剂量 X_0 后的血药浓度-时间曲线下面积。假设体内药物只通过肝脏和肾脏清除，则进一步可求算：

$$Cl_h = (X_0 - X_u^\infty)/AUC \tag{15-7}$$

在求出组织表观清除率后，即可进一步根据组织血流量和血液中药物的游离分数计算内在清除率。

根据组织提取率 E 也可求算内在清除率，由式(15-2)和式(15-4)可得：

$$Cl_{int} = \frac{Q \cdot E \cdot Q}{f(Q - Q \cdot E)} = \frac{Q \cdot E}{f(1 - E)} \tag{15-8}$$

此外，还可通过体外酶动力学实验求算 Cl_{int}。通常药物的代谢由多个酶反应介导完成，按照酶动力学理论，采用米氏方程可以描述游离药物的代谢速率。药物的内在清除率则可表示为：

$$Cl_{int} = \sum \frac{V_{max,i}}{K_{m,i} + C_{uf}} \tag{15-9}$$

其中，$V_{max,i}$ 和 $K_{m,i}$ 分别为最大酶促反应速度和相应的米-曼常数；C_{uf} 为药酶部位游离药物浓度；i 为第 i 个酶。当 $K_{m,i} \gg C_{uf}$ 时，式(15-9)可表示为：

$$Cl_{int} = \sum \frac{V_{max,i}}{K_{m,i}} \tag{15-10}$$

利用体外酶动力学实验求算出 Cl_{int} 后，可利用比放系数(scaling factor，SF)将体外结果转换为整个肝脏的清除率，并进行体内清除率的预测。

（3）表观分配系数(K_p)：K_p 是组织中药物浓度和血中药物浓度的比值，它直观地反映药物在体内各脏器和组织中的分布特征。K_p 值的大小主要取决于药物的脂溶性、药物对特定组织或器官的亲和力。它的测定方法有两种：一是通过直接测定组织和血液中的药物浓度来求算；二是根据药物在血液和组织中的游离分数来求算。

在通过测定组织和血液中药物浓度来求算 K_p 时，当药物以恒定速率进入体内并达到稳态

笔记

后,对于不存在代谢或排泄的组织,K_p的计算公式如下:

$$K_p = \frac{C_{ss,T}}{C_{ss,B}} \tag{15-11}$$

对于存在代谢和排泄的组织,则有:

$$K_p = \frac{C_{ss,T}}{C_{ss,B}} \cdot \left(1 + \frac{Cl_{int} \cdot f}{Q_T}\right) \tag{15-12}$$

式(15-11)和式(15-12)中,$C_{ss,T}$为稳态时组织中药物浓度;$C_{ss,B}$为稳态时血液中药物浓度;Q_T为该组织的血流量。

当静脉注射给药时,可待药物的体内过程进入消除相后,根据消除相的数据计算K_p值,对于不存在代谢和排泄的组织有:

$$K_p = \frac{Q_T \cdot C_T}{Q_T \cdot C_B + \beta \cdot V_T \cdot C_T} \tag{15-13}$$

对于存在代谢和排泄的组织有:

$$K_p = \frac{C_T \cdot (Q_T + Cl_{int} \cdot f)}{Q_T \cdot C_B + \beta \cdot V_T \cdot C_T} \tag{15-14}$$

式(15-13)和式(15-14)中,C_T为组织中药物浓度;C_B为血液中药物浓度;V_T为组织容积;β为消除相速率常数。

当利用药物在血液和组织中的游离分数来求算K_p值时,根据K_p的定义有:

$$K_p = \frac{C_T}{C_B} = \frac{C_{T,f} + C_{T,uf}}{C_{B,f} + C_{B,uf}} \tag{15-15}$$

式(15-15)中,$C_{T,f}$为组织中游离药物浓度;$C_{T,uf}$为组织中未游离药物浓度;$C_{B,f}$为血液中游离药物浓度;$C_{B,uf}$为血液中未游离药物浓度。根据组织中和血液中游离药物浓度相等的原则,即$C_{T,f} = C_{B,f}$,将式(15-15)分子和分母同除以游离药物浓度,可得:

$$K_p = \frac{C_T}{C_B} = \frac{\dfrac{C_{T,f} + C_{T,uf}}{C_{T,f}}}{\dfrac{C_{B,f} + C_{B,uf}}{C_{B,f}}} = \frac{f_B}{f_T} \tag{15-16}$$

式(15-16)中,f_B和f_T分别为药物在血液和组织中的游离分数。因此只要分别测定药物在血液和组织中的游离分数,即可很容易地求算K_p值。

（三）　生理药物动力学的模型方程

在生理药物动力学研究中,应该综合考虑药物在整个机体的清除状况和各器官或组织中的清除情况,在考虑某生理学室的真实状况时,还应全面考虑与其相邻有关联的生理学室,而这些相关的生理学室都是通过血液流通来联系的。首先可作如下假设:①药物的分布受到血流速度的限制;②各房室内的药物分布是均匀的;③肝代谢和肾排泄服从一级速率过程;④药物在组织血液中的分配系数与时间无关。

根据物质平衡原理,当药物进入某组织时,组织中药物的浓度变化可利用药物进入组织和离开组织的速度来表示,对于非消除性的生理房室,在单位时间内流入该房室的药量为$Q_T \cdot C_A$,流出该房室内的药量为$Q_T \cdot C_V$,则在单位时间内该房室药量的改变量为:

$$V_T \cdot dC_T/dt = Q_T \cdot C_A - Q_T \cdot C_V \tag{15-17}$$

式(15-17)中,V_T为组织或器官体积;C_T为组织或器官中药物浓度;Q_T为流经组织或器官的血流量;C_A为动脉血中药物浓度;C_V为流出静脉血中药物浓度。由于在活体组织中,流出静脉血

笔记

浓度是难以测定的,因此可通过测定组织中药物的浓度以及药物在组织和血液中的表观分配系数 K_p 来换算,计算公式如下:

$$C_V = C_T/K_p \tag{15-18}$$

对于消除性器官而言,药物被清除的部分是组织中的游离型药物,而组织中的游离型药物浓度又等于血液中游离型药物浓度。因此,药物在消除性组织中的浓度变化可表示为:

$$V_T \cdot dC_T/dt = Q_T \cdot C_A - Q_T \cdot C_V - Cl_{int} \cdot C_V^{uT} \tag{15-19}$$

式(15-19)中,Cl_{int} 为药物在该组织中的内在清除率;C_V^{uT} 为流出组织的静脉血中游离型药物的浓度。

（四）　生理药物动力学模型的研究方法

建立一种生理药物动力学模型一般需要遵循如下步骤。

1. **资料的收集**　通常包括实验动物或人体的生理数据、药物的理化性质和生物学资料。这些资料多数可从文献查得,但也有一些需要通过实验得到。

2. **确定模型结构与设计循环血流图**　根据机体真实的解剖和生理状况,以及药物在人或动物体内的处置过程来设计模型的结构。纳入整体模型的器官至少应该包括:①药理活性的作用部位;②药物蓄积部位;③药物消除部位。如有需要还应包含肝肠循环、肠道清除等重要的药物处置过程。模型设计的原则是突出重点,去繁存精,能够按照解剖学、生理学知识,尽量反映机体的真实情况,以满足研究目的的要求,其他方面则应该尽可能简化,以利于实际运用,不应过分强调模型的复杂精细和多室性。设计好的生理模型应该以循环血流图(如图15-1)表示出来。

3. **模型运算**　用质量平衡方程表示各房室内物质变化,即用流入该房室的动脉血中该物质的浓度和流出该房室的静脉血中的浓度之差乘以该室的血流量,同时将该房室中该物质的生成项和消除项纳入计算,即可得该房室内该物质的瞬时变化量。一个房室建立一个微分方程,因此一个模型就简化为一个微分方程组,然后再利用计算机软件进行求解。模型建立之后,还需要根据研究目的进行灵敏度分析以及检验模型结构是否需要简化等。

4. **模型的验证和修订**　通常通过求解模型的物质平衡方程式,得到各器官预测的药物-时间曲线,通过与动物实验所得的各器官药物浓度数据进行比较分析,即可验证模型的准确性和有效性。如果预测值与实验值不符,则需要对模型进行修订。

（五）　生理药物动力学研究的商业软件

由于生理模型的复杂性,对计算机软件提出了较高的要求。目前用于生理药动学研究的商业软件主要分为3类,包括通用药动学软件(如 acslXtreme®、Berkeley Madonna™)、可以模拟独立药动学过程如吸收及代谢或药物间相互作用的药动学软件(如 GastroPlus™、SimCyp®)、专用的全身生理药动学软件(如 PK-Sim®、CloePK™、pkEXPRESS™)。用户可以根据自身的编程能力,以及建模目的和数学运算的要求,选择相应的软件。

三、生理药物动力学与体内体外外推的联合应用

药物在体内的吸收、分布、代谢及排泄过程决定了它们在血液循环系统及组织或器官中的药时曲线特征,利用简单的隔室模型对其进行分析可得到该药物的药动学参数。但是这些参数反映的不仅是药物的性质,而是机体与试验条件等多因素综合作用的结果。生理药物动力学模型可以很好地分析机体自身因素(如年龄、种族、性别等)与其他外部条件(如饮食、联合用药等)对药动学参数的影响,这对于解释临床上个体间药物动力学差异以及设计个体化给药方案有着重要的意义。但是,在确定某一因素对药物动力学的影响时通常需要进行大量的动物实验或临床试验,不仅耗时耗力,而且很多情况下,开展临床试验是不可行的,因此如何利用体外试验来预测真实的体内动力学过程显得尤为重要。

笔记

体内体外外推(in vitro-in vivo extrapolation,IVIVE)是将药物的体外数据转化成体内药动学参数的一种有效方法。将其与生理药物动力学联合应用,即可通过药物的体外性质预测人体内药物吸收、分布、清除的过程,并准确模拟出药物的血浆浓度-时间曲线。在生理药物动力学与体内体外外推联合模型(PBPK-IVIVE)中,通常需要对模型参数进行重新定义,使其更能反映药物自身的性质,而与机体或实验条件无关。例如在经典的药物动力学模型中,药物从体循环中清除的效率可用清除率(Cl)表示;而在 PBPK-IVIVE 联合模型中,则将其定义为多种因素共同作用的综合结果,包括机体代谢酶和转运体、器官血流量、药物的被动排泄以及药物与血浆蛋白及红细胞的结合等。PBPK-IVIVE 联合模型通过分析不同的疾病或生理因素对药物体内过程的影响,可以预测药物在不同人体内的药物动力学特征。此外,PBPK-IVIVE 联合模型在确定药物临床试验的初始剂量以及评价药物在人体内的毒性等方面也有应用。

PBPK-IVIVE 联合模型的建立由 3 个步骤组成:一是选择合适的药动学软件,确定其输入参数,并利用体外试验或计算机模拟等方法对相关参数进行测定;二是针对药物在体内的过程,确定合适的数学模型;最后是对模型进行修订,提高预测的可信度。以口服给药为例,可以选择药物的膜渗透性、溶解度以及 pK_a 等化合物体外性质作为输入参数;评价吸收动力学的数学模型可选择一级吸收模型,但是对于溶解度限速吸收或者具有 pH 依赖性溶解度的化合物而言,可选择高级溶出、吸收及代谢(advanced dissolution,absorption and metabolism,ADAM)模型进行研究。

四、生理药物动力学模型的应用

(一) 种属间外推和种属内推

1. 种属间外推　在生理药物动力学模型研究时,一些生理学参数容易获得,而一些生化参数需要手术摘取实验动物的有关脏器组织测定,这在一些物种(包括人)进行实验是不现实的。研究人员通过大量实验资料的归类分析,发现不同物种之间的生理生化参数虽然存在差异,但是相互间的这种差异具有一定的规律性。利用这种规律,可以根据在动物体内获得的有关实验数据推算出人体的相应数据,这种方法即为种属间外推。目前研究中用于种属间外推的方法主要有 3 种:基于代表单个药物动力学参数的体形变异法、基于不同物种寿命差异的等价时间法、基于生理药物动力学的生理类比法。

(1) 体形变异法:人类与其他哺乳动物在解剖、生理及生化方面具有很多相似性,其最显著的差别在于它们的体积和形态不同;很多解剖、生理参数以及药动学参数都是体重的函数,因此可以根据物种的大小,允许进行近似物种间的定标。

(2) 等价时间法:考虑到不同种属的动物在平均寿命,即完成整个生命过程所需时间上的显著差异,因此认为对于各种内源性或外来物质(包括药物)完成其体内过程所需的时间也会有相应差异。例如,人的平均寿命为 70 年,猴的平均寿命为 35 年,假设某药在人体内滞留 4 天,则在猴体内应只滞留 2 天,猴体内药物的清除速率应比人体快 1 倍。

体形变异法与等价时间法虽然简单方便,但它们只是经验预测,缺乏生理学基础,也没有考虑某些特定的物种间差异,如性别、病理生理情况、营养情况等。因此,近年来提出了基于生理药物动力学的生理类比法。

(3) 生理类比法:此法结合了药物的生化性质、物理化学性质以及种属特异性的生理参数,来预测药物在不同物种体内的处置过程。它假定药物的表观分配系数 K_p、组织摄取率 E 在动物间是不变的,根据在动物中建立的药物在组织或器官中的速率方程,将有关人体的生理、生化参数代入其中,通过求解方程,即可对药物在人体各种组织中浓度-时间曲线进行预测。因人组织中药物浓度难以测定,可利用血药浓度-时间曲线进行验证。生理模型可在以下几种药物研究中使用:需要了解体内分布的药物、中央室不是作用部位的药物、高脂溶性和高度代谢药物、高比例或非线性结合药物、只能获得一种动物体系药动学参数的药物。

2. 种属内推　种属内推是根据在正常实验动物或人体内获得的药物动力学参数,推测当机体发生生理和病理改变时,体内过程可能发生的变化,如老年、小儿、体重过重、血液速率变化、肝肾功能不全、低蛋白血症等情况;此外,它还可以在不同剂量、不同给药途径和方案之间进行内推。

（二）口服药物吸收预测

药物的口服吸收是一个十分复杂的过程,包括药物的崩解与溶出、胃排空、肠道传输、药物跨膜转运、肠壁代谢和肝代谢等许多步骤。有些研究在理解口服药物吸收过程和主要影响因素的基础上建立了胃肠道生理模型（physiologically based gastrointestinal models,PBGI models）,它将胃肠道分段为不同的隔室,利用不同的方程来描述这些隔室中药物的转运、溶出和摄取动力学。常见的胃肠道生理模型包括扩散模型、房室吸收和传输（compartmental absorption and transit,CAT）模型、高级房室吸收和传输（advanced compartmental absorption and transit,ACAT）模型、胃肠道传输和吸收模型（gastrointestinal transit and absorption,GITA）及 ADAM 模型。图 15-3 所示为ACAT 模型的示意图,它是一种基于半生理学的转运模型,由 9 个隔室组成,分别对应于胃、十二指肠以及结肠等不同的消化道片段。药物的口服吸收情况可通过溶解度、渗透率、颗粒大小、$\log P$、pK_a 等数据来进行预测。

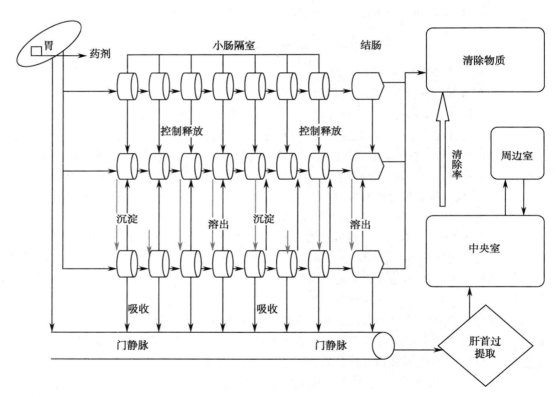

图 15-3　高级隔室吸收转运模型（箭头代表物质在模型中各个隔室的运动方向）

（三）药物毒性和危险性评估

生理药物动力学模型由于具有可以将动物实验结果外推到人类的特点,使其在药物毒性与危险性评估中有着特殊的价值。与经典房室模型不同,生理药物动力学模型的房室和绝大部分参数具有生理意义,可以预测药物在靶组织与非靶组织中的暴露程度及其代谢变化情况,这对于评价药物的治疗效果和安全性非常重要。此外,生理药物动力学模型在与药效动力学模型联合应用时,不仅可从药物浓度方面,而且还可从药效方面来进行危险性评估,使结果更为直接和明确。在毒理学领域,生理药物动力学模型还可用于药物毒理机制研究。

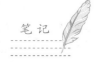
笔记

（四）评价药物间相互作用

患者在治疗疾病时,常同时接受两种或两种以上药物以增强治疗效果。当多种药物同时给药时,就可能发生药物间相互作用,这也是目前临床上合并用药出现毒副作用的主要因素之一。但是在动物体内和体外观察到的相互作用,会因为代谢酶或转运体的种属差异,而缺乏临床相关性;同时也可能因伦理的限制,无法进行人体研究的验证。生理药物动力学模型可以通过模拟组织中的代谢速率和浓度变化,说明不同药物之间的相互作用。当多种药物联合应用时,首先建立每个药物的生理学模型,然后将单一模型通过二元相互作用连接起来,形成多个药物相互作用的生理模型,进而推算多个药物之间的相互作用,这对于指导合理的临床药物联合应用具有重要意义。目前美国食品药品管理局（FDA）已推荐采用生理药物动力学模型作为一种可靠方法来评价基于酶抑制或诱导的药物间相互作用。

（五）指导新药的研发

新药研发周期长、投资大,成功率低,候选药物淘汰的原因很大一部分是药物动力学方面引起的。生理药物动力学模型可以分别研究药物在体内吸收、分布、代谢、排泄过程,得到吸收速率常数、生物利用度、分布容积、肝清除率等参数,也能在整体动物实验基础上建立整体模型,预测各器官、组织中药物浓度的经时变化过程。利用这些结果对药物在人体中的动力学行为进行预测,可分析其研究开发价值。此外,生理药物动力学模型还有助于从动力学角度比较同系列药物某些作用上的差异,在新药开发过程中可与已上市的同系列药物相比较,以评估其异同,预测临床应用的前景。

第二节 药物动力学与药效动力学的关系

药物动力学与药效动力学是按时间同步进行着的两个密切相关的动力学过程。前者着重阐明机体对药物的作用,即药物在体内的吸收、分布、代谢和排泄及其经时过程;后者则是侧重研究药物对机体的作用原理与规律,主要描述药理效应是如何随血药浓度变化的,并对药理效应的时间过程进行分析,后者更具有临床实际意义。但是,传统的药效动力学研究主要在离体水平进行,一般只根据经验观察起效时间、药理作用强度与持续时间,没有考虑到药物在体内的动态变化。随着药动学和药效学的发展,人们发现两者关系密切。将二者结合起来同步研究,即提出了药动学-药效学结合模型（pharmacokinetic-pharmacodynamic model,PK-PD model）。

PK-PD 模型是通过测定不同时间的血药浓度和药物效应,将时间、浓度、效应三者进行模型分析,拟合出血药浓度及其效应经时过程的曲线,推导产生效应部位的药物浓度,定量地描述在一定剂量方案下药物的"效应-时间"过程。在研究方法上,可在确定剂量与效应关系后,根据药物动力学模型,研究经时过程血药浓度和效应的关系。PK-PD 模型能较客观地阐明"时间-浓度-效应"之间的三维关系,在优选临床用药剂量、提高疗效和减少药物毒副作用等领域具有重要的应用价值。

一、药效动力学模型

药效动力学模型将药物的药理作用和作用部位的浓度联系起来,建立数学关系式。常见的药效动力学模型包括固定作用模型、线性和对数线性模型、最大效应模型、S 型最大效应模型。

1. **固定作用模型** 固定作用模型是联系药物浓度和药理作用的简单模型。只有当药物浓度达到阈值以上时,药物才能产生特定的药理作用;不同个体的阈值浓度不同,可根据群体中阈值浓度分布情况,计算特定的药理效应的发生概率。此模型可用于临床剂量研究。例如,根据地高辛浓度和毒性的关系,可以求出地高辛在 3ng/ml 时发生毒性反应的概率为 50%。

2. **线性和对数线性模型** 线性模型假设药物浓度和效应之间呈简单线性关系,见式（15-

20）：

$$E = E_0 + k \cdot C \tag{15-20}$$

式中，E 为药理效应；E_0 为用药前的基线效应；k 为斜率；C 为药物浓度。当药物浓度为 0 时，药理效应为无效。该模型适用范围较窄，一般在药物浓度远小于 EC_{50}（产生 50% 最大药理效应的药物浓度）时应用。

在比较大的浓度范围内，药物效应和浓度常呈曲线关系。如将浓度取对数，则可在一定浓度范围内（最大效应的 20% ~ 80%），浓度的对数和效应呈线性关系，可用式（15-21）表示：

$$E = E_0 + k \cdot \ln(C + C_0) \tag{15-21}$$

当 $C = 0$ 时，式（15-21）则变换为：

$$E = E_0 + k \cdot \ln C_0 \tag{15-22}$$

式（15-22）中，C_0 为假定的内源性物质浓度。对数线性模型仅适合于中间浓度范围的药效预测，对于高或低浓度则不适用。

线性模型和对数线性模型均不能预测最大药效，仅适用于研究一定浓度范围内的药效作用。

3. **最大效应模型**　许多药物是通过与受体非共价键结合而发挥药理作用的，基于药物受体理论衍生出最大效应模型（$E_{\max}$）。

$$E = E_0 + \frac{E_{\max} \cdot C}{EC_{50} + C} \tag{15-23}$$

式（15-23）中，E_0 为基线效应；$E_{\max}$ 为最大效应；EC_{50} 为药物-受体复合物平衡解离常数（k_D）的倒数，也是药物产生 50% 最大效应时的浓度。在此模型中，$E_{\max}$ 和 EC_{50} 都是可测量的。当 $C \gg EC_{50}$ 时，达到药物的最大效应，即受体被高浓度的药物饱和后，药物浓度的增加不会影响药效作用。最大效应模型效仿了药理作用-药物浓度的双曲线特征；EC_{50} 对于探索药物有效浓度具有重要意义。

当药物效应为抑制效应时，则可由式（15-24）表示：

$$E = E_0 - \frac{I_{\max} \cdot C}{IC_{50} + C} \tag{15-24}$$

式（15-24）中，$I_{\max}$ 为最大抑制效应；IC_{50} 为药物产生 50% 最大抑制效应时的浓度。

4. **S 型最大效应模型**　该模型是最大效应模型的延伸，与最大效应模型相比，增加了指数常数 n。药物效应与浓度关系如式（15-25）所示：

$$E = \frac{E_{\max} \cdot C^n}{EC_{50} + C^n} \tag{15-25}$$

式（15-25）中，n 用于描述与受体结合的药物分子数量。n 值与模型拟合曲线斜率有关，n 值非常大时，表明药物分子与受体之间的"变构或协同作用"，当 $n = 1$ 时，此模型简化为最大效应模型。

二、药物动力学与药效动力学的关联

药效学模型描述了浓度和药物效应的关系，但没有表明药物效应的经时变化过程，结合药物动力学与药效动力学信息，建立 PK-PD 模型，即可描述和预测药物效应-时间过程。根据 PK 和 PD 联结方式的不同属性，可将 PK 和 PD 的关联方式分为 4 种类型。由于 PK-PD 模型具有多样性，按不同属性划分出来的模型之间没有明确界限，它们之间存在着相互交叉。

笔记

（一）药物动力学-药效动力学的关联方式

1. 直接连接和间接连接 直接连接是指给药后血药浓度与作用部位的药物浓度很快达到平衡,血药浓度与药理效应之间的比值恒定,峰浓度和最大效应同步,不存在药效滞后的现象,血药浓度可以作为药理效应的输入函数,直接将血药浓度与其效应联系起来,建立直接连接 PK-PD 模型。

间接连接 PK-PD 模型则是血药浓度与作用部位的药物浓度没有直接相关性,药效滞后于血药浓度,需要一定的时间二者方可达到平衡,这种类型的药物需要借助于假想的效应室将血药浓度与作用部位的药物浓度联系起来,建立间接连接 PK-PD 模型,以效应室的药物浓度作为效应输入函数(图 15-4),此种连接模型的 PD 模型以 S 型最大效应模型为代表。

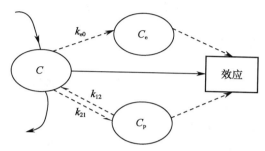

图 15-4 直接连接和间接连接示意图
血药浓度 C 与药理效应直接连接（—）
通过外周室药物浓度 C_p 或效应室药物浓度 C_e 与药理
效应间接连接（---）

直接连接和间接连接尽管有所不同,但是都反映了药物的效应与其作用部位的药物浓度是直接相关的,只是血药浓度与作用部位的药物浓度相关性不同。

2. 直接效应和间接效应 根据药物所产生的药理效应与作用部位药物浓度之间的相关性,可将 PK-PD 模型划分为直接效应和间接效应。直接效应即药物到达作用部位后立即产生药理效应,没有药效延迟或提前现象。间接效应是指药物的效应与其作用部位的浓度没有直接相关性,药物的效应相对于药物的血浆暴露会有一定的提前或延迟,其药物的浓度-效应曲线分别呈顺时针滞后环和逆时针滞后环特征(图 15-5)。滞后环提示单一血药浓度可对应两个效应水平,而导致其产生的原因有很多,如药物分布至靶点的延迟、通过间接机制产生活性、受体激活延长以及耐受现象的产生等。

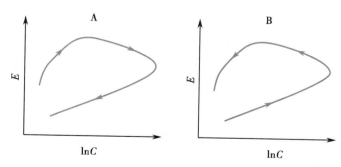

图 15-5 血药浓度对数（lnC）与药理效应（E）的相关性
A. 顺时针滞后环曲线；B. 逆时针滞后环曲线

3. 软连接和硬连接 软连接和硬连接是根据建立 PK-PD 模型时所采用的数据信息来区分的(图 15-6)。软连接是指借助于假设的效应室模型将血药浓度和药效数据联系起来,效应室模型就是软连接的典型代表;硬连接借助于药动学数据和体外药效数据将 PK 和 PD 联系起来,是一种基于药物作用机制的模型,可用于预测新化合物的体内活性。

笔记

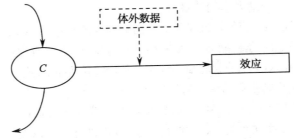

图 15-6　软连接和硬连接示意图
采用浓度和效应数据的软连接(—)
采用药动学数据和体外药效数据的硬连接(---)

4. 时间非依赖性和时间依赖性　时间非依赖性是指药物的效应只取决于作用部位的药物浓度,药效学参数不随时间而变化,大部分药物属于这种类型,对于这类药物可以运用时间非依赖性 PK-PD 模型加以描述。某些药物的药效学参数具有时间依赖性,在作用部位的药物浓度相同的情况下,不同时间所产生的效应是不同的。这类药物常常具有增敏或耐受现象,如抗生素。

(二) 药物动力学-药效动力学模型

1. 具有效应室的 PK-PD 模型　具有效应室的 PK-PD 模型通常用于解释间接或滞后的药效动力学现象(图 15-7)。效应室不是药物动力学模型的一部分,而是与含药物的血液连接的虚拟药效动力学室。药物只从血液室转运到效应室,基本上不从效应室逆转至血液室,只有游离的药物能扩散进入效应室,其转运速率通常服从一级过程。药理效应取决于药物向效应室转运的速率常数(k_{e0})和效应室药物浓度(C_e)。k_{e0} 越小,则效应越延迟,且作用时间越长。该模型的特点是随着给药剂量的增加,药效增大,发挥药效的时间延长,但是出现最大效应的时间不变。

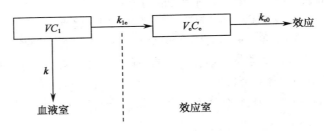

图 15-7　具有效应室的药物动力学-药效动力学模型

在 PK-PD 模型中,效应室的归属是一个关键问题。因为它是连接 PK 模型和 PD 模型的桥梁,PK 与 PD 的转换是通过效应室而实现的,它的归属直接关系到 PK-PD 模型解析的正确与否。因此,在建立 PK-PD 模型时首先要确定效应室归属。判别效应室的归属常用以下几种方法。

(1) Wagner 法:该法的理论认为,药物所产生的效应变化与其在作用部位的药量变化应是平行的关系,其方法就是分别将各室内药量的经时变化规律与效应的经时变化规律进行比较,以两者的变化情况是否同步来判别效应室的归属。如效应的经时变化与某一室内的药理变化是平行的,则说明其效应室就在该室之中。

(2) Gibaldi 法:该法的理论基础是药物所产生的效应与其在作用部位的药量应是一一对应的关系。该法是通过观察多剂量给药后各室中产生同一强度的效应所需要的药量是否相同来判别效应室的归属。若为效应室,则产生相同的效应所需要的药量应是相同的,与给药剂量无关;若产生相同的效应所需的药量是不同的,则说明该室不是效应室。

(3) Paalzow 法:该法是通过作图的方法来确定效应室的归属。如血药浓度与效应呈现 S 型曲线,则说明血药浓度和效应是严格的一一对应关系,这提示效应室就在血液室;如血药浓度-

效应曲线呈现出明显的逆时针滞后环特征,则说明血药浓度和效应不是严格的一一对应关系,这提示效应室不在血液室,因而出现效应滞后血药浓度的现象。

(4) Sheiner 法:该法在研究血药浓度与效应之间的关系时首次提出了一个全新的概念,即效应室,他认为有必要在原 PK 模型中增设一个效应室,应把效应室看成一个独立的房室,而不是归属在哪一个房室中,效应室与中央室按一级过程相连。

2. **间接效应模型**　间接效应(indirect response,IDR)模型又称翻转模型,是指由于药物刺激或抑制了药物效应生成或消除所需的内源性物质,导致测定的药物效应与药物在作用部位的作用是间接相关的。该模型假定药理效应以零级生成和一级消除,将常见的间接效应模型主要分为以下 4 种,即抑制生成模型、抑制消除模型、刺激生成模型、刺激消除模型(图 15-8)。图中 k_{in} 和 k_{out} 分别表示效应(R)的零级生成和一级消除速率常数,黑框和白框分别表示抑制作用 $I(C)$ 和刺激作用 $S(C)$。

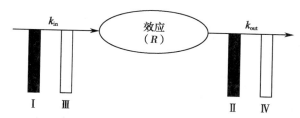

图 15-8　四种基本的间接效应模型
Ⅰ. 抑制生成模型;Ⅱ. 抑制消除模型;Ⅲ. 刺激生成模型;Ⅳ. 刺激消除模型

当不存在药物时,单位时间的效应变化可表示如下:

$$\frac{\mathrm{d}R}{\mathrm{d}t} = k_{in} - k_{out} \cdot R \tag{15-26}$$

对于效应基础值(R_0)为常数的指标,k_{in} 和 k_{out} 达到平衡时:

$$\frac{\mathrm{d}R}{\mathrm{d}t} = 0 \tag{15-27}$$

$$R_0 = \frac{k_{in}}{k_{out}} \tag{15-28}$$

$$\frac{\mathrm{d}R}{\mathrm{d}t} = k_{in} \cdot I(C) - k_{out} \cdot R \qquad 模型Ⅰ \tag{15-29}$$

$$\frac{\mathrm{d}R}{\mathrm{d}t} = k_{in} - k_{out} \cdot R \cdot I(C) \qquad 模型Ⅱ \tag{15-30}$$

$$\frac{\mathrm{d}R}{\mathrm{d}t} = k_{in} \cdot S(C) - k_{out} \cdot R \qquad 模型Ⅲ \tag{15-31}$$

$$\frac{\mathrm{d}R}{\mathrm{d}t} = k_{in} - k_{out} \cdot R \cdot S(C) \qquad 模型Ⅳ \tag{15-32}$$

间接效应模型对于解释药物效应机制方面,应用范围更加广泛,包括降血糖药、降压药、调血脂药等。4 种基本模型的共同特点在于随着给药剂量的增大,最大效应增强且达到最大效应的时间延长。

3. **时间依赖型转运隔室模型**　效应信号的传递需要时间,当单纯用间接效应模型不能很好地拟合时,可以尝试采用转运隔室模型进行描述。该模型假定效应传递需要经过数个隔室,隔室间的平均转运时间为 τ 模型,如图 15-9 所示。

笔记

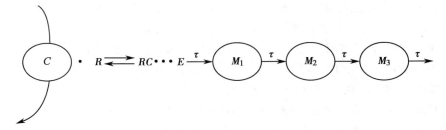

图 15-9　时间依赖型转运隔室模型

依模型图建立微分方程组：

$$\frac{\mathrm{d}RC}{\mathrm{d}t}=k_{\mathrm{out}}(R_{\mathrm{T}}-RC)\cdot C-k_{\mathrm{off}}\cdot RC \tag{15-33}$$

$$E=E_0+\frac{E_{\max}\cdot RC^{\gamma}}{RC^{\gamma}+EC_{50}^{\gamma}}(R_{\mathrm{T}}-RC)\cdot C-k_{\mathrm{off}}\cdot RC \tag{15-34}$$

$$\frac{\mathrm{d}M_1}{\mathrm{d}t}=\frac{E-M_1}{\tau}\cdots\frac{\mathrm{d}M_{\mathrm{i}}}{\mathrm{d}t}=\frac{M_{\mathrm{i-1}}-M_{\mathrm{i}}}{\tau} \tag{15-35}$$

式中 C、R 与 RC 分别表示药物浓度、受体和药物-受体复合物；k_{out} 和 k_{off} 分别为 RC 的二级结合和一级分解速率常数；R_{T} 为受体总量。RC 在体内产生效应（E），M_{i} 为转运隔室 i 中的药物效应，τ 为平均转运时间，k 为一级转运速率（$k=1/\tau$）。E 经过数个转运隔室以一级动力学过程向下游传递，其转运隔室的数量和转运速率常数的大小以拟合结果为准。在该模型中，随着药物剂量的增大，药效增强，达到最大效应的时间延长。

4. **其他**　PK-PD 模型还包括不可逆模型与耐受及反弹模型。其中，化疗药物杀伤肿瘤细胞、抗病毒药物抑制或杀灭病毒等药物作用的不可逆过程适用于不可逆模型。不可逆模型的特点在于：药物的作用消失后，药效学指标不能完全回到给药前状态；不存在药物作用时，药效学指标是变化的；药物可能对机体固有系统参数造成影响。不可逆模型具体分为细胞寿命周期模型、细胞增殖作用模型以及病毒动力学模型等。耐受及反弹模型主要用于描述由于药效学相关机制引起的药物耐受及反弹现象。包括储库依赖型间接效应模型、负反馈调节、受体脱敏、mRNA 或受体上/下调模型等。

PK-PD 模型的研究需借助计算机软件进行，用于 PK-PD 模型研究软件包括国外的 WinNonlin、NONMEM、ADAPT II 等，国内的 CAPP 和 PK-PD S2 等。

（三）　具有效应室的 PK-PD 模型示例

以静脉注射给药为例，介绍具有效应室的单室 PK-PD 模型。静脉注射给药后，效应室药量的变化可以用以下微分方程表示：

$$\frac{\mathrm{d}D_{\mathrm{e}}}{\mathrm{d}t}=k_{1\mathrm{e}}D_1-k_{\mathrm{e0}}D_{\mathrm{e}} \tag{15-36}$$

式（15-36）中，D_{e} 是效应室中药物量；D_1 是中央室药物量；$k_{1\mathrm{e}}$ 是药物从中央室向效应室转运的速率常数；k_{e0} 是药物转运出效应室的速率常数。

将式（15-36）和 $-\dfrac{\mathrm{d}X}{\mathrm{d}t}=kX$ 进行拉氏变换，可得：

$$s\overline{D}_{\mathrm{e}}=k_{1\mathrm{e}}\overline{D}-k_{\mathrm{e0}}\overline{D}_{\mathrm{e}} \tag{15-37}$$

$$s\overline{D}-\overline{D}_0=-k\overline{D} \tag{15-38}$$

经整理得到：

笔记

$$\overline{D} = \frac{\overline{D_0}}{(s+k)} \tag{15-39}$$

$$\overline{D_e} = \frac{k_{1e}\overline{D}}{(s+k_{e0})} = \frac{k_{1e}\overline{D_0}}{(s+k)(s+k_{e0})} \tag{15-40}$$

经拉氏变换得到效应室中药量变化的函数表达式：

$$D_e = \frac{D_0 k_{1e}}{(k_{e0}-k)}(e^{-kt}-e^{-k_{e0}t}) \tag{15-41}$$

将式（15-41）除以效应室容积 V_e，得到效应室药物浓度 C_e。

$$C_e = \frac{D_0 k_{1e}}{V_e(k_{e0}-k)}(e^{-kt}-e^{-k_{e0}t}) \tag{15-42}$$

式中 D_0 为剂量；k 为中央室消除速率常数。

用 S 型曲线模型表达效应室中药物浓度与药理效应的相关：

$$E = \frac{E_{max}C_e^m}{EC_{50}^m + C_e^m} \tag{15-43}$$

在药物动力学和药效动力学模型分析时，给药后测定不同时间的血药浓度与药理效应，利用药物动力学模型计算药物动力学参数，同时拟合药理效应-时间曲线，求出药效动力学参数。

三、群体药物动力学-群体药效动力学模型

传统 PK-PD 模型的研究对象是相对均一的健康志愿者或经严格挑选的患者，对于个体间的差异采用实验设计或入选标准加以消除。为了使给药方案更加合理，更好地表征临床 PK-PD 参数的离散程度，确定参数的群体值和变异度，同时考察不同固定效应（如年龄、身高、体重、体表面积、性别、种族、肝肾等主要器官功能、疾病状况以及用药史、合并用药、吸烟、饮酒、饮食习惯、环境、遗传特性等）对 PK-PD 模型的影响，提出了群体药物动力学-群体药效动力学（population pharmacokinetics-pharmacodynamics，PPK-PPD）模型，即将经典的 PK、PD 或 PK-PD 链式模型与群体统计学模型相结合，分析 PK-PD 模型特性中存在的变异性，表征与描述个体参数的离散程度与分布情况，确定各种动力学/药效学参数的平均值与标准差，以估算单个患者的药物动力学/药效学参数，并研究各种病理生理状态对药物动力学/药效学的影响。

PPK-PPD 参数估算的方法常用的包括两种，分别为非线性混合效应模型法（NONMEM）和二步法（two-step，TS）。NONMEM 法是将经典的 PK、PD 或 PK-PD 模型与各固定效应模型及个体间、个体自身变异的统计模型结合起来，一步就能求算出群体参数，目前是国际上应用最为广泛、功能开发最为成熟，并且获得 FDA 认可的方法。二步法能够对群体特征进行充分估算，但存在方差和协方差估计过高，均值估计无偏差的现象。

第三节　时辰药物动力学

节律活动是生命的基本特征之一，其中以昼夜节律（circadian rhythm）研究的最多。如图 15-10 所示，人体的许多生理功能，包括心排血量、各种体液的分泌量、胃肠运动、肝肾血流量、pH、血浆蛋白量、肝药酶的活性、膜通透性以及尿和胆汁的排泄等均存在明显的昼夜节律。机体组织活动的昼夜节律性变化可导致药物的体内过程发生改变，这种改变与药物治疗效果有着密切的关系。因而研究时辰对药物动力学性质的影响成为人们关注的一个新热点，形成了药物动力学的一个新分支——时辰药物动力学。

时辰药物动力学（chronopharmacokinetics）是研究药物及其代谢物在体内过程中的节律性变

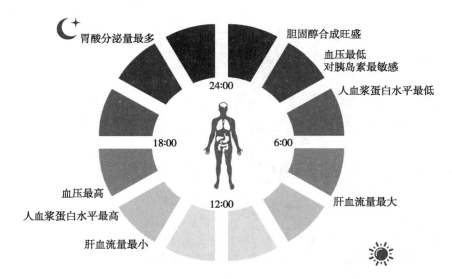

图 15-10　人体生理节律示意图

化及其规律和机制的科学,是介于时辰生物学与药物动力学之间的一种新的分支学科。它主要研究药物浓度-时间的规律及由此得出的各种药物动力学参数,如血药峰浓度、半衰期、药时曲线下面积、表观分布容积、达峰时间、吸收速率常数、血浆蛋白结合率、消除速率常数、清除率、生物利用度等。

在时辰药物动力学研究中,涉及的药物主要有激素、抗哮喘药、抗生素、抗癌药、抗心绞痛药、抗高血压药、治疗胃肠疾病的药物、非甾体抗炎药、阿片制剂以及治疗精神疾病的药物等。时辰药物动力学研究有助于理解药物体内的处置过程,阐明其时辰药效现象,并运用时辰药物动力学有关理论知识制定合理的给药方案,对提高药物疗效,降低不良反应,指导临床合理用药具有重要意义,同时亦能更好地指导药物新剂型的设计和开发。

一、时辰药物动力学的机制

药物在体内吸收、分布、代谢和排泄的过程均可能受到人体生理功能昼夜节律变化的影响,导致药物体内过程的时辰差异。

（一）药物吸收的时辰差异

口服药物的吸收受药物理化性质和生理条件的影响。其中,生理条件包括胃酸分泌量、胃液 pH、胃肠的蠕动强度、胃排空时间以及胃肠血流量等,它们都具有昼夜节律性。例如,胃液 pH 在 8:00 最高,22:00 最低;胃液分泌量在 6:00 最低,22:00 最高;胃排空的速率和小肠的蠕动速率均是白天大于夜晚;血流量在活动期较高,而休息期较低。这些因素导致某些药物,特别是脂溶性药物吸收的时辰差异,如吲哚美辛、保泰松、呋塞米等,一般清晨比傍晚吸收要好。但是这种生物节律差异基本不影响水溶性药物的药动学特性,例如水溶性 β 受体阻断药阿替洛尔则不存在这种差异。

除口服吸收外,透皮、肌内注射、眼部用药时,药物的吸收也受到昼夜节律的影响。例如,给儿童用利多卡因经皮吸收制剂时,早晨给药其局部麻醉作用维持时间较短;而药物在下午的经皮渗透速率较高,给药后其局部麻醉作用维持时间较长。又如,哌替啶上午肌内注射的吸收速率为晚上给药的 3.5 倍。

（二）药物分布的时辰差异

药物的分布往往取决于器官血流量、血浆和组织蛋白的结合率以及药物透过生物膜的能力。

笔记

一般来说,器官血流量在活动期较高、休息期较低,存在时辰差异。血流丰富的组织药物分布较多,尤其是在分布的最初阶段。药物的血浆蛋白结合水平也具有时辰差异,健康成人血浆蛋白水平的昼夜节律变化幅度较大,其峰值在16:00,谷值在4:00,但老年人的峰值大约在8:00,谷值仍在4:00,峰谷浓度相差20%。对于具有高蛋白结合率(>80%)而表观分布容积小的药物,其结合率稍有改变,游离药物就会成倍变化,从而影响药物的临床疗效甚至产生不良反应。

组织细胞膜通透性的节律变化也会导致药物分布的时辰差异。例如,大鼠在给予利多卡因后采集全血,发现其红细胞内的药物浓度不单纯依赖于血浆中的药物浓度变化,有其自身的昼夜节律。另有报道,吲哚美辛在人红细胞的通透性也有类似现象。此外,血脑屏障的通透性也具有昼夜节律,如大鼠的血脑屏障通透性在白天要高于夜间。

此外,随着细胞外液pH昼夜节律的改变,药物的分布也会存在节律变化。夜晚睡眠时,细胞外液的pH降低,酸性药物在细胞外液以非解离的形式存在,使药物的分布容积增加。细胞外液pH昼夜节律对碱性药物和非电解质药物无明显影响。

(三) 药物代谢的时辰差异

肝脏是药物代谢的主要器官,药物代谢取决于肝药酶的活性以及肝脏的血流量。当药物转化率较高时(即肝提取率$E>0.7$),肝血流量的大小是限制因素,药物清除率变化主要依赖于肝血流量的节律变化。

健康成年人仰卧时,早晨8:00肝血流量最大,下午14:00最小。但如前所述,器官血流量在活动期较高、休息期较低。因此,在服用高提取率的药物如咪达唑仑、硝酸甘油时,其清除率白天较高,夜晚减少;相应地,半衰期白天较短,夜间延长。然而,人和动物生理节律有所不同。例如,啮齿类动物由于其活动周期在夜间,导致肝、肾血流量均是夜间高于白昼。例如,大鼠的肝血流量在21:00最高,15:00最低。

另有一些药物转化率较低(即$E<0.3$),此时酶的清除速率成为限制因素。动物实验研究证实,肝、肾、脑中许多代谢酶的活性均存在昼夜节律变化。例如,大鼠肝微粒体细胞色素P450、NADPH-细胞色素C还原酶和二甲基亚硝胺脱甲基酶也具有昼夜变化且变化规律同步。

(四) 药物排泄的时辰差异

肾脏是药物及其代谢产物的重要排泄器官。肾脏的排泄过程具有昼夜节律变化,这主要是由肾血流量和尿液pH的昼夜变化引起的。在肾排泄过程中,肾血流量对肾小球滤过和肾小管分泌有重要影响,而重吸收过程与尿液pH和尿量有关。肾排泄功能的变化主要体现在肾排泄速度和肾排泄量上。

根据生理学研究,正常人的肾血流量、肾小球滤过率、排尿量和尿素清除率以17:30为峰值,5:00为最低。尿液的pH通常在4.5~8.0之间变化。正常人尿量早晨多而睡眠时少。根据尿液pH的时辰变化特点,傍晚尿液pH较高,酸性药物如水杨酸钠的脂溶性降低,肾小管重吸收减少,药物经尿排泄快,排泄时间较短;早晨尿液的pH较低,则酸性药物经尿排泄较慢,排泄时间较长。而弱碱性药物苯丙胺在夜间或早晨(尿液pH较低)尿排泄率高,白天(尿液pH较高)的排泄率则较低。

二、时辰药物动力学的数学模型

对于一些具有时辰差异的药物,给药时间的不同可导致不同的药动学行为,因此一般的隔室模型并不能较好地模拟这类药物的体内过程和分布速度。近年,研究者提出了如下两种数学模型来模拟药物应答的时辰药理方式。

(一) 余弦模型

余弦模型常用于生物节律的微观分析,基本数学表达式为:

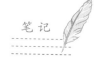

$$Y = M + A\cos(\omega t + \varphi) \tag{15-44}$$

式（15-44）中，Y 为生物变量；M 为该生物变量节律的调整中值（即最高值与最低值的平均值）；A 为节律的振幅（即节律最大值与最小值之差的一半）；ω 为节律的角频率，以一个相位周期为 $360°$、时间周期为 $24h$ 计，角频率为 $15°/h$；φ 为节律的初始峰值相位，即峰值出现的时间点与节律周期的时间参考点之间的角度。为方便计算，常以 $00:00$ 为周期时间的参考点，φ 的角度为 $0°$。

在上述数学模型中，M、A、ω 和 φ 是待测参数。根据实际测得的生物变量的时间序列数据 t_j 和 $Y_j(j = 1、2、\cdots、n,n \geq 4)$，用最小二乘法计算出这些待定参数的估计值，即可建立所测生物变量的余弦数学模型。该模型能定量地给出调整中值、振幅和峰值相位等特征值。根据研究对象个体或组的生物节律及其特性，余弦法又可分为单一余弦法、群体平均余弦法和组平均余弦法等，每种方法各有不同的计算程序。

（二） 药动学-药效学链式模型

有学者以奥沙利铂为模型药物，对小鼠骨肉瘤细胞的抑瘤效果建立了 PK-PD 模型，以优化其临床静脉滴注的给药方式。其中药动学标量为：血浆中铂的浓度（P）、正常组织中与核酸结合的铂浓度（C）以及肿瘤中的药物浓度（D），其一级动力学过程为：

$$\frac{dP}{dt} = -\lambda P + \frac{i(t)}{V_{d_i}} \tag{15-45}$$

$$\frac{dC}{dt} = -\mu C + \xi_C P \tag{15-46}$$

$$\frac{dD}{dt} = -\nu D + \xi_D P \tag{15-47}$$

式中，λ、μ、ν 为衰变参数，分别代表药物因与血浆蛋白结合、正常细胞或肿瘤细胞中谷胱甘肽结合所致浓度降低的百分率；V_{d_i} 为常数，表示药物分布容积；$i(t)$ 为药物输注速率；ξ_C、ξ_D 分别表示药物从血液向外周室的转运速率；V_{d_i}、λ、μ 和 ν 的值可通过血浆浓度以及药物在血浆和外周组织的半衰期进行估算。

根据奥沙利铂对骨肉瘤细胞的抑瘤效果 $f(C)$ 和对正常细胞的毒性 $g(D)$ 建立了药效学模型：

$$f(C) = F \cdot \left[1 + \cos\left(2\pi \cdot \frac{t - \varphi_S}{T} \right) \right] \cdot \frac{C^{\gamma S}}{C_{S50}{}^{\gamma S} + C^{\gamma S}} \tag{15-48}$$

$$g(D) = H \cdot \left[1 + \cos\left(2\pi \cdot \frac{t - \varphi_T}{T} \right) \right] \cdot \frac{D^{\gamma T}}{D_{T50}{}^{\gamma S} + D^{\gamma T}} \tag{15-49}$$

该模型为 Hill 函数，其中 γ_S、γ_T 为系数；C_{S50}、D_{T50} 为最大效应一半所对应的浓度；F、H 为最大活性的一半；T 为 $24h$；φ_S、φ_T 分别为函数 f、g 的峰值相位。

研究结果表明，此模型能较好地优化奥沙利铂的给药时间和滴注速度。

三、时辰药物动力学的应用

与常规给药方法不同，按照时辰规律给药是根据机体生理、生化和病理功能的节律变化，以及药物在体内的代谢动力学特征、靶器官的敏感性节律等制订合理的给药方案，从而提高药物疗效，减轻不良反应。此外，时辰药物动力学亦可指导药物新剂型的设计与开发。

（一） 时辰药物动力学与合理用药

1. 确定最佳服药时间　对于治疗具有明显昼夜节律的疾病如心绞痛、夜间哮喘、高血压等药物，研究其时辰药物动力学很有必要。例如，无论是健康人体或是高血压患者，其血压变化均

笔记

呈明显的昼夜波动性(图 15-11)。一般来说,在凌晨 3:00 ~ 4:00 最低,早晨清醒后逐渐升高,至下午 16:00 最高,因此高血压患者的给药时间通常为早晨一次给药或上、下午两次给药。此外,近年来研究发现,人体内胆固醇的合成也有昼夜节律性,通常在午夜至清晨之间合成最旺盛,故洛伐他汀、普伐他汀等他汀类药物,采用每日睡前顿服代替每日 3 次服药,效果更佳。对于一些治疗消化性溃疡的药物,如奥美拉唑、雷尼替丁等,由于夜间胃酸分泌较多,因此夜间服药有助于病灶的迅速愈合,同时又可保证患者白天正常的生理分泌和消化功能。

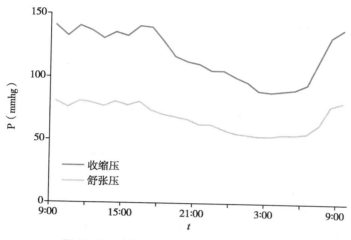

图 15-11　人体血压(P)24 小时内变化趋势

药物的毒副作用有时也会随着生物节律变化而波动,时辰药动学的研究有助于此类药物给药方案的合理制订,从而减少不良反应的发生。如抗肿瘤药舒尼替尼是新型的酪氨酸激酶抑制剂,患者早上服用和晚上服用所产生的耐受性虽无显著性区别,但是早上服药组的疲劳、3 级腹泻和中性粒细胞减少的发生率低于晚上组。因此,临床上舒尼替尼多采用早晨服药。

2. 确定给药剂量　对于治疗范围窄的药物,在剂量调整时除需进行血药浓度检测外,还应考虑药物的时辰药动学差异。例如,地高辛的治疗浓度与中毒浓度非常接近,而心力衰竭患者凌晨 4:00 对该药最为敏感,作用比其他时间高 10 ~ 20 倍。故当地高辛在晚间给药时,需要调整剂量:如白天给药剂量 300μg 时,血药浓度达 1.5μg/ml,晚上可调整至 250μg。这样不仅可以增强疗效,还可减少毒性反应的发生。

3. 联合给药　时辰药动学的研究有助于联合给药方案的制订。在氟尿嘧啶治疗膀胱癌的研究中发现,其血药浓度在个体间及个体内的波动均很大,用不恒定速度持续输注并将其流速峰值定在凌晨 4:00,可耐受较高剂量而毒性较低;对转移性实体瘤患者于 18:00 给予卡铂较 6:00 给药后恶心、呕吐等不良反应发生率更低,而肾毒性与患者尿钾的昼夜排泄节律有关,在尿钾排泄峰值时肾毒性最小。有研究者在制订二者联合化疗方案时,将氟尿嘧啶的流速峰值定在凌晨 4:00,将卡铂的流速峰值定在 16:00,取得了较好疗效和较低毒性。

(二) 时辰药物动力学与剂型设计

近年来,根据生理节律的不同和临床治疗的需要开发了定时定量的释药系统,以达到临床用药的要求,脉冲给药系统即是其中之一。例如,双脉冲多相释药杯形片可通过设计两个时滞(图 15-12),用于治疗如高血压等昼夜有两次发作的时辰性疾病。此外,还有用于预防凌晨哮喘发作的基于"慢速-快速"双相释放特征的茶碱时辰给药系统、用于预防凌晨心绞痛的单硝酸异山梨酯定时脉冲控释片、用于晚期乳腺癌患者注射多柔比星时应用程序植入泵等。

笔记

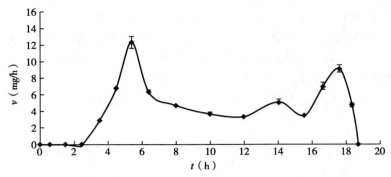

图 15-12　盐酸维拉帕米四层片芯杯形片药物速度(v)-时间(t)释放曲线

第四节　生物技术药物与手性药物动力学

一、生物技术药物动力学

（一）　生物技术药物动力学的研究特点

生物技术药物(biotechnology drugs)，也称基因工程药物，是指采用 DNA 重组技术或其他创新生物技术生产的，能用于疾病诊断、治疗或预防的药物。它具有疗效好，副作用小等优点，已成为当今药物研发最迅速和最活跃的领域。生物技术药物包括应用 DNA 重组技术生产的蛋白质、多肽、酶、激素、疫苗、单克隆抗体和细胞因子类药物，也包括利用蛋白质工程技术制造的上述产品的修饰物，还包括用于基因治疗的基因药物等。

与传统药物相比，生物技术药物具有种族特异性、免疫原性和非预期的多向活性等特点。它在体内易降解，降解部位广泛，代谢排泄与内源性同类分子相似，原形药物排泄量极低。根据生物技术药物的特点，在有关生物技术药物动力学研究的实验设计中需要考虑如下因素：①选择对受试生物技术药物有药理学活性的动物；②确定抗体反应的特征以及抗体的出现是否与药理学和（或）毒理学变化有关；③有些生物技术药物具有特异性、靶向性组织分布；④生物技术药物与血浆蛋白质结合的测定比较困难，有必要了解药物的血浆蛋白结合率是否有浓度依赖性；⑤生物技术药物稳定性较差，在研究中应避免其在样品预处理和保存过程中降解。

（二）　生物技术药物动力学的研究方法

开展生物技术药物动力学研究的关键是建立有关生物技术药物的定性、定量分析方法。生物技术药物和内源性物质相似、分子量较大，要达到与化学药物分析方法一样的特异性、灵敏度、精密度、准确度和稳定性，难度较大。常用的生物技术药物的分析方法有以下几种。

1. **同位素标记法**　通过在目标蛋白、多肽上标记同位素来鉴别目标蛋白和内源性蛋白、多肽，是蛋白多肽类药物动力学研究的主要手段之一。标记的同位素包括稳定性同位素和放射性同位素。稳定性同位素主要利用它和普通相应同位素的质量之差，通过质谱仪、核磁共振仪等仪器进行测定；放射性同位素则广泛采用闪烁计数器进行测量。同位素标记法灵敏度高，可获得血药浓度的经时变化、药物分布、代谢和排泄的有关信息，但不能用于人体药物动力学研究，且需要专门的同位素实验室。此外，它还可分别与分子排阻高效液相色谱、反相高效液相色谱、离子交换高效液相色谱、聚丙烯酰胺凝胶电泳法、酸沉淀法等分离分析方法结合进行分析。

2. **免疫学分析法**　其原理是针对被分析蛋白多肽上的不同抗原表位的单克隆抗体或多克隆抗体特异性地识别被检测的蛋白。免疫分析方法迅速、灵敏、经济并适用于批处理，是人体药物动力学研究的主要方法。它具体包括：

（1）酶联免疫吸附分析(ELISA)：是最常用的免疫分析法，具有灵敏度高，重复性好，操作

笔记

简便,适用范围广等优点。其原理是将一种针对抗目标蛋白的抗体(通常为单抗)预包在固相载体上,加入含有目标蛋白的基质,通过酶偶联的抗目标蛋白的第二抗体(通常为多抗)与酶的底物产生颜色或荧光反应进行分析。

(2) 放射免疫分析(RIA):利用标记抗原与未标抗原竞争有限量的抗体,然后通过测定标记抗原-抗体复合物中放射性强度的改变,测定出未标记抗原量。该方法的特异性取决于抗原-抗体的亲和力及标记药物的纯度。但是放射免疫分析可能受内源性物质干扰,因此影响分析的特异性。

(3) 酶免疫分析(EIA):与 RIA 相似,也是一种对单个抗体的竞争性分析方法,但其检测的终点并非同位素而与 ELISA 方法相近,是酶-底物系统所产生的颜色或荧光反应。

此外,还有其他免疫学分析方法可用于生物药物动力学研究,如免疫沉淀、电泳、免疫印迹、免疫亲和层析等,但是这些方法通常只能作为某种药物特异的分析方法,很难作为蛋白多肽类药物动力学研究的常规方法。免疫分析法难以对多肽、蛋白给出确切的生化组成和序列,难以鉴别蛋白的活性与无活性形式,不能同时测定代谢物,且代谢物和内源性物质也可能干扰测定。此外,免疫分析的变异系数相对较大(15%~20%)。

3. 生物检定分析法 它是根据蛋白、多肽的某种特异反应,通过剂量(或浓度)-效应曲线对目标蛋白进行定量(绝对量或比活性单位)分析的方法。生物检定分析法特异性较差、灵敏度不够高、变异性较大、费时费力,通常作为与免疫学方法相互印证以及同位素标记前后活性对比性测定等的辅助方法。

4. 活体成像技术 这是一类以分子标记与体外显影成像技术为基础的在体监测技术,包括核素活体成像与荧光标记技术等。核素活体成像技术主要包括正电子发射断层显影技术(PET)和单光子发射断层成像技术(SPECT)。该方法可通过给动物静脉注射少量放射性核素标记的药物,在体外采用特定的检测仪器对射线信号进行收集,从而获得目标分子在体内的实时分布信息。荧光标记技术采用荧光素、量子点等对目标物进行标记,不具有放射性,检测过程中激发波长和测定波长同时变化,可有效减少血浆中的杂质对荧光检测的干扰。

5. 其他新型分析技术 包括电化学发光免疫分析法和微流控芯片免疫分析法等一些新型分析方法。电化学发光免疫分析是将电化学发光技术与免疫测定相结合所建立的一种新型免疫分析技术,兼具发光分析的高灵敏度和抗原-抗体识别的高特异性。微流控芯片免疫分析法是以微流控芯片技术为基础构建起来的免疫学分析方法,采用荧光检测和化学发光检测等光学检测作为测定手段,具有样品用量小,测定范围广,分析速度快等优势。

(三) 生物技术药物动力学的应用

1. 蛋白质和多肽 蛋白质和多肽类药物对维持机体的正常功能有重要作用,并可用于治疗肿瘤、病毒性肝炎、艾滋病及一些自身免疫性疾病。现已上市的药物包括重组胰岛素、重组人血管内皮抑制素等。蛋白多肽类药物动力学研究的难点在于分离纯化较困难,血药浓度远低于内源性蛋白、难以区分游离药物、代谢物及结合药物。有研究建立了用于重组人血管内皮抑制素的药动学研究方法,在样品制备时用 Ni^+ 琼脂糖凝胶来分离纯化血浆样品,再利用 LC-MS/MS 对特异性肽段进行定量,进而对重组人血管内皮抑制素进行定性和定量,从而获得了大鼠在不同剂量下的重组人血管内皮抑制素的药动学参数。

2. 核酸 核酸药物是指在核酸水平(DNA 和 RNA)上发挥作用的药物,主要包括反义核酸药物、RNA 干扰药物、DNA 疫苗以及其他药物。

反义核酸药物为人工合成的 DNA 和 RNA 片段,其核苷酸序列与靶 mRNA 或靶 DNA 杂交,抑制或封闭该基因的转录和表达,或诱导 RNaseH(核糖核酸酶 H)识别并切割 mRNA 使其丧失功能,从而发挥治疗作用。福米韦生(vitravene)是第一个通过 FDA 批准上市的反义核酸药物,此外还有很多药物正处于注册前期或临床试验中。核酸类药物动力学研究的瓶颈在于如何将药物原形及其代谢产物准确区分定量。有研究基于核酸杂交-酶联桥接的悬浮芯片技术,对反义核酸药物 AI-ON1 及其代谢产物进行了分离及定量。该法具有高灵敏度,可同时定量分析多种不同待测的反义核酸。

RNA 干扰(RNAi)是指在进化过程中高度保守的、由双链 RNA 诱发的、同源 mRNA 高效特异性降解的现象。RNAi 技术可用于特异性降低或沉默某些致病基因的表达,因此 RNAi 类药物在传染性疾病、血液病和恶性肿瘤基因治疗领域有着广阔的应用前景。RNAi 类药物能否到达常规部位控制相关基因表达,决定了其能否成为有效的治疗药物。因此,对 RNAi 药物在体内过程的研究将成为此类药物开发的重要内容。

DNA 疫苗是把外源性基因克隆到真核质粒表达载体上,然后将重组的质粒 DNA 直接注射到体内,使外源基因在体内表达,产生的抗原激活机体的免疫系统,引起免疫反应。DNA 疫苗具备生产周期短、制备方便、安全性好、可引起体液免疫和细胞免疫双重效果等优点。DNA 疫苗在体内的存留时间,组织分布以及能否整合到宿主细胞中等药物动力学问题,关系到其能否投入临床使用。

3. 单克隆抗体　根据用途,单克隆抗体可分为治疗剂、诊断用试剂以及"生物导弹"(专门攻击癌细胞)用给药载体。目前已上市的有:治疗结肠癌和头颈癌的 cetuximab 单抗、治疗乳腺癌的 trastuzumab 单抗、治疗 B 细胞霍奇金淋巴瘤的 rituximab 单抗等。抗体药物具有明显的靶向性,在体内的消除半衰期长,抗体的来源不同,其药动学参数也不尽相同,同一抗体的不同片段其药动学参数也有差异。抗体药物的研究方法包括生物鉴定法,免疫学方法等,其中 ELISA 是最为常用的方法。随着药动学研究的不断深入,该类药物将会更多地应用于临床。

二、手性药物动力学

在有机化合物分子中,具有相同结构基团、但三维空间排列不同的化合物称为立体异构体。立体异构体可分为对映体与非对映体两大类。对映体之间互为镜像关系,在空间上不能重叠,就像人的左、右手一样,因此称为手性化合物(chiral compound)。手性药物对映体与生物分子如基因、载体、酶、受体等的相互识别与作用具有一定的立体选择性,从而导致手性药物对映体在体内的吸收、分布、代谢和排泄过程产生差异,即药物动力学立体选择性(stereoselectivity in pharmacokinetics)。

（一）手性对映体的药物动力学差异

1. **吸收**　大多数药物以被动扩散的方式在体内被吸收,其吸收速度和程度主要取决于药物的脂溶性大小。由于对映体之间的脂溶性并无明显差异,因此其吸收与药物的立体结构关系不大,不存在立体选择性。但是,对于通过载体媒介转运(主动转运或促进扩散)吸收的药物,不同构型的对映体与细胞膜转运载体的结合具有立体选择性,因而会出现对映体间的吸收差别。例如,塞利洛尔的外消旋体在 Caco-2 细胞模型中,其 S-(−)-对映体的表观渗透系数大概是 R-(+)-对映体的 3 倍以上。这是由于外排体 P-gp 对 R-(+)-塞利洛尔的亲和力比 S-(−)-对映体强得多,从而使 S-(−)-对映体更容易穿透生物膜而利于吸收。此外,不同的剂型也会导致手性药物不同对映体吸收的差异。例如,当给大鼠服用布洛芬消旋体缓释颗粒剂后,对映体 S-型与 R-型血药浓度-时间曲线下面积(AUC)之比为 7.3,要显著高于混悬剂(3.6)和溶液剂(3.5)。产生这一现象主要是由于服用布洛芬缓释颗粒剂后,药物在胃肠道中滞留时间更长,R-型布洛芬更多地转化为 S-型布洛芬,因此其 AUC 要显著高于混悬剂和溶液剂。此外,在吸收过程中药物代谢酶对于不同对映体的代谢程度差异也会导致对映体的吸收差异。

2. **分布**　手性药物对映体分布的立体选择性主要体现在与血浆蛋白和组织蛋白的结合力或亲和力不同。在血浆中,与药物结合的血浆蛋白主要有白蛋白和 α_1-酸性糖蛋白,同一药物不同对映体与两种蛋白的结合力可能不同,进而影响其药动学行为。如 S-维拉帕米与白蛋白和

笔记

α_1-酸性糖蛋白的结合均比 R-维拉帕米小。对于血浆蛋白结合率越高的药物,由于立体选择性引起的蛋白结合率改变对分布和药效的影响就越大。

药物的组织分布也有一定的立体选择性。如大鼠口服抗前列腺增生药萘哌地尔后,其前列腺、肝脏、肾脏中 R-(+)-对映体的浓度显著高于 S-(−)-对映体,产生这一现象的原因主要与两对映体组织分配系数不同有关。此外,手性药物各对映体在跨膜转运过程中,与相关转运体亲和力的不同亦可引起组织分布的立体选择性。

3. 代谢　立体选择性代谢是手性药物产生药物动力学立体选择性差异的主要原因。药物在体内的代谢途径有多种,多数均受生物大分子如酶、受体及核酸等介导。这些生物大分子本身具有手性,对底物的选择也具有手性,因此产生不同的代谢行为。

（1）对映体代谢途径的立体选择性:两对映体之间可能存在不同的代谢途径。普萘洛尔在体内的代谢途径有 7-羟基化、5-羟基化、4-羟基化、N-去异丙基化和葡萄糖醛酸化结合反应,不同的代谢途径表现出不同的立体选择性。例如,犬肝微粒体中 CYP2D15 介导的 4-羟基化反应会优先选择 S-(+)-对映体。

（2）代谢酶对底物的立体选择性:药物代谢酶对手性药物的对映体代谢会产生立体选择性。如柚皮素在肝微粒体中 CYP2C19 对 S-对映体有较高的代谢活性,而 CYP3A 对 R-对映体的代谢活性更高。

（3）手性对映体之间的转化:不同手性对映体可在人体代谢器官内发生转化,尤其是在肝及胃肠道和肾脏内。例如,利格列酮的两种对映体可以相互转化,在大鼠血浆中 R-对映体转化成 S-对映体的速度是其 S-对映体转化成 R-对映体的 3.81 倍。这种对映体之间的转化可使一种对映体的消除减慢甚至产生蓄积,应引起足够的重视。

（4）药物代谢产物的立体选择性:结构中存在酮基或不饱和键的药物经还原、羟化等反应可产生含手性中心的手性代谢产物,从而导致药动学差异。

4. 排泄

（1）肾排泄:肾排泄包括肾小球被动滤过、肾小管主动分泌、肾小管被动和主动重吸收及肾药物代谢。被动过程一般不存在立体选择,而主动过程则会有对映体肾排泄差别。例如,奎尼丁与奎宁互为对映体,两者的肾清除率之比为 4.2±1.4,这与肾小管主动分泌有关。此外,由于药物对映体的蛋白结合率不同,导致游离的药物浓度不同,进而间接影响肾小球被动重吸收的过程。

（2）胆汁排泄:胆汁排泄是药物及其代谢产物的主要排泄途径之一。胆管中存在有机酸、有机碱和中性化合物转运系统,这些转运系统介导的胆汁排泄过程往往存在立体选择性。如在大鼠体内,酮洛芬代谢物酮洛芬葡萄糖醛酸苷的 S-对映体比 R-对映体更易经胆汁排泄。

（二）影响手性药物动力学立体选择性的因素

1. 药物因素

（1）药物相互作用:对映体间可能存在相互作用,主要是由于两对映体相互竞争相同的酶催化位点或蛋白结合部位。如单独给予 S-(+)-氯胺酮后测得的清除率明显高于给予消旋体后测得的 S-(+)-对映体的清除率,这可能是由于 R-(−)-对映体抑制了 S-(+)-对映体的代谢。此外,联合用药对手性药物动力学的立体选择性也有一定影响。例如美托洛尔与奎尼丁合用时,奎尼丁能使异喹胍快代谢者体内美托洛尔药物动力学的立体选择性消失。

（2）给药途径因素:给药途径不同可导致不同对映体间药动学或药效学的差异。如奥昔布宁口服给药和经皮给药相比,前者的代谢率高,其代谢产物氮去乙基奥昔布宁的 R-对映体比 S-对映体的 AUC 要大,但是后者则相反。

（3）剂型因素:不同剂型的手性药物可受到立体选择性首关效应和门静脉内立体选择性血浆蛋白结合的影响,使药物对映体进入体循环的量和速度有所不同,进而产生药物动力学立体

笔记

选择性的差异。如口服维拉帕米时存在首关作用,其缓释制剂药效比常释制剂高,这是由于常释制剂中活性高的 S-维拉帕米可更快地被代谢。

(4) 剂量因素:剂量不同也会对一些药物产生药动学立体选择性差异。如口服富马酸伊布利特外消旋体后,其首关作用具有对映体选择性的浓度依赖性,高剂量时两对映体的药动学参数具有显著差异,而在低剂量时则不明显。

2. 生理与病理因素

(1) 生理因素:人的性别和年龄不同,其酶活性、器官功能及血浆蛋白结合率等也会不同,因此会导致手性药物动力学的立体选择性差异。如在老年人体内,氨氯地平 R-对映体与 S-对映体的 AUC 比值要显著高于年轻人;人体口服(S,S)与(R,R)型瑞波西汀对映体后,其血浆峰浓度比在男性与女性体内约为 $1.6:2.3$。

(2) 病理因素:人体的疾病状态也会引起药物动力学立体选择性的改变。肝硬化患者由于肝功能性细胞数减少,使得首关效应减弱,从而对有选择性首关代谢作用的手性药物产生较大影响。肾脏疾病的发生可导致肾血流量减少,也会对药物动力学的立体选择性产生影响,如肾功能不全者体内 S/R 布洛芬浓度比及 AUC 的比值均大于正常人。

3. 种属与遗传因素

(1) 种属因素:已有许多研究表明药物动力学的立体选择性存在种属差异。如在不同动物肝微粒体中,卡洛芬与葡萄糖醛酸结合具有立体选择性,均以 R-对映体占优势,但因动物种属不同而有差异,在大鼠肝微粒体中的立体选择性高,在犬、羊和马肝微粒体中的立体选择性低。

不同种族间药物代谢往往也存在立体选择性差异。口服普萘洛尔后,在白种人和黑种人体内 R-对映体的清除率分别约为 S-对映体的 1.3 倍和 1.5 倍。

(2) 遗传因素:药物动力学立体选择性还受遗传多态性的影响,这主要是由于药物代谢酶(如 CYP450)的遗传多态性引起的。酶的活性存在较大差异,可将个体按代谢速度的快慢分为弱(慢)代谢型(PM)与强(快)代谢型(EM)。在人体内,兰索拉唑经 CYP2C19 催化代谢,在快代谢和慢代谢受试者体内,R-对映体的血浆浓度与血浆蛋白结合率均要比 R-对映体高;在快代谢者体内 S-对映体的表观分布容积比 R-对映体大 3 倍,而在慢代谢者体内则大 10 倍。

第五节　药物动力学研究的新理论、新方法与新技术

近年来,由于科学技术的迅猛发展,药物动力学的研究技术与思路日益完善,其研究内容与研究对象也实现了从宏观走向微观,从单组分到多组分,从单靶点向多靶点的跨越。本节将从药物动力学研究的新理论、新方法与新技术三方面介绍本研究领域的一些最新进展。

一、药物动力学研究的新理论

(一) 细胞药物动力学

对于靶点位于细胞内的药物而言,药物在胞内的处置过程以及与胞内靶点的结合是决定药物治疗作用的关键因素。但是,经典的药物动力学理论建立在血浆和组织药物浓度测定的基础上,难以反映出细胞/亚细胞器内药物浓度的经时过程,因此药物动力学的研究迫切需要从"宏观"的血药浓度深入到"微观"的细胞/亚细胞水平。

细胞药物动力学(cellular pharmacokinetics)是将细胞视为一个整体,定量研究药物在细胞内吸收、转运、分布、代谢和排泄的动力学过程,阐明药物在细胞内的处置规律,预测药物在细胞内的靶向性及药动学-药效学的关系。细胞药物动力学的研究需要整合先进的现代分析技术及细胞和分子生物学研究技术,并进行细胞破碎以及亚细胞器的分离,同时还需联合高分辨率的检测技术对细胞/亚细胞内的药物摄取、转运、代谢以及外排动力学过程进行定量研究。例如,利

笔记

用荧光多重标记和活细胞成像技术,不仅可以实时记录药物在细胞/亚细胞内的动态分布过程,还可进行半定量分析。

细胞药物动力学在药物的筛选、靶向制剂的设计、阐明药物作用机制以及指导药物的合理应用等方面具有重要的意义。但是,目前细胞药物动力学研究体系还不够完善,特别是对于纳米制剂等新型给药体系的细胞药物动力学研究仍处于起步阶段。此外,基于生理的单层细胞模型不能全面体现在体组织生理状态及药物在组织内的分布情况,因此如何将细胞药物动力学与在体动物实验结果相结合,并通过细胞药物动力学研究推测和模拟药物在体内的药物动力学行为,将是今后细胞药物动力学研究的重要内容。

（二）代谢组学

代谢组学(metabonomics/metabolomics)主要是通过对机体内的代谢物进行全面的定性定量分析,阐述机体处于正常生命状态及内外环境变化后代谢过程的动态变化规律。它所关注的对象是代谢组,即生物样本中相对分子质量小于1000的内源性分子代谢物,反映的是内部因素或外界刺激所导致的细胞或组织代谢应答变化。外源性化学异物(药物)在体内代谢谱的变化可以引起内源性分子的变化,从而引起体内代谢组的变化。因此,代谢组学与经典药物动力学紧密联系、相互补充。

完整的代谢组学分析流程包括样品的采集和预处理、数据的采集和分析及解释。生物样品采集后需进行生物反应灭活、预处理,然后运用核磁共振、质谱或色谱等技术检测其中代谢物的种类、含量,得到代谢谱或代谢指纹,而后使用多变量数据分析方法对获得的多维数据进行降维和信息挖掘,找寻关键代谢产物,并研究相关的代谢途径和变化规律,以阐述生物体对相应刺激的机制、发现生物标志物。代谢组学力求分析生物体系中所有的代谢产物,整个分析过程应尽可能地保留和反映总的代谢产物信息。代谢组学的应用可以更加全面、清晰地阐明药物的作用机制及其作用靶点,对于疾病的诊断与个性化药物治疗有着重要的意义。

代谢组学作为系统生物学的重要组成部分,其表征生物体整体功能状态的特点与中药"多组分、多靶点、强调整体观、辨证施治"的特点相吻合,因此已成为研究系列中药现代化关键科学问题的重要手段。代谢组学在中药现代化研究中的应用可分为三个方面,即中药化学物质组学、中药代谢组学及中药效应代谢组学。其中,中药化学物质组学的研究对象是中药本身所含有的化学成分,其研究目的是揭示中药因产地、储藏、炮制、制剂等因素所产生的化学物质基础的差异;中药代谢组学主要研究的是中药及其制剂在进入生物体后所形成的复杂代谢产物组;中药效应代谢组学则是通过研究中药对模式生物和人体内源性小分子代谢产物的影响,从而表征中药的整体生物学效应。目前,代谢组学技术在阐释中药的作用靶点、配伍机制,发现效应物质基础,以及毒性和安全性评价等多方面均有着广泛的应用。

（三）毒代动力学

毒代动力学(toxicokinetics)是一门新兴的、涉及药代动力学和毒理学研究的边缘性分支学科,它运用药代动力学原理和方法,定量研究毒性剂量下药物在动物体内的吸收、分布、代谢、排泄过程和特点,进而探讨药物毒性发生和发展的规律。毒代动力学的研究一般包括在毒性研究中进行单剂量、多剂量、遗传毒性、生殖毒性、致癌毒性的试验以及特殊药物的毒代动力学研究,实际工作中应根据需要确定具体的研究内容。毒代动力学有别于经典的药代动力学和毒理学,主要区别在于它所用的剂量远远高于临床所用剂量,其侧重点在于阐明药物的致毒机制和毒性发生及发展的动态变化规律性。毒代动力学的研究有助于了解药物的全身暴露情况,在临床给药剂量的确定、毒性种属差异比较和药物安全性评价等多方面都具有非常重要的意义。

进行药物毒代动力学试验时应注意以下一些基本原则:①毒代动力学与药代动力学研究一样,要求建立专属性好、灵敏度高的血药浓度测定方法;②应尽可能采用与临床研究相同的给药途径和药物剂型,以便比较不同种属动物的全身暴露情况;③应该有适宜的动物数量;④测定目

笔记

标物可以是原形药物,也可以是活性代谢物;⑤全身暴露主要以血浆、血清或全血中药物或代谢物的药时曲线下面积表示;⑥数据和参数统计通常以平均值和变异系数(或相对标准差)或中位数表示。

毒代动力学研究的最终目的是通过毒性试验和毒代动力学研究,对药物的临床前安全性进行全面和综合地评价,提高临床前安全性评价的可参考价值,为药物的临床安全性评价提供更为可靠的依据。虽然目前毒代动力学研究只是新药临床前评价的很少一部分内容,但却为新药临床前和临床安全性评价提供了重要的线索和依据,并将发挥越来越重要的作用。

二、药物动力学研究的新方法与新技术

（一）高通量筛选技术

药动学研究是新药开发的重要内容,也是很多候选药物在临床前被淘汰的主要原因。但是无论在动物或人体进行药动学实验,均需对大量的生物样品进行检测,数据的统计处理也非常耗时,因此迫切需要采取有效的手段来提高药物动力学的研究效率,降低研发成本。近年来,随着一些现代药物分析技术的推广与应用,实现了采用高通量筛选的研究方法进行药物动力学研究。

药动学研究的高通量筛选体系应建立在体内、体外方法及计算机技术的基础之上,并具有自动化、可靠性、整体性和高效的数据处理能力。其中,体外筛选模型可以通过高通量技术对大量的候选化合物进行初筛,对其药动学特性作出初步评价,以缩小体内筛选范围;而药动学的体内筛选可以对体外筛选的结果加以验证,并帮助寻找更富有预见性的体外筛选模型。目前,体内药动学筛选模型在药物研发中仍占有很高的地位,这是由于药物在体内的处置过程极为复杂,可能受到多种因素的影响,因此很难用一个完整的体外筛选模型来分析。但是体内药动学筛选本身也存在许多缺点,为解决其筛选规模小、周期长等问题,有学者采用组合给药(cassette dosing)来提高筛选的效率。这种方法同时给予一种动物服用多个候选化合物,通过采用灵敏度和选择性均很高的检测方法分析各个化合物的浓度及代谢物,从而一次从一种动物身上获得多个候选化合物的药动学参数。此外,为了增加筛选通量,还可考虑同时使用多个色谱柱使样品平行测定,这样有助于抵消相对较长的分析时间。

（二）计算机模拟技术

近年来,随着计算机辅助设计的发展,计算机模拟技术在药物动力学研究中得到了广泛的应用,具体可分为两方面:分子模拟和数据模拟。分子模拟包括蛋白质模拟,它是运用理论方法与计算技术来评价小分子之间的相互作用和参与 ADME 过程的蛋白质如 CYP450 酶之间的相互作用。在数据模拟中,定量构动关系(quantitative structure pharmacokinetic relationship,QSPR)是常用的方法,它是以分子结构描述符为基础,使用一定的计算方法和软件,通过建模来了解化合物的分子结构、性质和 ADME 参数之间的关系。QSPR 研究的主要步骤包括数据收集、分子结构输入、分子结构描述符的选择与计算,以及模型的建立和验证。其精准度取决于分子描述符的选择及建模所采用的方法,常用作分子描述符的分子结构参数有电性参数、立体参数、疏水参数、几何参数、拓扑参数、理化性质等;常用的建模方法包括多元线性回归法、神经网络法、主成分回归法、偏最小二乘法、聚类分析法、递归分割法和支持向量机法等。QSPR 的研究有助于对候选化合物的药动学特性进行预测,对于药物的设计和研发具有指导意义。

此外,计算机模拟技术还可用于药物的临床研究领域,它是通过对生物系统的病理生理学和治疗药理学建立数学模型,以仿真的方法模拟试验设计、人体行为、疾病进程和药物行为,来模拟虚拟研究对象的反应。作为药物研发的一部分,计算机模拟技术可为药物临床研究提供更为科学和客观的依据,有效地解决了新药研发周期长、研制成本高等制约新药研发的现实问题。

（三）指纹图谱技术

指纹图谱技术是随着现代分析技术发展而诞生的一种从整体上研究复杂物质体系的技术,

笔记

它具有信息量大、特征性强、整体性和模糊性等特点。借助指纹图谱的优势进行药物动力学研究，能够将可知化学成分的指纹和体内过程从数量上联系起来，进而有助于研究药物活性成分、有效部位在体内吸收、分布、代谢、排泄的动态变化规律。指纹图谱技术适用于复杂药物组分，尤其是天然产物的药动学研究，它可真实地反映中药用药的整体性，为中药给药的机制研究提供一种新的思路与方法。

目前指纹图谱技术在中药药动学研究中的应用主要集中在血液指纹图谱方面。通过中药血液指纹图谱的研究，可获得给予中药后进入血液的所有化学成分的光谱图或色谱图，它不局限于口服给药，也不局限于血清中的化学成分。通过分析血液指纹图谱除了有助于全面了解进入血液的所有化学成分外，经过成分分离及谱效学研究，还可筛选确定进入血液的真正有效成分。针对有效成分进行定性定量分析，可明确中药的生物利用度。尽管目前关于中药指纹药动学的研究还很少，但它对于中药的机制研究与中药的现代化必将发挥越来越重要的作用。

（四）　药物基因组学与生物芯片技术

药物基因组学（pharmacogenomics）是以提高药物疗效及安全性为目标，研究药物体内过程差异的基因特性，以及基因变异所致的不同患者对药物的不同反应，并由此开发新药和指导合理用药的学科。它主要研究药物体内过程相关蛋白基因的多态性，包括药物代谢酶的基因多态性、药物受体基因的多态性、药物转运基因和疾病通路基因的多态性。药物体内过程相关蛋白的基因多态性的存在可能导致许多药物在治疗过程中的药动学行为、药效和不良反应的个体或种族差异。因此，药物基因组学的发展将促使临床药物治疗由诊断定向治疗向基因定向治疗的转变，为临床个体化给药开辟新途径。

生物芯片技术是随着人类基因组研究，在最近几年出现的一种高新技术。它是指通过微加工技术和微电子技术在固相基质表面构建的微型生物化学分析系统，以实现对生命机体的组织、细胞、蛋白质、核酸、糖类以及其他生物组分的准确、快速与大信息量的检测。利用生物芯片技术可进行基因功能及其多态性的研究，以确认与药物效应及药物吸收、代谢、排泄等相关基因，并查明这些基因的多态性，从而促进药物基因组学的发展。

（五）　基因转染与基因敲除

基因转染技术（gene transfection）是指将具有生物功能的核酸转移或运送到细胞内并使核酸在细胞内维持其生物功能的技术。核酸主要包括 DNA 和反义寡核苷酸。RNA 干扰技术（RNAi，包括 siRNA 和 miRNA）可用于反义寡核苷酸的转染，进而考察目的基因的功能。小干扰 RNA（small interfering RNA，siRNA）作为外源性的 RNA，通常借助于质粒、病毒或阳离子脂质体试剂法等手段从细胞外运送至细胞内，可特异性地激发与之互补的目标 mRNA 沉默，从而产生下调基因的作用。如 siRNA 沉默人大肠癌 HT-29 细胞株中代谢酶 UGT1A1 的表达，进而研究抗癌药伊立替康代谢行为的改变。微小 RNA（microRNA，miRNA）能够识别特定的目标 mRNA，通过与 mRNAs 的 3' 非翻译区（3'-UTR 区）结合，抑制靶标基因的翻译，属于内源性的调控体内基因表达。例如，采用 miRNA 干扰质粒可抑制 293T 细胞中 CYP2E1 的表达，进而研究 CYP2E1 介导的药物代谢动力学行为。近年来，基因转染技术已广泛应用到药物代谢动力学的研究中，且已成为体外研究转运体和药物代谢酶的重要手段。

基因敲除技术（gene knock-out）是指将一个结构已知的基因去除，或用其他序列相近的基因取代，然后从整体观察实验动物，推测相应基因功能的技术。通过基因敲除技术可特异性地研究目的基因的功能对动物整体药物代谢动力学的影响。基因敲除技术目前被广泛应用于药物转运体和药物代谢酶的研究，为新药开发提供了一条与人体内环境近似而又基于整体动物水平的高通量筛选途径。

（孟胜男）

笔记

参考文献

［1］Rowland M,Peck C,Tucker G. Physiologically-based pharmacokinetics in drug development and regulatory science. Annu Rev Pharmacol Toxicol,2011,51:45-73

［2］蒋新国. 现代药物动力学. 北京:人民卫生出版社,2011

［3］Rostami-Hodjegan A. Physiologically based pharmacokinetics joined with *in vitro-in vivo* extrapolation of ADME:A marriage under the arch of systems pharmacology. Clin Pharmacol Ther,2012, 92(1):50-61

［4］Agoram B,Woltosz WS,Bolger MB. Predicting the impact of physiological and biochemical processes on oral drug bioavailability. Adv Drug Deliv Rev,2001,50 suppl 1(10):S41-S67

［5］Danhof M,De Jongh J,De Lange E,et al. Mechanism-based pharmacokinetic-pharmacodynamic modeling:biophase distribution,receptor theory,and dynamical systems analysis. Annu Rev Pharmacol Toxicol,2007,47:357-400

［6］De Haes A,Proost JH,DeBaets MH,et al. Pharmacokinetic-pharmacodynamic modeling of rocuronium in case of a decreased number of acetylcholine receptors:a study in myasthenic pigs. Anesthesiology,2003,98(1):133-142

［7］Bernard B. Chronopharmacokinetics current status. Clin Pharmacokinet,1998,35(2):83-94

［8］Bruguerolle B,Lemmer B. Recent advances in chronopharmacokinetics:methodological problems. Life Sci,1993,52(23):1809-1824

［9］Reichert JM. Therapeutic monoclonal antibodies:trends in development and approval in the US. Curr Opin Mol Ther,2002,4(2):110-118

［10］陈西敬. 药物代谢动力学研究进展. 北京:化学工业出版社,2008

［11］Zhou F,Zhang J,Li P,et al. Toward a new age of cellular pharmacokinetics in drug discovery. Drug Metab Rev,2011,43(3):335-345

［12］Nicholson JK,Lindon JC. Systems biology—metabonomics. Nature,2008,455:1054-1056

［13］吴昱铮,王广基,郝海平. 中药代谢组学研究进展. 中国药科大学学报,2014,45(2): 129-135

［14］刘昌孝. 新药安全性评价中的毒代动力学研究. 毒理学杂志,2007,21(4):275-276

［15］梁艳,邢蓉,刘嘉莉,等. 药代动力学新技术与新理论的研究进展. 中国药科大学学报, 2014,45(6):607-616

笔记

X	体内药量(mg 或 μmol)
X_0	给药剂量(mg 或 μmol)
X_c	中央室的药量(mg 或 μmol)
X_p	周边室的药量(mg 或 μmol)
X_a	在吸收部位有待于吸收的药量(mg 或 μmol)
X_A	吸收进入体循环的药量(mg 或 μmol)
X_u	尿中累计原形药物排泄量(mg 或 μmol)
AUC	血药浓度-时间曲线下面积,一般指从 0 时至无穷大时间,除非指明时间区域 [(mg/L)·h 或(μmol/L)·h]
$AUC_{0\to\infty}$	时间从 0 时至无穷大时血药浓度-时间曲线下面积[(mg/L)·h 或(μmol/L)·h]
$AUC_{0\to t}$	时间从 0 时至 t 时血药浓度-时间曲线下[(mg/L)·h 或(μmol/L)·h]
AUMC	一阶矩-时间曲线下面积[(mg/L)·h²]
C	血药浓度(mg/L 或 μmol/L)
C_0	起始血药浓度,一般指通过曲线延伸至 0 时来估算(mg/L 或 μmol/L)
C_m	血浆中药物代谢物浓度(mg/L 或 μmol/L)
C_{max}	血管外给药后最大血药浓度(mg/L 或 μmol/L)
$\overline{C_{ss}}$	固定给药剂量及给药间隔,当达到稳态时的平均血药浓度(mg/L 或 μmol/L)
C_{max}^{ss}	固定给药剂量及给药间隔,当达到稳态时,最大血药浓度(mg/L 或 μmol/L)
C_{min}^{ss}	固定给药剂量及给药间隔,当达到稳态时,最小血药浓度(mg/L 或 μmol/L)
TBCI 或 Cl	血浆药物总清除率(L/h)
Cl_h	血液药物肝清除率(L/h)
Cl_r	肾清除率(L/h)
X_0^*	负荷剂量(mg)
ER	肝抽提比(无单位)
F	药物生物利用度(无单位)
F_R	在肾小管重吸收的药物分数(无单位)
GFR	肾小管滤过率(ml/min)
k	总消除速率常数(h^{-1})
k_a	吸收速率常数(h^{-1})
k_e	肾排泄速率常数(h^{-1})

k_{12}	药物从中央室向周边室转运的一级速率常数(h^{-1})
k_{21}	药物从周边室向中央室转运的一级速率常数(h^{-1})
k_{10}	药物从中央室消除的一级速率常数(h^{-1})
k_f	代谢物形成速率常数(h^{-1})
k_m	代谢物的消除速率常数(h^{-1})
K_m	米-曼常数(mg/L 或 μmol/L)
α	分布速率常数或快配置速率常数(h^{-1})
β	消除速率常数或慢配置速率常数(h^{-1})
MRT	平均滞留时间(h)
R	蓄积因子(无单位)
k_0	滴注速率(mg/h)
τ	给药间隔(h)
t_{max}	血管外给药时,达到最大血药浓度的时间(h)
$t_{1/2}$	半衰期(h)
t_0, T_{lag}	开始至血液中开始出现药物的那段时间(h)
V	表观分布容积(L)
V_m	酶介导代谢反应的最大速度(mg/h 或 μmol/h)

拉普拉斯变换　附录二

拉普拉斯变换(Laplace transform)在某种意义上是为了把复杂的运算转化为简单的运算,它是一种微分方程或积分方程求解的简化方法。即把微分方程通过积分变换(把一个函数变为另一个函数的变换)转换为代数方程并求解,求得代数方程的解后,由逆变换(查变换表,即附表1)即得原方程的解。此方法简单方便。

（一）定义

函数 $f(t)$ 的拉普拉斯变换定义为 $L[f(t)] = \int_0^\infty f(t)\mathrm{e}^{-st}\mathrm{d}t = F(s)$

$L[\ ]$　为拉普拉斯变换符号

$f(t)$　为原函数,即给定的时间函数

S　为参变量或拉氏运算子

$F(s)$　是象函数,即 $f(t)$ 的拉氏变换

所以函数 $f(t)$ 的拉氏变换即是将该函数乘以 e^{-st},然后从 $0 \rightarrow \infty$ 时间内定积分。e^{-st} 称为拉氏变换的核。其结果得出仅含有 s 参数的另一个函数 $f(s)$,它建立在 s 变量域上,我们习称为频域。拉氏变换的实质是将时间函数表达式转换为拉氏运算子 s 的函数表达式。

（二）拉普拉斯变换的性质与公式

1. 常数的拉普拉斯变换

$$L[A] = \frac{A}{s}$$

2. 常数与原函数积的拉普拉斯变换

$$L[Af(t)] = AL[f(t)] = AF[s]$$

3. 函数和的拉普拉斯变换

$$L[f_1(t)+f_2(t)] = L[f_1(t)] + L[f_2(t)] = F_1(s) + F_2(s)$$

4. 原函数导数的拉普拉斯变换

$$L\left[\frac{\mathrm{d}f(t)}{\mathrm{d}t}\right] = SLf(t) - f(0)$$

5. 指数函数的拉普拉斯变换

$$L[\mathrm{e}^{-\alpha t}] = \frac{1}{s+\alpha}$$

（三）拉普拉斯变换表与常微分方程的解

为了计算方便,人们已将某些函数的表达式,采用拉普拉斯积分导出了这些函数表达式的拉普拉斯变换,而造出了拉普拉斯变换表(附表1),以后查表就可省出积分步骤。

常数线性微分方程的解分三步进行:

第一步:将方程中的每一项取拉氏变换;

第二步:解所得拉氏变换的代数方程;

第三步:求出代数方程解的逆变换(查表)。

为方便起见,常数 $L[X] = \overline{X}$,可以使式子简化。

例　解微分方程 $\dfrac{\mathrm{d}X}{\mathrm{d}t} = k_0 - kX$

两边取拉氏变换　$L\left[\dfrac{\mathrm{d}X}{\mathrm{d}t}\right]=L[\,k_0\,]-L[\,kX\,]\,,t=0\,,X=0$

$$SL[\,X\,]-0=\frac{k_0}{S}-kL[\,X\,]\,,\overline{SX}=\frac{k_0}{S}-k\overline{X}$$

解此拉氏变换的代数方程得

$$\overline{X}=\frac{k_0}{S(\,S+k)}$$

查表求代数方程的逆变换得

$$X=\frac{k_0}{k}(\,1-\mathrm{e}^{-kt})$$

附表 1　常用拉普拉斯变换表

原函数	象函数 $F(s)$
A	$\dfrac{A}{s}$
t	$\dfrac{1}{s^2}$
t^m	$\dfrac{m!}{s^{m+1}}$
$A\mathrm{e}^{-at}$	$\dfrac{A}{s+a}$
$At\mathrm{e}^{-at}$	$\dfrac{A}{(a+s)^2}$
$\dfrac{A}{a}(1-\mathrm{e}^{-at})$	$\dfrac{A}{s(s+a)}$
$\dfrac{(B-Aa)\mathrm{e}^{-at}-(B-Ab)\mathrm{e}^{-bt}}{b-a}(b\neq a)$	$\dfrac{As+B}{(s+a)(s+b)}$
$\dfrac{A}{b-a}(\mathrm{e}^{-at}-\mathrm{e}^{-bt})$	$\dfrac{A}{(s+a)(s+b)}$
$\mathrm{e}^{-at}[\,A+(B-Aa)t\,]$	$\dfrac{As+B}{(s+a)^2}$
$-\dfrac{Aa^2-Ba+C}{(c-a)(a-b)}\mathrm{e}^{-at}-\dfrac{Ab^2-Bb+C}{(b-c)(a-b)}\mathrm{e}^{-bt}-\dfrac{Ac^2-Bc+C}{(b-c)(c-a)}\mathrm{e}^{-at}$	$\dfrac{As^2+Bs+C}{(s+a)(s+b)(s+c)}$
$A\left[\dfrac{1}{ab}+\dfrac{1}{a(a-b)}\mathrm{e}^{-at}-\dfrac{1}{b(a-b)}\mathrm{e}^{-bt}\right]$	$\dfrac{A}{s(s+a)(s+b)}$
$\dfrac{B}{ab}-\dfrac{Aa-B}{a(a-b)^2}\mathrm{e}^{-at}+\dfrac{Ab-B}{b(a-b)}\mathrm{e}^{-bt}$	$\dfrac{As+B}{s(s+a)(s+b)}$
$\dfrac{B}{ab}-\dfrac{\alpha^2-Aa+b}{a(b-a)}\mathrm{e}^{-at}+\dfrac{b^2-Ab+B}{b(b-a)}\mathrm{e}^{-bt}$	$\dfrac{s^2+As+B}{s(s+a)(s+b)}$

附录三　若干药物的药物动力学参数表

药物		吸收分数	尿中排出原药分数	分布容积	蛋白结合率(%)	$t_{1/2}$(h)	最低有效浓度(µg/ml)
Acebutolol Hydrochloride	盐酸醋丁诺尔	0.37	0.40	1.2L/kg	26	3~4	
Acetaminophen	对乙酰氨基酚	0.88±0.15	0.03±0.01	(67±8)L	0	2.0±0.4	10~20
Acyclovir	阿昔洛韦	0.15~0.30	0.75±0.10	(48±13)L	15±4	2.4±0.7	
Alprazolam	阿普唑仑	0.88±0.16	0.2	(0.72±0.12)L/kg	71±3	12±2	0.02~0.04
Allopurinol	别嘌醇	0.80~0.90	<0.10	0.6~1.6L/kg	<1	1~3	
Alprenolol Hydrochloride	盐酸阿普洛尔	0.086	0.002	3.3L/kg	85	2.5	
Amantadine Hydrochloride	盐酸金刚烷胺	0.50~0.90	0.50~0.90	6.6L/kg	67	9.7~14.5	
Amikacin	阿米卡星		0.98	(19±4)L	4	~2.5	
Amiodarone	胺碘酮	0.46	0	66L/kg	100	14~28	
Amitriptyline	阿米替林	0.6~0.7	<0.02	9.43L/kg	94.8	10.3~25.3	0.08~0.2
Amobarbital	异戊巴比妥	1.0	0	1.05L/kg	34	21	1~5
Amoxicillin	阿莫西林	93±10	0.86±0.08	(15±2)L	18	1.7±0.3	
Amphotericin B	两性霉素B	0.62±0.17	0.02~0.05	(53±36)L	>90	18±7	0.03~1.0
Ampicillin	氨苄西林	0.68±0.03	0.82±0.10	(20±5)L	18±2	1.3±0.2	
Aspirin	阿司匹林		0.014±0.012	(11±2)L	49	0.25±0.3	见水杨酸
Atenolol	阿替洛尔	0.56±0.30	0.94±0.08	(67±11)L	<5	6.1±2.0	1
Atropine	阿托品	0.50	0.57±0.08	(120±49)L	14~22	4.3±1.7	
Atorvastatin	阿托伐他汀	0.122	<2	565L	95~99	7~14	
Betamethasone	倍他米松	0.72	0.048	1.4L/kg	64	5.6	
Buspirone	丁螺环酮	0.039	≤0.001	5.3L/kg	95	2.5(2~11)	
Captopril	卡托普利	0.60~0.75	0.38±0.11	(57±13)L	30±6	2.2±0.5	0.05
Carbamazepine	卡马西平	>0.70	<0.01	(98±26)L	74±3	15±5	6.5

续表

药物		吸收分数	尿中排出原药分数	分布容积	蛋白结合率（%）	$t_{1/2}$（h）	最低有效浓度（μg/ml）
Cefaclor	头孢克洛		0.52	0.36L/kg	25	0.67	
Cefamandole	头孢孟多		0.80～0.95	0.16L/kg	70～80	0.1～1	0.1～8.0
Cefazolin	头孢唑林		0.96	0.14L/kg	89	1.8	0.1～6.3
Cefoperazone	头孢哌酮		0.29	0.09L/kg	89～93	2.1	
Cefotaxime	头孢噻肟		0.50	0.23L/kg	36	1.1	0.03～16
Ceftizoxime	头孢唑肟		0.80～0.90	0.35～0.40L/kg	30	1.4～1.8	
Ceftriaxone	头孢曲松		0.46	0.16L/kg	90～95	7.3	
Cefalexin	头孢氨苄	0.90±0.09	0.91±0.18	（18±2）L	14±3	0.90±0.18	10～20
Cefaloridine	头孢噻啶		0.85	0.23L/kg	20	1.12	
Cefalothin Sodium	头孢噻吩钠		0.52	0.26L/kg	65	0.47	10～35
Cefradine	头孢拉定	>0.90	0.90	0.25L/kg	10～20	0.8	
Chlorambucil	苯丁酸氮芥	0.87	<0.01	0.29L/kg	99	1.3	
Chlordiazepoxide	氯氮草	1	<0.01	（21±2）L	96.5±1.8	10±3	>0.7
Chloramphenicol	氯霉素	0.75～0.90	0.25±0.15	（66±4）L	53±5	2.7±0.8	1～12.5
Chloroquine	氯喹	0.89±0.16	0.61±0.04	（13 000±4600）L	61±9	53.7	0.015～0.030
Chlorothiazide	氯噻嗪	0.09～0.56	0.92	0.20L/kg	94.6	1.5	
Chlorpromazine Hydrochloride	盐酸氯丙嗪	0.32	<0.01	8.88L/kg	95～98	31.5	0.5～1
Chlorpropamide	氯磺丙脲	>0.90	0.20±0.18	（6.8±0.8）L	96±1	33±6	
Chlortalidone	氯噻酮	0.64	0.65	3.9L/kg	75	44	
Cimetidine	西咪替丁	0.62±0.06	0.62±0.20	（70±14）L	19	1.9±0.3	0.8
Ciprofloxacin	环丙沙星	0.60～0.70	0.30～0.45	2.0L/kg	20～40	3.3～4.9	2
Cisplatin	顺铂		0.23	0.28L/kg	90	0.53	

续表

药物	吸收分数	尿中排出原药分数	分布容积	蛋白结合率(%)	$t_{1/2}$(h)	最低有效浓度(μg/ml)
Clindamycin 克林霉素	0.9	0.1	1.0L/kg	90	2.4	0.2~0.5
Clofibrate 氯贝丁酯	0.95	0.057	0.11L/kg	96.5	13	
Clonazepam 氯硝西泮	0.98	<0.01	1.5~4.4L/kg	85	18~50	0.02
Clonidine 可乐定	0.95	0.62±0.11	(150±30)L	20	12±7	0.0002~0.002
Cloxacillin Sodium 氯唑西林钠	0.8	0.3	0.15L/kg	94	0.5	0.6
Cocaine 可卡因	0.57	0.10~0.12	2.0L/kg	91	0.8	
Codeine Phosphate 磷酸可待因	0.50	0.10	3.48L/kg	7	3.3	0.025
Cyclophosphamide 环磷酰胺	1.0	0.17~0.23	0.78L/kg	13	6.46	
Cyclosporin 环孢素	0.237	<0.01	1.2L/kg	93	5.6	0.10~0.40
Cytosine Arabinoside 阿糖胞苷	1.0	0.04~0.1	2.22L/kg	13	0.22	0.01~0.1
Dapsone 氨苯砜	0.93	0.15	1.0L/kg	73	10~15	8
Dexamethasone 地塞米松	0.78	0.026	0.82L/kg	68	3.0	
Diazepam 地西泮	1	<0.01	(77±20)L	98.7±0.2	43±13	0.3~0.4
Dicloxacillin 双氯西林	0.8	0.73	0.13L/kg	96	0.7	0.6
Dicoumarol 双香豆素	0.7~0.85	<0.01	0.131L/kg	>99	8.153	5~10
Diflunisal 二氟尼柳	0.90	0.06±0.03	(0.1±0.02)L/kg	99.9±0.01	11±2	
Digitoxin 洋地黄毒苷	0.9	0.08	0.5L/kg	97	120	0.014~0.03
Digoxin 地高辛	0.70±0.13	0.60±0.11	(440±150)L	25±5	39±13	>0.0008
Diltiazem 地尔硫草	0.40	0.02~0.04	3.3~5.1L/kg	70~80	3~5	
Diphenhydramine Hydrochloride 盐酸苯海拉明	0.51	0.03	3.68L/kg	98.4	5.16	1~5
Dirithromycin 地红霉素	0.06~0.14	0.17~0.25	800L	10~30	44(16~65)	
Disopyramide 丙吡胺	0.83±0.11	0.55±0.06	(41±11)L	剂量依赖	6.0±1.0	3±1

续表

药物	吸收分数	尿中排出原药分数	分布容积	蛋白结合率(%)	$t_{1/2}$(h)	最低有效浓度(μg/ml)
Doxorubicin 多柔比星	0.05	<0.15	25L/kg	79~85	30	
Doxycycline 多西环素	0.93	0.33	0.748L/kg	82	20	0.8
Enalapril 依那普利	0.36~0.44	0.69~0.75	1.7L/kg	<50	11	
Enoxacin 依诺沙星	0.79	0.60			3.2~6.2	3
Erythromycin 红霉素	0.35	0.15	0.57L/kg	73	1.2	0.5~2.5
Ethambutol 乙胺丁醇	0.8	0.9	1.87L/kg	39	3.5	1~10
Ethinylestradiol 炔雌醇	0.40		1.5~4.3L/kg	98	6~20	
Ethosuximide 乙琥胺	1	0.25±0.15	(0.72±0.16)L/kg	0	45±8	40~100
Famciclovir 泛昔洛韦	0.77±0.08	0.74±0.09	(0.98±0.13)L/kg	<20	2.3±0.4	
Famotidine 法莫替丁	0.45±0.14	0.67±0.15	(1.3±0.2)L/kg	17±7	2.6±1.0	0.013
Fentanyl Citrate 枸橼酸芬太尼		0.08	4.0L/kg	13	3.7	
Flecainide 氟卡尼	0.70	0.43	4.9L/kg	61	11	0.2
Flucloxacillin 氟氯西林	0.49	0.41	0.111L/kg	96	0.8	0.25~0.50
Fludrocortisone 氟氢可的松	1.0	0.84	0.06L/kg	0.82	4.8	42
Fluorouracil 氟尿嘧啶	0.28	<0.10	0.25L/kg	48	3.0	
Furosemide 呋塞米	0.61±0.17	0.66±0.07	(7.7±1.4)L	98.8±0.2	1.5±0.1	
Fluoxetine 氟西汀	>0.60	<0.025	(35±2)L/kg	94	53±41	<0.5
Ganciclovir 更昔洛韦	0.03	0.73±0.31	(1.1±0.3)L/kg	1~2	4.3±1.6	
Gentamicin Sulfate 硫酸庆大霉素	1.0(肌内注射)	0.9	0.28L/kg	30	2	2~8
Guanethidine Monosulphate 硫酸胍乙啶	0.35	0.43	60L/kg	0	120	0.008
Haloperidol 氟哌啶醇	0.6	<0.01	20L/kg	92	12~38	
Hydralazine Hydrochloride 盐酸肼屈嗪	0.20~0.60	0.01~0.15	(105±70)L	87	1.0±0.3	0.1

续表

药物	吸收分数	尿中排出原药分数	分布容积	蛋白结合率 (%)	$t_{1/2}$ (h)	最低有效浓度 (μg/ml)
Hydrochlorothiazide 氢氯噻嗪	0.71	>0.95	0.83L/kg	58	2.5	
Ibuprofen 布洛芬	>0.8	<0.01	0.15L/kg	>99	2~2.5	
Imipramine 丙米嗪	0.40±0.12	<0.02	(1600±600)L	90.1±1.4	18±7	0.1~0.3
Indometacin 吲哚美辛	0.98	0.15±0.08	(18±5)L	90	2.4±0.4	0.3~3
Isoniazid 异烟肼	0.9	0.05~0.25	0.6L/kg	15	1.1	
Isosorbide Dinitrate 硝酸异山梨酯	0.22~0.30	<0.01	1.5L/kg	28	0.8	
Kanamycin Sulfate 硫酸卡那霉素	0.7(肌内注射)	1	0.19L/kg	0	2.3	
Ketoconazole 酮康唑		<0.01	2.4L/kg	95~99	3.3	2~8
Labetalol 拉贝洛尔	0.18±0.05	<0.05	(660±240)L	50	4.9±2.0	0.13
Lidocaine 利多卡因	0.35±0.11	0.02±0.01	(77±28)L	70±5	1.8±0.4	1.5~6
Lincomycin 林可霉素	0.3	0.15	0.33L/kg	72	4.6	0.2~0.5
Lithium Carbonate 碳酸锂	0.97	0.95	0.33L/kg	0	5.1	37~111
Lomefloxacin 洛美沙星	0.97±0.02	0.65±0.09	(2.3±0.3)L/kg	10	8.0±1.4	
Lovastatin 洛伐他汀	0.05	<0.10		95	1.1~1.7	
Meperidine 哌替啶	0.52±0.03	0.01~0.25	(310±60)L	58±9	3.2±0.8	0.4~0.7
Meprobamate 甲丙氨酯	0.9	0.1	0.7L/kg	0	12	5~15
Mercaptopurine 巯嘌呤	0.12	0.22	0.56L/kg	20	0.9	
Methacycline 美他环素	0.6	0.6	0.97L/kg	79	14.3	1.6
Methadone Hydrochloride 盐酸美沙酮	1.0(肌内注射)	0.1	1.39L/kg	87.3	7.6	0.04~0.06
Methicillin 甲氧西林		0.80	0.31L/kg	35~40	0.5	1.6~6.25
Methotrexate 甲氨蝶呤	0.70±0.27	0.48±0.18	39±13L	34±8	7.2±2.1	
Metoclopramide 甲氧氯普胺	0.76	0.2	3.4L/kg	40	4.5~8.8	
Metoprolol 美托洛尔	0.38±0.14	0.10±0.03	(290±50)L	11±1	3.2±0.2	0.025
Metronidazole 甲硝唑	0.99±0.08	0.10±0.02	(52±7)L	10	8.5±2.9	3~6

续表

药物	吸收分数	尿中排出原药分数	分布容积	蛋白结合率(%)	$t_{1/2}$(h)	最低有效浓度(μg/ml)
Mexiletine 美西律	0.87±0.13	0.04~0.15	(4.9±0.5)L/kg	63±3	9.2±2.1	0.5~2.0
Midazolam 咪达唑仑	0.44±0.17	0.56±0.26	(77±42)L	95±2	1.9±0.6	
Minocycline 米诺环素	0.9	0.1	0.98L/kg	76	12.6	1.6
Morphine 吗啡	0.24±0.12	0.06~0.10	(230±60)L	35±2	1.9±0.5	0.065
Moxalactam 拉氧头孢		0.76±0.12	(19±6)L	50	2.1±0.7	
Nafcillin 萘夫西林	0.5	0.38	0.29L/kg	90	0.5	1.6
Naloxone 纳洛酮	0.02	0	2.1L/kg		1.1	
Naproxen 萘普生	0.99	<0.05	0.16L/kg	99.7	12~15	
Neomycin Sulfate 硫酸新霉素	0.06	0.50	0.009L/kg		2.0	5~10
Nicardipine 尼卡地平	0.19~0.38	<0.01	1.1L/kg	89~99.5	1.3	
Nifedipine 硝苯地平	0.50±0.13	<0.01	(55±15)L	96±1	1.8±0.4	0.047±0.020
Nimodipine 尼莫地平	0.13	0.001	0.94~2.3L/kg	95	5	
Nitrazepam 硝西泮	0.78	<0.01	1.9L/kg	87	26	
Nitroglycerin 硝酸甘油	<0.01	<0.01	3.3L/kg		2.3min	
Norethisterone 炔诺酮	0.65		1.5~4.3L/kg	80	5~14	
Norfloxacin 诺氟沙星	0.30~0.40	0.26~0.32	3.225~30L	10~15	3~5	1
Nortriptyline 去甲替林	0.51±0.5	0.02±0.01	(1300±300)L	92±2	31±13	0.05~0.14
Omeprazole 奥美拉唑		<0.01	0.19~0.48L/kg	95	1~2.3	
Oxacillin Sodium 苯唑西林钠	0.67	0.55	0.19L/kg	90	0.5	0.1~0.8
Oxytetracycline Hydrochloride 盐酸土霉素		0.70	1.89L/kg	35	9.2	0.6
Pefloxacin 培氟沙星	0.01	<0.10	1.5~1.9L/kg	20~30	7~14	
Penicillin G 青霉素G	0.3	0.79	0.47L/kg	65	0.7	0.03~0.6

续表

药物	吸收分数	尿中排出原药分数	分布容积	蛋白结合率(%)	$t_{1/2}$(h)	最低有效浓度(μg/ml)
青霉素 V Penicillin V	0.60~0.73	0.26	0.73L/kg	80	0.6	0.03~0.6
苯巴比妥 Phenobarbital	1±0.11	0.24±0.05	(38±2)L	51±3	86	10~25
盐酸哌替啶 Pethidine Hydrochloride	0.50	0.01~0.25	4.4L/kg	58	3.6	0.10~0.82
保泰松 Phenylbutazone	0.80~1.0	0.01	0.097L/kg	96.1	56	40~60
苯妥英 Phenytoin	0.90±0.03	0.02	(45±3)L	89±23	剂量依赖	>10
吲哚洛尔 Pindolol	0.75	0.54	2.3L/kg	51	3.6	
普伐他汀 Pravastatin	0.18±0.08	0.47±0.07	(0.46±0.04)L/kg	43~48	1.8±0.8	10~20
哌唑嗪 Prazosin	0.68±0.17	<0.01	(42±9)L	95±1	2.9±0.8	
泼尼松龙 Prednisolone	0.82	0.26	1.5L/kg	90~95	2.2	
泼尼松 Prednisone	0.80	0.03	0.97L/kg	75	3.6	
扑米酮 Primidone	0.7~0.9	0.10	1.0L/kg	0	6.5	10~20
普鲁卡因胺 Procainamide	0.83±0.16	0.67±0.08	(130±20)L	16±5	3.0±0.6	3~14
普萘洛尔 Propranolol	0.26±0.10	<0.005	(270±40)L	87±6	3.9±0.4	0.02
溴吡斯的明 Pyridostigmine	0.14±0.03	0.80~0.90	(77±21)L	0	1.9±0.2	0.05~0.10
乙胺嘧啶 Pyrimethamine	1	0.2~0.3	2.19L/kg	27	95.7	0.0693
奎尼丁 Quinidine	0.80±0.15	0.18±0.05	(190±80)L	87±3	6.2±1.8	2~6
雷尼替丁 Ranitidine	0.52±0.11	0.69±0.06	(91±28)L	15±3	2.1±0.2	0.10
利巴韦林 Ribavirin	0.45±0.05	0.35±0.08	(9.3±1.5)L/kg	0	28±7	
水杨酸 Salicylic acid	1.0	0.02~0.30	(12±2)L	80~90	3.5±0.8	0.15~0.30
索他洛尔 Sotalol	0.90~1	>0.75	(2.0±0.4)L/kg	0	12±3	
大观霉素 Spectinomycin	1.0	0.74	0.12L/kg		1.03	7.5~20
硫酸链霉素 Streptomycin Sulfate		0.3~0.8	0.26L/kg	34	2.4	1~16
磺胺嘧啶 Sulfadiazine	0.9	0.5~0.7	0.92L/kg	45	17.0	100~150
磺胺二甲氧嘧啶 Sulfadimethoxine	1.0	0.58	0.645L/kg	99	69.3	1~50

续表

药物	吸收分数	尿中排出原药分数	分布容积	蛋白结合率 (%)	$t_{1/2}$(h)	最低有效浓度 (μg/ml)
Sulfaethylthiadiazole 磺胺乙噻二唑	0.93		0.176L/kg	99	7.7	0.57
Sulfasomidine 磺胺二甲异嘧啶	0.78	0.09	0.316L/kg	86	7.4	12.5～50
Sulfisoxazole 磺胺二甲异噁唑	1.0	0.53	0.16L/kg	86	6.0	1～20
Sulfamethazine 磺胺二甲嘧啶	0.85	0.1～0.3	0.61L/kg	80	7.0	10～100
Sulfamethoxazole 磺胺甲噁唑	0.9	0.3	0.22L/kg	68	11.0	0.2～50
Sulfamethoxydiazine 磺胺甲氧嘧啶	1.0		0.261L/kg	87	36.6	1～20
Sumatriptan 舒马曲坦	0.14±0.05(口服) 0.97±0.16(舌下)	0.22±0.04	(0.65±0.1)L/kg	14～21	1.9±0.3	
Tamoxifen 他莫昔芬		<0.01	50～60L/kg	>98	96～264	
Terbutaline 硫酸特布他林	0.14±0.02	0.56±0.04	(125±15)L	20	14±2	2.3±1.8ng/ml
Tetracycline 四环素	0.77	0.58±0.08	(105±6)L	65±3	11±1.5	0.8
Theophylline 茶碱	0.96±0.08	0.18±0.03	(35±11)L	56±4	8.1±2.4	10～20
Thiopental Sodium 硫喷妥钠		<0.01	2.3L/kg	85	9.0	
Timolol 噻吗洛尔	0.50	0.15	2.1L/kg	60	4.1	
Tobramycin Sulfate 硫酸妥布霉素		0.90	(18±6)L	<10	2.2±0.1	0.03～2
Tocainide 妥卡胺	0.89±0.05	0.38±0.07	(210±15)L	10±15	14±2	6～15
Tolbutamide 甲苯磺丁脲	0.93±0.10	0	(7±1)L	96±1	5.9±1.4	80～240
Triamterene 氨苯蝶啶	0.52	0.52	13.4L/kg	61	4.2	
Triazolam 三唑仑	1		0.8～1.8L/kg	90	1.5～5	
Trimethoprim 甲氧苄啶	0.95	0.36	2.0L/kg	70	14.0	0.5～12
Tubocurarine 氯筒箭毒碱		0.63±0.35	(27±8)L	50±8	2.0±1.1	0.6±0.2
Valproic acid 丙戊酸	1±0.10	0.018±0.024	(9.1±2.8)L	93±1	14±3	30～100
Vancomycin 万古霉素		0.79±0.11	(27±4)L	30±10	5.6±1.8	
Verapamil 维拉帕米	0.22±0.08(口服) 0.35±0.13(舌下)	<0.03	(5.0±2.1)L/kg	90±2	4.0±1.5	0.12±0.02
Warfarin 华法林	0.93±0.08	<0.02	(9.8±4.2)L	99±1	37±15	2.2±0.4
Zidovudine 齐多夫定	0.63±0.13	0.18±0.05	(1.4±0.4)L/kg	<25	1.1±0.2	
Zalcitabine 扎西他滨	0.88±0.17	0.65±0.17	(0.53±0.13)L/kg	<4	2.0±0.8	-

转运体家族	家族成员	基因代码	人类染色体位点
有机阳离子转运体（OCTs） Organic cation transporters	OCT1	*SLC22A1*	6q26
	OCT2	*SLC22A2*	6q26
	OCT3	*SLC22A3*	6q26-q27
有机阳离子/肉毒碱转运体（OCTNs） Organic cation/carnitine transporters	OCTN1	*SLC22A4*	5q31.1
	OCTN2	*SLC22A5*	5q31
	OCTN3	*SLC22A21*	5q31
	CT2	*SLC22A16*	6q22.1
有机阴离子转运体（OATs） Organic anion transporters	OAT1	*SLC22A6*	11q13.1-q13.2
	OAT2	*SLC22A7*	6p21.2-p21.1
	OAT3	*SLC22A8*	11q11.7
	OAT4	*SLC22A11*	11q13.1
	OAT5	*SLC22A10*	11q12.3
	OAT6	*SLC22A20*	11q13.1
	URAT1	*SLC22A12*	11q13.1
有机阴离子转运多肽（OATPs） Organic anion transporting polypeptides	OATP1C1	*SLCO1C1*	12p12.2
	OATP1B1	*SLCO1B1*	12p12.2
	OATP1A2	*SLCO1A2*	12p12
	OATP1B3	*SLCO1B3*	12p12
	OATP2A1	*SLCO2A1*	3q21
	OATP2B1	*SLCO2B1*	11q13
	OATP3A1	*SLCO3A1*	15q26
	OATP4A1	*SLCO4A1*	20q13.33
	OATP4C1	*SLCO4C1*	5q21.2
	OATP5A1	*SLCO5A1*	8q13.3
	OATP6A1	*SLCO6A1*	5q21.1
寡肽转运体（PEPTs） Peptide transporters	PEPT1	*SLC15A1*	13q33-q34
	PEPT2	*SLC15A2*	3q21.1
	PHT1	*SLC15A4*	12q24.32
	PHT2	*SLC15A3*	11q12.2
单羧酸转运体（MCTs） Monocarboxylate transporters	MCT1	*SLC16A1*	1p12
	MCT2	*SLC16A7*	12q13
	MCT3	*SLC16A8*	22q12.3-q13.2
	MCT4	*SLC16A3*	17q25
	MCT5	*SLC16A4*	1p13.3
	MCT6	*SLC16A5*	17q25.1
	MCT7	*SLC16A6*	17q24.2
	MCT8	*SLC16A2*	Xq13.2
	MCT9	*SLC16A9*	10q21.1
	MCT11	*SLC16A11*	17q13.1

转运体家族	家族成员	基因代码	人类染色体位点
钠依赖单羧酸转运体（SMCTs） Sodium monocarboxylate transporters	SMCT1 SMCT2	*SLC5A8* *SLC5A12*	12q23 11p14
核苷转运体 Nucleoside transporters			
浓缩型核苷转运体（CNTs） Concentrative nucleoside transporters	CNT1 CNT2 CNT3	*SLC28A1* *SLC28A2* *SLC28A3*	15q25.3 15q15 9q22.2
平衡型核苷转运体（ENTs） Equilibrative nucleoside transporters	ENT1 ENT2 ENT3 ENT4	*SLC29A1* *SLC29A2* *SLC29A3* *SLC29A4*	6p21.1-p21.2 11q13 10q22.1 7p22.1
胆酸转运体 Bile acid transporters	NTCP ASBT BSEP OST-α OST-β	*SLC10A1* *SLC10A2* *ABCB11* *OSTalpha* *OSTbeta*	14q24.1 13q33 2q24 3q29 15q22.31
钠/葡萄糖协同转运体（SGLT） Sodium/glucose cotransporter	SGLT1	*SLC5A1*	22q12.3
葡萄糖转运体（GLUTs） Glucose transporters	GLUT2 GLUT5 GLUT8	*SLC2A2* *SLC2A5* *SLC2A8*	3q26.1-q26.2 1p36.2 9q33.3
L型氨基酸转运体（LATs） L-type amino acid transporters	LAT1 LAT2 LAT3	*SLC7A5* *SLC7A8* *SLC43A1*	16q24.3 14q11.2 11p11.2-p11.1
多药耐药蛋白（MDRs） Multidrug resistance proteins	MDR1（P-gp） MDR2	*ABCB1* *ABCB4*	7q21.1 7q21.1
多药耐药相关蛋白（MRPs） Multidrug resistance-associated proteins	MRP1 MRP2 MRP3 MRP4 MRP5 MRP6 MRP7 MRP8 MRP9	*ABCC1* *ABCC2* *ABCC3* *ABCC4* *ABCC5* *ABCC6* *ABCC10* *ABCC11* *ABCC12*	16p13.1 10q24 17q22 13q32 3q27 16p13.1 6p21.1 16q12.1 16q12.1
乳腺癌耐药蛋白（BCRP） Breast cancer resistance protein	BCRP1	*ABCG2*	4q22